LINCHUANG CHANGJIAN JIBING HULI SIWEI DAOTU

临床常见疾病护理
思维导图

主　编◎彭淑华　张海燕

副主编◎王雪菲　彭红华　涂红梅　徐佳慧　陈莉霞
　　　　王　晶　汤　敏

参　编（以姓氏笔画为序）

丁丽芬　王　辉　邓　凡　卢　琴　冯俊英
任　丽　刘　玉　刘迪娜　刘莎娜　汤雪棋
孙　维　孙　舒　杜　娟　李　萍　李若雯
吴恬玮　吴容容　余　雷　余彩霞　邹　亮
邹　雪　张　帆　张　佳　张红伟　张艳霞
张鹏飞　陈　晶　陈凤凤　陈芳芳　陈思含
陈婉琪　罗　莹　郑　雯　郑雪媛　胡　群
胡丽莎　饶争丽　闻筱进　晏　妮　徐宝霞
徐婷婷　高　曼　郭　悦　唐冬梅　涂培培
曹宏玲　盛　园　彭　艳　游珍珍　谢　惠
谢　鹏　谢丽琼　鲍　霁　蔡　兰　熊艮艮
熊梦玉　颜　飞

华中科技大学出版社
http://press.hust.edu.cn
中国·武汉

内 容 简 介

本书分为四章，共 199 个临床常见疾病护理常规，内容包括内科疾病护理常规、外科疾病护理常规、妇产科疾病护理常规、儿科疾病护理常规。本书针对疾病，梳理了病因、临床表现、治疗原则及护理要点等方面的内容，使护理人员能够全面了解疾病的全貌。

本书适用于广大护理人员的学习和工作，尤其适用于新入职的护理人员和进修学习的人员，也可作为临床护理工作者、护理专业学生的参考用书，并可供护理专业教师辅助教学使用。

图书在版编目（CIP）数据

临床常见疾病护理思维导图 / 彭淑华，张海燕主编. -- 武汉：华中科技大学出版社，2025. 6. -- ISBN 978-7-5772-1918-9

Ⅰ. R47

中国国家版本馆CIP数据核字第20251T4M66号

临床常见疾病护理思维导图   彭淑华   张海燕   主编
Linchuang Changjian Jibing Huli Siwei Daotu

策划编辑：居   颖

责任编辑：李艳艳

封面设计：廖亚萍

责任校对：阮   敏

责任监印：曾   婷

出版发行：华中科技大学出版社（中国·武汉）   电话：（027）81321913

地   址：武汉市东湖新技术开发区华工科技园   邮编：430223

录   排：华中科技大学惠友文印中心

印   刷：武汉市洪林印务有限公司

开   本：889mm×1194mm   1/16

印   张：13.5

字   数：341千字

版   次：2025年6月第1版 第1次印刷

定   价：88.00元

前　言

　　医学科技快速发展的同时，临床疾病的种类也日益繁多，护理工作也变得日益复杂。为了更好地满足病人的需求，提高护理质量，我们精心编写了这本《临床常见疾病护理思维导图》。本书以临床常见疾病为核心，系统地梳理了各类疾病的护理要点和技巧，旨在帮助护理人员更加全面、深入地了解和掌握临床常见疾病的护理知识，提高临床护理工作的效率和质量。

　　本书由临床一线护理专家，结合近年来临床护理实践，以临床护理人员的需求为出发点，在参考国内外疾病护理常规的最新研究成果和经验的基础上，以思维导图的模式编写而成。本书思维导图采用树状结构，以临床常见疾病为一级节点，将疾病划分类型作为二级节点，再进一步细化到各疾病的护理要点和技巧。内科疾病护理常规涵盖了心血管系统疾病、神经系统疾病、呼吸系统疾病、内分泌系统疾病、消化系统疾病、肾脏系统疾病、血液系统疾病、传染性疾病的护理常规；外科疾病护理常规介绍了围手术期一般护理，以及普通外科疾病、血管外科疾病、骨科疾病、神经外科疾病、泌尿外科疾病、心胸外科疾病、耳鼻咽喉头颈外科疾病、眼科疾病、口腔科疾病的护理常规；妇产科疾病护理常规介绍了妇科疾病和产科疾病的护理常规；儿科疾病护理常规介绍了新生儿疾病和儿科疾病的护理常规。针对疾病，书中梳理了病因、临床表现、治疗原则及护理要点等方面的内容，使护理人员能够全面了解疾病的全貌。

　　本书分为四章，合计 199 个临床常见疾病护理常规，通过思维导图，把临床常见疾病护理常规中枯燥难记的专科知识用形象思维和逻辑思维结合起来，用关键词统领简化的知识点或提炼重点。书中将疾病护理以临床表现、病情观察、护理措施、健康指导等为关键词展开思维导图，以加深大脑对知识的记忆理解，同时使读者熟悉思维导图学习方法，并应用于临床护理工作中，提高逻辑思维能力。本书系统地介绍了临床各专科的一般护理常规和疾病护理常规，内容实用、可读性强，对于提高护理工作水平有重要的指导意义，适用于广大护理人员的学习和工作，尤其适用于新入职的护理人员和进修学习的人员，也可作为临床护理工作者、护理专业学生的参考用书，并可供护理专业教师辅助教学使用。通过学习本书，护理人员能够更加系统地了解和掌握临床常见疾病的护理知识，提高临床实践能力，为病人提供更加专业、优质的护理服务。

　　本书是我们对临床护理工作的一次深入探索和总结。我们希望通过本书，为护理人员提供一个全面、系统、实用的学习工具，帮助他们更好地掌握临床常见疾病的护理知识和技能。同时，我们也希望本书能够激发护理人员的学习热情和创新精神，推动护理工作的不断进步和发展。

　　在本书编写过程中，我们得到了单位领导和各有关科室的大力支持，谨在此表示衷心的感谢。由于医学科技的飞速发展，加之编写时间和经验所限，书中内容难免存在不足之处，诚恳地希望广大读者提出宝贵意见。最后，我们诚挚地感谢所有为本书编写付出辛勤努力的同仁们，也感谢广大护理人员对护理工作的热爱和执着。

编　者

目　录

十、胰腺手术围手术期护理 096

第三节　血管外科疾病护理常规 097

一、大隐静脉射频消融术围手术期护理 097

二、下肢深静脉血栓围手术期护理 098

三、腹主动脉瘤切除术围手术期护理 099

四、布－加综合征围手术期护理 100

五、锁骨下动脉盗血综合征围手术期护理 101

六、人工动脉血管移植术围手术期护理 102

七、多发性大动脉炎围手术期护理 103

第四节　骨科疾病护理常规 104

一、骨科疾病一般护理 104

二、石膏固定术围手术期护理 105

三、牵引术围手术期护理 106

四、膝关节骨性关节炎围手术期护理 107

五、股骨颈骨折围手术期护理 108

六、脊柱畸形围手术期护理 109

七、脊柱骨折围手术期护理 110

八、腰椎间盘突出围手术期护理 111

九、颈椎病围手术期护理 112

第五节　神经外科疾病护理常规 113

一、颅脑损伤围手术期护理 113

二、脑出血围手术期护理 114

三、垂体肿瘤围手术期护理 115

四、颅内肿瘤围手术期护理 116

五、颅内动脉瘤围手术期护理 117

六、脑梗死围手术期护理 118

七、脊髓肿瘤围手术期护理 119

八、脑室引流术围手术期护理 120

第六节　泌尿外科疾病护理常规 121

一、泌尿外科疾病一般护理 121

二、尿道损伤围手术期护理 122

三、肾损伤围手术期护理 123

四、肾、输尿管结石围手术期护理 124

五、良性前列腺增生围手术期护理 125

六、皮质醇增多症围手术期护理 126

七、膀胱癌围手术期护理 127

八、肾癌围手术期护理 128

第一章　内科疾病护理常规

第一节 心血管系统疾病护理常规

一、心血管系统疾病常见症状护理

心血管系统疾病常见症状护理

心源性呼吸困难
- 环境：保持病房安静、整洁，适当开窗通风，但要避免受凉
- 休息与体位：
  - 劳力性呼吸困难者，应减少活动量，以不引起症状为度
  - 夜间阵发性呼吸困难者，应给予高枕卧位或半卧位，加强夜间巡视
  - 端坐呼吸者，可使用床上小桌，扶桌休息，必要时双腿下垂
- 吸氧护理：仅用于低氧血症($SpO_2 < 90\%$)时，根据缺氧程度调节氧流量，使病人$SpO_2 \geqslant 95\%$
- 容量管理：评估病人临床表现，判断容量超负荷状况，保持液体负平衡状态，直至恢复正常
- 病情监测：密切观察呼吸困难有无改善，发绀是否减轻，听诊肺部湿啰音是否减少，监测血氧饱和度、动脉血气分析结果是否正常及夜间能否平卧入睡等
- 心理护理：与家属一起安慰、鼓励病人，帮助其树立战胜疾病的信心，稳定其情绪

心源性水肿
- 体位：无明显呼吸困难，可抬高下肢，以利于静脉回流，注意病人体位的舒适与安全
- 饮食护理：
  - 给予低盐、低脂、易消化饮食，少量多餐，伴低白蛋白血症者可静脉补充白蛋白，钠摄入量2～3 g/d
  - 心力衰竭伴营养不良风险者应给予营养支持
- 容量管理：保持液体负平衡状态，有利于减轻症状和充血情况；尽量避免输注氯化钠溶液
- 用药护理：
  - 注意药物不良反应的观察和预防；定期监测血钾
  - 利尿剂的应用时间以日间为宜，避免夜间排尿过频影响病人休息
- 病情监测：
  - 每日监测晨起体重，准确记录24 h液体出入量
  - 每日测量腿围，有腹腔积液者应每日测量腹围
- 皮肤护理：定时协助或指导病人变换体位，膝部及踝部、足跟处可垫软枕以减轻局部压力，骶尾部可用减压敷料保护局部皮肤，并保持会阴部清洁干燥

胸痛
- 休息与活动：胸痛发作时应立即停止活动，就地休息以降低心肌耗氧量和交感神经兴奋性，有利于缓解疼痛
- 饮食护理：给予低脂、低胆固醇的清淡饮食，提倡少量多餐
- 吸氧护理：低氧血症($SpO_2 < 90\%$或$PaO_2 < 60$ mmHg)时给予吸氧
- 病情监测：
  - 评估病人疼痛的部位、性质、程度、持续时间，监测心率、心律、血压变化
  - 疼痛发作时测血压、心率，做心电图，为病情判断提供依据
- 用药护理：
  - 心绞痛发作时给予舌下含服硝酸甘油，用药后注意观察病人胸痛变化情况
  - 遵医嘱给予吗啡或哌替啶止痛，注意有无呼吸抑制等不良反应
- 心理护理：安慰病人，解除紧张、不安情绪，以减少心肌耗氧量
- 避免诱因：保持排便通畅，以免诱发心绞痛;调节饮食，禁烟酒;保持情绪稳定

心悸
- 休息与活动：当心律失常发作导致胸闷、心悸等不适时，取半卧位或其他舒适体位，尽量避免左侧卧位
- 病情监测：密切观察病人心率，初次、突发的心律失常，心悸多较明显；慢性心律失常者，因逐渐适应可无明显心悸
- 吸氧护理：伴呼吸困难、发绀等缺氧表现时，给予吸氧，根据缺氧程度调整氧流量
- 用药护理：
  - 严格遵医嘱给予抗心律失常药物，静注时速度宜慢(除腺苷外)，一般5～15min内完成
  - 胺碘酮静脉用药易引起静脉炎，应选择大血管，配制药物浓度不要过高，严密观察穿刺局部情况，谨防药物外渗
  - 注意用药后的心率、心律、P-R间期、QT间期等的变化，以判断疗效及有无不良反应
- 心理护理：紧张、焦虑及注意力集中时心悸易出现，及时给予心理疏导

心源性晕厥
- 休息与活动：心律失常频繁发作，伴头晕、晕厥症状或曾有跌倒病史者应卧床休息，协助生活护理，嘱病人避免单独外出，防止意外发生
- 避免诱因：避免剧烈活动、情绪激动或紧张、快速改变体位等
- 病情监测：
  - 询问病人晕厥发作前有无诱因及先兆症状，了解晕厥发作时的体位、晕厥持续时间、伴随症状等
  - 行心电监护,动态观察心律失常的类型，遵医嘱给予药物治疗，配合医生做好心脏起搏、心脏电复律等
- 用药护理：心率显著缓慢的病人遵医嘱可予阿托品、异丙肾上腺素等药物治疗;对其他心律失常病人可遵医嘱给予抗心律失常药物

二、原发性高血压

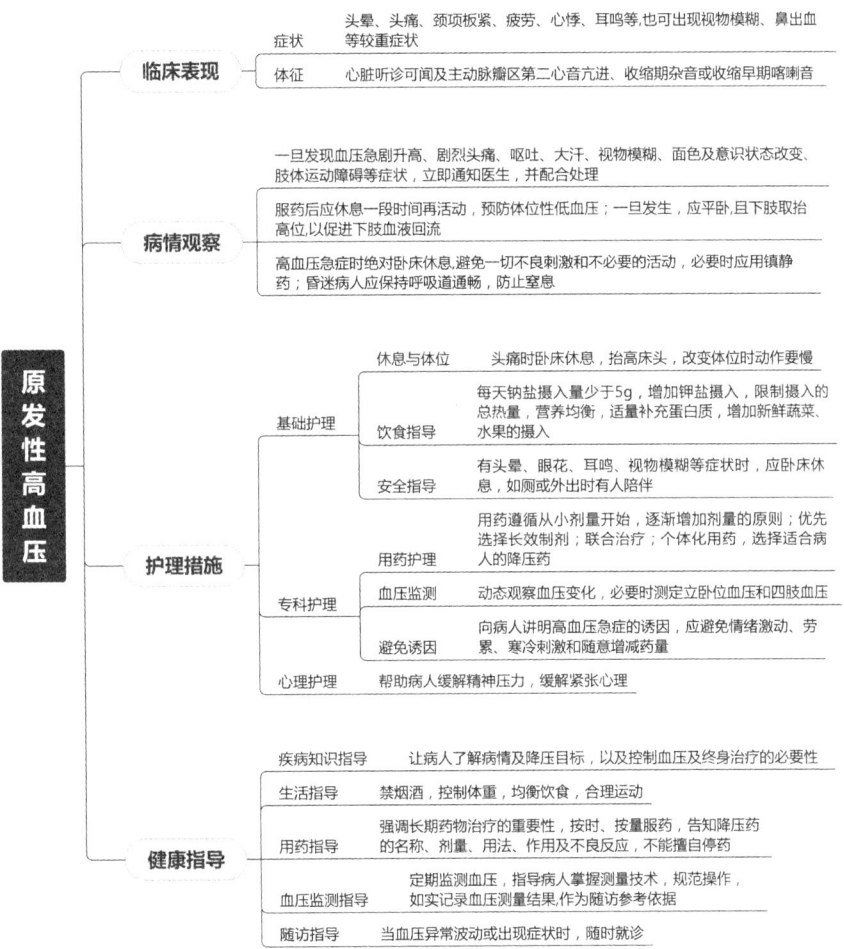

原发性高血压

临床表现
- 症状：头晕、头痛、颈项板紧、疲劳、心悸、耳鸣等,也可出现视物模糊、鼻出血等较重症状
- 体征：心脏听诊可闻及主动脉瓣区第二心音亢进、收缩期杂音或收缩早期喀喇音

病情观察
- 一旦发现血压急剧升高、剧烈头痛、呕吐、大汗、视物模糊、面色及意识状态改变、肢体运动障碍等症状,立即通知医生,并配合处理
- 服药后应休息一段时间再活动,预防体位性低血压;一旦发生,应平卧,且下肢取抬高位,以促进下肢血液回流
- 高血压急症时绝对卧床休息,避免一切不良刺激和不必要的活动,必要时应用镇静药;昏迷病人应保持呼吸道通畅,防止窒息

护理措施
- 基础护理
  - 休息与体位：头痛时卧床休息,抬高床头,改变体位时动作要慢
  - 饮食指导：每天钠盐摄入量少于5g,增加钾盐摄入,限制摄入的总热量,营养均衡,适量补充蛋白质,增加新鲜蔬菜、水果的摄入
  - 安全指导：有头晕、眼花、耳鸣、视物模糊等症状时,应卧床休息,如厕或外出时有人陪伴
- 专科护理
  - 用药护理：用药遵循从小剂量开始,逐渐增加剂量的原则;优先选择长效制剂;联合治疗;个体化用药,选择适合病人的降压药
  - 血压监测：动态观察血压变化,必要时测定立卧位血压和四肢血压
  - 避免诱因：向病人讲明高血压急症的诱因,应避免情绪激动、劳累、寒冷刺激和随意增减药量
- 心理护理：帮助病人缓解精神压力,缓解紧张心理

健康指导
- 疾病知识指导：让病人了解病情及降压目标,以及控制血压及终身治疗的必要性
- 生活指导：禁烟酒,控制体重,均衡饮食,合理运动
- 用药指导：强调长期药物治疗的重要性,按时、按量服药,告知降压药的名称、剂量、用法、作用及不良反应,不能擅自停药
- 血压监测指导：定期监测血压,指导病人掌握测量技术,规范操作,如实记录血压测量结果,作为随访参考依据
- 随访指导：当血压异常波动或出现症状时,随时就诊

三、心律失常

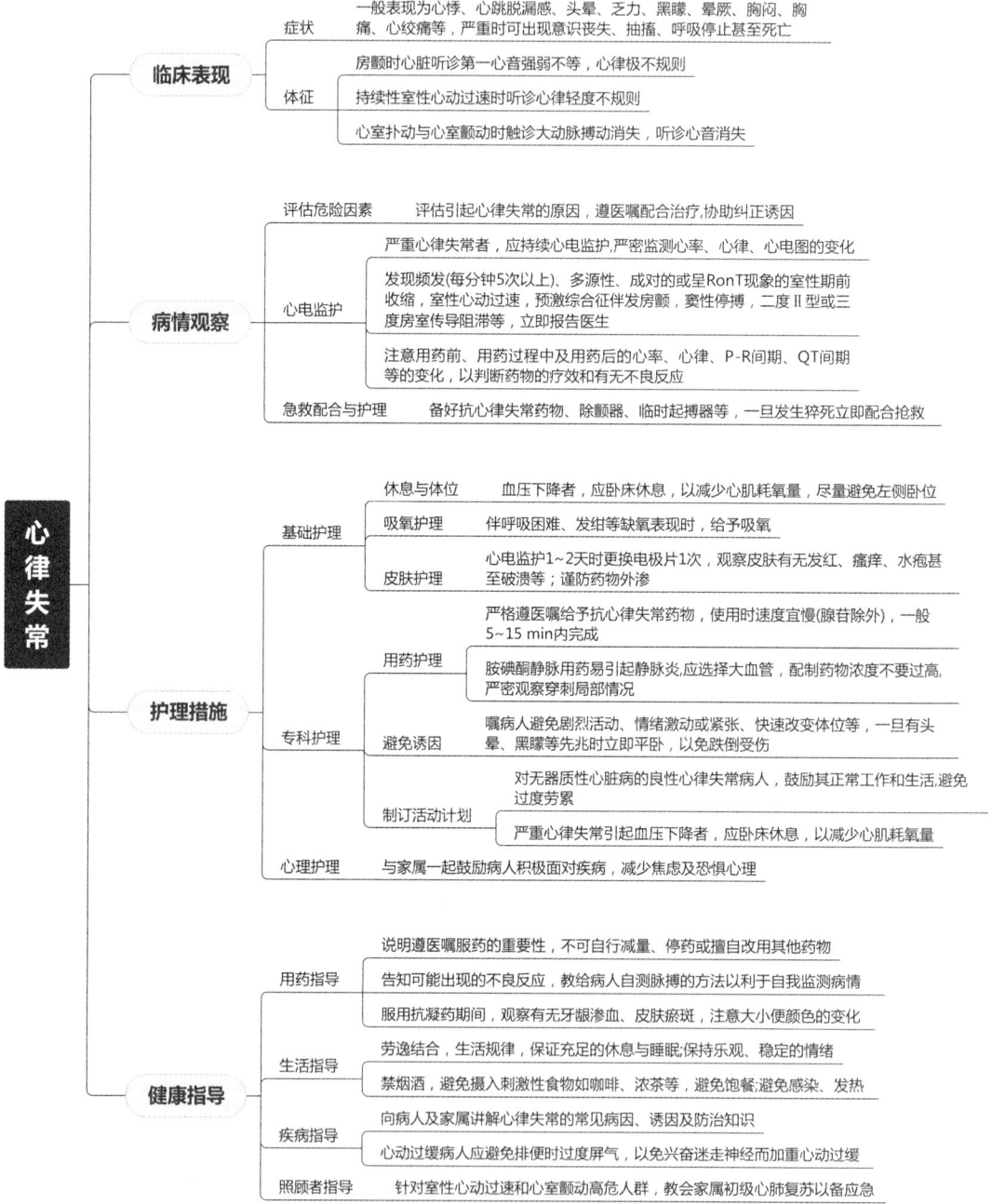

心律失常

临床表现
- 症状：一般表现为心悸、心跳脱漏感、头晕、乏力、黑矇、晕厥、胸闷、胸痛、心绞痛等，严重时可出现意识丧失、抽搐、呼吸停止甚至死亡
- 体征：
  - 房颤时心脏听诊第一心音强弱不等，心律极不规则
  - 持续性室性心动过速时听诊心律轻度不规则
  - 心室扑动与心室颤动时触诊大动脉搏动消失，听诊心音消失

病情观察
- 评估危险因素：评估引起心律失常的原因，遵医嘱配合治疗，协助纠正诱因
- 心电监护：
  - 严重心律失常者，应持续心电监护，严密监测心率、心律、心电图的变化
  - 发现频发(每分钟5次以上)、多源性、成对的或呈RonT现象的室性期前收缩，室性心动过速，预激综合征伴发房颤，窦性停搏，二度Ⅱ型或三度房室传导阻滞等，立即报告医生
  - 注意用药前、用药过程中及用药后的心率、心律、P-R间期、QT间期等的变化，以判断药物的疗效和有无不良反应
- 急救配合与护理：备好抗心律失常药物、除颤器、临时起搏器等，一旦发生猝死立即配合抢救

护理措施
- 基础护理
  - 休息与体位：血压下降者，应卧床休息，以减少心肌耗氧量，尽量避免左侧卧位
  - 吸氧护理：伴呼吸困难、发绀等缺氧表现时，给予吸氧
  - 皮肤护理：心电监护1~2天时更换电极片1次，观察皮肤有无发红、瘙痒、水疱甚至破溃等；谨防药物外渗
- 专科护理
  - 用药护理
    - 严格遵医嘱给予抗心律失常药物，使用时速度宜慢(腺苷除外)，一般5~15 min内完成
    - 胺碘酮静脉用药易引起静脉炎，应选择大血管，配制药物浓度不要过高，严密观察穿刺局部情况
  - 避免诱因：嘱病人避免剧烈活动、情绪激动或紧张、快速改变体位等，一旦有头晕、黑矇等先兆时立即平卧，以免跌倒受伤
  - 制订活动计划
    - 对无器质性心脏病的良性心律失常病人，鼓励其正常工作和生活，避免过度劳累
    - 严重心律失常引起血压下降者，应卧床休息，以减少心肌耗氧量
- 心理护理：与家属一起鼓励病人积极面对疾病，减少焦虑及恐惧心理

健康指导
- 用药指导
  - 说明遵医嘱服药的重要性，不可自行减量、停药或擅自改用其他药物
  - 告知可能出现的不良反应，教给病人自测脉搏的方法以利于自我监测病情
  - 服用抗凝药期间，观察有无牙龈渗血、皮肤瘀斑，注意大小便颜色的变化
- 生活指导
  - 劳逸结合，生活规律，保证充足的休息与睡眠；保持乐观、稳定的情绪
  - 禁烟酒，避免摄入刺激性食物如咖啡、浓茶等，避免饱餐；避免感染、发热
- 疾病指导
  - 向病人及家属讲解心律失常的常见病因、诱因及防治知识
  - 心动过缓病人应避免排便时过度屏气，以免兴奋迷走神经而加重心动过缓
- 照顾者指导：针对室性心动过速和心室颤动高危人群，教会家属初级心肺复苏以备应急

四、心力衰竭

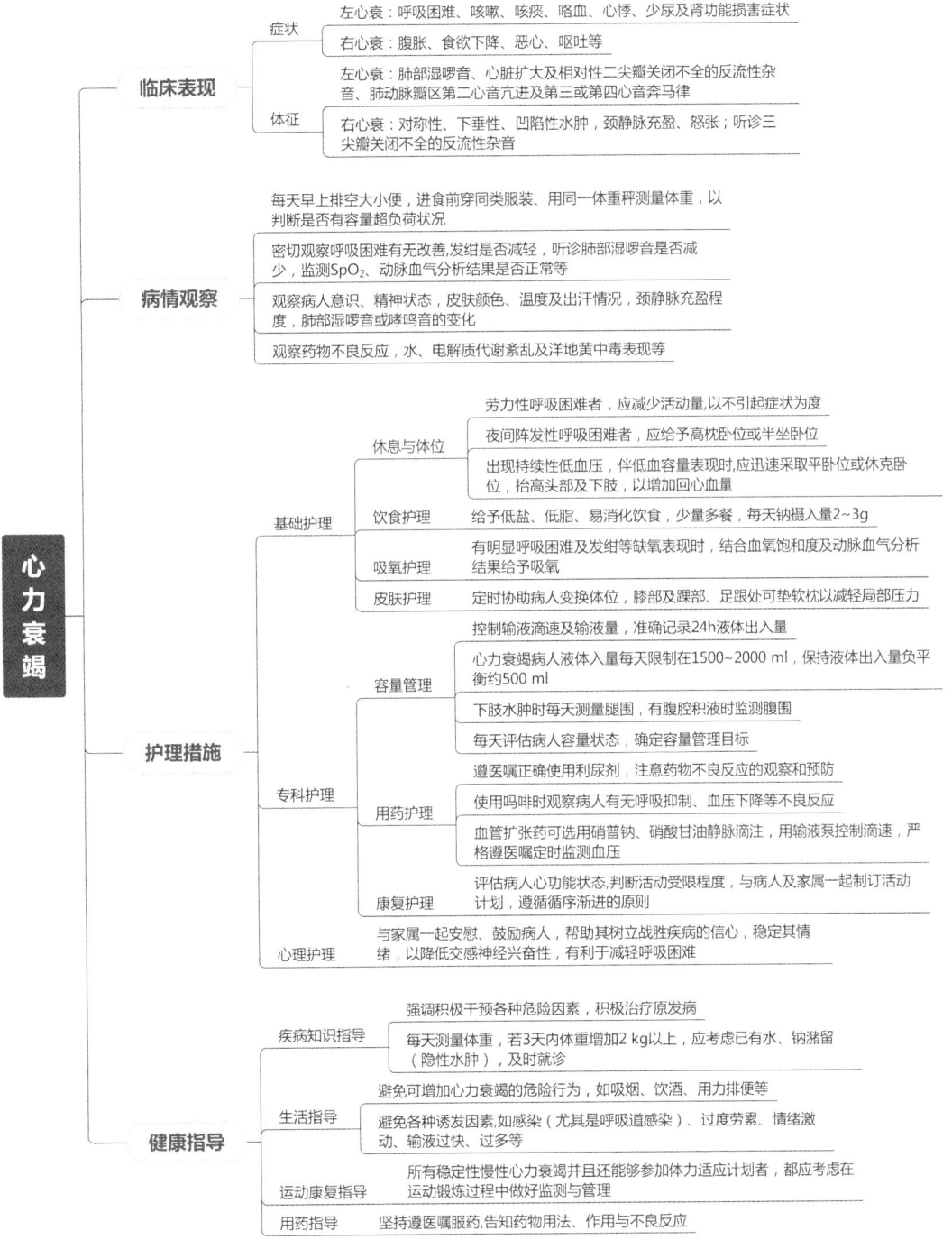

心力衰竭

临床表现
- 症状
  - 左心衰：呼吸困难、咳嗽、咳痰、咯血、心悸、少尿及肾功能损害症状
  - 右心衰：腹胀、食欲下降、恶心、呕吐等
- 体征
  - 左心衰：肺部湿啰音、心脏扩大及相对性二尖瓣关闭不全的反流性杂音、肺动脉瓣区第二心音亢进及第三或第四心音奔马律
  - 右心衰：对称性、下垂性、凹陷性水肿，颈静脉充盈、怒张；听诊三尖瓣关闭不全的反流性杂音

病情观察
- 每天早上排空大小便，进食前穿同类服装、用同一体重秤测量体重，以判断是否有容量超负荷状况
- 密切观察呼吸困难有无改善，发绀是否减轻，听诊肺部湿啰音是否减少，监测SpO_2、动脉血气分析结果是否正常等
- 观察病人意识、精神状态，皮肤颜色、温度及出汗情况，颈静脉充盈程度，肺部湿啰音或哮鸣音的变化
- 观察药物不良反应，水、电解质代谢紊乱及洋地黄中毒表现等

护理措施
- 基础护理
  - 休息与体位
    - 劳力性呼吸困难者，应减少活动量，以不引起症状为度
    - 夜间阵发性呼吸困难者，应给予高枕卧位或半坐卧位
    - 出现持续性低血压，伴低血容量表现时，应迅速采取平卧位或休克卧位，抬高头部及下肢，以增加回心血量
  - 饮食护理：给予低盐、低脂、易消化饮食，少量多餐，每天钠摄入量2~3g
  - 吸氧护理：有明显呼吸困难及发绀等缺氧表现时，结合血氧饱和度及动脉血气分析结果给予吸氧
  - 皮肤护理：定时协助病人变换体位，膝部及踝部、足跟处可垫软枕以减轻局部压力
- 专科护理
  - 容量管理
    - 控制输液滴速及输液量，准确记录24h液体出入量
    - 心力衰竭病人液体入量每天限制在1500~2000 ml，保持液体出入量负平衡约500 ml
    - 下肢水肿时每天测量腿围，有腹腔积液时监测腹围
    - 每天评估病人容量状态，确定容量管理目标
  - 用药护理
    - 遵医嘱正确使用利尿剂，注意药物不良反应的观察和预防
    - 使用吗啡时观察病人有无呼吸抑制、血压下降等不良反应
    - 血管扩张药可选用硝普钠、硝酸甘油静脉滴注，用输液泵控制滴速，严格遵医嘱定时监测血压
  - 康复护理：评估病人心功能状态，判断活动受限程度，与病人及家属一起制订活动计划，遵循循序渐进的原则
- 心理护理：与家属一起安慰、鼓励病人，帮助其树立战胜疾病的信心，稳定其情绪，以降低交感神经兴奋性，有利于减轻呼吸困难

健康指导
- 疾病知识指导
  - 强调积极干预各种危险因素，积极治疗原发病
  - 每天测量体重，若3天内体重增加2 kg以上，应考虑已有水、钠潴留（隐性水肿），及时就诊
- 生活指导
  - 避免可增加心力衰竭的危险行为，如吸烟、饮酒、用力排便等
  - 避免各种诱发因素，如感染（尤其是呼吸道感染）、过度劳累、情绪激动、输液过快、过多等
- 运动康复指导：所有稳定性慢性心力衰竭并且还能够参加体力适应计划者，都应考虑在运动锻炼过程中做好监测与管理
- 用药指导：坚持遵医嘱服药，告知药物用法、作用与不良反应

五、心绞痛

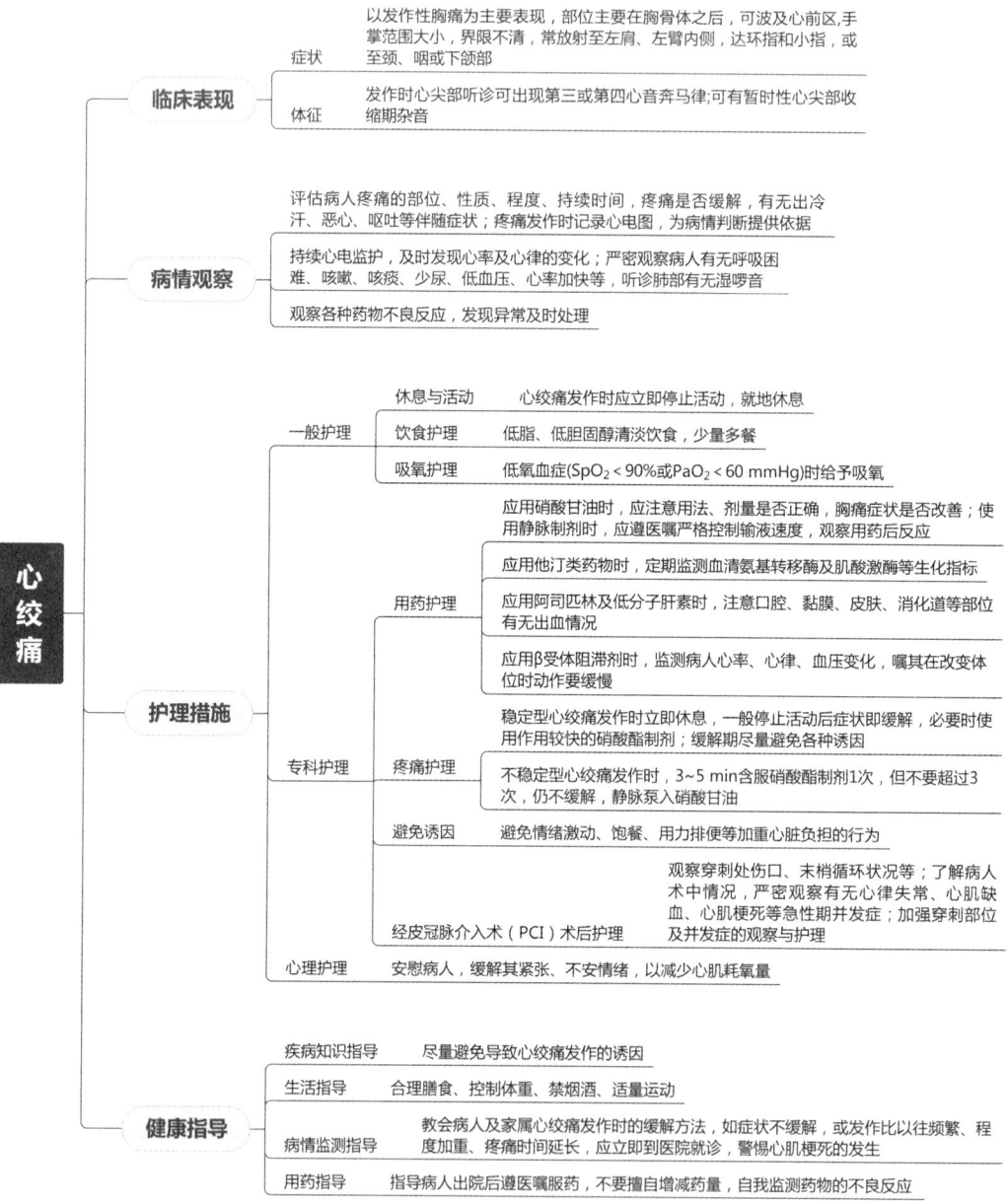

临床表现
- 症状：以发作性胸痛为主要表现，部位主要在胸骨体之后，可波及心前区,手掌范围大小，界限不清，常放射至左肩、左臂内侧、达环指和小指，或至颈、咽或下颌部
- 体征：发作时心尖部听诊可出现第三或第四心音奔马律;可有暂时性心尖部收缩期杂音

病情观察
- 评估病人疼痛的部位、性质、程度、持续时间，疼痛是否缓解，有无出冷汗、恶心、呕吐等伴随症状;疼痛发作时记录心电图，为病情判断提供依据
- 持续心电监护，及时发现心率及心律的变化;严密观察病人有无呼吸困难、咳嗽、咳痰、少尿、低血压、心率加快等，听诊肺部有无湿啰音
- 观察各种药物不良反应，发现异常及时处理

护理措施
- 一般护理
  - 休息与活动：心绞痛发作时应立即停止活动，就地休息
  - 饮食护理：低脂、低胆固醇清淡饮食，少量多餐
  - 吸氧护理：低氧血症(SpO$_2$ < 90%或PaO$_2$ < 60 mmHg)时给予吸氧
- 专科护理
  - 用药护理
    - 应用硝酸甘油时，应注意用法、剂量是否正确，胸痛症状是否改善；使用静脉制剂时，应遵医嘱严格控制输液速度，观察用药后反应
    - 应用他汀类药物时，定期监测血清氨基转移酶及肌酸激酶等生化指标
    - 应用阿司匹林及低分子肝素时，注意口腔、黏膜、皮肤、消化道等部位有无出血情况
    - 应用β受体阻滞剂时，监测病人心率、心律、血压变化，嘱其在改变体位时动作要缓慢
  - 疼痛护理
    - 稳定型心绞痛发作时立即休息，一般停止活动后症状即缓解，必要时使用作用较快的硝酸酯制剂;缓解期尽量避免各种诱因
    - 不稳定型心绞痛发作时，3~5 min含服硝酸酯制剂1次，但不要超过3次，仍不缓解，静脉泵入硝酸甘油
  - 避免诱因：避免情绪激动、饱餐、用力排便等加重心脏负担的行为
  - 经皮冠脉介入术（PCI）术后护理：观察穿刺处伤口、末梢循环状况等;了解病人术中情况，严密观察有无心律失常、心肌缺血、心肌梗死等急性期并发症;加强穿刺部位及并发症的观察与护理
- 心理护理：安慰病人，缓解其紧张、不安情绪，以减少心肌耗氧量

健康指导
- 疾病知识指导：尽量避免导致心绞痛发作的诱因
- 生活指导：合理膳食、控制体重、禁烟酒、适量运动
- 病情监测指导：教会病人及家属心绞痛发作时的缓解方法，如症状不缓解，或发作比以往频繁、程度加重、疼痛时间延长，应立即到医院就诊，警惕心肌梗死的发生
- 用药指导：指导病人出院后遵医嘱服药，不要擅自增减药量，自我监测药物的不良反应

六、急性心肌梗死

急性心肌梗死

- **临床表现**
  - **症状**
    - **疼痛**　胸骨后或心前区压榨性疼痛，向左肩、左臂或其他处放射，伴有呼吸短促、大汗淋漓、频死感，且疼痛持续半小时以上，经休息和含服硝酸甘油不能缓解
    - **胃肠道症状**　疼痛剧烈时常伴恶心、呕吐、上腹胀痛
    - **心律失常**
    - **低血压或休克**
    - **心力衰竭**
  - **体征**　心律增快、心尖区第一心音减弱，可出现舒张期奔马律、乳头肌功能失调或断裂

- **病情观察**
  - 严密观察心肌梗死的前驱症状，如疼痛、烦躁不安、皮肤湿冷、尿量减少等
  - 持续心电监护，严密监测心电监护波形改变，如有室性心律失常及房室传导阻滞等应及时处理
  - 观察是否有心源性休克的表现，如急性重病容、烦躁不安、气促、脉搏细速、皮肤湿冷、面色苍白、血压下降及脉压变小等
  - 注意有无呼吸困难、烦躁、咳嗽、发绀、心率加快、舒张期奔马律等心力衰竭的早期症状

- **护理措施**
  - **基础护理**
    - **饮食护理**　发病2~3h给予流食，以减轻心脏负担，病情好转后给予低盐、低脂、高纤维、易消化食物，做好饮食宣教
    - **休息与活动**　急性期绝对卧床休息5~7天，保持病房安静，限制探视，防止病情加重；从第2周开始，非低血压者鼓励在床上活动四肢，防止下肢血栓形成
    - **保持情绪稳定**　及时消除各种不良刺激
    - **保持大便通畅**　勿用力大便，必要时可给予缓泻药
  - **专科护理**
    - **用药护理**
      - **解除疼痛**　可选用吗啡等止痛药，需注意有无呼吸抑制、脉搏加快等药物不良反应
      - **溶栓治疗**　注意溶栓药物疗效及不良反应，如用药后胸痛有无缓解，皮肤黏膜及内脏有无出血等，出血严重应立即停止治疗，紧急处理
      - 应用阿司匹林时，观察病人是否出现皮疹、皮肤黏膜出血等不良反应，如发生及时通知医生
      - 应用β受体阻滞剂时，监测病人心率、心律、血压变化，嘱病人在改变体位时动作应缓慢
      - 应用低分子肝素等抗凝药物时，观察病人口腔、黏膜、皮肤、消化道等部位出血情况
    - **并发症护理**
      - **猝死**　持续心电监护，密切观察病人心率及心律变化，当出现频发多源性或伴有RonT现象的室性期前收缩及严重的房室传导阻滞时，应立即通知医生，并进行相应处理；定时监测电解质及酸碱平衡状况，备好急救药物及抢救设备，警惕心室颤动或心脏骤停、心源性猝死
      - **心力衰竭**　急性心肌梗死病人在急性期由于心肌梗死导致心肌结构发生变化，心肌泵血功能受到严重损害，常表现为呼吸困难、咳嗽，咳粉红色泡沫，严重时不能平卧，端坐可缓解呼吸困难症状，应密切观察病人有无呼吸困难、咳嗽、咳痰、少尿、低血压、心率加快等，控制输液速度，准确记录24h液体出入量，避免病人情绪激动、饱餐、用力排便。发生心力衰竭时，按照心力衰竭护理步骤进行护理
      - **心律失常**　一旦病人发生急性心肌缺血，其血液动力学就会发生心律失常，应密切观察病人心电监护波形变化，如发生心力衰竭、低血压、胸痛，伴有室性早搏、室性心动过速等，及时通知医生，监测电解质变化并处理。如发生心室颤动，立即遵医嘱予以除颤
      - **心源性休克**　密切观察病人心电监护及血液动力学(如中心静脉压、动脉压)监测指标，定时记录数值，遵医嘱给予补液治疗及血管活性药物，观察给药后效果及病人尿量、血气指标等的变化
  - **心理护理**　加强巡视，倾听病人主诉，向病人及家属解释病情及治疗情况，解除病人恐惧、焦虑等心理

- **健康指导**
  - **饮食指导**　给予低盐、低脂、低胆固醇、高蛋白、高维生素、少刺激性食物，少量多餐；禁烟酒，保持大便通畅，避免用力排便
  - **用药指导**　坚持服药，注意药物不良反应，携带口服药，以便急性发作时应用
  - **活动指导**　加强康复运动教育，为病人制订个性化运动处方，指导病人出院后的康复训练，劳逸结合，注意保暖，预防感冒
  - **生活指导**　调整和改变生活方式，保持乐观情绪，避免诱发因素。学会并定期监测脉搏，了解异常症状和体征。若胸痛发作频繁、程度较重、时间较长，服用硝酸酯类制剂疗效差时，应及时就诊

七、心肌炎

临床表现

症状：多数病人发病前1~3周有病毒感染前驱症状，如发热、全身倦怠感和肌肉酸痛、恶心、呕吐等消化道症状，随后可有心悸、胸痛、呼吸困难、水肿，甚至晕厥、猝死

体征：常有心律失常，以房性与室性期前收缩及房室传导阻滞多见，心率可增快且与体温不相称，听诊可闻及第三、第四心音或奔马律，部分病人可于心尖部闻及收缩期吹风样杂音，心力衰竭病人可有颈静脉怒张、肺部湿啰音、肝大等体征，重症可出现血压降低、四肢湿冷等心源性休克

病情观察

急性期严密心电监护至病情平稳，注意心律、心率、心电图变化

密切观察病人生命体征、意识、尿量，有无呼吸困难、咳嗽、颈静脉怒张、水肿、肺部湿啰音等表现，准备好抢救仪器及药物，一旦发生严重心律失常或急性心力衰竭，立即配合急救

心肌炎病人多以心律失常为首发症状，以心脏传导阻滞或严重心动过缓常见，经抗心律失常药物治疗未恢复者，可植入心脏起搏器进行治疗

心肌炎合并心力衰竭病人，应用强心、利尿及扩血管药物，并指导病人低盐饮食，限制饮水量，卧床休息，避免情绪激动

护理措施

基础护理

休息与活动：症状明显者应卧床休息，轻者可进行适当活动，但要避免剧烈运动

吸氧：持续氧气吸入3~4 L/min，以缓解憋喘等症状并增加心肌供氧量

饮食：给予低盐、高蛋白、富含维生素、易消化的食物，少量多餐，以免增加心肌负担

专科护理

观察病情变化，密切观察病人有无临床症状，如心前区不适、心悸、胸闷、气促等

持续心电监护，密切监测病人生命体征（如心率、心律、体温、呼吸频率）变化，遵医嘱予以低流量吸氧，准确记录24 h液体出入量，严格控制输液量及滴速，警惕诱发心力衰竭

用药护理

遵医嘱予以抗感染、抗病毒及营养心肌药物，注意观察药物的副作用及不良反应，如辅酶Q10可能会与抗凝药、降压药相互作用，心脏病、糖尿病等慢性病病人应在医生指导下服用

发生心力衰竭病人应用洋地黄类药物时，需谨慎从小剂量开始，注意观察头晕、呕吐、神志改变、黄视、绿视等洋地黄中毒表现

应用血管扩张药物，注意病人血压变化；应用利尿剂，注意观察电解质代谢情况，防止电解质紊乱

心理护理：加强疾病相关知识的健康教育，关心、体贴病人，同时做好家属工作，解除病人恐惧、焦虑等心理

健康指导

饮食指导：给予低盐、高热量、高蛋白、富含维生素、易消化的食物，少量多餐，以免增加心肌负担；禁烟酒及刺激性食物

活动指导：急性期卧床休息，至体温下降正常后3~4周，症状及体征基本消失、心电图恢复正常后，逐渐增加活动，如活动中出现胸闷、心悸、呼吸困难、心律失常等，应立即停止；限制探视，减少不必要的干扰；病人在出院后休息3~6个月，无并发症可从事轻体力工作，6个月至一年内避免剧烈运动或重体力劳动，女病人应避免妊娠

用药指导：应用洋地黄类药物时，定期复查血药浓度，防止洋地黄中毒的发生；用药前后测量心率，若心率<60次/分则停药，并通知医生；应用β受体阻滞剂时要注意有无心动过缓等不良反应

生活指导：避免诱发因素，加强饮食卫生，注意保暖，防止呼吸道和肠道感染；病情发生变化时，及时就诊

心肌炎

八、心包炎

临床表现

症状
- 胸痛以胸骨后、心前区疼痛为主
- 呼吸困难、发热、水肿

体征
急性心包炎最具诊断价值的体征为心包摩擦音，呈抓刮样粗糙的高频音多位于心前区，以胸骨左缘第3~4肋间、胸骨下端、剑突区较为明显。心包摩擦音可持续数小时、数天甚至数周。当积液增多将两层心包分开时，心尖搏动减弱，心脏叩诊浊音界扩大，心包摩擦音消失，心音低弱而遥远

病情观察
- 观察病人呼吸困难的程度，观察其血压、心率，如血压明显下降、口唇发绀、面色苍白、心动过速，应及时报告医生，做好心包穿刺的准备
- 观察疼痛的部位、性质及其变化情况，指导病人卧床休息，避免用力咳嗽、深呼吸或突然改变体位，以免加重疼痛
- 观察病人生命体征变化，若体温过高，及时通知值班医生进行处理
- 心包引流者需观察抽液量、颜色、性质，对水肿明显和应用利尿剂治疗的病人，准确记录24 h液体出入量，观察低血钾症状，并定期复查血钾浓度

护理措施

基础护理
- 保持安静，限制探视，注意病房的温湿度，避免病人受凉，以免发生呼吸道感染加重、呼吸困难；衣着应宽松，以免妨碍胸廓运动；指导病人进行活动，防止肌肉萎缩
- 注意休息，避免劳累；根据病情协助病人取不同卧位，呼吸困难的病人协助取半坐卧位或坐位，心脏压塞的病人往往被迫采取基础前倾坐位，应提供可以倚靠的床上小桌，使病人舒适，并协助完成生活护理
- 出现胸痛时应卧床休息，勿用力咳嗽、深呼吸或突然改变体位，以免加重疼痛，待症状消失后，可逐渐增加活动量
- 合理膳食，进高热量、高蛋白、富含维生素、易消化食物，限制钠盐摄入

专科护理
疼痛明显者给予止痛药，以减轻疼痛对呼吸功能的影响；呼吸困难者可遵医嘱予以吸氧，在吸氧过程中告知病人用氧安全知识，并观察病人呼吸困难的程度，有无呼吸浅快、发绀，监测动脉血气分析结果

药物治疗
遵医嘱用药，控制输液速度，防止加重心脏负担；应用抗菌、抗结核、抗肿瘤等药物治疗时，做好观察和护理；应用解热止痛药时注意观察病人有无胃肠道、出血等药物不良反应；应用吗啡时注意疼痛缓解情况及有无呼吸抑制

皮肤护理
避免发生压疮，保持床单位整洁、干燥，避免潮湿；更换体位时，避免托、拉、拽等动作，防止损伤皮肤

心理护理
消除病人紧张、焦虑情绪，取得病人及家属配合；在行心包穿刺治疗前，做好解释工作，交代过程、术中配合事项等，减轻其焦虑不安情绪

健康指导

饮食指导
给予高热量、高蛋白、富含维生素、易消化的食物，限制钠盐摄入

用药指导
坚持药物治疗，不可随意增减药物

活动指导
禁烟酒，情绪稳定，劳逸结合；适当进行有氧运动，保持大便通畅

生活指导
注意防寒保暖，防止呼吸道感染，定期门诊随诊

九、心包积液

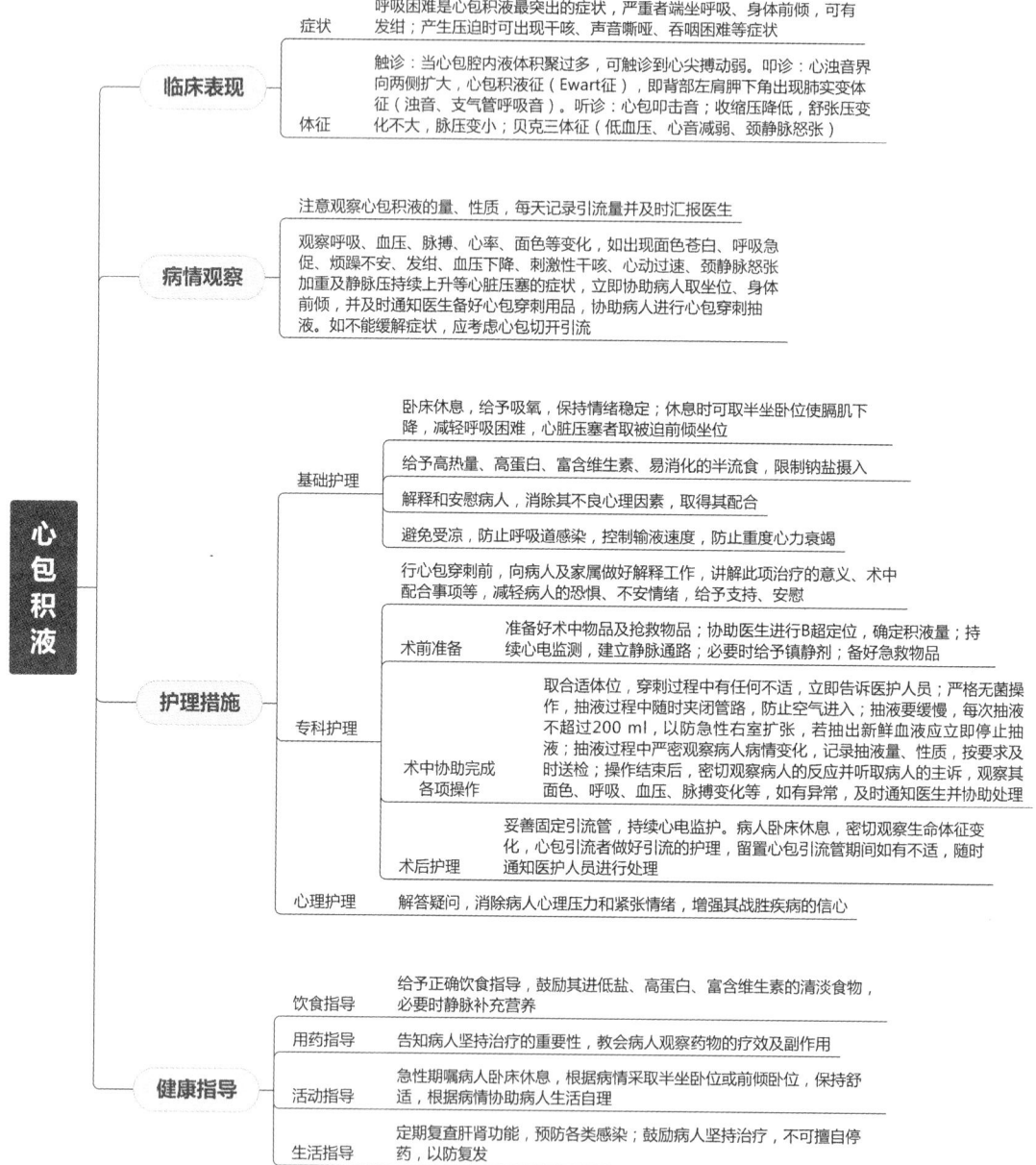

心包积液

临床表现

症状：呼吸困难是心包积液最突出的症状，严重者端坐呼吸、身体前倾，可有发绀；产生压迫时可出现干咳、声音嘶哑、吞咽困难等症状

体征：触诊：当心包腔内液体积聚过多，可触诊到心尖搏动弱。叩诊：心浊音界向两侧扩大，心包积液征（Ewart征），即背部左肩胛下角出现肺实变体征（浊音、支气管呼吸音）。听诊：心包叩击音；收缩压降低，舒张压变化不大，脉压变小；贝克三体征（低血压、心音减弱、颈静脉怒张）

病情观察

注意观察心包积液的量、性质，每天记录引流量并及时汇报医生

观察呼吸、血压、脉搏、心率、面色等变化，如出现面色苍白、呼吸急促、烦躁不安、发绀、血压下降、刺激性干咳、心动过速、颈静脉怒张加重及静脉压持续上升等心脏压塞的症状，立即协助病人取坐位、身体前倾，并及时通知医生备好心包穿刺用品，协助病人进行心包穿刺抽液。如不能缓解症状，应考虑心包切开引流

护理措施

基础护理：
卧床休息，给予吸氧，保持情绪稳定；休息时可取半坐卧位使膈肌下降，减轻呼吸困难，心脏压塞者取被迫前倾坐位

给予高热量、高蛋白、富含维生素、易消化的半流食，限制钠盐摄入

解释和安慰病人，消除其不良心理因素，取得其配合

避免受凉，防止呼吸道感染，控制输液速度，防止重度心力衰竭

专科护理：
行心包穿刺前，向病人及家属做好解释工作，讲解此项治疗的意义、术中配合事项等，减轻病人的恐惧、不安情绪，给予支持、安慰

术前准备：准备好术中物品及抢救物品；协助医生进行B超定位，确定积液量；持续心电监测，建立静脉通路；必要时给予镇静剂；备好急救物品

术中协助完成各项操作：取合适体位，穿刺过程中有任何不适，立即告诉医护人员；严格无菌操作，抽液过程中随时夹闭管路，防止空气进入；抽液要缓慢，每次抽液不超过200 ml，以防急性右室扩张，若抽出新鲜血液应立即停止抽液；抽液过程中严密观察病人病情变化，记录抽液量、性质，按要求及时送检；操作结束后，密切观察病人的反应并听取病人的主诉，观察其面色、呼吸、血压、脉搏变化等，如有异常，及时通知医生并协助处理

术后护理：妥善固定引流管，持续心电监测。病人卧床休息，密切观察生命体征变化，心包引流者做好引流的护理，留置心包引流管期间如有不适，随时通知医护人员进行处理

心理护理：解答疑问，消除病人心理压力和紧张情绪，增强其战胜疾病的信心

健康指导

饮食指导：给予正确饮食指导，鼓励其进低盐、高蛋白、富含维生素的清淡食物，必要时静脉补充营养

用药指导：告知病人坚持治疗的重要性，教会病人观察药物的疗效及副作用

活动指导：急性期嘱病人卧床休息，根据病情采取半坐卧位或前倾卧位，保持舒适，根据病情协助病人生活自理

生活指导：定期复查肝肾功能，预防各类感染；鼓励病人坚持治疗，不可擅自停药，以防复发

十、经皮冠脉介入术

经皮冠脉介入术

术前护理

- 向病人及家属进行冠状动脉造影、经皮冠脉介入术(PCI)相关宣教,取得病人及家属的理解和配合,消除病人紧张情绪
- 术前无须禁食,进清淡、易消化食物,以六七成饱为宜,避免进牛奶、豆浆和油腻食物
- 术前行心电图、血常规、血型、凝血、肝肾功能、血清心肌梗死标记物等检查,以评估病人身体状态是否符合手术条件
- 术前询问病人有无药物过敏史,为病人行碘过敏试验,对有碘过敏的病人告知管床医生,评估其能否进行手术
- 穿刺部位在股动脉时,对双侧腹股沟及外阴部皮肤进行备皮;穿刺部位在桡动脉时,要保持皮肤清洁、干燥、无破溃
- 对于肾功能异常者,术前12 h进行水化治疗
- 协助病人进行有效的咳嗽、吸气、呼气和屏气动作及床上大小便训练
- 训练病人进行深呼吸、咳嗽动作
- 更换病服,不穿带钢圈内衣,取下首饰、眼镜、活动的假牙等,交由家属保管
- 监测病人生命体征,指导病人排空大小便
- 阿司匹林每天100~300 mg,术前2~3天开始使用;紧急介入病人治疗前应立即给予300 mg阿司匹林,300 mg波立维术前嚼服,备急救药品、物品、仪器等
- 左侧上肢建立静脉通路,接到介入室通知后,核对手术交接单,将病历及所需物品送至介入室

术中护理

- 密切监测病人生命体征、尿量、血压、神志变化,观察有无胸闷、呼吸困难,警惕心血管并发症的发生,一旦发现异常,立即对症处理
- 全身麻醉、有肺部疾病病人,术中保持呼吸道通畅,预防舌后坠及分泌物、呕吐物堵塞呼吸道而影响肺通气量,予面罩吸氧及血氧饱和度的监测,预防低氧血症的发生
- 术中对轻微疼痛者可给予安慰、鼓励,对疼痛程度较重者,可在术前或术中遵医嘱注射止痛药,以减轻其痛苦
- 术中由于导管、导丝的刺激及病人精神紧张等,易发生血管痉挛,血液处于高凝状态及未达到肝素化的病人易发生血栓形成或栓子脱落,因此术中应定时观察穿刺侧肢体的皮肤颜色、温度、感觉、运动等,发现异常及时报告医生
- 目前对造影剂过敏是发生过敏反应常见的原因,当病人面色潮红、恶心、呕吐、血压下降、呼吸困难、休克和昏迷时,应考虑发生过敏反应。重度过敏反应可危及病人的生命,要引起高度重视
- 病人出现呕吐时,及时将病人头偏向一侧,防止误吸呕吐物,必要时使用吸痰器帮助吸出呕吐物,预防窒息的发生并给予精神安慰及支持
- 大血管介入治疗通常需要4~5 h,期间病人处于全身麻醉状态,皮肤易压红或发生压疮,术前应用软垫,术后仔细检查病人皮肤情况,与病房护士做好床边交接班

术后护理

- 保证病房内安静,限制探视,保证病人充分休息
- 术后返回病房,持续心电监护,严密观察病人生命体征变化,观察有无心率、心律失常(包括室性心动过速、心室颤动)、血容量不足、低血压等,观察病人穿刺处有无出血及皮肤温度、颜色、末梢血运及足背动脉搏动情况,如发现动脉搏动消失、皮肤苍白、发凉或肢体肿胀,立即报告值班医生进行处理
- 对于桡动脉穿刺术者,嘱抬高患肢、减少活动,穿刺处及手腕制动6~12 h,注意患肢皮肤温度及有无肿胀情况,常规6 h撤除压迫器;股动脉穿刺者嘱病人伸直下肢,穿刺处用盐袋压迫6~8 h,患肢制动12 h,平卧24 h,观察有无深静脉血栓形成,每2 h行被动活动,预防深静脉血栓形成,指导病人床上大小便
- 遵医嘱进行心电、血压、血氧监测,给予低流量吸氧2~3 L/min,密切观察生命体征的变化
- 术后鼓励多饮水,一般为6~8 h饮水1000~2000 ml,以使注入体内的造影剂通过肾排出,观察病人尿量
- 经桡动脉PCI后,使用弹力绷带或专用止血器装置局部加压,止血包后2 h可放松弹力绷带,术后6~8 h可拆除弹力绷带或止血装置,加压包扎期间也应密切观察肢端的血供和皮肤温度情况
- 下肢股动脉伤口行封堵术或缝合术者,术后患肢制动6 h,并遵医嘱沙袋压迫6~8 h,12~24 h拆除弹力绷带
- 严格抗凝治疗,预防急性和亚急性血栓形成,观察皮肤黏膜及牙龈有无出血倾向,大小便颜色有无变化
- 定时巡视病人,嘱病人不要随意外出,卧床休息。根据手术恢复情况,让病人循序渐进地进行康复锻炼
- 做好心理护理,帮助病人消除紧张、焦虑的情绪,为病人创造安静、舒适、整洁的休养环境
- 以清淡、易消化、低盐、低脂的半流食为主,尽量不吃易胀气食物,如牛奶、甜食等

健康指导

- **饮食指导**:以清淡、易消化、低盐、低脂、高纤维食物为主,勿暴饮暴食,定期门诊随诊
- **用药指导**:坚持药物治疗,不可随意增减药物,如抗凝药物(阿司匹林肠溶片、氯吡格雷)、β受体阻滞剂、ACEI、他汀类药物等,控制好血压、血脂、血糖,做好冠心病的二级预防
- **活动指导**:保持情绪稳定、生活规律,劳逸结合,适当进行有氧运动,保持大便通畅
- **生活指导**:禁烟酒,根据气温随时增减衣物,注意保暖,预防感冒

第二节　神经系统疾病护理常规

一、神经系统疾病常见症状护理

神经系统疾病常见症状护理

头痛

- **评估**：评估病人头痛的部位、性质、程度、规律、起始与持续时间，加重、减轻或激发头痛的因素，以及伴随的症状与体征
- **避免诱因**：告知病人可能诱发或加重头痛的因素，如情绪紧张等；保持环境安静、舒适、光线柔和
- **减轻头痛**：指导病人缓慢深呼吸，听轻音乐、冷敷、热敷以及理疗、按摩、指压止痛法等
- **心理支持**：理解、同情病人的痛苦，耐心解释，适当诱导，解除其思想顾虑，训练身心放松，鼓励病人树立信心，积极配合治疗
- **用药护理**：指导病人遵医嘱服药，告知药物作用、不良反应；告知病人药物依赖性或成瘾性的特点，如大量使用止痛药、滥用咖啡因可致药物依赖

意识障碍

- **评估**：评估病人意识障碍的程度、相关疾病病史或诱发因素，密切观察病人瞳孔大小、对光反射与生命体征变化
- **体位**：病人取侧卧位或仰卧位，头偏向一侧，颅内高压病人给予床头抬高15°~30°
- **呼吸道管理**：保持呼吸道通畅，及时给予吸氧，取下活动性义齿，必要时行机械通气，加强呼吸机相关护理
- **生活护理**：口腔护理每天2~3次；眼睑不能闭合者，遵医嘱用滴眼液，并用眼罩遮盖；卧气垫床，保持床单位清洁，定时翻身拍背，预防压疮；慎用热水袋，防止烫伤
- **营养供给**：遵医嘱静脉补充营养的同时，给予鼻饲流食
- **监测水、电解质，维持酸碱代谢平衡**
- **保持大小便通畅**：便秘时以开塞露或肥皂水低压灌肠；腹泻时，用湿润烧伤膏或氧化锌软膏保护肛周
- **安全护理**：伴抽搐、躁动、谵妄、精神错乱病人，应加强保护措施，使用床栏，防止坠床；指导家属关心体贴病人，预防病人伤人或自伤、外出；及时修剪病人指甲，防止抓伤

言语障碍

- **评估**：评估病人言语障碍的类型、程度，病人的意识水平、心理状态、精神状态及行为表现，以及以往和目前的语言能力
- **心理支持**：体贴、关心、尊重病人，避免损伤病人自尊的言行，鼓励病人克服害羞心理，当病人进行尝试和获得成功后给予表扬；鼓励家属、朋友多与病人交流，营造一种和谐语言学习环境和氛围
- **康复训练**：由病人、家属及参与语言康复训练的医护人员共同制订语言康复计划，让病人、家属理解康复目标，根据病情选择适当的训练方法
- **失语症训练**：口形训练、听理解训练、口语表达训练、书写训练等
- **构音障碍训练**：松弛训练、发音器官运动训练、呼吸训练、发音训练等
- **非语言交流方式训练**：手势语、画图、交流板或交流手册、电脑交流装置等

吞咽障碍

- **评估**：评估病人吞咽障碍的分级，包括病人主观上的详细描述及洼田饮水试验的结果
- **心理支持**：在进行饮食训练的同时，针对不同病人的性格特点进行心理疏导，使病人积极主动配合训练
- **基础训练**：触觉刺激：用手指、棉签、压舌板等刺激面颊部内外、口唇周围、舌部等。咽部刺激与空吞咽：用棉签蘸冰水刺激软腭、舌根及咽部；让病人做吞咽空气的动作，也可以让病人吞咽冰块。味觉刺激：用棉签蘸不同味道的液体刺激舌头的味觉。口、颜面功能训练：屏气-发声运动训练等
- **摄食训练**：告知病人养成良好的进食习惯，一般选择坐位或半卧位，定时、定量，食物密度均匀，有适当的黏性，不易松散且爽滑，咽下后经过食管时容易变形、不易残留在黏膜上

感觉障碍

- **评估**：评估病人的意识状态与精神状况，了解感觉障碍出现的时间、发展过程、加重或缓解的因素
- **日常生活护理**：保持床单位整洁、干燥，预防压疮；避免高温或过冷刺激，慎用热水袋或冰袋，防止烫伤、冻伤；对感觉过敏的病人避免不必要的刺激
- **心理支持**：关心、体贴病人，多与病人沟通，取得病人信任，使其正确面对，积极配合治疗和训练
- **感觉训练**：进行肢体的拍打、按摩、理疗、针灸、被动运动，以及各种冷、热、电刺激，以促进血液循环；让病人闭目寻找并指患肢的不同部位，这样可以促进病人本体感觉的恢复；还可以通过患侧上肢的负重训练，改善上肢的感觉和运动功能

运动障碍

- **评估**：评估病人的意识状态与精神状况、活动能力和行动能力，了解病人对康复的配合程度
- **心理护理**：鼓励病人树立战胜疾病的信心，与医护人员和家属配合，尽早进行瘫痪肢体的功能锻炼，防止关节畸形和肌肉萎缩
- **康复训练**：
  - 床上锻炼期：休息时注意良肢位摆放，对于尚不能主动运动的肢体进行屈曲、伸展及抬举等被动活动，对于已经能进行部分主动活动的肢体在被动活动的同时鼓励主动活动，练习抬举和屈伸锻炼1~2周后可逐渐下床活动
  - 坐位平衡到站立期：在床上进行坐位练习后，再扶病人于椅上，练习不用手扶能坐稳，逐渐延长坐的时间。能坐稳后，练习扶床架坐站立、坐下、站立，反复练习，因膝关节无力无法站稳时，可在膝前缚一带软垫的木板。病人在此期上肢出现痉挛和连带运动，进行抗痉挛手法拉开各个关节，抑制连带运动，同时加强上肢的主动运动，锻炼1~3周坐稳后可逐渐进行站立训练
  - 站位训练期：3~4周后协助病人双足放平置于地面，两腿分开，与肩同宽，重心逐渐移向双下肢，协助人员手拉病人肩关节协助病人站立；锻炼1~2周站稳后可逐渐进行行走训练
  - 行走训练期：5~6周进行行走训练，锻炼时注意姿势，步幅均匀，频率适中，伸髋屈膝，先抬一只足跟部，转移重心，足跟着地后，再转移重心，开始下一个步态

二、缺血性脑血管疾病

```
                    ┌─ 临床表现 ─┬─ 症状 ── 头晕、头痛、瘫痪、意识改变
                    │            └─ 体征 ── 意识障碍、言语障碍、吞咽障碍、感觉障碍、运动障碍、视力异常、排尿及排便障碍等
                    │
                    │            ┌─ 基础护理 ─┬─ 急性期卧床2~3周，取平卧位，头部禁用冰袋，意识障碍者应防坠床
                    │            │            ├─ 严密观察病人意识、瞳孔、生命体征变化
                    │            │            ├─ 吸氧，保持呼吸道通畅
                    │            │            ├─ 导尿者保持会阴部清洁、干燥
                    │            │            ├─ 保持大便通畅
                    │            │            ├─ 饮食护理 ─┬─ 体位的选择：选择既安全又有利于进食的体位，能坐起的病人取坐位进食，头稍前屈；不能坐起的病人取仰卧位，将床头抬高30°，头下垫枕使头部前屈
                    │            │            │            ├─ 食物的选择：选择病人喜爱的、营养丰富的、易消化的食物
                    │            │            │            ├─ 吞咽方法的选择：空气吞咽和食物吞咽交替进行；吞咽时头偏向健侧肩部，防止食物残留在患侧梨状隐窝内
                    │            │            │            └─ 对于不能吞咽的病人，应予鼻饲饮食，并教会照顾者鼻饲的方法及注意事项，加强留置胃管的护理，并做好口腔护理，防止误吸
                    │            │            ├─ 防止窒息 ── 因疲劳会增加误吸的危险，所以进食前应注意休息；注意保持进餐环境的安静、舒适；告知病人进餐时不要讲话，以避免呛咳和误吸
                    │            │            └─ 加强与病人的交流，使病人保持情绪稳定，树立恢复生活的能力和信心
        缺          │            │
        血    ┌─ 护理措施 ─┤            ┌─ 意识障碍 ── 可使用GCS量表动态评定意识障碍程度，程度加重或出现头痛、恶心、喷射状呕吐，立即通知医生
        性          │            │            ├─ 吞咽障碍 ── 应用洼田饮水试验评估吞咽障碍的程度，根据吞咽障碍情况制订相应饮食计划并指导进食方法；需肠外营养时应保持喂养管道通畅，抬高床头≥30°，每4 h监测1次胃内残留液的量、颜色、性质
        脑          │            │            ├─ 言语障碍 ── 可利用表情、手势、语言相结合的方法或实物、图片交流
        血          │            │            ├─ 良肢位摆放 ── 摆放原则为上肢伸直、下肢弯曲、髋关节内收，以防足下垂。持续摆放，至少每2 h变化1次体位，可健侧卧位、患侧卧位、平卧位交替。待病情稳定，早期进行康复治疗
        管          │            └─ 专科护理 ─┤
        疾          │                         ├─ 介入检查或治疗后 ── 监测血压、足背动脉搏动、皮肤温度、颜色、穿刺点敷料情况；术侧肢体制动8 h，卧床24 h；适当饮水，观察尿ల；观察神经系统症状
        病          │                         │
                    │                         └─ 用药护理 ─┬─ 利尿剂，应注意单次给药及间隔时间的准确，并预防静脉炎
                    │                                      ├─ 静脉溶栓药物，给药时剂量及速度要准确，药物使用后24 h内持续监测血压，关注神经系统症状变化及并发症，特别是颅内出血及全身出血情况
                    │                                      └─ 抗凝药物，观察出血情况
                    │
                    │            ┌─ 饮食指导 ── 指导进高蛋白、富含维生素、低盐、低脂、低热量的清淡食物，多食新鲜蔬菜、水果、谷类、鱼类和豆类，保持能量供需平衡，禁烟酒
                    │            ├─ 活动指导 ── 告知病人改变不良生活方式，合理休息和娱乐
                    └─ 健康指导 ─┤
                                 ├─ 用药指导 ── 遵医嘱用药，控制血压、血糖、血脂和抗血小板凝集，定期复查，告知病人和家属疾病发生的基本病因和主要危险因素、早期症状及及时就诊的指征
                                 └─ 生活指导 ── 对有短暂性脑缺血发作的病人，在改变体位时应缓慢，避免突然转动颈部；洗澡时间不宜过长，水温不宜过高；外出有人陪伴；注意保暖，防止感冒；鼓励病人从事力所能及的家务劳动，日常生活不过度依赖他人；告知病人和家属功能恢复需经历的过程，使病人和家属克服急于求成的心理，做到坚持锻炼，循序渐进；嘱家属在物质和精神上对病人提供帮助和支持，让病人体会到来自多方面的温暖，以树立战胜疾病的信心。同时也要避免病人产生依赖心理，增强病人自我照顾能力
```

三、出血性脑血管疾病

临床表现
- 症状　头痛、头晕、恶心、呕吐
- 体征　血压升高、肢体瘫痪、意识障碍、脑膜刺激征、癫痫发作

护理措施

基础护理
- 卧位与活动　病情平稳后床头抬高15°~30°，根据下肢深静脉血栓形成风险分级给予相应预防措施
- 保持呼吸道通畅　及时清理呼吸道分泌物，必要时吸氧
- 控制体温　维持正常体温，以物理降温为主，效果不佳时可遵医嘱给予药物治疗或配合低温治疗
- 严格控制血压　血压过高可引起颅内再次出血，血压过低可引起脑低灌注而致脑梗死
- 皮肤护理　介入治疗者应做好双侧腹股沟皮肤的准备，外科手术治疗或行血肿腔引流的病人应做好头部皮肤准备
- 心理护理　提供安静、舒适的环境，可根据病人的喜好播放广播、音乐等

专科护理
- 意识障碍的护理　动态观察神志、瞳孔、生命体征、肢体活动等
- 颅内压监测　保持监测管路的通畅，记录颅内压并严格无菌操作，动态监测数值，如持续超过15 mmHg即为颅内高压，>20 mmHg为增高的临界值，立即报告医生
- 颅内压增高护理　保持病房安静，避免引起颅内压增高的颅外诱发因素，如情绪激动、剧烈咳嗽、便秘、尿潴留、躁动等
- 癫痫发作　将病人头偏向一侧(保持呼吸道通畅)，建立静脉通路(给予镇静、抗癫痫药)，保证病人安全等
- 用药护理　控制输液速度，防止短时间内输入大量液体而加重脑水肿；使用利尿剂时应注意单次给药及间隔时间的准确；使用利尿剂及激素后观察瞳孔、意识、尿量的变化
- 术后护理
  - 引流管上标注管道名称，妥善固定于皮肤上，相应的引流装置紧密连接并妥善固定，不可随意放低或抬高引流瓶；保持引流管通畅，护理过程中严格无菌操作，引流装置定期更换；保持周围皮肤及敷料清洁、干燥；定时观察引流液的量、颜色及性质
  - 关注血培养及脑脊液细菌培养结果，发生感染时可予抗生素治疗
  - 并发肺部感染者，除应用抗生素治疗外，可同时加强口腔护理

病情观察
- 严密观察意识、瞳孔、生命体征变化及脑疝的前驱症状（如意识障碍程度加重、头痛剧烈），及时报告医生，配合抢救，并做好记录
- 保持呼吸道通畅，及时清除口、鼻腔分泌物，定时翻身、拍背、吸痰，必要时行气管切开术
- 加强对胃部应激性溃疡、出血的监护，严密观察呕吐物和大便的颜色、性质
- 高热者、昏迷者按高热昏迷护理常规

健康指导
- 饮食指导　给予低盐、低脂、高蛋白、富含维生素的食物；禁烟酒
- 活动指导　教会病人和家属自我护理的方法和康复训练技巧
- 用药指导　遵医嘱用药，控制血压、血糖、血脂和抗血小板凝集；告知病人和家属疾病的基本病因、主要危险因素和防治原则；教会病人和家属测量血压的方法和对疾病早期症状的识别，发现血压异常波动或无诱因的剧烈头痛、头晕、晕厥、肢体麻木、乏力或言语交流困难等症状时，应及时就诊
- 生活指导　建立健康的生活方式，保证充足睡眠；适当运动，避免过度劳累和突然用力；疾病恢复期加强肢体功能锻炼，避免关节强直，加强言语功能训练；养成定时排便的习惯，保持大便通畅

出血性脑血管疾病

四、癫痫持续状态

癫痫持续状态

临床表现

- 症状 ── 身体失去控制，摔倒，抽搐或痉挛昏厥(失去意识)；两眼发直，凝视前方；感觉异常：病人感觉到特殊气味或声音
- 体征
  - 全面强直-阵挛性发作持续状态 ── 表现为反复发生的强直-阵挛性发作（全身僵直，牙关紧闭，全身肌肉持续颤抖），意识障碍（如昏迷）伴高热
  - 强直性发作持续状态 ── 可表现为不同程度的意识障碍（昏迷较少），偶有强直性发作（全身肌肉僵硬发直）或其他类型发作，如肌阵挛（肌肉持续颤动）、不典型失神（以突然发生和突然停止的发呆、双眼凝视为特点）、失张力发作（全身肌张力突然降低或丧失导致突然跌倒）等
  - 阵挛性发作持续状态 ── 持续时间较长时，可出现意识模糊甚至昏迷
  - 肌阵挛发作持续状态 ── 肌肉挛缩、乏力，肌肉麻木
  - 失神发作持续状态 ── 主要表现为意识水平降低

病情观察

- 密切观察生命体征及意识、瞳孔变化
- 注意发作过程中有无心率增快、血压升高、呼吸减慢或暂停、瞳孔散大、牙关紧闭、大小便失禁等
- 观察并记录发作的类型、频率与持续时间
- 观察发作停止后病人意识完全恢复的时间，有无头痛、疲乏及行为异常

护理措施

- 基础护理
  - 发作时要立即通知其他医护人员，将病人置于安全位置，以免其受到伤害
  - 生活规律，保持充足睡眠，成人每天7~9 h，儿童每天8~10 h，避免过度劳累；发作间歇期活动时注意安全，有发作先兆者卧床休息
  - 给予高热量、易消化、清淡的饮食，多食鱼、虾、蛋、绿色蔬菜等；避免暴饮暴食和饥饿
  - 保持呼吸道通畅，置病人于平卧位，头偏向一侧，松开领带和衣扣，解开腰带；取下活动性义齿，及时清除口、鼻腔分泌物
  - 用药护理 ── 遵医嘱立即缓慢静注地西泮、快速静滴甘露醇，注意观察用药效果和有无出现呼吸抑制、肾损害等不良反应
  - 心理护理 ── 关心、尊重、理解病人，鼓励病人表达自己的心理感受，指导病人面对现实，采取积极的应对方式，配合长期药物治疗
- 专科护理
  - 告知病人有前驱症状时立即平卧；活动状态时发作，陪伴者应立即将病人缓慢置于平卧位，防止外伤；切忌用力按压病人抽搐肢体，以防骨折和脱臼
  - 癫痫持续状态、极度躁动或发作停止后意识恢复过程中有短时躁动的病人，应由专人守护，加床栏，必要时做保护性约束

健康指导

- 饮食指导
  - 意识障碍者禁止经口喂食、喂水，避免堵塞呼吸道引起窒息，必要时留置胃管，鼻饲流食
  - 意识清楚者给予高蛋白、富含维生素、高热量的食物，控制钠的摄入
- 活动指导 ── 禁止剧烈运动及水上和空中活动
- 用药指导 ── 遵医嘱用药，不可自行停药、增减药量或换药；如频繁发作，及时就医；病人外出时，确保携带足量的抗癫痫药物，随身携带注明姓名、地址、诊断的卡片，以便急救时参考
- 生活指导 ── 培养良好的生活习惯，保证充足的睡眠，避免过度疲劳，不喝酒，不暴饮暴食，控制癫痫发作的可变诱因，减轻精神压力，减少癫痫发作

五、急性脊髓炎

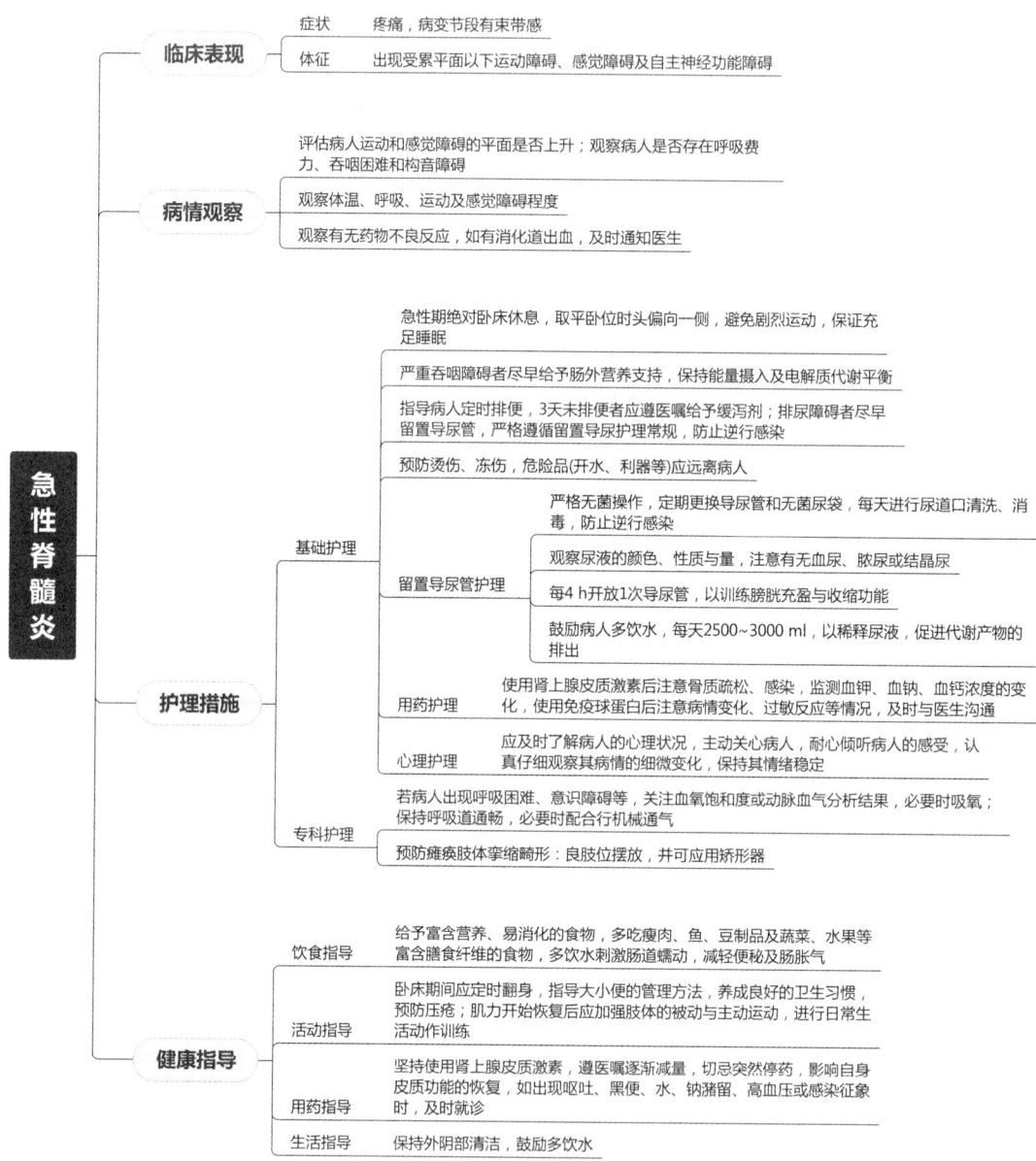

临床表现
- 症状: 疼痛, 病变节段有束带感
- 体征: 出现受累平面以下运动障碍、感觉障碍及自主神经功能障碍

病情观察
- 评估病人运动和感觉障碍的平面是否上升; 观察病人是否存在呼吸费力、吞咽困难和构音障碍
- 观察体温、呼吸、运动及感觉障碍程度
- 观察有无药物不良反应, 如有消化道出血, 及时通知医生

护理措施
- 基础护理
  - 急性期绝对卧床休息, 取平卧位时头偏向一侧, 避免剧烈运动, 保证充足睡眠
  - 严重吞咽障碍者尽早给予肠外营养支持, 保持能量摄入及电解质代谢平衡
  - 指导病人定时排便, 3天未排便者应遵医嘱给予缓泻剂; 排尿障碍者尽早留置导尿管, 严格遵循留置导尿护理常规, 防止逆行感染
  - 预防烫伤、冻伤, 危险品(开水、利器等)应远离病人
  - 留置导尿管护理
    - 严格无菌操作, 定期更换导尿管和无菌尿袋, 每天进行尿道口清洗、消毒, 防止逆行感染
    - 观察尿液的颜色、性质与量, 注意有无血尿、脓尿或结晶尿
    - 每4 h开放1次导尿管, 以训练膀胱充盈与收缩功能
    - 鼓励病人多饮水, 每天2500~3000 ml, 以稀释尿液, 促进代谢产物的排出
  - 用药护理: 使用肾上腺皮质激素后注意骨质疏松、感染, 监测血钾、血钠、血钙浓度的变化, 使用免疫球蛋白后注意病情变化、过敏反应等情况, 及时与医生沟通
  - 心理护理: 应及时了解病人的心理状况, 主动关心病人, 耐心倾听病人的感受, 认真仔细观察其病情的细微变化, 保持其情绪稳定
- 专科护理
  - 若病人出现呼吸困难、意识障碍等, 关注血氧饱和度或动脉血气分析结果, 必要时吸氧; 保持呼吸道通畅, 必要时配合行机械通气
  - 预防瘫痪肢体挛缩畸形: 良肢位摆放, 并可应用矫形器

健康指导
- 饮食指导: 给予富含营养、易消化的食物, 多吃瘦肉、鱼、豆制品及蔬菜、水果等富含膳食纤维的食物, 多饮水刺激肠道蠕动, 减轻便秘及肠胀气
- 活动指导: 卧床期间应定时翻身, 指导大小便的管理方法, 养成良好的卫生习惯, 预防压疮; 肌力开始恢复后应加强肢体的被动与主动运动, 进行日常生活动作训练
- 用药指导: 坚持使用肾上腺皮质激素, 遵医嘱逐渐减量, 切忌突然停药, 影响自身皮质功能的恢复, 如出现呕吐、黑便、水、钠潴留、高血压或感染征象时, 及时就诊
- 生活指导: 保持外阴部清洁, 鼓励多饮水

急性脊髓炎

六、重症肌无力

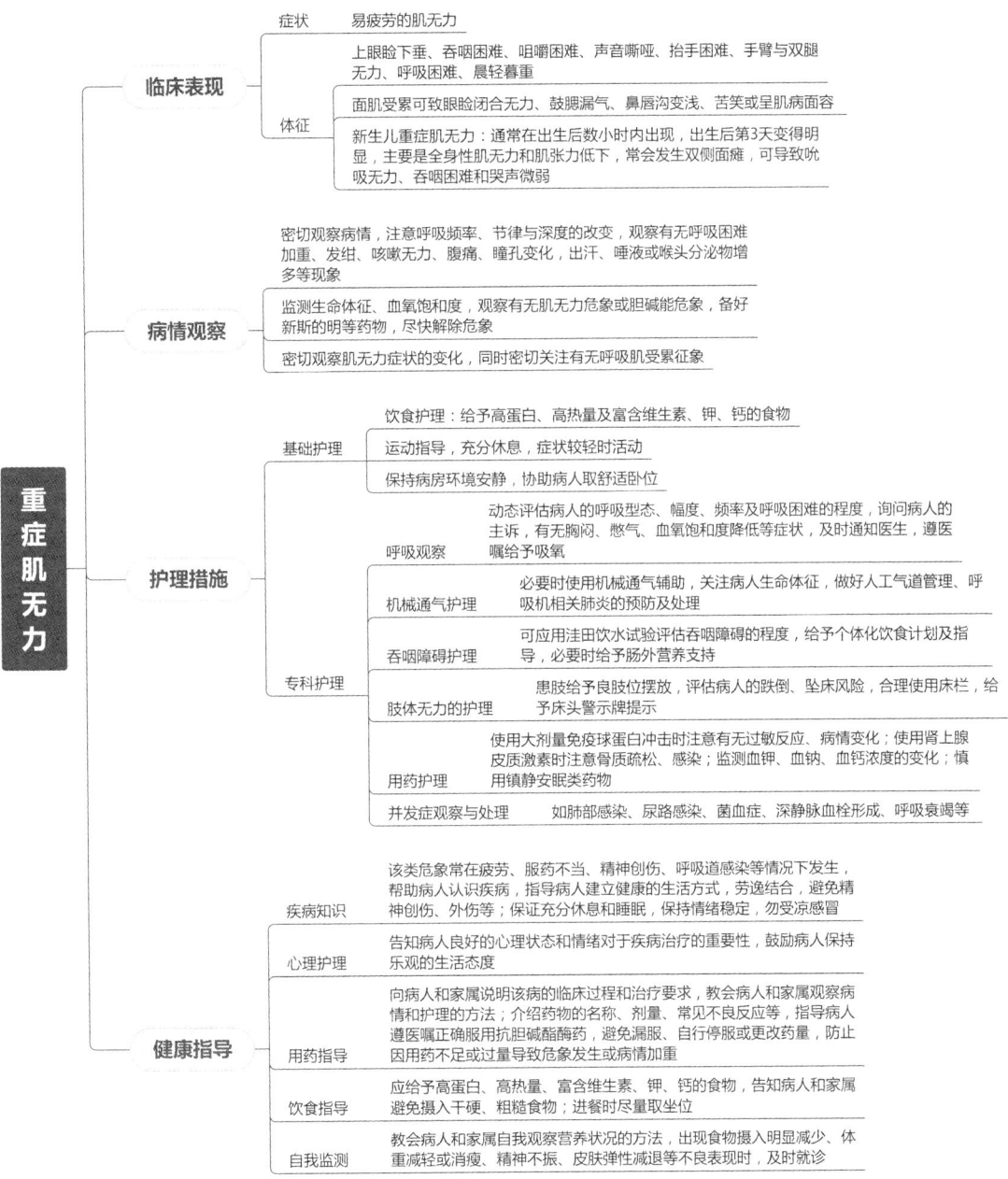

临床表现
- **症状** 易疲劳的肌无力
- **体征**
  - 上眼睑下垂、吞咽困难、咀嚼困难、声音嘶哑、抬手困难、手臂与双腿无力、呼吸困难、晨轻暮重
  - 面肌受累可致眼睑闭合无力、鼓腮漏气、鼻唇沟变浅、苦笑或呈肌病面容
  - 新生儿重症肌无力：通常在出生后数小时内出现，出生后第3天变得明显，主要是全身性肌无力和肌张力低下，常会发生双侧面瘫，可导致吮吸无力、吞咽困难和哭声微弱

病情观察
- 密切观察病情，注意呼吸频率、节律与深度的改变，观察有无呼吸困难加重、发绀、咳嗽无力、腹痛、瞳孔变化、出汗、唾液或喉头分泌物增多等现象
- 监测生命体征、血氧饱和度，观察有无肌无力危象或胆碱能危象，备好新斯的明等药物，尽快解除危象
- 密切观察肌无力症状的变化，同时密切关注有无呼吸肌受累征象

护理措施
- **基础护理**
  - 饮食护理：给予高蛋白、高热量及富含维生素、钾、钙的食物
  - 运动指导，充分休息，症状较轻时活动
  - 保持病房环境安静，协助病人取舒适卧位
- **专科护理**
  - **呼吸观察** 动态评估病人的呼吸形态、幅度、频率及呼吸困难的程度，询问病人的主诉，有无胸闷、憋气、血氧饱和度降低等症状，及时通知医生，遵医嘱给予吸氧
  - **机械通气护理** 必要时使用机械通气辅助，关注病人生命体征，做好人工气道管理、呼吸机相关肺炎的预防及处理
  - **吞咽障碍护理** 可应用洼田饮水试验评估吞咽障碍的程度，给予个体化饮食计划及指导，必要时给予肠外营养支持
  - **肢体无力的护理** 患肢给予良肢位摆放，评估病人的跌倒、坠床风险，合理使用床栏，给予床头警示牌提示
  - **用药护理** 使用大剂量免疫球蛋白冲击时注意有无过敏反应、病情变化；使用肾上腺皮质激素时注意骨质疏松、感染；监测血钾、血钠、血钙浓度的变化；慎用镇静安眠类药物
  - **并发症观察与处理** 如肺部感染、尿路感染、菌血症、深静脉血栓形成、呼吸衰竭等

健康指导
- **疾病知识** 该类危象常在疲劳、服药不当、精神创伤、呼吸道感染等情况下发生，帮助病人认识疾病，指导病人建立健康的生活方式，劳逸结合，避免精神创伤、外伤等；保证充分休息和睡眠，保持情绪稳定，勿受凉感冒
- **心理护理** 告知病人良好的心理状态和情绪对于疾病治疗的重要性，鼓励病人保持乐观的生活态度
- **用药指导** 向病人和家属说明该病的临床过程和治疗要求，教会病人和家属观察病情和护理的方法；介绍药物的名称、剂量、常见不良反应等，指导病人遵医嘱正确服用抗胆碱酯酶药，避免漏服、自行停服或更改药量，防止因用药不足或过量导致危象发生或病情加重
- **饮食指导** 应给予高蛋白、高热量、富含维生素、钾、钙的食物，告知病人和家属避免摄入干硬、粗糙食物；进餐时尽量取坐位
- **自我监测** 教会病人和家属自我观察营养状况的方法，出现食物摄入明显减少、体重减轻或消瘦、精神不振、皮肤弹性减退等不良表现时，及时就诊

七、帕金森病

临床表现

症状　60岁以后发病，男性稍多，起病缓慢，进行性发展；多为震颤（60%~70%）、步行障碍（12%）、肌强直（10%）和运动迟缓（10%）

体征　静止性震颤、肌强直、运动迟缓、姿势步态异常和非运动症状（可有感觉障碍、早期出现嗅觉减退或睡眠障碍）及自主神经功能障碍（如便秘、多汗、流涎、脂溢性皮炎）；约半数病人伴有抑郁症

病情观察

疾病早期　初期主要表现为震颤

疾病中期　观察病人已出现的某些功能障碍，如起步困难、双脚紧贴地面、碎步前进等

疾病晚期　观察病人有无因运动障碍而导致卧床不起、四肢肌肉痉挛等

心理变化　观察病人有无因疾病出现自卑、暴躁或忧郁的心理变化

护理措施

基础护理

给予高热量、富含维生素、富含纤维素、低盐、低脂、适量优质蛋白的易消化食物

使病人保持情绪稳定，应用激素治疗时可有出汗增多，需要勤擦洗、更衣，注意预防感冒，补充足够水分

鼓励病人表达恐惧、自卑心理，给予关注和倾听，做好情绪疏导工作

加强巡视，主动了解病人的需要，指导和鼓励病人做自己力所能及的事情；协助病人洗漱、进食、沐浴、大小便料理和做好安全防护；促进病人的舒适感，预防并发症

告知病人保持大小便通畅：对于顽固性便秘者，应指导进食含富纤维素的食物，多吃新鲜蔬菜、水果，多喝水，每天双手顺时针按摩腹部，促进肠道蠕动，必要时遵医嘱给予缓泻剂

专科护理

采取有效沟通方式：对于言语不清、构音障碍的病人，应耐心倾听病人的主诉，了解病人的生活需要和情感需要，可指导病人采用手势、纸笔等沟通方式与他人交流；在与病人沟通过程中态度要和蔼、诚恳，注意尊重病人，不可随意打断病人说话

告知病人运动锻炼的目的（推迟和防止关节强直与肢体挛缩，有助于维持身体的灵活性，增加肺活量，防止便秘，保持并增强自我照顾能力），与病人和家属共同制订切实可行的锻炼计划

对于上肢震颤未能控制、日常生活动作笨拙的病人，谨防烧伤、烫伤等；对有幻觉、错觉、欣快、抑郁、精神错乱、意识模糊或智能障碍的病人，应特别强调专人陪护；应认真查对病人是否按时服药，有无错服或误服，代为药物保管，每次送服到口

健康指导

疾病知识　应帮助病人及家属掌握疾病相关知识和自我护理方法，帮助分析和消除不利于病人及家属应对的各种因素，制订切实可行的护理计划并督促落实

预防感染　皮肤护理：病人因震颤和不自主运动，出汗多，易造成皮肤刺激和不适感，皮肤抵抗力降低，还可导致皮肤破损和继发皮肤感染，应勤洗勤换，保持皮肤卫生

活动休息　鼓励病人培养和维持兴趣爱好，坚持适当的运动和体育锻炼，做力所能及的家务劳动等，以延缓身体功能障碍的发生和发展

安全指导　指导病人避免登高和操作高速运转的机器，防止出现受伤等意外；体位性低血压病人睡眠时应抬高床头，可穿弹力袜，避免快速坐起，防止跌倒

照顾者指导　关心照顾者及家属，倾听、理解，尽量帮助他们解决困难

照顾者应关心体贴病人，协助进食、服药和进行日常生活的照顾

八、急性炎症性脱髓鞘性多发性神经病

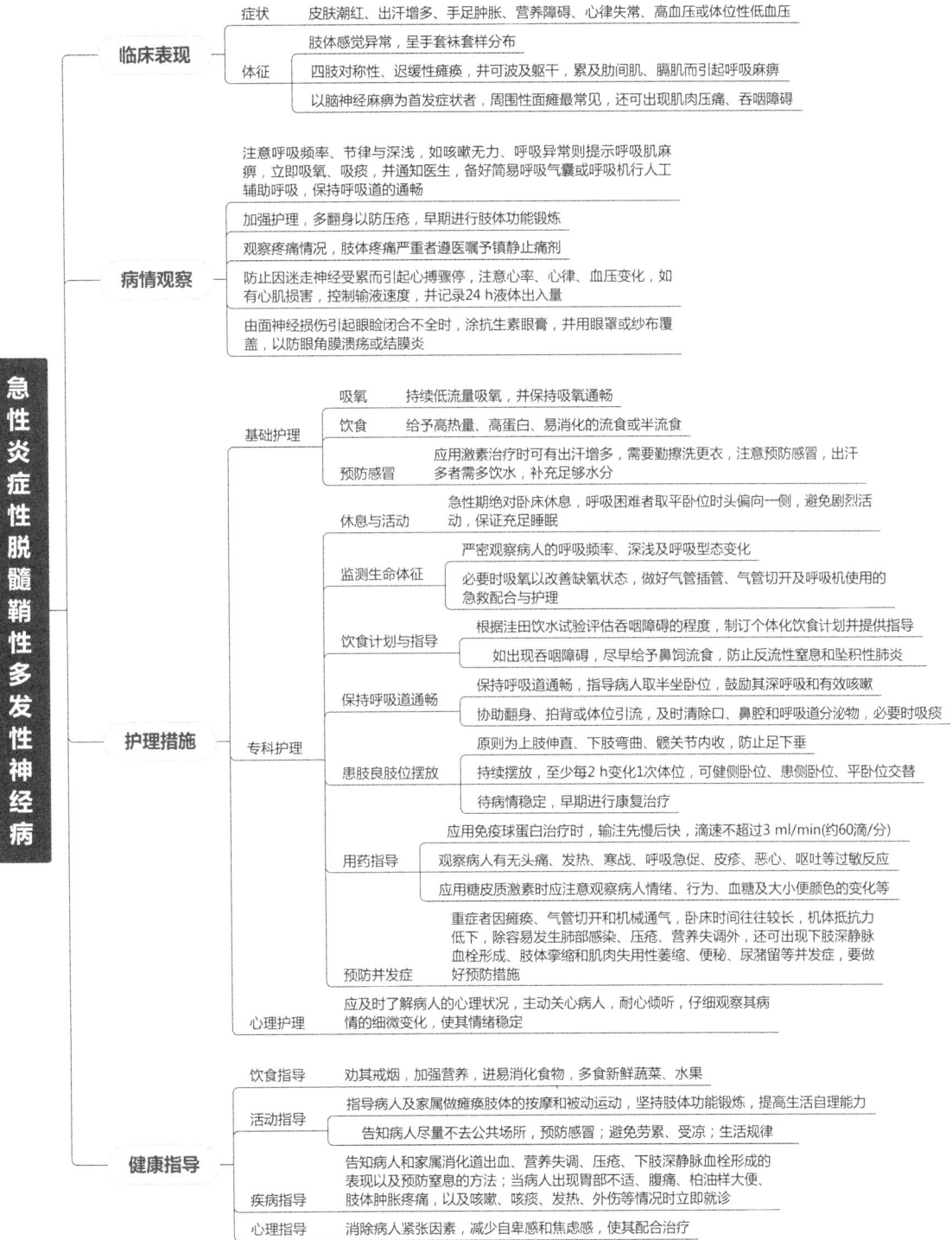

急性炎症性脱髓鞘性多发性神经病

临床表现
- 症状：皮肤潮红、出汗增多、手足肿胀、营养障碍、心律失常、高血压或体位性低血压
- 体征：
  - 肢体感觉异常，呈手套袜套样分布
  - 四肢对称性、迟缓性瘫痪，并可波及躯干，累及肋间肌、膈肌而引起呼吸麻痹
  - 以脑神经麻痹为首发症状者，周围性面瘫最常见，还可出现肌肉压痛、吞咽障碍

病情观察
- 注意呼吸频率、节律与深浅，如咳嗽无力、呼吸异常则提示呼吸肌麻痹，立即吸氧、吸痰，并通知医生，备好简易呼吸气囊或呼吸机行人工辅助呼吸，保持呼吸道的通畅
- 加强护理，多翻身以防压疮，早期进行肢体功能锻炼
- 观察疼痛情况，肢体疼痛严重者遵医嘱予镇静止痛剂
- 防止因迷走神经受累而引起心搏骤停，注意心率、心律、血压变化，如有心肌损害，控制输液速度，并记录24 h液体出入量
- 由面神经损伤引起眼睑闭合不全时，涂抗生素眼膏，并用眼罩或纱布覆盖，以防眼角膜溃疡或结膜炎

护理措施
- 基础护理：
  - 吸氧：持续低流量吸氧，并保持吸氧通畅
  - 饮食：给予高热量、高蛋白、易消化的流食或半流食
  - 预防感冒：应用激素治疗时可有出汗增多，需要勤擦洗更衣，注意预防感冒，出汗多者需多饮水，补充足够水分
- 专科护理：
  - 休息与活动：急性期绝对卧床休息，呼吸困难者取平卧位时头偏向一侧，避免剧烈活动，保证充足睡眠
  - 监测生命体征：
    - 严密观察病人的呼吸频率、深浅及呼吸型态变化
    - 必要时吸氧以改善缺氧状态，做好气管插管、气管切开及呼吸机使用的急救配合与护理
  - 饮食计划与指导：
    - 根据洼田饮水试验评估吞咽障碍的程度，制订个体化饮食计划并提供指导
    - 如出现吞咽障碍，尽早给予鼻饲流食，防止反流引起窒息和坠积性肺炎
  - 保持呼吸道通畅：
    - 保持呼吸道通畅，指导病人取半坐卧位，鼓励其深呼吸和有效咳嗽
    - 协助翻身、拍背或体位引流，及时清除口、鼻腔和呼吸道分泌物，必要时吸痰
  - 患肢良肢位摆放：
    - 原则为上肢伸直、下肢弯曲、髋关节内收，防止足下垂
    - 持续摆放，至少每2 h变化1次体位，可健侧卧位、患侧卧位、平卧位交替
    - 待病情稳定，早期进行康复治疗
  - 用药指导：
    - 应用免疫球蛋白治疗时，输注先慢后快，滴速不超过3 ml/min(约60滴/分)
    - 观察病人有无头痛、发热、寒战、呼吸急促、皮疹、恶心、呕吐等过敏反应
    - 应用糖皮质激素时应注意观察病人情绪、行为、血糖及大小便颜色的变化等
  - 预防并发症：重症者因瘫痪、气管切开和机械通气，卧床时间往往较长，机体抵抗力低下，除容易发生肺部感染、压疮、营养失调外，还可出现下肢深静脉血栓形成、肢体挛缩和肌肉失用性萎缩、便秘、尿潴留等并发症，要做好预防措施
- 心理护理：应及时了解病人的心理状况，主动关心病人，耐心倾听，仔细观察其病情的细微变化，使其情绪稳定

健康指导
- 饮食指导：劝其戒烟，加强营养，进易消化食物，多食新鲜蔬菜、水果
- 活动指导：
  - 指导病人及家属做瘫痪肢体的按摩和被动运动，坚持肢体功能锻炼，提高生活自理能力
  - 告知病人尽量不去公共场所，预防感冒；避免劳累、受凉；生活规律
- 疾病指导：告知病人和家属消化道出血、营养失调、压疮、下肢深静脉血栓形成的表现以及预防窒息的方法；当病人出现胃部不适、腹痛、柏油样大便、肢体肿胀疼痛，以及咳嗽、咳痰、发热、外伤等情况时立即就诊
- 心理指导：消除病人紧张因素，减少自卑感和焦虑感，使其配合治疗

九、多发性硬化

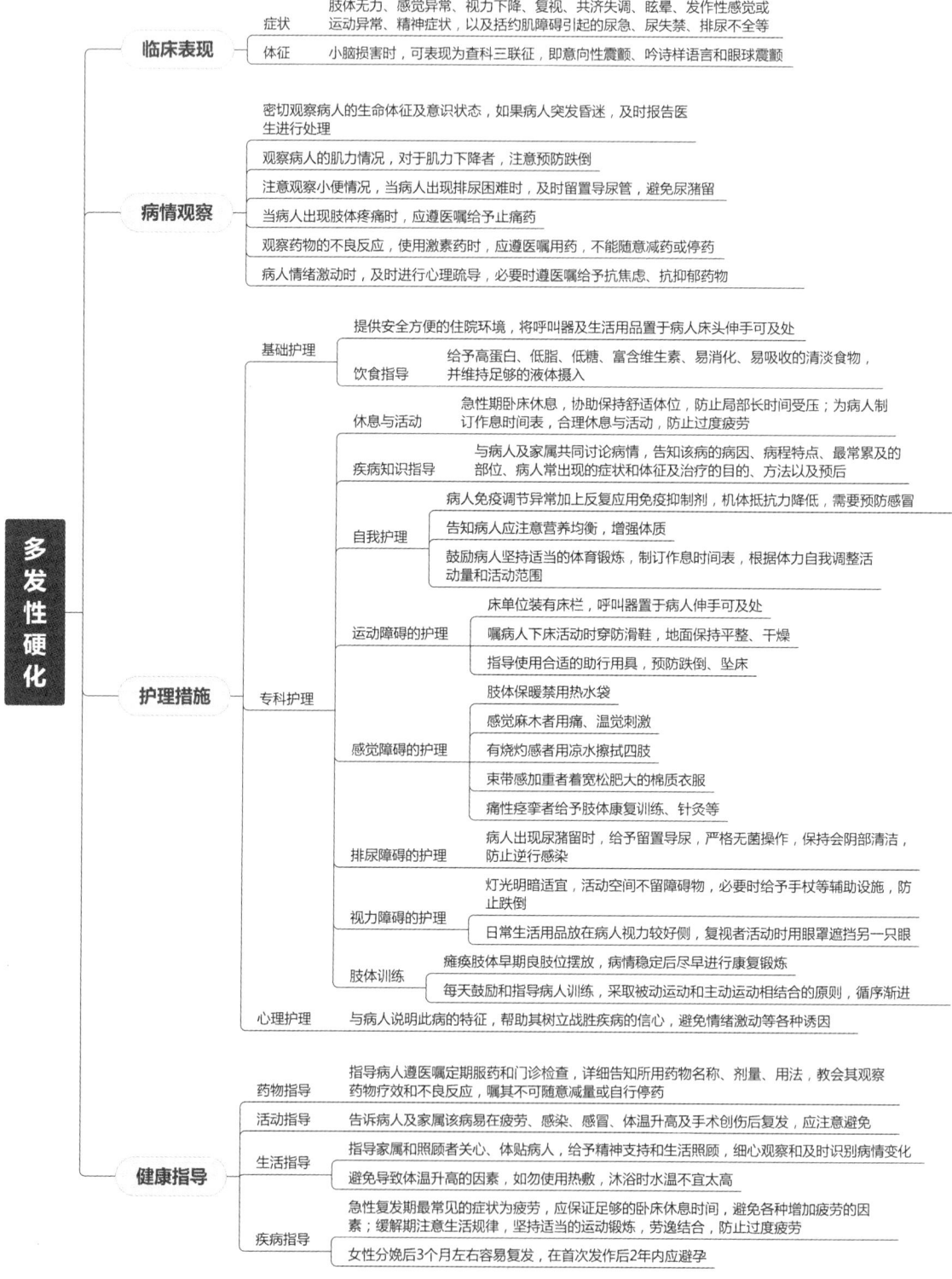

多发性硬化

临床表现
- 症状：肢体无力、感觉异常、视力下降、复视、共济失调、眩晕、发作性感觉或运动异常、精神症状，以及括约肌障碍引起的尿急、尿失禁、排尿不全等
- 体征：小脑损害时，可表现为查科三联征，即意向性震颤、吟诗样语言和眼球震颤

病情观察
- 密切观察病人的生命体征及意识状态，如果病人突发昏迷，及时报告医生进行处理
- 观察病人的肌力情况，对于肌力下降者，注意预防跌倒
- 注意观察小便情况，当病人出现排尿困难时，及时留置导尿管，避免尿潴留
- 当病人出现肢体疼痛时，应遵医嘱给予止痛药
- 观察药物的不良反应，使用激素药时，应遵医嘱用药，不能随意减药或停药
- 病人情绪激动时，及时进行心理疏导，必要时遵医嘱给予抗焦虑、抗抑郁药物

护理措施
- 基础护理
  - 提供安全方便的住院环境，将呼叫器及生活用品置于病人床头伸手可及之处
  - 饮食指导：给予高蛋白、低脂、低糖、富含维生素、易消化、易吸收的清淡食物，并维持足够的液体摄入
  - 休息与活动：急性期应卧床休息，协助保持舒适体位，防止局部长时间受压；为病人制订作息时间表，合理休息与活动，防止过度疲劳
  - 疾病知识指导：与病人及家属共同讨论病情，告知该病的病因、病程特点、最常累及的部位、病人常出现的症状和体征及治疗的目的、方法以及预后
  - 自我护理
    - 病人免疫调节异常加上反复应用免疫抑制剂，机体抵抗力降低，需要预防感冒
    - 告知病人应注意营养均衡，增强体质
    - 鼓励病人坚持适当的体育锻炼，制订作息时间表，根据体力自我调整活动量和活动范围
- 专科护理
  - 运动障碍的护理
    - 床单位装有床栏，呼叫器置于病人伸手可及处
    - 嘱病人下床活动时穿防滑鞋，地面保持平整、干燥
    - 指导使用合适的助行用具，预防跌倒、坠床
  - 感觉障碍的护理
    - 肢体保暖禁用热水袋
    - 感觉麻木者用痛、温觉刺激
    - 有烧灼感者用凉水擦拭四肢
    - 束带感加重者着宽松肥大的棉质衣服
    - 痛性痉挛者给予肢体康复训练、针灸等
  - 排尿障碍的护理：病人出现尿潴留时，给予留置导尿，严格无菌操作，保持会阴部清洁，防止逆行感染
  - 视力障碍的护理
    - 灯光明暗适宜，活动空间不留障碍物，必要时给予手杖等辅助设施，防止跌倒
    - 日常生活用品放在病人视力较好侧，复视者活动时用眼罩遮挡另一只眼
  - 肢体训练
    - 瘫痪肢体早期良肢位摆放，病情稳定后尽早进行康复锻炼
    - 每天鼓励和指导病人训练，采取被动运动和主动运动相结合的原则，循序渐进
- 心理护理：与病人说明此病的特征，帮助其树立战胜疾病的信心，避免情绪激动等各种诱因

健康指导
- 药物指导：指导病人遵医嘱定期服药和门诊检查，详细告知所用药物名称、剂量、用法，教会其观察药物疗效和不良反应，嘱其不可随意减量或自行停药
- 活动指导：告诉病人及家属该病易在疲劳、感染、感冒、体温升高及手术创伤后复发，应注意避免
- 生活指导
  - 指导家属和照顾者关心、体贴病人，给予精神支持和生活照顾，细心观察和及时识别病情变化
  - 避免导致体温升高的因素，如勿使用热敷，沐浴时水温不宜太高
- 疾病指导
  - 急性复发期最常见的症状为疲劳，应保证足够的卧床休息时间，避免各种增加疲劳的因素；缓解期注意生活规律，坚持适当的运动锻炼，劳逸结合，防止过度疲劳
  - 女性分娩后3个月左右容易复发，在首次发作后2年内应避孕

十、病毒性脑膜炎

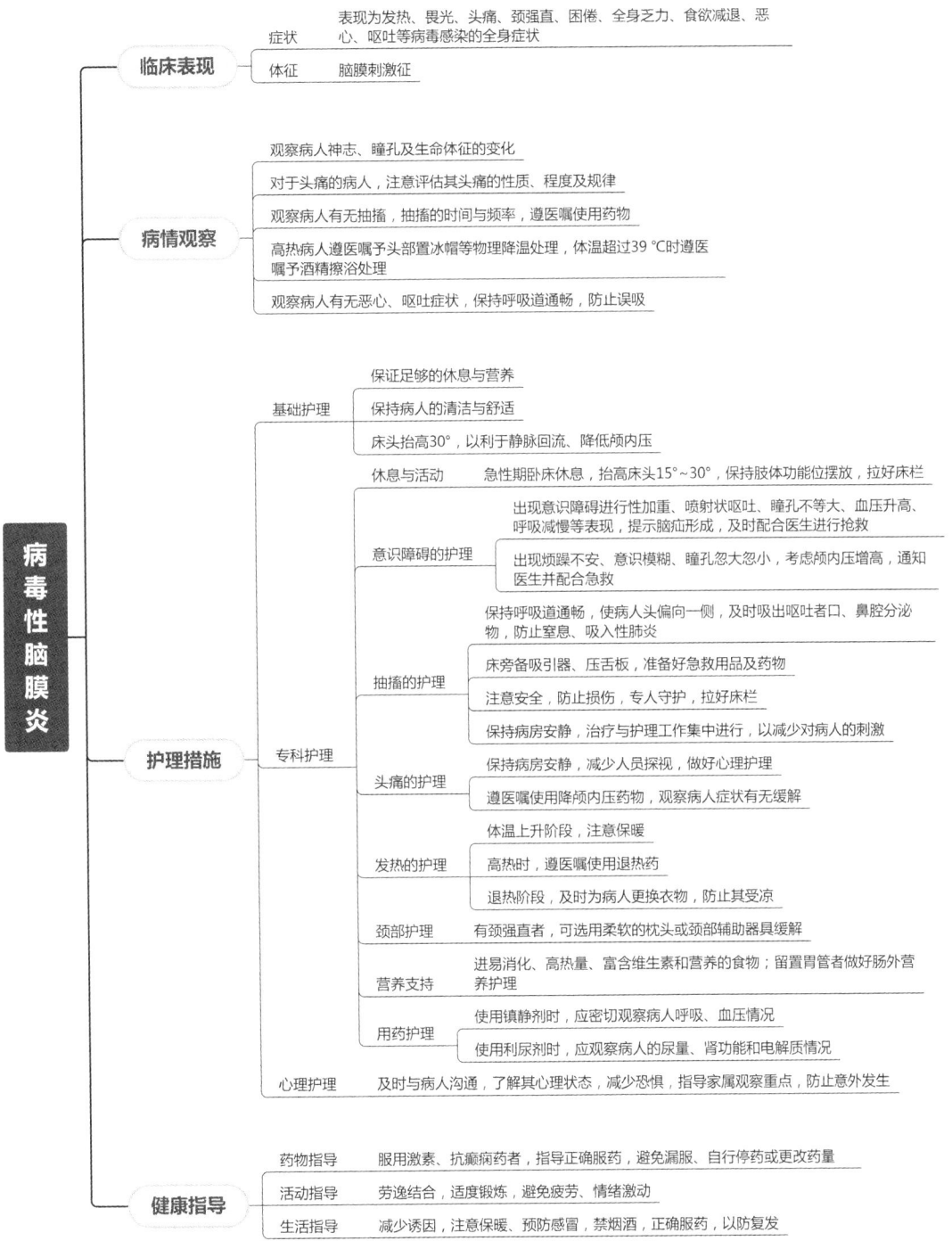

病毒性脑膜炎

临床表现
- 症状　表现为发热、畏光、头痛、颈强直、困倦、全身乏力、食欲减退、恶心、呕吐等病毒感染的全身症状
- 体征　脑膜刺激征

病情观察
- 观察病人神志、瞳孔及生命体征的变化
- 对于头痛的病人，注意评估其头痛的性质、程度及规律
- 观察病人有无抽搐，抽搐的时间与频率，遵医嘱使用药物
- 高热病人遵医嘱予头部置冰帽等物理降温处理，体温超过39 ℃时遵医嘱予酒精擦浴处理
- 观察病人有无恶心、呕吐症状，保持呼吸道通畅，防止误吸

护理措施
- 基础护理
  - 保证足够的休息与营养
  - 保持病人的清洁与舒适
  - 床头抬高30°，以利于静脉回流、降低颅内压
- 专科护理
  - 休息与活动　急性期卧床休息，抬高床头15°~30°，保持肢体功能位摆放，拉好床栏
  - 意识障碍的护理
    - 出现意识障碍进行性加重、喷射状呕吐、瞳孔不等大、血压升高、呼吸减慢等表现，提示脑疝形成，及时配合医生进行抢救
    - 出现烦躁不安、意识模糊、瞳孔忽大忽小，考虑颅内压增高，通知医生并配合急救
  - 抽搐的护理
    - 保持呼吸道通畅，使病人头偏向一侧，及时吸出呕吐者口、鼻腔分泌物，防止窒息、吸入性肺炎
    - 床旁备吸引器、压舌板，准备好急救用品及药物
    - 注意安全，防止损伤，专人守护，拉好床栏
    - 保持病房安静，治疗与护理工作集中进行，以减少对病人的刺激
  - 头痛的护理
    - 保持病房安静，减少人员探视，做好心理护理
    - 遵医嘱使用降颅内压药物，观察病人症状有无缓解
  - 发热的护理
    - 体温上升阶段，注意保暖
    - 高热时，遵医嘱使用退热药
    - 退热阶段，及时为病人更换衣物，防止其受凉
  - 颈部护理　有颈强直者，可选用柔软的枕头或颈部辅助器具缓解
  - 营养支持　进易消化、高热量、富含维生素和营养的食物；留置胃管者做好肠外营养护理
  - 用药护理
    - 使用镇静剂时，应密切观察病人呼吸、血压情况
    - 使用利尿剂时，应观察病人的尿量、肾功能和电解质情况
- 心理护理　及时与病人沟通，了解其心理状态，减少恐惧，指导家属观察重点，防止意外发生

健康指导
- 药物指导　服用激素、抗癫痫药者，指导正确服药，避免漏服、自行停药或更改药量
- 活动指导　劳逸结合，适度锻炼，避免疲劳、情绪激动
- 生活指导　减少诱因，注意保暖、预防感冒，禁烟酒，正确服药，以防复发

第三节　呼吸系统疾病护理常规

一、呼吸系统疾病常见症状护理

呼吸系统疾病常见症状护理

发热
- 体温≥37.5 ℃，每天测体温4次；体温≥38.5 ℃，每4 h测体温1次，至体温正常3天后，每天测体温1次，观察病人的面色、脉搏、呼吸，如有异常，立即报告医生
- 体温≥38.5 ℃，物理降温或遵医嘱给予药物降温
- 观察病人发热的时间、热型、伴随症状及其他病情变化，注意高热病人在退热时或大量出汗时有无虚脱现象
- 卧床休息，鼓励病人多饮水，成人每天补充水分不低于2000 ml，儿童可按每天80~100 ml/kg计算，记录液体出入量
- 给予营养丰富、易消化的食物，每天供给热量不低于2400 cal
- 保持皮肤清洁、干燥，做好皮肤护理：高热病人应及时擦洗和更换床单、衣服，同时注意保暖，以防受凉
- 加强口腔护理，每天不少于2次，口唇干燥者可涂润唇膏

咳嗽咳痰
- 观察病人咳嗽的时间、音色及有无咯血、呼吸困难等伴随症状
- 观察病人咳痰的性质，如气味、色、量，放置后是否分层，并在准确记录后及时送检
- 保持室内空气流通、温湿度适宜，避免诱因，注意保暖
- 根据医嘱给予祛痰剂，鼓励病人将痰咳出，痰液黏稠难以咳出者给予雾化吸入；指导病人有效咳嗽咳痰，变换体位时，辅以叩背排痰
- 痰多且咳嗽无力者，为防止呼吸道阻塞，应及时吸痰，准备好吸痰器及抢救用物
- 咳脓痰者，加强口腔护理；昏迷病人翻身前后注意给予吸痰护理
- 给予高蛋白、富含维生素、足够热量的食物，鼓励病人多饮水，每天饮水量≥1500 ml，以稀释痰液

呼吸困难
- 根据病人病情合理吸氧：慢性支气管炎、阻塞性肺气肿、肺心病者低流量(1~2 L/min)吸氧，吸氧浓度过高可加重病情，引发肺性脑病；急性左心衰竭者应高浓度(4~6 L/min)吸氧
- 病人取半坐卧位或端坐卧位，缓解呼吸困难症状
- 合理安排休息，减少氧的消耗

咯血
- 保持病房安静，少量咯血者静卧休息，大量咯血者绝对卧床休息；病人取平卧位，头偏向一侧，或取患侧卧位，减少患侧活动，嘱病人咯血后切勿咽下及屏气
- 大量咯血时禁食，咯血停止后，可进温凉流食或半流食；少量咯血者宜进少量温凉的食物，多饮水及多吃富含纤维素食物，以保持大便通畅
- 保持口腔清洁，及时清理病人咯出的血块，口腔护理，一天2次
- 咯血时，轻轻拍击健侧背部，嘱病人不要屏气，以免诱发喉头痉挛，导致窒息
- 密切观察病情变化，如在咯血过程中突然出现胸闷、烦躁、呼吸困难或大咯血突然中止，可能为窒息，应立即配合抢救
  - 取头低足高位，头向下倾斜45°~60°，以利体位引流
  - 口内放开口器，取出血块或应用负压吸引器吸出血块
  - 轻拍病人背部，促进气管内血块排出，以保持呼吸道通畅
  - 给予吸氧，3~4 L/min
  - 如无效时可行气管插管或气管切开吸出血块
- 详细记录咯血量及其性质
- 观察止血药的疗效及不良反应
- 大咯血及意识不清的病人，应在病床旁备好急救器械，一旦病人出现窒息征象，应立即取头低足高45°俯卧位，头偏向一侧，轻拍背部，迅速排出在呼吸道和口、咽部的血块，或直接刺激咽部以咳出血块，必要时用负压吸引器

胸痛
- 放松疗法，嘱病人听音乐、看书或聊天等，转移注意力
- 调整体位，采取坐位或半坐卧位等舒适体位，防止疼痛加剧，胸膜炎病人取患侧卧位，减少局部胸壁与肺的活动，缓解疼痛
- 物理止痛，因胸部疼痛引起剧烈疼痛者，可在呼气末用15 cm宽胶布固定患侧胸壁，减小呼吸幅度，达到缓解疼痛的目的
- 适当应用镇静止痛药

二、肺炎

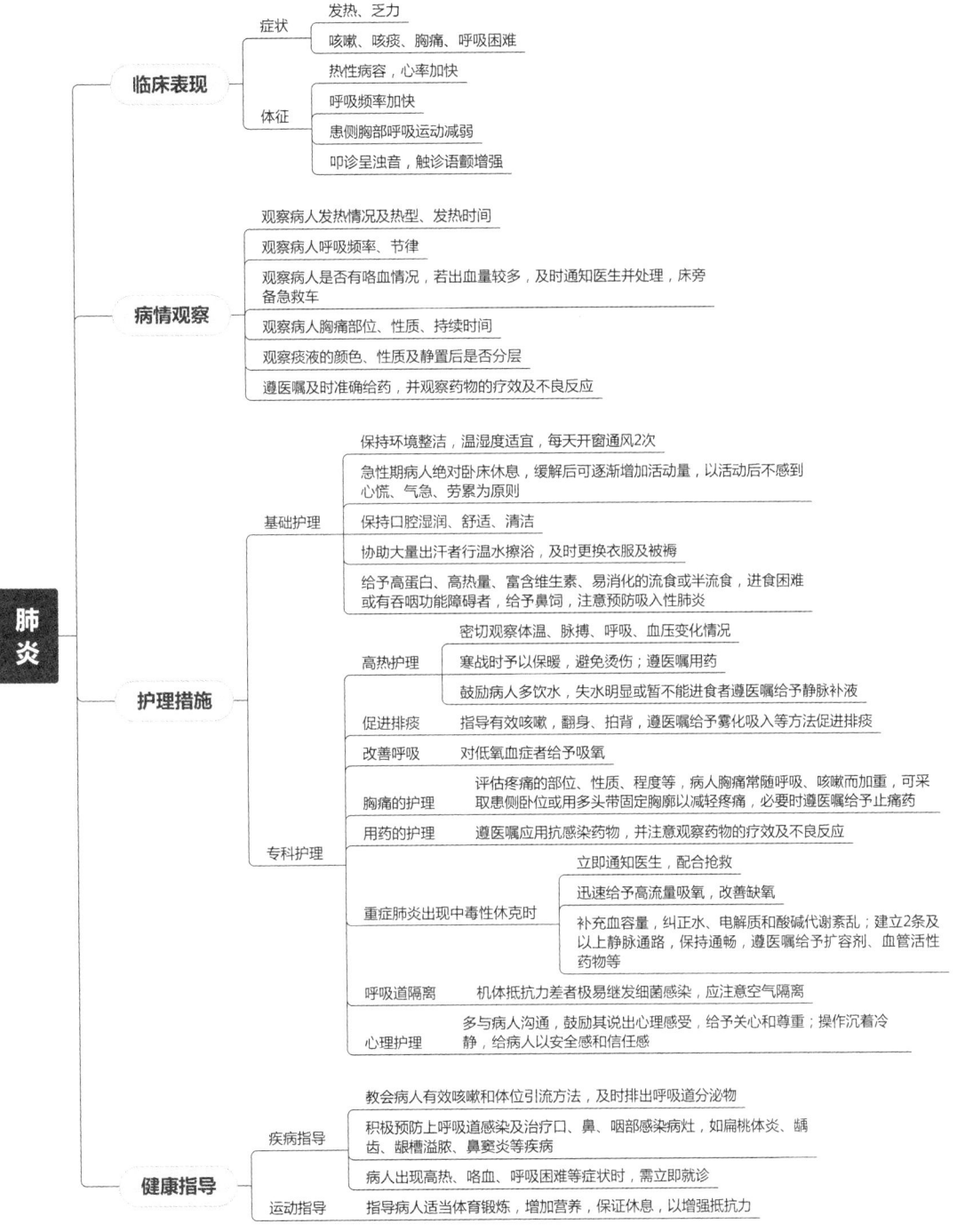

肺炎

临床表现
- 症状
  - 发热、乏力
  - 咳嗽、咳痰、胸痛、呼吸困难
- 体征
  - 热性病容，心率加快
  - 呼吸频率加快
  - 患侧胸部呼吸运动减弱
  - 叩诊呈浊音，触诊语颤增强

病情观察
- 观察病人发热情况及热型、发热时间
- 观察病人呼吸频率、节律
- 观察病人是否有咯血情况，若出血量较多，及时通知医生并处理，床旁备急救车
- 观察病人胸痛部位、性质、持续时间
- 观察痰液的颜色、性质及静置后是否分层
- 遵医嘱及时准确给药，并观察药物的疗效及不良反应

护理措施
- 基础护理
  - 保持环境整洁，温湿度适宜，每天开窗通风2次
  - 急性期病人绝对卧床休息，缓解后可逐渐增加活动量，以活动后不感到心慌、气急、劳累为原则
  - 保持口腔湿润、舒适、清洁
  - 协助大量出汗者行温水擦浴，及时更换衣服及被褥
  - 给予高蛋白、高热量、富含维生素、易消化的流食或半流食，进食困难或有吞咽功能障碍者，给予鼻饲，注意预防吸入性肺炎
- 专科护理
  - 高热护理
    - 密切观察体温、脉搏、呼吸、血压变化情况
    - 寒战时予以保暖，避免烫伤；遵医嘱用药
    - 鼓励病人多饮水，失水明显或暂不能进食者遵医嘱给予静脉补液
  - 促进排痰
    - 指导有效咳嗽，翻身、拍背，遵医嘱给予雾化吸入等方法促进排痰
  - 改善呼吸
    - 对低氧血症者给予吸氧
  - 胸痛的护理
    - 评估疼痛的部位、性质、程度等，病人胸痛常随呼吸、咳嗽而加重，可采取患侧卧位或用多头带固定胸廓以减轻疼痛，必要时遵医嘱给予止痛药
  - 用药的护理
    - 遵医嘱应用抗感染药物，并注意观察药物的疗效及不良反应
  - 重症肺炎出现中毒性休克时
    - 立即通知医生，配合抢救
    - 迅速给予高流量吸氧，改善缺氧
    - 补充血容量，纠正水、电解质和酸碱代谢紊乱；建立2条及以上静脉通路，保持通畅，遵医嘱给予扩容剂、血管活性药物等
  - 呼吸道隔离
    - 机体抵抗力差者极易继发细菌感染，应注意空气隔离
  - 心理护理
    - 多与病人沟通，鼓励其说出心理感受，给予关心和尊重；操作沉着冷静，给病人以安全感和信任感

健康指导
- 疾病指导
  - 教会病人有效咳嗽和体位引流方法，及时排出呼吸道分泌物
  - 积极预防上呼吸道感染及治疗口、鼻、咽部感染灶，如扁桃体炎、龋齿、龈槽溢脓、鼻窦炎等疾病
  - 病人出现高热、咯血、呼吸困难等症状时，需立即就诊
- 运动指导
  - 指导病人适当体育锻炼，增加营养，保证休息，以增强抵抗力

三、自发性气胸

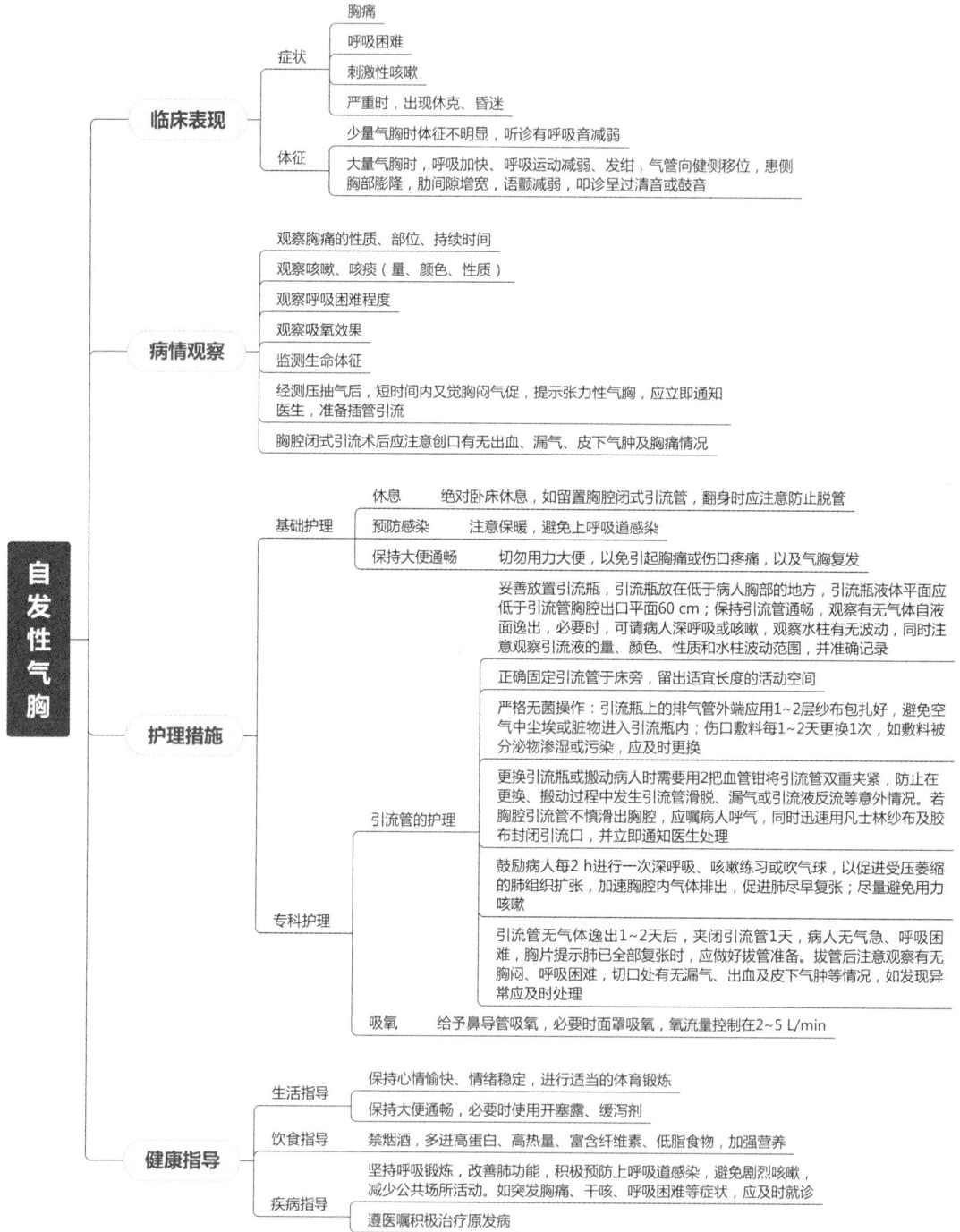

自发性气胸

临床表现
- 症状
  - 胸痛
  - 呼吸困难
  - 刺激性咳嗽
  - 严重时，出现休克、昏迷
- 体征
  - 少量气胸时体征不明显，听诊有呼吸音减弱
  - 大量气胸时，呼吸加快、呼吸运动减弱、发绀，气管向健侧移位，患侧胸部膨隆，肋间隙增宽，语颤减弱，叩诊呈过清音或鼓音

病情观察
- 观察胸痛的性质、部位、持续时间
- 观察咳嗽、咳痰（量、颜色、性质）
- 观察呼吸困难程度
- 观察吸氧效果
- 监测生命体征
- 经测压抽气后，短时间内又觉胸闷气促，提示张力性气胸，应立即通知医生，准备插管引流
- 胸腔闭式引流术后应注意创口有无出血、漏气、皮下气肿及胸痛情况

护理措施
- 基础护理
  - 休息：绝对卧床休息，如留置胸腔闭式引流管，翻身时应注意防止脱管
  - 预防感染：注意保暖，避免上呼吸道感染
  - 保持大便通畅：切勿用力大便，以免引起胸痛或伤口疼痛，以及气胸复发
- 专科护理
  - 引流管的护理
    - 妥善放置引流瓶，引流瓶放在低于病人胸部的地方，引流瓶液体平面应低于引流管胸腔出口平面60 cm；保持引流管通畅，观察有无气体自液面逸出，必要时，可请病人深呼吸或咳嗽，观察水柱有无波动，同时注意观察引流液的量、颜色、性质和水柱波动范围，并准确记录
    - 正确固定引流管于床旁，留出适宜长度的活动空间
    - 严格无菌操作：引流瓶上的排气管外端应用1~2层纱布包扎好，避免空气中尘埃或脏物进入引流瓶内；伤口敷料每1~2天更换1次，如敷料被分泌物渗湿或污染，应及时更换
    - 更换引流瓶或搬动病人时需要用2把血管钳将引流管双重夹紧，防止在更换、搬动过程中发生引流管滑脱、漏气或引流液反流等意外情况。若胸腔引流管不慎滑出胸腔，应嘱病人呼气，同时迅速用凡士林纱布及胶布封闭引流口，并立即通知医生处理
    - 鼓励病人每2 h进行一次深呼吸、咳嗽练习或吹气球，以促进受压萎缩的肺组织扩张，加速胸腔内气体排出，促进肺尽早复张；尽量避免用力咳嗽
    - 引流管无气体逸出1~2天后，夹闭引流管1天，病人无气急、呼吸困难，胸片提示肺已全部复张时，应做好拔管准备。拔管后注意观察有无胸闷、呼吸困难，切口处有无漏气、出血及皮下气肿等情况，如发现异常应及时处理
  - 吸氧：给予鼻导管吸氧，必要时面罩吸氧，氧流量控制在2~5 L/min

健康指导
- 生活指导
  - 保持心情愉快、情绪稳定，进行适当的体育锻炼
  - 保持大便通畅，必要时使用开塞露、缓泻剂
- 饮食指导：禁烟酒，多进高蛋白、高热量、富含纤维素、低脂食物，加强营养
- 疾病指导
  - 坚持呼吸锻炼，改善肺功能，积极预防上呼吸道感染，避免剧烈咳嗽，减少公共场所活动。如突发胸痛、干咳、呼吸困难等症状，应及时就诊
  - 遵医嘱积极治疗原发病

四、支气管哮喘

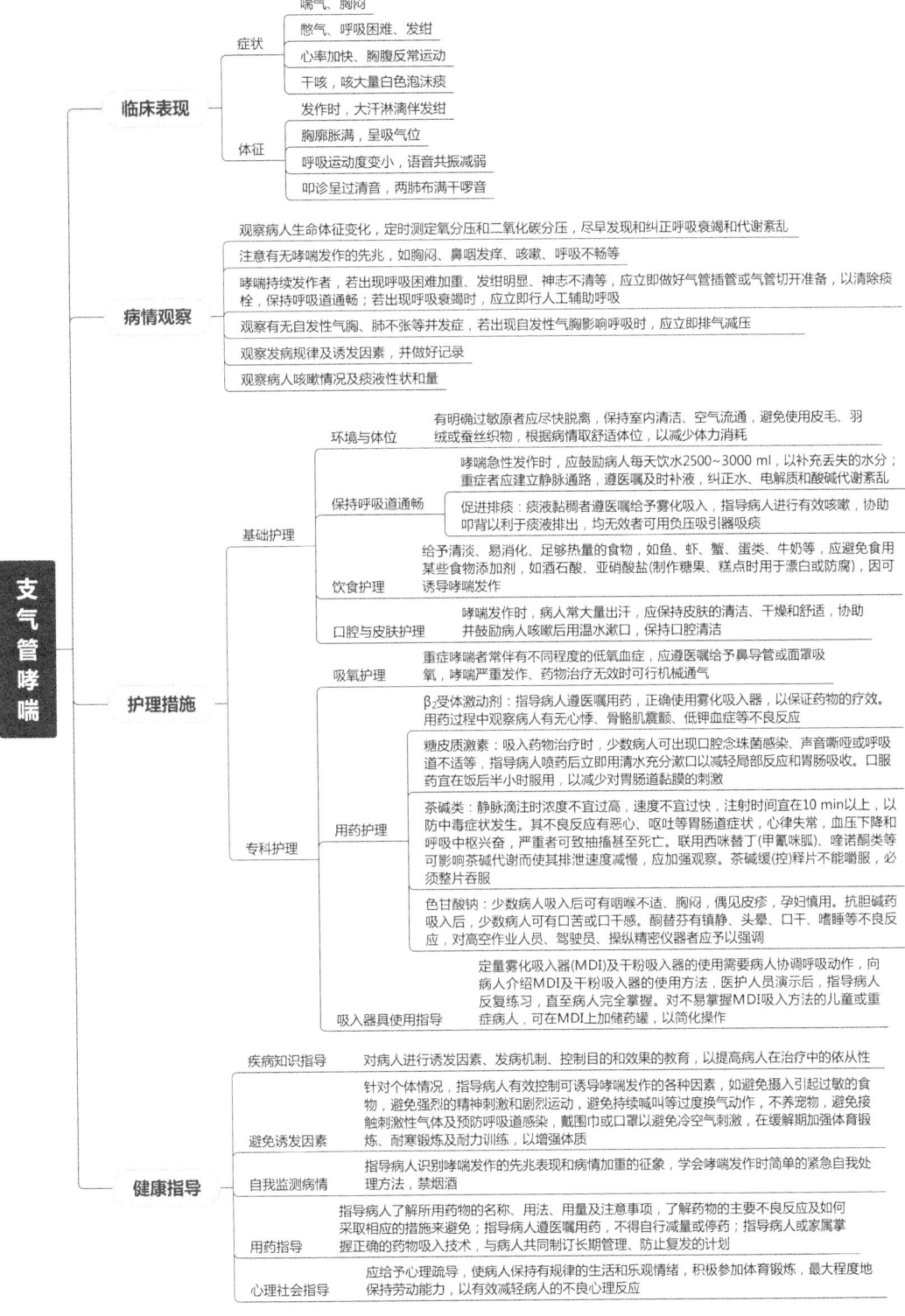

五、支气管扩张

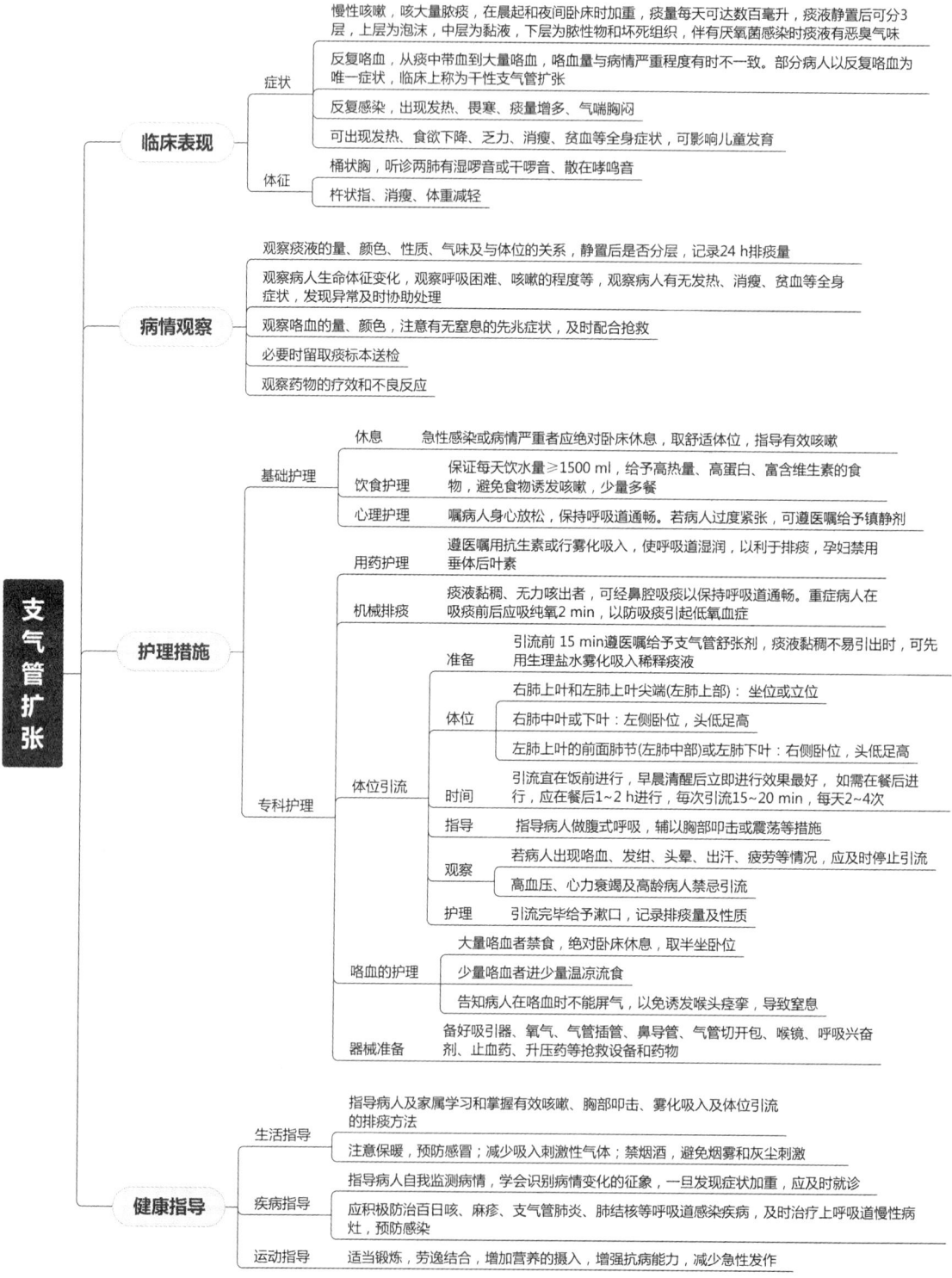

支气管扩张

临床表现

症状
- 慢性咳嗽，咳大量脓痰，在晨起和夜间卧床时加重，痰量每天可达数百毫升，痰液静置后可分3层，上层为泡沫，中层为黏液，下层为脓性物和坏死组织，伴有厌氧菌感染时痰液有恶臭气味
- 反复咯血，从痰中带血到大量咯血，咯血量与病情严重程度有时不一致。部分病人以反复咯血为唯一症状，临床上称为干性支气管扩张
- 反复感染，出现发热、畏寒、痰量增多、气喘胸闷
- 可出现发热、食欲下降、乏力、消瘦、贫血等全身症状，可影响儿童发育

体征
- 桶状胸，听诊两肺有湿啰音或干啰音、散在哮鸣音
- 杵状指、消瘦、体重减轻

病情观察
- 观察痰液的量、颜色、性质、气味及与体位的关系，静置后是否分层，记录24 h排痰量
- 观察病人生命体征变化，观察呼吸困难、咳嗽的程度等，观察病人有无发热、消瘦、贫血等全身症状，发现异常及时协助处理
- 观察咯血的量、颜色，注意有无窒息的先兆症状，及时配合抢救
- 必要时留取痰标本送检
- 观察药物的疗效和不良反应

护理措施

基础护理
- 休息：急性感染或病情严重者应绝对卧床休息，取舒适体位，指导有效咳嗽
- 饮食护理：保证每天饮水量≥1500 ml，给予高热量、高蛋白、富含维生素的食物，避免食物诱发咳嗽，少量多餐
- 心理护理：嘱病人身心放松，保持呼吸道通畅。若病人过度紧张，可遵医嘱给予镇静剂

专科护理
- 用药护理：遵医嘱用抗生素或行雾化吸入，使呼吸道湿润，以利于排痰，孕妇禁用垂体后叶素
- 机械排痰：痰液黏稠、无力咳出者，可经鼻腔吸痰以保持呼吸道通畅。重症病人在吸痰前后应吸纯氧2 min，以防吸痰引起低氧血症

体位引流
- 准备：引流前15 min遵医嘱给予支气管舒张剂，痰液黏稠不易引出时，可先用生理盐水雾化吸入稀释痰液
- 体位：
  - 右肺上叶和左肺上叶尖端(左肺上部)：坐位或立位
  - 右肺中叶或下叶：左侧卧位，头低足高
  - 左肺上叶的前面肺节(左肺中部)或左肺下叶：右侧卧位，头低足高
- 时间：引流宜在饭前进行，早晨清醒后立即进行效果最好，如需在餐后进行，应在餐后1~2 h进行，每次引流15~20 min，每天2~4次
- 指导：指导病人做腹式呼吸，辅以胸部叩击或震荡等措施
- 观察：
  - 若病人出现咯血、发绀、头晕、出汗、疲劳等情况，应及时停止引流
  - 高血压、心力衰竭及高龄病人禁忌引流
- 护理：引流完毕给予漱口，记录排痰量及性质

咯血的护理
- 大量咯血者禁食，绝对卧床休息，取半坐卧位
- 少量咯血者进少量温凉流食
- 告知病人在咯血时不能屏气，以免诱发喉头痉挛，导致窒息

器械准备
- 备好吸引器、氧气、气管插管、鼻导管、气管切开包、喉镜、呼吸兴奋剂、止血药、升压药等抢救设备和药物

健康指导

生活指导
- 指导病人及家属学习和掌握有效咳嗽、胸部叩击、雾化吸入及体位引流的排痰方法
- 注意保暖，预防感冒；减少吸入刺激性气体；禁烟酒，避免烟雾和灰尘刺激

疾病指导
- 指导病人自我监测病情，学会识别病情变化的征象，一旦发现症状加重，应及时就诊
- 应积极防治百日咳、麻疹、支气管肺炎、肺结核等呼吸道感染疾病，及时治疗上呼吸道慢性病灶，预防感染

运动指导
- 适当锻炼，劳逸结合，增加营养的摄入，增强抗病能力，减少急性发作

六、胸腔积液

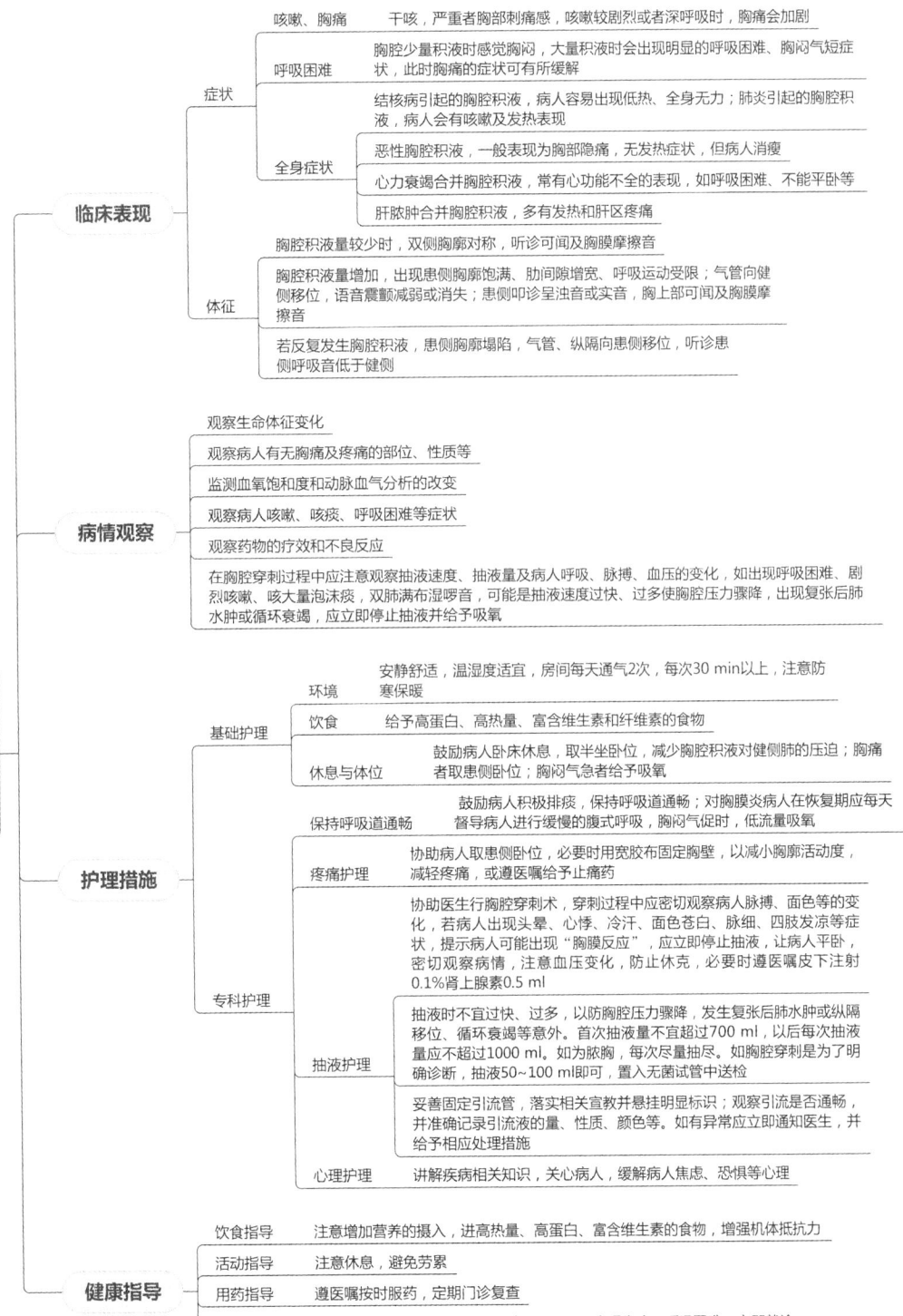

七、肺脓肿

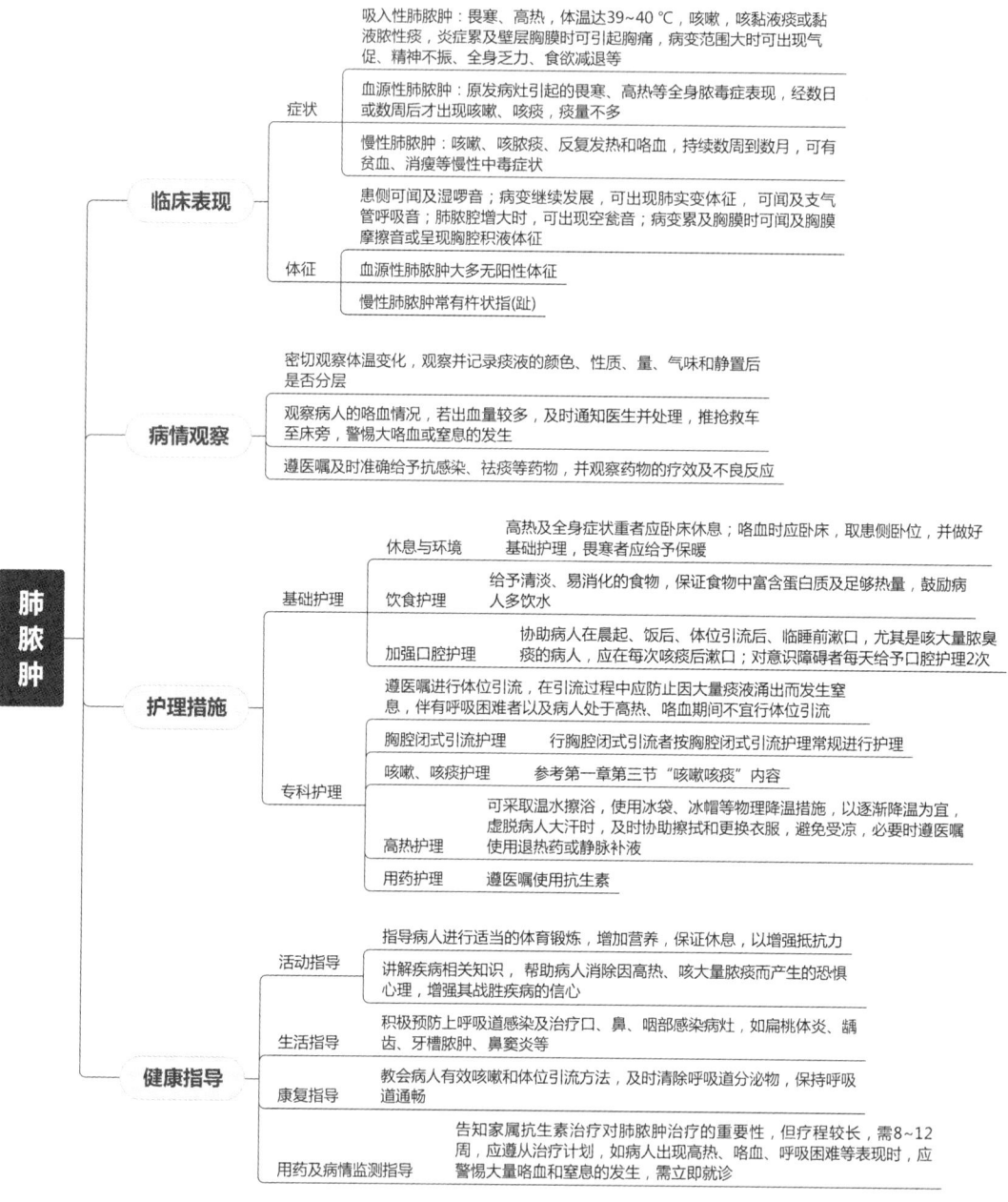

肺脓肿

临床表现

症状
- 吸入性肺脓肿：畏寒、高热，体温达39~40 ℃，咳嗽，咳黏液痰或黏液脓性痰，炎症累及壁层胸膜时可引起胸痛，病变范围大时可出现气促、精神不振、全身乏力、食欲减退等
- 血源性肺脓肿：原发病灶引起的畏寒、高热等全身脓毒症表现，经数日或数周后才出现咳嗽、咳痰，痰量不多
- 慢性肺脓肿：咳嗽、咳脓痰、反复发热和咯血，持续数周到数月，可有贫血、消瘦等慢性中毒症状

体征
- 患侧可闻及湿啰音；病变继续发展，可出现肺实变体征，可闻及支气管呼吸音；肺脓腔增大时，可出现空瓮音；病变累及胸膜时可闻及胸膜摩擦音或呈现胸腔积液体征
- 血源性肺脓肿大多无阳性体征
- 慢性肺脓肿常有杵状指(趾)

病情观察
- 密切观察体温变化，观察并记录痰液的颜色、性质、量、气味和静置后是否分层
- 观察病人的咯血情况，若出血量较多，及时通知医生并处理，推抢救车至床旁，警惕大咯血或窒息的发生
- 遵医嘱及时准确给予抗感染、祛痰等药物，并观察药物的疗效及不良反应

护理措施

基础护理
- 休息与环境　　高热及全身症状重者应卧床休息；咯血时应卧床，取患侧卧位，并做好基础护理，畏寒者应给予保暖
- 饮食护理　　给予清淡、易消化的食物，保证食物中富含蛋白质及足够热量，鼓励病人多饮水
- 加强口腔护理　　协助病人在晨起、饭后、体位引流后、临睡前漱口，尤其是咳大量脓臭痰的病人，应在每次咳痰后漱口；对意识障碍者每天给予口腔护理2次

专科护理
- 遵医嘱进行体位引流，在引流过程中应防止因大量痰液涌出而发生窒息，伴有呼吸困难者以及病人处于高热、咯血期间不宜行体位引流
- 胸腔闭式引流护理　　行胸腔闭式引流者按胸腔闭式引流护理常规进行护理
- 咳嗽、咳痰护理　　参考第一章第三节"咳嗽咳痰"内容
- 高热护理　　可采取温水擦浴，使用冰袋、冰帽等物理降温措施，以逐渐降温为宜，虚脱病人大汗时，及时协助擦拭和更换衣服，避免受凉，必要时遵医嘱使用退热药或静脉补液
- 用药护理　　遵医嘱使用抗生素

健康指导

活动指导
- 指导病人进行适当的体育锻炼，增加营养，保证休息，以增强抵抗力
- 讲解疾病相关知识，帮助病人消除因高热、咳大量脓痰而产生的恐惧心理，增强其战胜疾病的信心

生活指导
- 积极预防上呼吸道感染及治疗口、鼻、咽部感染病灶，如扁桃体炎、龋齿、牙槽脓肿、鼻窦炎等

康复指导
- 教会病人有效咳嗽和体位引流方法，及时清除呼吸道分泌物，保持呼吸道通畅

用药及病情监测指导
- 告知家属抗生素治疗对肺脓肿治疗的重要性，但疗程较长，需8~12周，应遵从治疗计划，如病人出现高热、咯血、呼吸困难等表现时，应警惕大量咯血和窒息的发生，需立即就诊

八、慢性阻塞性肺疾病

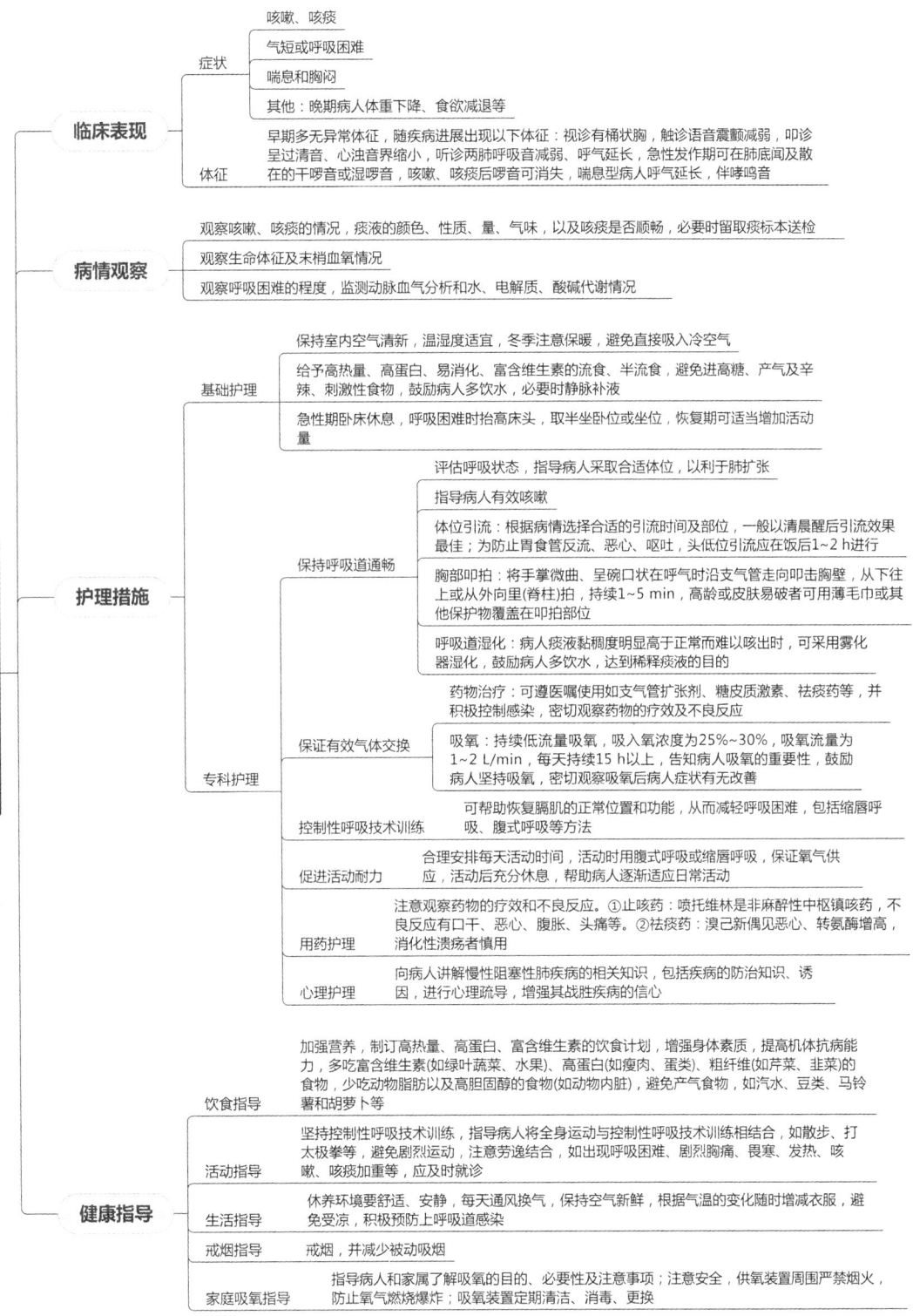

慢性阻塞性肺疾病

临床表现
- 症状
  - 咳嗽、咳痰
  - 气短或呼吸困难
  - 喘息和胸闷
  - 其他：晚期病人体重下降、食欲减退等
- 体征
  - 早期多无异常体征，随疾病进展出现以下体征：视诊有桶状胸，触诊语音震颤减弱，叩诊呈过清音、心浊音界缩小，听诊两肺呼吸音减弱、呼气延长，急性发作期可在肺底闻及散在的干啰音或湿啰音，咳嗽、咳痰后啰音可消失，喘息型病人呼气延长，伴哮鸣音

病情观察
- 观察咳嗽、咳痰的情况，痰液的颜色、性质、量、气味，以及咳痰是否顺畅，必要时留取痰标本送检
- 观察生命体征及末梢血氧情况
- 观察呼吸困难的程度，监测动脉血气分析和水、电解质、酸碱代谢情况

护理措施
- 基础护理
  - 保持室内空气清新，温湿度适宜，冬季注意保暖，避免直接吸入冷空气
  - 给予高热量、高蛋白、易消化、富含维生素的流食、半流食，避免进高糖、产气及辛辣、刺激性食物，鼓励病人多饮水，必要时静脉补液
  - 急性期卧床休息，呼吸困难时抬高床头，取半坐卧位或坐位，恢复期可适当增加活动量
- 专科护理
  - 保持呼吸道通畅
    - 评估呼吸状态，指导病人采取合适体位，以利于肺扩张
    - 指导病人有效咳嗽
    - 体位引流：根据病情选择合适的引流时间及部位，一般以清晨醒后引流效果最佳；为防止胃食管反流、恶心、呕吐，头低位引流应在饭后1~2 h进行
    - 胸部叩拍：将手掌微曲、呈碗口状在呼气时沿支气管走向叩击胸壁，从下往上或从外向里（脊柱）拍，持续1~5 min，高龄或皮肤易破者可用薄毛巾或其他保护物覆盖在叩拍部位
    - 呼吸道湿化：病人痰液黏稠度明显高于正常而难以咳出时，可采用雾化器湿化，鼓励病人多饮水，达到稀释痰液的目的
  - 保证有效气体交换
    - 药物治疗：可遵医嘱使用如支气管扩张剂、糖皮质激素、祛痰药等，并积极控制感染，密切观察药物的疗效及不良反应
    - 吸氧：持续低流量吸氧，吸入氧浓度为25%~30%，吸氧流量为1~2 L/min，每天持续15 h以上，告知病人吸氧的重要性，鼓励病人坚持吸氧，密切观察吸氧后病人症状有无改善
  - 控制性呼吸技术训练
    - 可帮助恢复膈肌的正常位置和功能，从而减轻呼吸困难，包括缩唇呼吸、腹式呼吸等方法
  - 促进活动耐力
    - 合理安排每天活动时间，活动时用腹式呼吸或缩唇呼吸，保证氧气供应，活动后充分休息，帮助病人逐渐适应日常活动
  - 用药护理
    - 注意观察药物的疗效和不良反应。①止咳药：喷托维林是非麻醉性中枢镇咳药，不良反应有口干、恶心、腹胀、头痛等。②祛痰药：溴己新偶见恶心、转氨酶增高，消化性溃疡者慎用
  - 心理护理
    - 向病人讲解慢性阻塞性肺疾病的相关知识，包括疾病的防治知识、诱因，进行心理疏导，增强其战胜疾病的信心

健康指导
- 饮食指导
  - 加强营养，制订高热量、高蛋白、富含维生素的饮食计划，增强身体素质，提高机体抗病能力，多吃富含维生素（如绿叶蔬菜、水果）、高蛋白（如瘦肉、蛋类）、粗纤维（如芹菜、韭菜）的食物，少吃动物脂肪以及高胆固醇的食物（如动物内脏），避免产气食物，如汽水、豆类、马铃薯和胡萝卜等
- 活动指导
  - 坚持控制性呼吸技术训练，指导病人将全身运动与控制性呼吸技术训练相结合，如散步、打太极拳等，避免剧烈运动，注意劳逸结合，如出现呼吸困难、剧烈胸痛、畏寒、发热、咳嗽、咳痰加重等，应及时就诊
- 生活指导
  - 休养环境要舒适、安静，每天通风换气，保持空气新鲜，根据气温的变化随时增减衣服，避免受凉，积极预防上呼吸道感染
- 戒烟指导
  - 戒烟，并减少被动吸烟
- 家庭吸氧指导
  - 指导病人和家属了解吸氧的目的、必要性及注意事项；注意安全，供氧装置周围严禁烟火，防止氧气燃烧爆炸；吸氧装置定期清洁、消毒、更换

九、呼吸衰竭

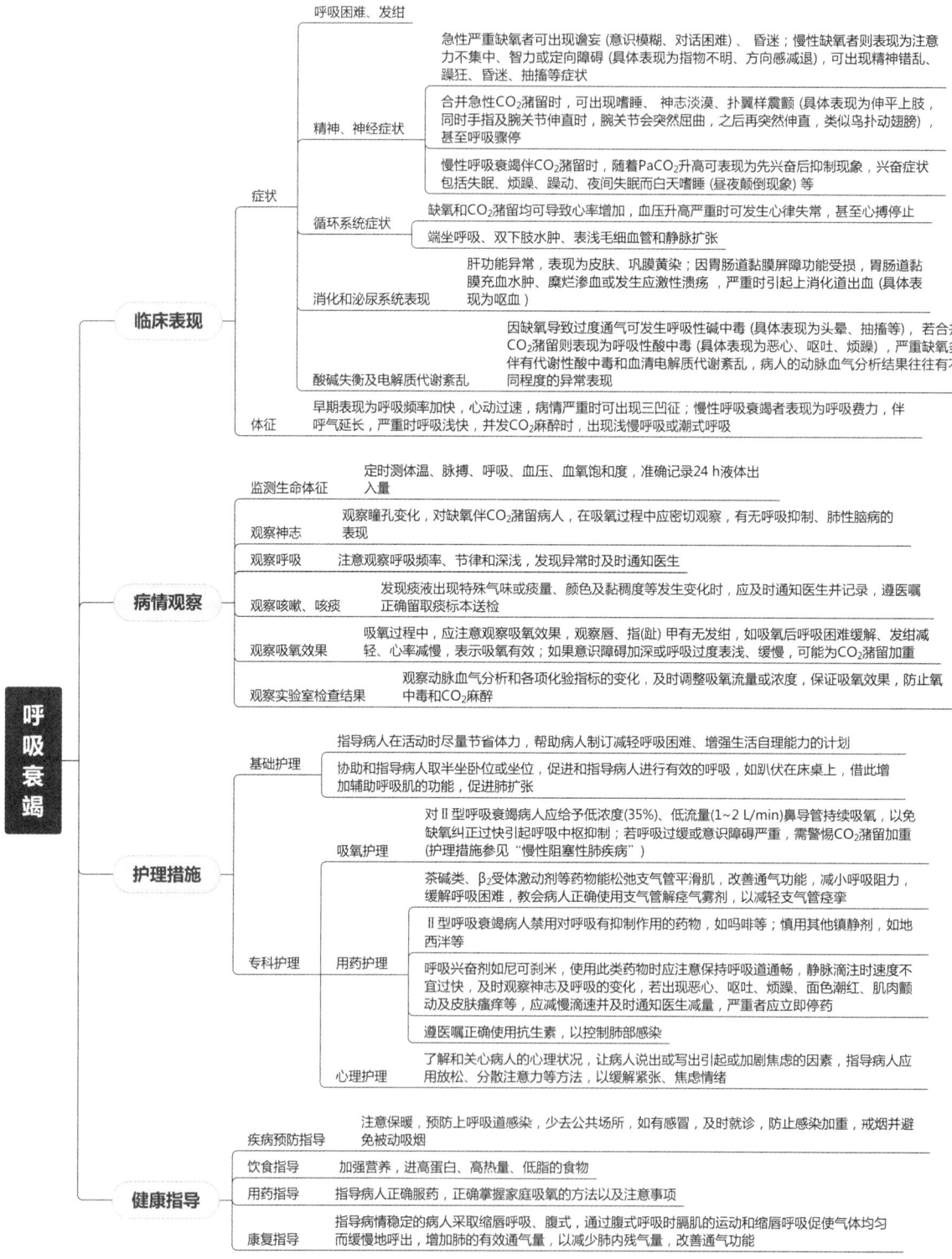

临床表现

症状

呼吸困难、发绀

精神、神经症状
急性严重缺氧者可出现谵妄（意识模糊、对话困难）、昏迷；慢性缺氧者则表现为注意力不集中、智力或定向障碍（具体表现为指物不明、方向感减退），可出现精神错乱、躁狂、昏迷、抽搐等症状

合并急性CO_2潴留时，可出现嗜睡、神志淡漠、扑翼样震颤（具体表现为伸平上肢，同时手指及腕关节伸直时，腕关节会突然屈曲，之后再突然伸直，类似鸟扑动翅膀），甚至呼吸骤停

慢性呼吸衰竭伴CO_2潴留时，随着$PaCO_2$升高可表现为先兴奋后抑制现象，兴奋症状包括失眠、烦躁、躁动、夜间失眠而白天嗜睡（昼夜颠倒现象）等

循环系统症状
缺氧和CO_2潴留均可导致心率增加，血压升高严重时可发生心律失常，甚至心搏停止

端坐呼吸、双下肢水肿、表浅毛细血管和静脉扩张

消化和泌尿系统表现
肝功能异常，表现为皮肤、巩膜黄染；因胃肠道黏膜屏障功能受损，胃肠道黏膜充血水肿、糜烂渗血或发生应激性溃疡，严重时引起上消化道出血（具体表现为呕血）

酸碱失衡及电解质代谢紊乱
因缺氧导致过度通气可发生呼吸性碱中毒（具体表现为头晕、抽搐等），若合并CO_2潴留则表现为呼吸性酸中毒（具体表现为恶心、呕吐、烦躁），严重缺氧多伴有代谢性酸中毒和血清电解质代谢紊乱，病人的动脉血气分析结果往往有不同程度的异常表现

体征
早期表现为呼吸频率加快，心动过速，病情严重时可出现三凹征；慢性呼吸衰竭者表现为呼吸费力，伴呼气延长，严重时呼吸浅快，并发CO_2麻醉时，出现浅慢呼吸或潮式呼吸

病情观察

监测生命体征
定时测体温、脉搏、呼吸、血压、血氧饱和度，准确记录24 h液体出入量

观察神志
观察瞳孔变化，对缺氧伴CO_2潴留病人，在吸氧过程中应密切观察，有无呼吸抑制、肺性脑病的表现

观察呼吸
注意观察呼吸频率、节律和深浅，发现异常时及时通知医生

观察咳嗽、咳痰
发现痰液出现特殊气味或痰量、颜色及黏稠度等发生变化时，应及时通知医生并记录，遵医嘱正确留取痰标本送检

观察吸氧效果
吸氧过程中，应注意观察吸氧效果，观察唇、指（趾）甲有无发绀，如吸氧后呼吸困难缓解、发绀减轻、心率减慢，表示吸氧有效；如果意识障碍加深或呼吸过度表浅、缓慢，可能为CO_2潴留加重

观察实验室检查结果
观察动脉血气分析和各项化验指标的变化，及时调整吸氧流量或浓度，保证吸氧效果，防止氧中毒和CO_2麻醉

护理措施

基础护理
指导病人在活动时尽量节省体力，帮助病人制订减轻呼吸困难、增强生活自理能力的计划

协助和指导病人取半坐卧位或坐位，促进和指导病人进行有效的呼吸，如趴伏在床桌上，借此增加辅助呼吸肌的功能，促进肺扩张

专科护理

吸氧护理
对Ⅱ型呼吸衰竭病人应给予低浓度(35%)、低流量(1~2 L/min)鼻导管持续吸氧，以免缺氧纠正过快引起呼吸中枢抑制；若呼吸过缓或意识障碍严重，需警惕CO_2潴留加重（护理措施参见"慢性阻塞性肺疾病"）

用药护理
茶碱类、β_2受体激动剂等药物能松弛支气管平滑肌，改善通气功能，减小呼吸阻力，缓解呼吸困难，教会病人正确使用支气管解痉气雾剂，以减轻支气管痉挛

Ⅱ型呼吸衰竭病人禁用对呼吸有抑制作用的药物，如吗啡等；慎用其他镇静剂，如地西泮等

呼吸兴奋剂如尼可刹米，使用此类药物时应注意保持呼吸道通畅，静脉滴注时速度不宜过快，及时观察神志及呼吸的变化，若出现恶心、呕吐、烦躁、面色潮红、肌肉颤动及皮肤瘙痒等，应减慢滴速并及时通知医生减量，严重者应立即停药

遵医嘱正确使用抗生素，以控制肺部感染

心理护理
了解和关心病人的心理状况，让病人说出或写出引起或加剧焦虑的因素，指导病人应用放松、分散注意力等方法，以缓解紧张、焦虑情绪

健康指导

疾病预防指导
注意保暖，预防上呼吸道感染，少去公共场所，如有感冒，及时就诊，防止感染加重，戒烟并避免被动吸烟

饮食指导
加强营养，进高蛋白、高热量、低脂的食物

用药指导
指导病人正确服药，正确掌握家庭吸氧的方法以及注意事项

康复指导
指导病情稳定的病人采取缩唇呼吸、腹式，通过腹式呼吸时膈肌的运动和缩唇呼吸促使气体均匀而缓慢地呼出，增加肺的有效通气量，以减少肺内残气量，改善通气功能

呼吸衰竭

十、原发性支气管肺癌

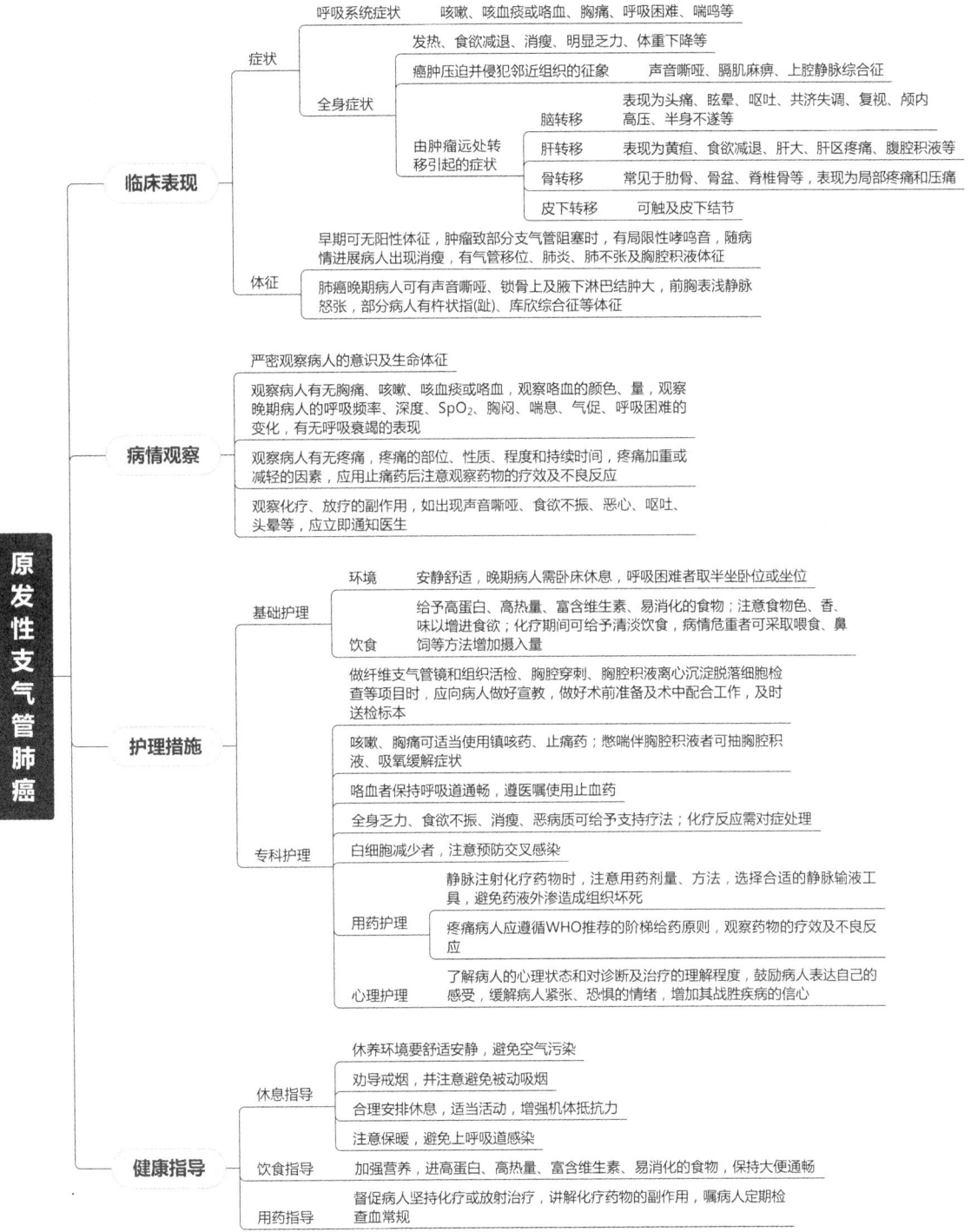

第四节　内分泌系统疾病护理常规
一、糖尿病

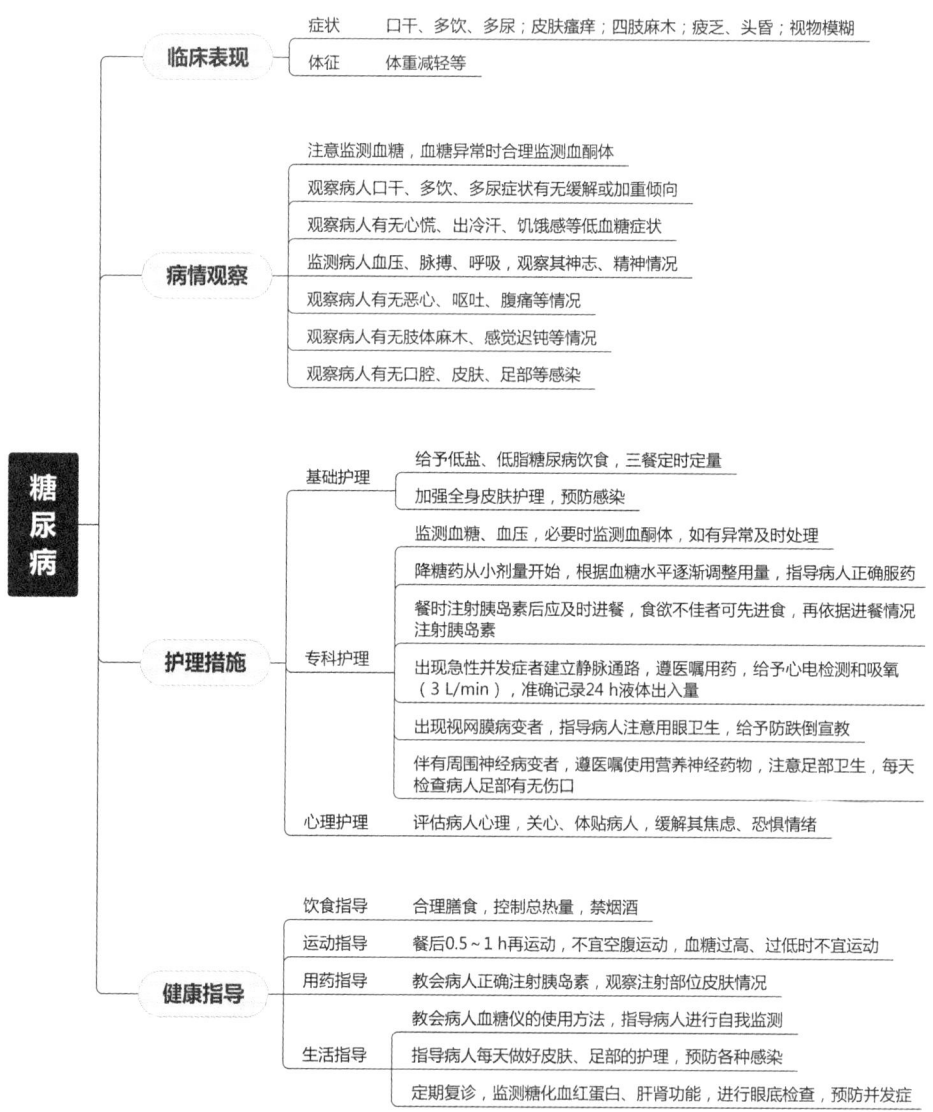

临床表现
- 症状　口干、多饮、多尿；皮肤瘙痒；四肢麻木；疲乏、头昏；视物模糊
- 体征　体重减轻等

病情观察
- 注意监测血糖，血糖异常时合理监测血酮体
- 观察病人口干、多饮、多尿症状有无缓解或加重倾向
- 观察病人有无心慌、出冷汗、饥饿感等低血糖症状
- 监测病人血压、脉搏、呼吸，观察其神志、精神情况
- 观察病人有无恶心、呕吐、腹痛等情况
- 观察病人有无肢体麻木、感觉迟钝等情况
- 观察病人有无口腔、皮肤、足部等感染

糖尿病

护理措施
- 基础护理
  - 给予低盐、低脂糖尿病饮食，三餐定时定量
  - 加强全身皮肤护理，预防感染
- 专科护理
  - 监测血糖、血压，必要时监测血酮体，如有异常及时处理
  - 降糖药从小剂量开始，根据血糖水平逐渐调整用量，指导病人正确服药
  - 餐时注射胰岛素后应及时进餐，食欲不佳者可先进食，再依据进餐情况注射胰岛素
  - 出现急性并发症者建立静脉通路，遵医嘱用药，给予心电检测和吸氧（3 L/min），准确记录24 h液体出入量
  - 出现视网膜病变者，指导病人注意用眼卫生，给予防跌倒宣教
  - 伴有周围神经病变者，遵医嘱使用营养神经药物，注意足部卫生，每天检查病人足部有无伤口
- 心理护理　评估病人心理，关心、体贴病人，缓解其焦虑、恐惧情绪

健康指导
- 饮食指导　合理膳食，控制总热量，禁烟酒
- 运动指导　餐后0.5～1 h再运动，不宜空腹运动，血糖过高、过低时不宜运动
- 用药指导　教会病人正确注射胰岛素，观察注射部位皮肤情况
- 生活指导
  - 教会病人血糖仪的使用方法，指导病人进行自我监测
  - 指导病人每天做好皮肤、足部的护理，预防各种感染
  - 定期复诊，监测糖化血红蛋白、肝肾功能，进行眼底检查，预防并发症

二、低血糖

低血糖

临床表现
- 症状　心悸、头晕、出汗、饥饿感等
- 体征　神志改变、认知障碍、抽搐，血糖≤3.9 mmol/L等

病情观察
- 监测血糖，注意观察低血糖症状
- 监测体温、血压、呼吸，观察神志变化，必要时给予心电监护
- 静脉推注葡萄糖应选择大血管，推注后观察症状有无改善及有无静脉炎发生
- 对有低血糖病史者，加强夜间血糖监测，注意无症状性低血糖
- 严重低血糖者注意观察其有无心肌缺血、眼底血管破裂等
- 使用促泌剂者注意观察其有无恶心、呕吐、腹痛等消化道症状

护理措施
- 基础护理
  - 卧床休息，注意保暖
  - 保持全身皮肤清洁、干燥
  - 给予吸氧3（L/min），注意用氧安全
- 专科护理
  - 一旦发生低血糖，应尽快补充糖分，逐步纠正低血糖，避免葡萄糖再灌注致脑损伤
  - 清醒者进15 g葡萄糖或其他无脂糖类，15 min后再测血糖，如此重复直至血糖处于正常范围；昏迷者予以50%葡萄糖40～60 ml静推，根据血糖水平再给予5%～10%葡萄糖静脉维持
  - 强化治疗者应监测三餐前后血糖，必要时加测0点、3点血糖
  - 低血糖纠正后要继续监测血糖24～48 h
  - 降糖药要从小剂量开始，根据血糖水平逐渐调整剂量
  - 注射速效或短效胰岛素后应及时进餐；食欲不佳者，根据进餐情况注射胰岛素
- 心理护理　讲解低血糖的诱因，安抚病人情绪，缓解其焦虑、恐惧情绪

健康指导
- 饮食指导　生活规律，禁烟酒，注意饮食卫生
- 运动指导　运动前后注意监测血糖情况，运动前备好饼干、糖果等零食，以备不时之需
- 用药指导　指导病人正确服用降糖药，学会胰岛素注射技术，观察用药反应及注射部位皮肤情况
- 生活指导
  - 指导病人正确使用血糖仪，讲解低血糖知识，提高自我护理能力
  - 指导病人外出时携带身份识别卡，以便紧急情况下及时处理
  - 定期复诊，监测糖化血红蛋白、肝肾功能情况，进行眼底检查，预防并发症

三、糖尿病酮症酸中毒

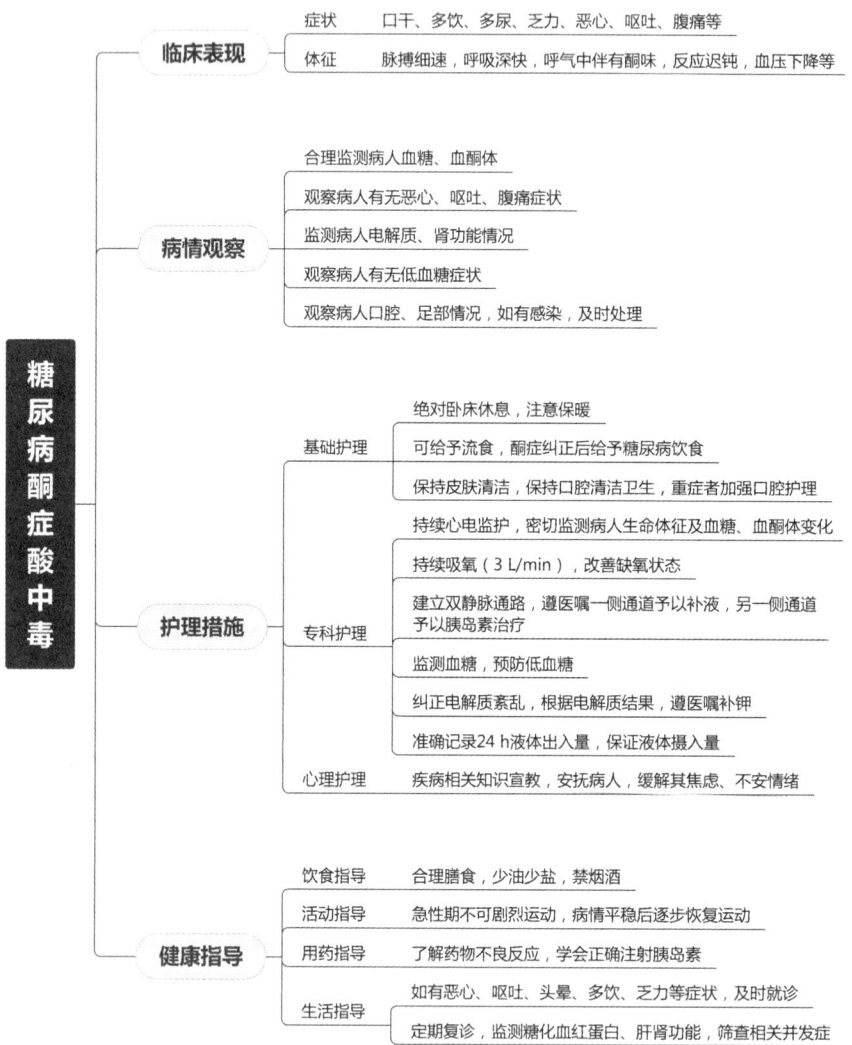

临床表现
- 症状　口干、多饮、多尿、乏力、恶心、呕吐、腹痛等
- 体征　脉搏细速，呼吸深快，呼气中伴有酮味，反应迟钝，血压下降等

病情观察
- 合理监测病人血糖、血酮体
- 观察病人有无恶心、呕吐、腹痛症状
- 监测病人电解质、肾功能情况
- 观察病人有无低血糖症状
- 观察病人口腔、足部情况，如有感染，及时处理

护理措施
- 基础护理
  - 绝对卧床休息，注意保暖
  - 可给予流食，酮症纠正后给予糖尿病饮食
  - 保持皮肤清洁，保持口腔清洁卫生，重症者加强口腔护理
- 专科护理
  - 持续心电监护，密切监测病人生命体征及血糖、血酮体变化
  - 持续吸氧（3 L/min），改善缺氧状态
  - 建立双静脉通路，遵医嘱一侧通道予以补液，另一侧通道予以胰岛素治疗
  - 监测血糖，预防低血糖
  - 纠正电解质紊乱，根据电解质结果，遵医嘱补钾
  - 准确记录24 h液体出入量，保证液体摄入量
- 心理护理　疾病相关知识宣教，安抚病人，缓解其焦虑、不安情绪

健康指导
- 饮食指导　合理膳食，少油少盐，禁烟酒
- 活动指导　急性期不可剧烈运动，病情平稳后逐步恢复运动
- 用药指导　了解药物不良反应，学会正确注射胰岛素
- 生活指导
  - 如有恶心、呕吐、头晕、多饮、乏力等症状，及时就诊
  - 定期复诊，监测糖化血红蛋白、肝肾功能，筛查相关并发症

糖尿病酮症酸中毒

四、糖尿病高渗性昏迷

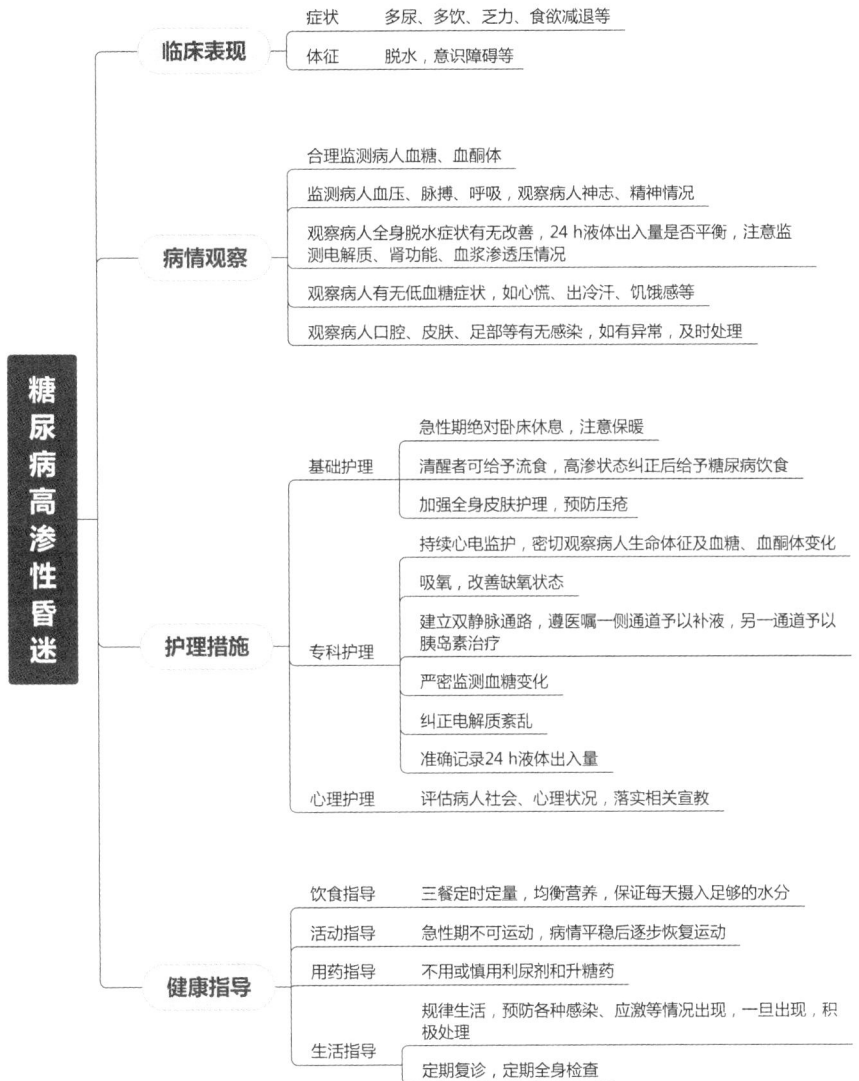

五、甲状腺功能亢进症

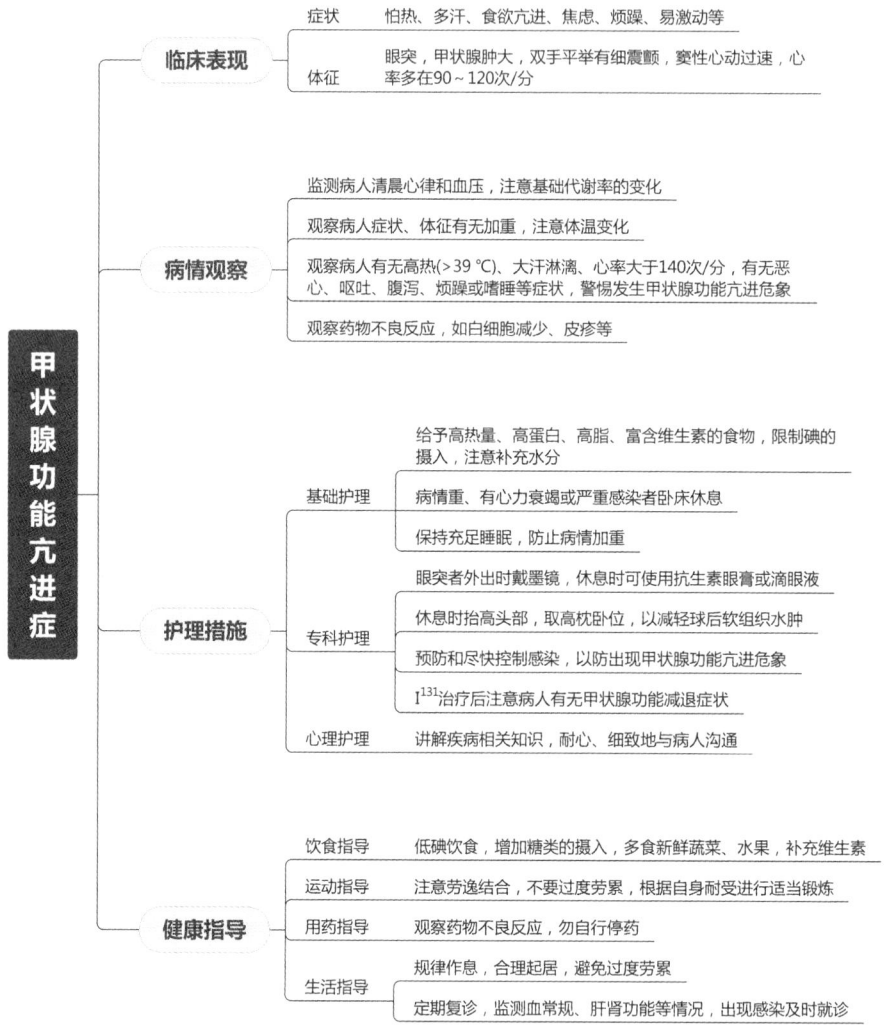

甲状腺功能亢进症

临床表现
- 症状　怕热、多汗、食欲亢进、焦虑、烦躁、易激动等
- 体征　眼突，甲状腺肿大，双手平举有细震颤，窦性心动过速，心率多在90~120次/分

病情观察
- 监测病人清晨心律和血压，注意基础代谢率的变化
- 观察病人症状、体征有无加重，注意体温变化
- 观察病人有无高热(>39 ℃)、大汗淋漓、心率大于140次/分，有无恶心、呕吐、腹泻、烦躁或嗜睡等症状，警惕发生甲状腺功能亢进危象
- 观察药物不良反应，如白细胞减少、皮疹等

护理措施
- 基础护理
  - 给予高热量、高蛋白、高脂、富含维生素的食物，限制碘的摄入，注意补充水分
  - 病情重、有心力衰竭或严重感染者卧床休息
  - 保持充足睡眠，防止病情加重
- 专科护理
  - 眼突者外出时戴墨镜，休息时可使用抗生素眼膏或滴眼液
  - 休息时抬高头部，取高枕卧位，以减轻球后软组织水肿
  - 预防和尽快控制感染，以防出现甲状腺功能亢进危象
  - I^{131}治疗后注意病人有无甲状腺功能减退症状
- 心理护理　讲解疾病相关知识，耐心、细致地与病人沟通

健康指导
- 饮食指导　低碘饮食，增加糖类的摄入，多食新鲜蔬菜、水果，补充维生素
- 运动指导　注意劳逸结合，不要过度劳累，根据自身耐受进行适当锻炼
- 用药指导　观察药物不良反应，勿自行停药
- 生活指导
  - 规律作息，合理起居，避免过度劳累
  - 定期复诊，监测血常规、肝肾功能等情况，出现感染及时就诊

六、甲状腺功能减退症

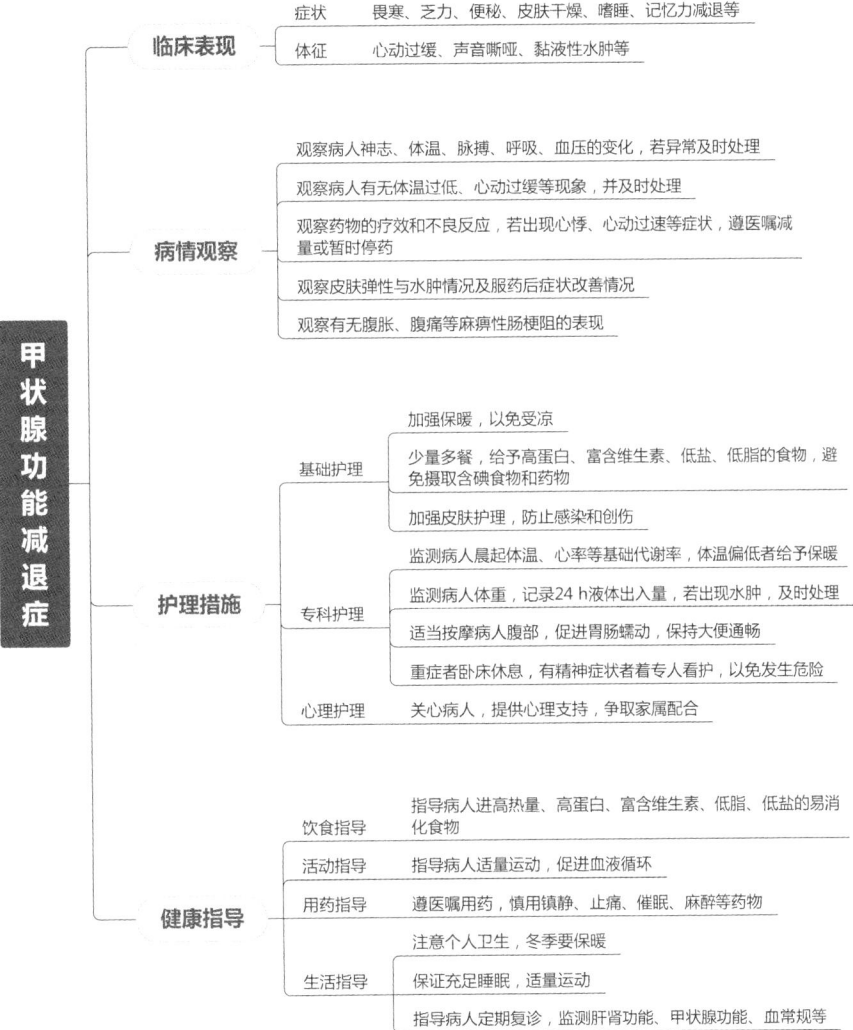

甲状腺功能减退症

临床表现
- 症状　畏寒、乏力、便秘、皮肤干燥、嗜睡、记忆力减退等
- 体征　心动过缓、声音嘶哑、黏液性水肿等

病情观察
- 观察病人神志、体温、脉搏、呼吸、血压的变化，若异常及时处理
- 观察病人有无体温过低、心动过缓等现象，并及时处理
- 观察药物的疗效和不良反应，若出现心悸、心动过速等症状，遵医嘱减量或暂时停药
- 观察皮肤弹性与水肿情况及服药后症状改善情况
- 观察有无腹胀、腹痛等麻痹性肠梗阻的表现

护理措施
- 基础护理
  - 加强保暖，以免受凉
  - 少量多餐，给予高蛋白、富含维生素、低盐、低脂的食物，避免摄取含碘食物和药物
  - 加强皮肤护理，防止感染和创伤
- 专科护理
  - 监测病人晨起体温、心率等基础代谢率，体温偏低者给予保暖
  - 监测病人体重，记录24 h液体出入量，若出现水肿，及时处理
  - 适当按摩病人腹部，促进胃肠蠕动，保持大便通畅
  - 重症者卧床休息，有精神症状者着专人看护，以免发生危险
- 心理护理　关心病人，提供心理支持，争取家属配合

健康指导
- 饮食指导　指导病人进高热量、高蛋白、富含维生素、低脂、低盐的易消化食物
- 活动指导　指导病人适量运动，促进血液循环
- 用药指导　遵医嘱用药，慎用镇静、止痛、催眠、麻醉等药物
- 生活指导
  - 注意个人卫生，冬季要保暖
  - 保证充足睡眠，适量运动
  - 指导病人定期复诊，监测肝肾功能、甲状腺功能、血常规等

七、库欣综合征

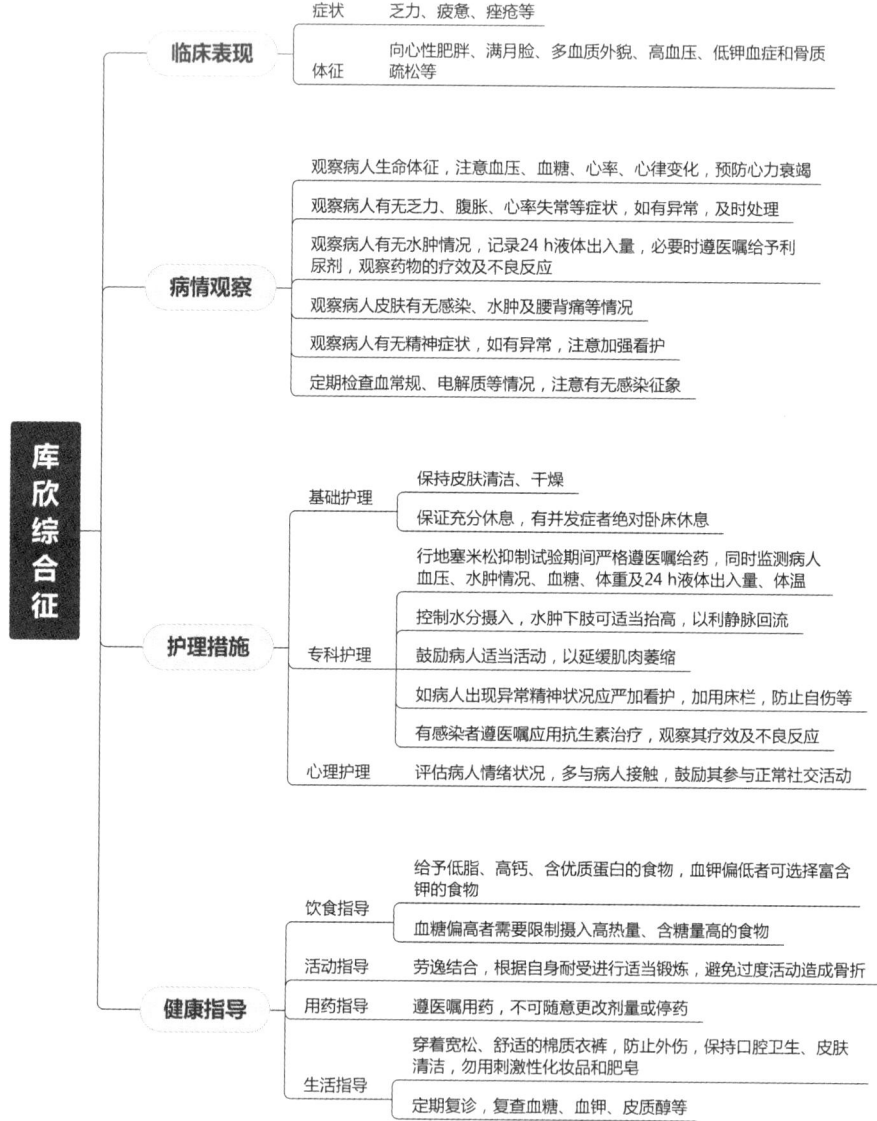

库欣综合征

临床表现
- 症状 乏力、疲惫、痤疮等
- 体征 向心性肥胖、满月脸、多血质外貌、高血压、低钾血症和骨质疏松等

病情观察
- 观察病人生命体征，注意血压、血糖、心率、心律变化，预防心力衰竭
- 观察病人有无乏力、腹胀、心率失常等症状，如有异常，及时处理
- 观察病人有无水肿情况，记录24 h液体出入量，必要时遵医嘱给予利尿剂，观察药物的疗效及不良反应
- 观察病人皮肤有无感染、水肿及腰背痛等情况
- 观察病人有无精神症状，如有异常，注意加强看护
- 定期检查血常规、电解质等情况，注意有无感染征象

护理措施
- 基础护理
  - 保持皮肤清洁、干燥
  - 保证充分休息，有并发症者绝对卧床休息
- 专科护理
  - 行地塞米松抑制试验期间严格遵医嘱给药，同时监测病人血压、水肿情况、血糖、体重及24 h液体出入量、体温
  - 控制水分摄入，水肿下肢可适当抬高，以利静脉回流
  - 鼓励病人适当活动，以延缓肌肉萎缩
  - 如病人出现异常精神状况应严加看护，加用床栏，防止自伤等
  - 有感染者遵医嘱应用抗生素治疗，观察其疗效及不良反应
- 心理护理 评估病人情绪状况，多与病人接触，鼓励其参与正常社交活动

健康指导
- 饮食指导
  - 给予低脂、高钙、含优质蛋白的食物，血钾偏低者可选择富含钾的食物
  - 血糖偏高者需要限制摄入高热量、含糖量高的食物
- 活动指导 劳逸结合，根据自身耐受进行适当锻炼，避免过度活动造成骨折
- 用药指导 遵医嘱用药，不可随意更改剂量或停药
- 生活指导
  - 穿着宽松、舒适的棉质衣裤，防止外伤，保持口腔卫生、皮肤清洁，勿用刺激性化妆品和肥皂
  - 定期复诊，复查血糖、血钾、皮质醇等

八、嗜铬细胞瘤

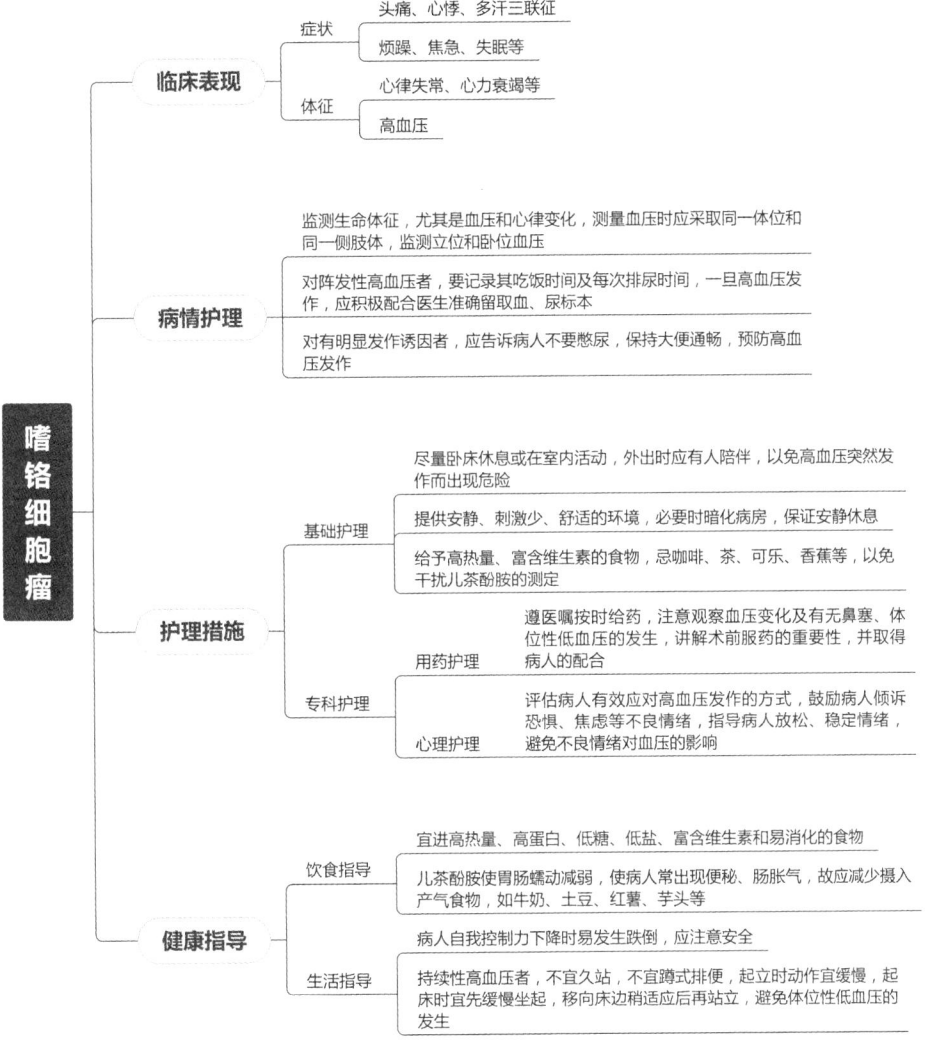

嗜铬细胞瘤

临床表现
- 症状
  - 头痛、心悸、多汗三联征
  - 烦躁、焦急、失眠等
- 体征
  - 心律失常、心力衰竭等
  - 高血压

病情护理
- 监测生命体征，尤其是血压和心律变化，测量血压时应采取同一体位和同一侧肢体，监测立位和卧位血压
- 对阵发性高血压者，要记录其吃饭时间及每次排尿时间，一旦高血压发作，应积极配合医生准确留取血、尿标本
- 对有明显发作诱因者，应告诉病人不要憋尿，保持大便通畅，预防高血压发作

护理措施
- 基础护理
  - 尽量卧床休息或在室内活动，外出时应有人陪伴，以免高血压突然发作而出现危险
  - 提供安静、刺激少、舒适的环境，必要时暗化病房，保证安静休息
  - 给予高热量、富含维生素的食物，忌咖啡、茶、可乐、香蕉等，以免干扰儿茶酚胺的测定
- 专科护理
  - 用药护理
    - 遵医嘱按时给药，注意观察血压变化及有无鼻塞、体位性低血压的发生，讲解术前服药的重要性，并取得病人的配合
  - 心理护理
    - 评估病人有效应对高血压发作的方式，鼓励病人倾诉恐惧、焦虑等不良情绪，指导病人放松、稳定情绪，避免不良情绪对血压的影响

健康指导
- 饮食指导
  - 宜进高热量、高蛋白、低糖、低盐、富含维生素和易消化的食物
  - 儿茶酚胺使胃肠蠕动减弱，使病人常出现便秘、肠胀气，故应减少摄入产气食物，如牛奶、土豆、红薯、芋头等
- 生活指导
  - 病人自我控制力下降时易发生跌倒，应注意安全
  - 持续性高血压者，不宜久站，不宜蹲式排便，起立时动作宜缓慢，起床时宜先缓慢坐起，移向床边稍适应后再站立，避免体位性低血压的发生

九、骨质疏松

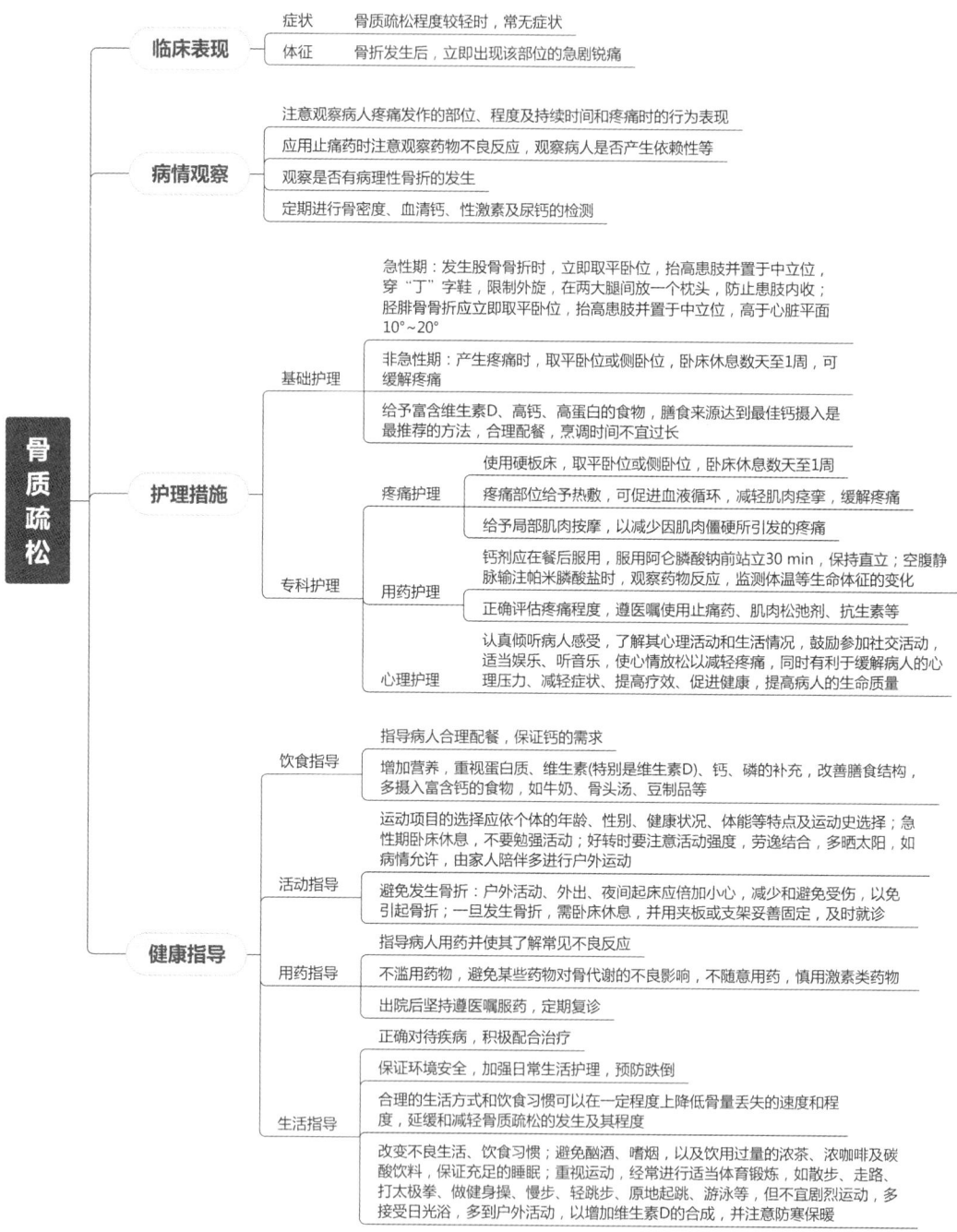

骨质疏松

临床表现
- 症状　骨质疏松程度较轻时，常无症状
- 体征　骨折发生后，立即出现该部位的急剧锐痛

病情观察
- 注意观察病人疼痛发作的部位、程度及持续时间和疼痛时的行为表现
- 应用止痛药时注意观察药物不良反应，观察病人是否产生依赖性等
- 观察是否有病理性骨折的发生
- 定期进行骨密度、血清钙、性激素及尿钙的检测

护理措施
- 基础护理
  - 急性期：发生股骨骨折时，立即取平卧位，抬高患肢并置于中立位，穿"丁"字鞋，限制外旋，在两大腿间放一个枕头，防止患肢内收；胫腓骨骨折应立即取平卧位，抬高患肢并置于中立位，高于心脏平面10°~20°
  - 非急性期：产生疼痛时，取平卧位或侧卧位，卧床休息数天至1周，可缓解疼痛
  - 给予富含维生素D、高钙、高蛋白的食物，膳食来源达到最佳钙摄入是最推荐的方法，合理配餐，烹调时间不宜过长
- 专科护理
  - 疼痛护理
    - 使用硬板床，取平卧位或侧卧位，卧床休息数天至1周
    - 疼痛部位给予热敷，可促进血液循环，减轻肌肉痉挛，缓解疼痛
    - 给予局部肌肉按摩，以减少因肌肉僵硬所引发的疼痛
  - 用药护理
    - 钙剂应在餐后服用，服用阿仑膦酸钠前站立30 min，保持直立；空腹静脉输注帕米膦酸盐时，观察药物反应，监测体温等生命体征的变化
    - 正确评估疼痛程度，遵医嘱使用止痛药、肌肉松弛剂、抗生素等
  - 心理护理
    - 认真倾听病人感受，了解其心理活动和生活情况，鼓励参加社交活动，适当娱乐、听音乐，使心情放松以减轻疼痛，同时有利于缓解病人的心理压力、减轻症状、提高疗效、促进健康，提高病人的生命质量

健康指导
- 饮食指导
  - 指导病人合理配餐，保证钙的需求
  - 增加营养，重视蛋白质、维生素(特别是维生素D)、钙、磷的补充，改善膳食结构，多摄入富含钙的食物，如牛奶、骨头汤、豆制品等
- 活动指导
  - 运动项目的选择应依个体的年龄、性别、健康状况、体能等特点及运动史选择；急性期卧床休息，不要勉强活动；好转时要注意活动强度，劳逸结合，多晒太阳，如病情允许，由家人陪伴多进行户外运动
  - 避免发生骨折：户外活动、外出、夜间起床应倍加小心，减少和避免受伤，以免引起骨折；一旦发生骨折，需卧床休息，并用夹板或支架妥善固定，及时就诊
- 用药指导
  - 指导病人用药并使其了解常见不良反应
  - 不滥用药物，避免某些药物对骨代谢的不良影响，不随意用药，慎用激素类药物
  - 出院后坚持遵医嘱服药，定期复诊
- 生活指导
  - 正确对待疾病，积极配合治疗
  - 保证环境安全，加强日常生活护理，预防跌倒
  - 合理的生活方式和饮食习惯可以在一定程度上降低骨量丢失的速度和程度，延缓和减轻骨质疏松的发生及其程度
  - 改变不良生活、饮食习惯；避免酗酒、嗜烟，以及饮用过量的浓茶、浓咖啡及碳酸饮料，保证充足的睡眠；重视运动，经常进行适当体育锻炼，如散步、走路、打太极拳、做健身操、慢步、轻跳步、原地起跳、游泳等，但不宜剧烈运动，多接受日光浴，多到户外活动，以增加维生素D的合成，并注意防寒保暖

十、类风湿关节炎

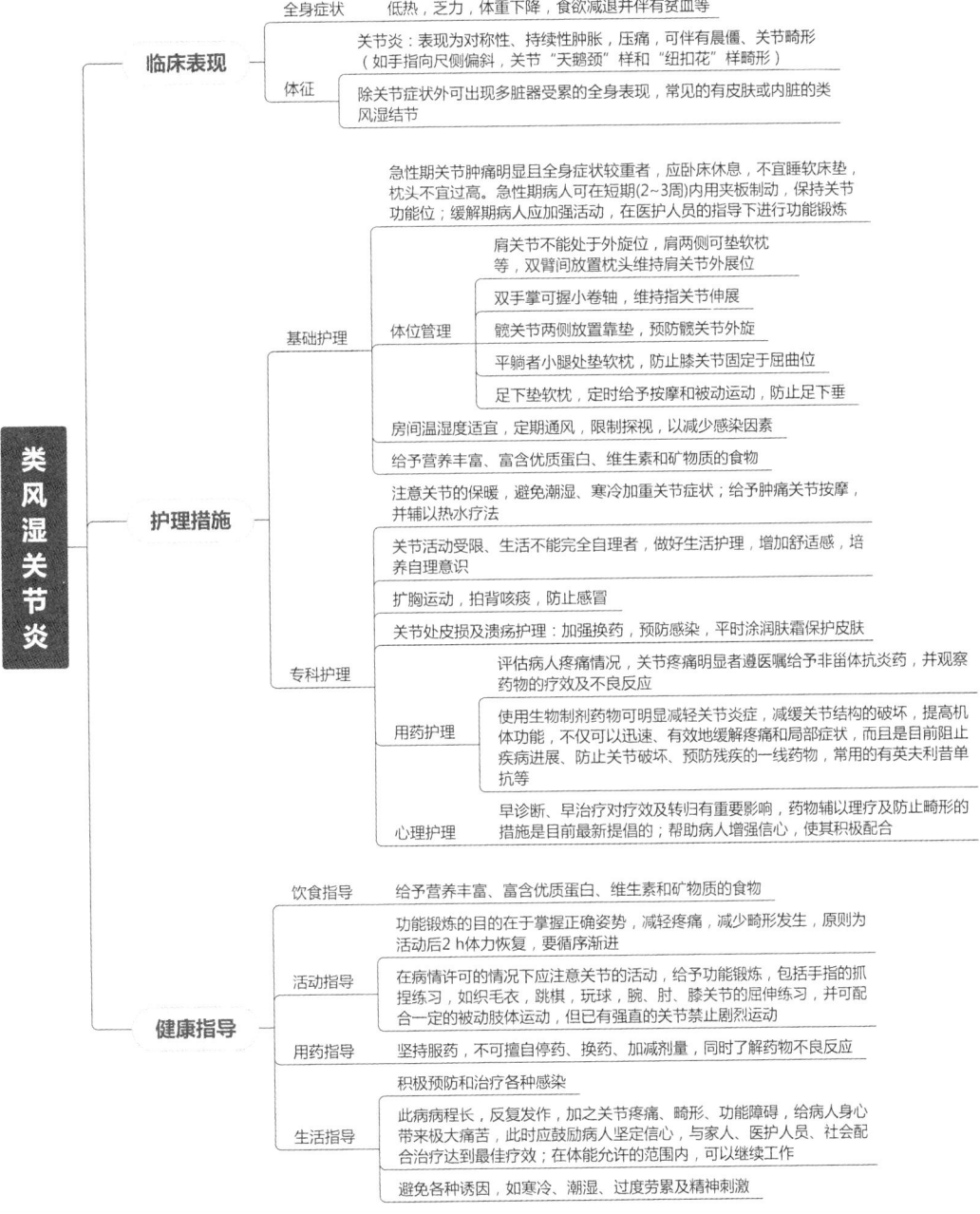

类风湿关节炎

临床表现
- 全身症状：低热，乏力，体重下降，食欲减退并伴有贫血等
- 体征
  - 关节炎：表现为对称性、持续性肿胀，压痛，可伴有晨僵、关节畸形（如手指向尺侧偏斜，关节"天鹅颈"样和"纽扣花"样畸形）
  - 除关节症状外可出现多脏器受累的全身表现，常见的有皮肤或内脏的类风湿结节

护理措施
- 基础护理
  - 急性期关节肿痛明显且全身症状较重者，应卧床休息，不宜睡软床垫，枕头不宜过高。急性期病人可在短期(2~3周)内用夹板制动，保持关节功能位；缓解期病人应加强活动，在医护人员的指导下进行功能锻炼
  - 体位管理
    - 肩关节不能处于外旋位，肩两侧可垫软枕等，双臂间放置枕头维持肩关节外展位
    - 双手掌可握小卷轴，维持指关节伸展
    - 髋关节两侧放置靠垫，预防髋关节外旋
    - 平躺者小腿处垫软枕，防止膝关节固定于屈曲位
    - 足下垫软枕，定时给予按摩和被动运动，防止足下垂
  - 房间温湿度适宜，定期通风，限制探视，以减少感染因素
  - 给予营养丰富、富含优质蛋白、维生素和矿物质的食物
- 专科护理
  - 注意关节的保暖，避免潮湿、寒冷加重关节症状；给予肿痛关节按摩，并辅以热水疗法
  - 关节活动受限、生活不能完全自理者，做好生活护理，增加舒适感，培养自理意识
  - 扩胸运动，拍背咳痰，防止感冒
  - 关节处皮损及溃疡护理：加强换药，预防感染，平时涂润肤霜保护皮肤
  - 用药护理
    - 评估病人疼痛情况，关节疼痛明显者遵医嘱给予非甾体抗炎药，并观察药物的疗效及不良反应
    - 使用生物制剂药物可明显减轻关节炎症，减缓关节结构的破坏，提高机体功能，不仅可以迅速、有效地缓解疼痛和局部症状，而且是目前阻止疾病进展、防止关节破坏、预防残疾的一线药物，常用的有英夫利昔单抗等
  - 心理护理：早诊断、早治疗对疗效及转归有重要影响，药物辅以理疗及防止畸形的措施是目前最新提倡的；帮助病人增强信心，使其积极配合

健康指导
- 饮食指导：给予营养丰富、富含优质蛋白、维生素和矿物质的食物
- 活动指导
  - 功能锻炼的目的在于掌握正确姿势，减轻疼痛，减少畸形发生，原则为活动后2 h体力恢复，要循序渐进
  - 在病情许可的情况下应注意关节的活动，给予功能锻炼，包括手指的抓捏练习，如织毛衣，跳棋，玩球，腕、肘、膝关节的屈伸练习，并可配合一定的被动肢体运动，但已有强直的关节禁止剧烈运动
- 用药指导：坚持服药，不可擅自停药、换药、加减剂量，同时了解药物不良反应
- 生活指导
  - 积极预防和治疗各种感染
  - 此病病程长，反复发作，加之关节疼痛、畸形、功能障碍，给病人身心带来极大痛苦，此时应鼓励病人坚定信心，与家人、医护人员、社会配合治疗达到最佳疗效；在体能允许的范围内，可以继续工作
  - 避免各种诱因，如寒冷、潮湿、过度劳累及精神刺激

十一、系统性红斑狼疮

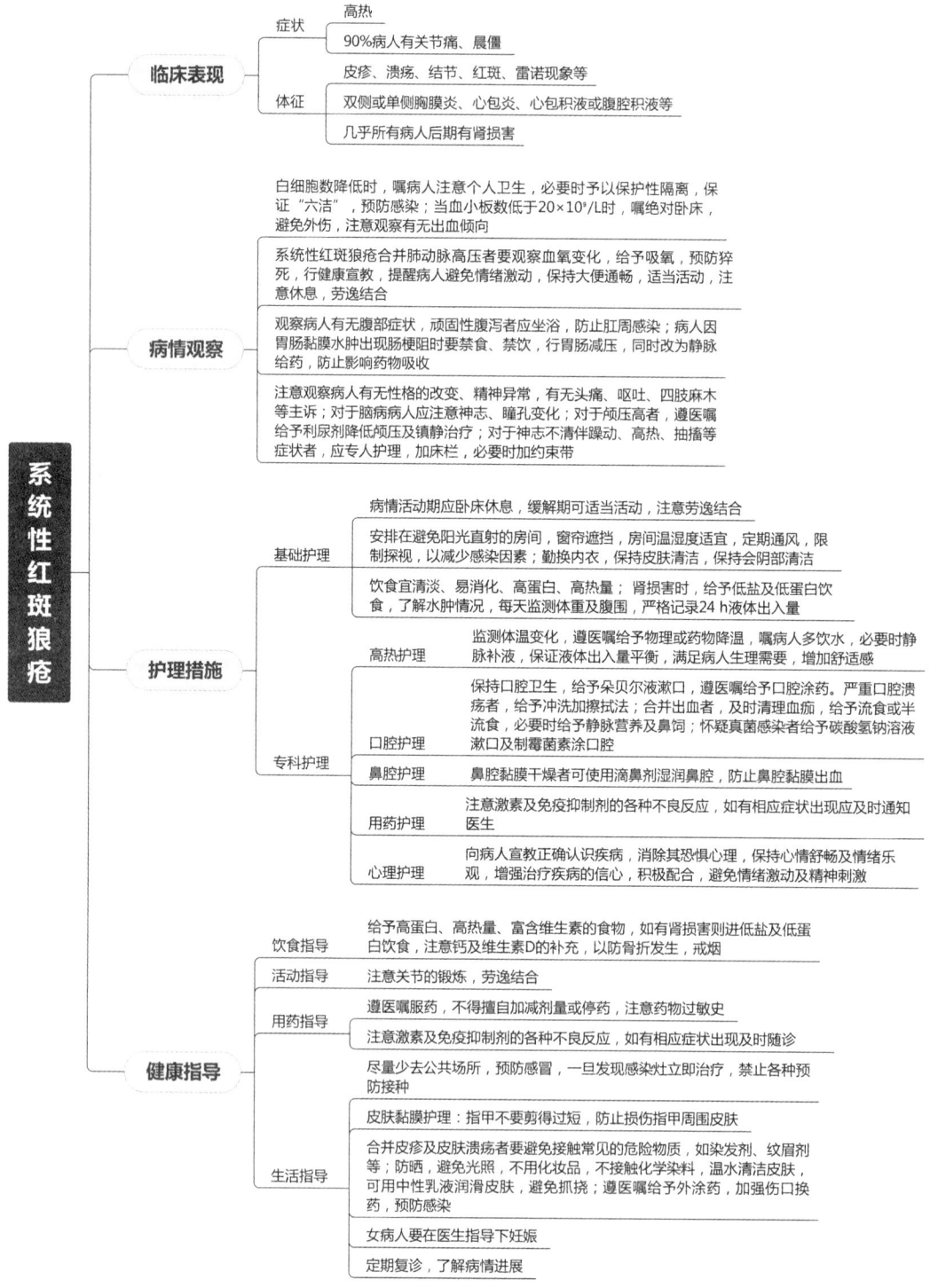

临床表现

症状
- 高热
- 90%病人有关节痛、晨僵

体征
- 皮疹、溃疡、结节、红斑、雷诺现象等
- 双侧或单侧胸膜炎、心包炎、心包积液或腹腔积液等
- 几乎所有病人后期有肾损害

病情观察

白细胞数降低时，嘱病人注意个人卫生，必要时予以保护性隔离，保证"六洁"，预防感染；当血小板数低于20×10⁹/L时，嘱绝对卧床，避免外伤，注意观察有无出血倾向

系统性红斑狼疮合并肺动脉高压者要观察血氧变化，给予吸氧，预防猝死，行健康宣教，提醒病人避免情绪激动，保持大便通畅，适当活动，注意休息，劳逸结合

观察病人有无腹部症状，顽固性腹泻者应坐浴，防止肛周感染；病人因胃肠黏膜水肿出现肠梗阻时要禁食、禁饮，行胃肠减压，同时改为静脉给药，防止影响药物吸收

注意观察病人有无性格的改变、精神异常，有无头痛、呕吐、四肢麻木等主诉；对于脑病病人应注意神志、瞳孔变化；对于颅压高者，遵医嘱给予利尿剂降低颅压及镇静治疗；对于神志不清伴躁动、高热、抽搐等症状者，应专人护理，加床栏，必要时加约束带

护理措施

基础护理
- 病情活动期应卧床休息，缓解期可适当活动，注意劳逸结合
- 安排在避免阳光直射的房间，窗帘遮挡，房间温湿度适宜，定期通风，限制探视，以减少感染因素；勤换内衣，保持皮肤清洁，保持会阴部清洁
- 饮食宜清淡、易消化、高蛋白、高热量；肾损害时，给予低盐及低蛋白饮食，了解水肿情况，每天监测体重及腹围，严格记录24 h液体出入量

专科护理
- 高热护理：监测体温变化，遵医嘱给予物理或药物降温，嘱病人多饮水，必要时静脉补液，保证液体出入量平衡，满足病人生理需要，增加舒适感
- 口腔护理：保持口腔卫生，给予朵贝尔液漱口，遵医嘱给予口腔涂药。严重口腔溃疡者，给予冲洗加擦拭法；合并出血者，及时清理血痂，给予流食或半流食，必要时给予静脉营养及鼻饲；怀疑真菌感染者给予碳酸氢钠溶液漱口及制霉菌素涂口腔
- 鼻腔护理：鼻腔黏膜干燥者可使用滴鼻剂湿润鼻腔，防止鼻腔黏膜出血
- 用药护理：注意激素及免疫抑制剂的各种不良反应，如有相应症状出现应及时通知医生
- 心理护理：向病人宣教正确认识疾病，消除其恐惧心理，保持心情舒畅及情绪乐观，增强治疗疾病的信心，积极配合，避免情绪激动及精神刺激

健康指导

饮食指导
- 给予高蛋白、高热量、富含维生素的食物，如有肾损害则进低盐及低蛋白饮食，注意钙及维生素D的补充，以防骨折发生，戒烟

活动指导
- 注意关节的锻炼，劳逸结合

用药指导
- 遵医嘱服药，不得擅自加减剂量或停药，注意药物过敏史
- 注意激素及免疫抑制剂的各种不良反应，如有相应症状出现及时随诊

生活指导
- 尽量少去公共场所，预防感冒，一旦发现感染灶立即治疗，禁止各种预防接种
- 皮肤黏膜护理：指甲不要剪得过短，防止损伤指甲周围皮肤
- 合并皮疹及皮肤溃疡者要避免接触常见的危险物质，如染发剂、纹眉剂等；防晒，避免光照，不用化妆品，不接触化学染料，温水清洁皮肤，可用中性乳液润滑皮肤，避免抓挠；遵医嘱给予外涂药，加强伤口换药，预防感染
- 女病人要在医生指导下妊娠
- 定期复诊，了解病情进展

十二、干燥综合征

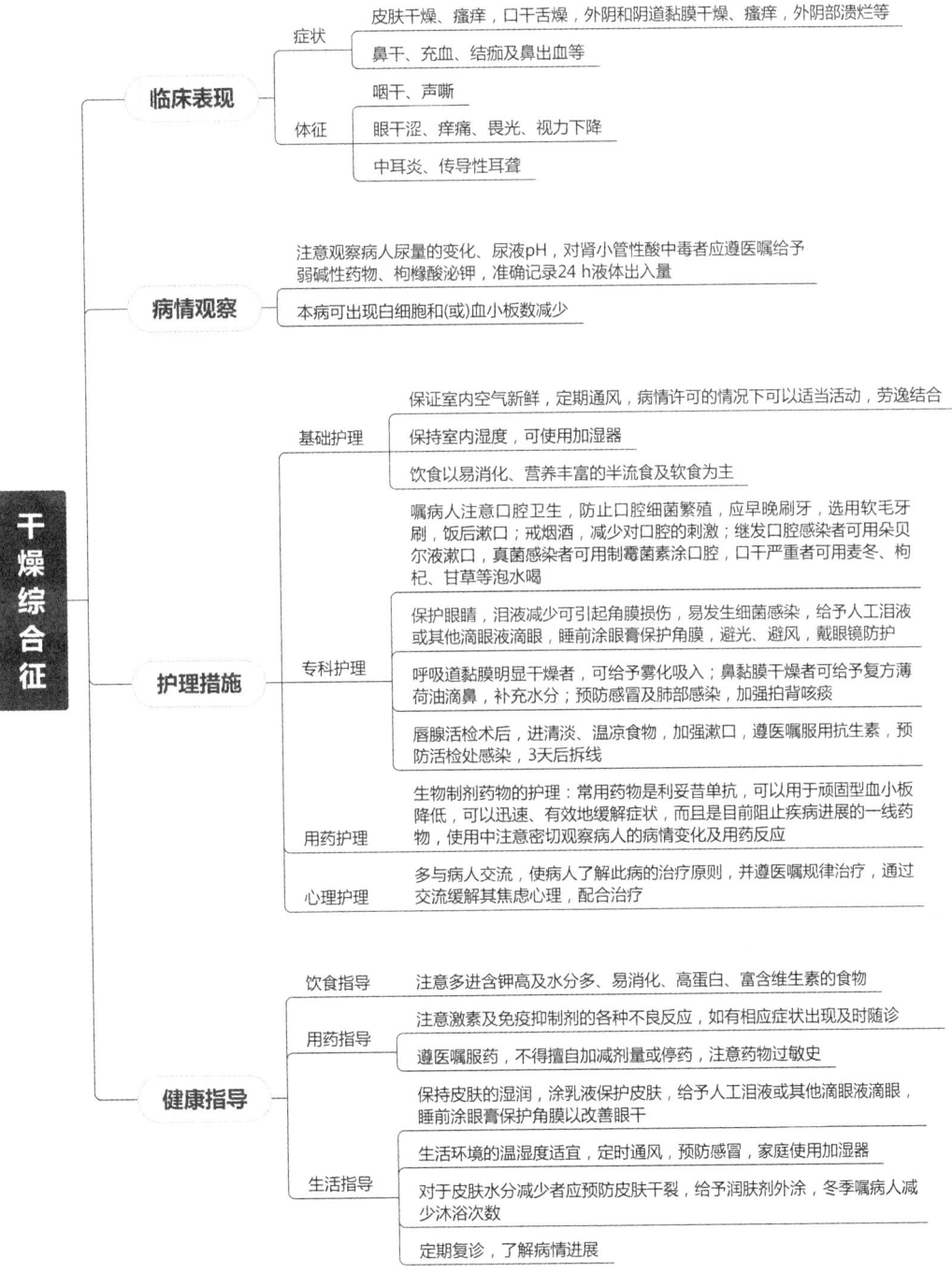

干燥综合征

临床表现

症状
- 皮肤干燥、瘙痒，口干舌燥，外阴和阴道黏膜干燥、瘙痒，外阴部溃烂等
- 鼻干、充血、结痂及鼻出血等
- 咽干、声嘶

体征
- 眼干涩、痒痛、畏光、视力下降
- 中耳炎、传导性耳聋

病情观察
- 注意观察病人尿量的变化、尿液pH，对肾小管性酸中毒者应遵医嘱给予弱碱性药物、枸橼酸泌钾，准确记录24 h液体出入量
- 本病可出现白细胞和(或)血小板数减少

护理措施

基础护理
- 保证室内空气新鲜，定期通风，病情许可的情况下可以适当活动，劳逸结合
- 保持室内湿度，可使用加湿器
- 饮食以易消化、营养丰富的半流食及软食为主

专科护理
- 嘱病人注意口腔卫生，防止口腔细菌繁殖，应早晚刷牙，选用软毛牙刷，饭后漱口，戒烟酒，减少对口腔的刺激；继发口腔感染者可用朵贝尔液漱口，真菌感染者可用制霉菌素涂口腔，口干严重者可用麦冬、枸杞、甘草等泡水喝
- 保护眼睛，泪液减少可引起角膜损伤，易发生细菌感染，给予人工泪液或其他滴眼液滴眼，睡前涂眼膏保护角膜，避光、避风、戴眼镜防护
- 呼吸道黏膜明显干燥者，可给予雾化吸入；鼻黏膜干燥者可给予复方薄荷油滴鼻，补充水分；预防感冒及肺部感染，加强拍背咳痰
- 唇腺活检术后，进清淡、温凉食物，加强漱口，遵医嘱服用抗生素，预防活检处感染，3天后拆线

用药护理
- 生物制剂药物的护理：常用药物是利妥昔单抗，可以用于顽固型血小板降低，可以迅速、有效地缓解症状，而且是目前阻止疾病进展的一线药物，使用中注意密切观察病人的病情变化及用药反应

心理护理
- 多与病人交流，使病人了解此病的治疗原则，并遵医嘱规律治疗，通过交流缓解其焦虑心理，配合治疗

健康指导

饮食指导
- 注意多进含钾高及水分多、易消化、高蛋白、富含维生素的食物

用药指导
- 注意激素及免疫抑制剂的各种不良反应，如有相应症状出现及时随诊
- 遵医嘱服药，不得擅自加减剂量或停药，注意药物过敏史

生活指导
- 保持皮肤的湿润，涂乳液保护皮肤，给予人工泪液或其他滴眼液滴眼，睡前涂眼膏保护角膜以改善眼干
- 生活环境的温湿度适宜，定时通风，预防感冒，家庭使用加湿器
- 对于皮肤水分减少者应预防皮肤干裂，给予润肤剂外涂，冬季嘱病人减少沐浴次数
- 定期复诊，了解病情进展

十三、强直性脊柱炎

临床表现
- 症状：腰背部、骶髂关节疼痛伴僵直感，清晨久坐后起立时僵直感尤为剧烈，活动后减轻
- 体征：少数伴有发热、消瘦、贫血、葡萄膜炎等

护理措施

基础护理
- 睡硬板床，多取平卧位、轴线翻身，避免促进屈曲畸形的体位，枕头要低，一旦出现上胸或颈椎受累应停用枕头
- 站立时尽量保持挺胸、收腹和双眼平视前方的姿势，坐位也应保持胸部直立
- 加强皮肤护理，保持口腔清洁，就餐前后漱口，以减小感染的概率
- 加强巡视，提醒脊柱关节受累者活动时注意安全，做好生活护理，防止其发生跌倒意外
- 饮食上应进高蛋白、富含维生素、易消化的食物，避免辛辣、刺激性食物

专科护理
- 每天做深呼吸、扩胸及伸展运动，卧床者需加强翻身拍背，指导正确的咳嗽、咳痰方法，戒烟，保证室内通风
- 注意眼部卫生，及时清除异常分泌物，遵医嘱使用滴眼液滴眼并给予局部和全身性的积极抗炎治疗，观察病人视力及视野有无损害，安全护理措施到位，防止跌倒
- 对晚期脊柱已有强直，伴功能障碍或外周关节病变者可考虑手术治疗，人工全髋关节置换术是最佳选择，置换术后绝大多数病人的关节疼痛得到控制，功能恢复正常或接近正常，置入关节的寿命90%可达10年以上

药物护理
- 英夫利昔单抗、依那西普等药物可明显减轻关节炎症，减缓关节结构的破坏，改善机体功能，迅速、有效地缓解疼痛和局部症状，阻止疾病进展

心理护理
- 给予关心及支持，增加病人配合治疗的信心，指导病人养成良好生活习惯，劳逸结合，保持心情舒畅、情绪稳定，避免精神刺激

健康指导

饮食指导
- 选择高蛋白、富含维生素、易消化的食物，避免辛辣、刺激性食物，加强营养，增加抵抗力

活动指导
- 避免长期弯腰活动，减少脊柱的负重和创伤；脊柱关节疼痛时要卧床休息，可配合理疗和水疗；指导病人要适量而不间断地进行体育锻炼，取得和维持脊柱关节的最好位置；站立时尽量保持挺胸、收腹和双眼平视前方的姿势，坐位也应保持胸部直立
- 避免引起持续性疼痛的体力活动

用药指导
- 使用生物制剂药品前应排除感染，尤其是结核感染
- 在医生指导下按时、按量服药，了解药物的疗效和不良反应

生活指导
- 养成良好的生活习惯，注意休息，劳逸结合，保持心情舒畅、情绪稳定，避免精神刺激，积极配合治疗，树立战胜疾病的信心，对病人及家属进行疾病知识的教育，有助于病人主动参与治疗
- 定期沐浴更衣，讲究个人卫生，注意眼睛保护、清洁，涂抹抗生素眼膏
- 定时复查各项化验指标，如出现不适及时就诊
- 定期测量身高并记录，保持记录身高是防止不易发现的早期脊柱弯曲的一个良好措施

十四、痛风

痛风

临床表现

症状

- **急性期**：常于夜间发作急性单关节炎，剧痛如刀割样，关节局部红肿、发热、触痛明显，好发于第一跖趾关节
- **间歇期**：急性期缓解后，发作部位的皮肤颜色加深

体征

- 肾损害，可分别出现水肿、蛋白尿、尿酸结石、尿酸结晶、肾盂肾炎、尿路梗阻及肾衰竭，导致尿酸炎肾病、尿酸性尿路结石、急性尿酸性肾病
- 痛风石出现，典型部位为耳廓，也常见于足趾、手指、腕、踝、肘等关节周围，发生于关节内，可造成关节软骨及骨质侵蚀破坏，出现关节肿痛、强直、畸形

病情观察

- 观察病人的体温变化，有无发热等
- 观察疼痛的部位、性质、间隔时间，夜间有无因剧痛而惊醒等
- 受累关节有无红肿、发热和功能障碍
- 监测尿酸的变化，有无痛风石体征，了解结石的部位及有无症状
- 有无疲劳、寒冷、潮湿、紧张、饮酒、饱餐、脚扭伤等诱发因素

护理措施

基础护理

- 关节疼痛时卧床休息，避免关节负重，抬高患肢，局部冷敷，24 h后行热敷、理疗、保暖，可缓解疼痛
- 选用无嘌呤饮食，限制酒精、高果糖食物摄入，给予足量牛奶、鸡蛋，多食水果和蔬菜，食应尽量精细，如面包、稻米饭等，全天液体摄入量应在3000 ml以上，两餐之间可用碳酸氢钠类液体
- 病情缓解后可选用低嘌呤食物，如富强粉面包、饼干、蔬菜、水果等

专科护理

- 评估疼痛的性质、程度，配合医生完善各项相关检查，先积极治疗原发病，出现腰、腹部疼痛时，要警惕尿路结石的发生
- 穿刺前宣教，备齐用物，协助医生做穿刺术中配合，严格无菌操作，以防感染，术后定时观察穿刺处情况，警惕局部出血

用药护理

- 痛风者降尿酸治疗初期，推荐首选小剂量(0.5~1 mg/d)秋水仙碱预防痛风发作，至少维持3个月;肾功能不全者，根据估算肾小球滤过率(eGFR)调整秋水仙碱用量，不能耐受秋水仙碱者，建议用小剂量非甾体抗炎药(不超过常规剂量的50%)或糖皮质激素(强的松≤10 mg/d)预防发作，至少维持3个月，建议从小剂量起始降尿酸治疗，缓慢加量，减少或避免痛风发作
- 服用碱性药物如碳酸氢钠，有利于尿酸溶解和排泄，同时大量饮水，增加尿量，记录24 h液体出入量，配合留取尿液标本

心理护理

- 告知病人此病为慢性病，饮食是控制疾病的要点，保持各关节功能位，维持关节正常活动

健康指导

饮食指导

- 控制体重，避免过胖，严格控制饮食，避免进高蛋白和高嘌呤食物，限制脂肪及动物蛋白的摄入，以食用植物蛋白为主，忌饮酒
- 间歇期或缓解期应选用低嘌呤饮食，每周应有2天无嘌呤饮食，饮食中注意补充维生素及铁质，多食水果及黄绿叶蔬菜
- 每天饮水至少2000 ml，特别是在用促尿酸排泄药时更应多饮水，有助于尿酸随尿液排出

活动指导

- 尽量使用大肌群，能用肩部负重者不用手提，能用手臂者不要用手指;避免长时间持续进行重体力劳动;经常改变姿势，保持关节舒适;若有关节局部温热和肿胀，尽可能避免其活动，如运动后疼痛超过2 h，应暂时停止此项运动

用药指导

- 间歇期或慢性期的治疗为促尿酸排泄药及抑制尿酸生成药，服用这两种药时注意胃肠道反应、肝肾功能损害

生活指导

- 该病是一种终身性疾病，病人可正常生活和工作，嘱其保持心情愉快，避免情绪紧张;肥胖者应减轻体重;防止受凉、劳累、感染、外伤等
- 病情监测指导:平时用手触摸耳廓及手足关节处，检查是否产生痛风石，定期复查血尿酸，门诊随访

第五节　消化系统疾病护理常规
一、消化系统疾病常见症状护理

消化系统疾病常见症状护理

恶心、呕吐
- 当病人恶心、欲呕吐时，嘱其用口深呼吸，减轻迷走神经反射；针灸或压迫穴位，如内关、足三里、合谷
- 遵医嘱应用止吐药，及时补充水和电解质；剧烈呕吐或严重水、电解质失衡时暂禁食，主要通过静脉输液予以纠正；口服补液时，应少量多次饮用，以免引起恶心、呕吐
- 加强基础护理，取舒适体位，以免误吸呕吐物导致吸入性肺炎或窒息。当病人有恶心、呕吐症状时，协助病人取坐位；如病情重、体力差者，可取侧卧位或仰卧位，头偏向一侧。为减少不良刺激，病人呕吐后要及时漱口、更换衣物、清理污物，开窗通风，保持环境清洁

腹痛
- 取舒适体位，如胰腺炎病人取弯腰抱膝位、肝癌病人卧于健侧，采用心理暗示、行为疗法等非药物性方法缓解疼痛；止痛药的选择要根据病情、疼痛性质来选择，急性腹痛未明确诊断前不得随意用药，以免掩盖症状；胆道、胰腺疾病等引起的腹痛慎用吗啡，以免括约肌痉挛，加重病情
- 腹痛剧烈者要加强巡视观察，做好生活护理
- 加强对原发病的护理

腹泻
- 观察病人腹泻发生的时间、频次、性质、颜色、量、气味、伴随症状、生命体征、神志、尿量、皮肤等
- 给予少渣、易消化的食物，避免摄入生冷、富含纤维素、刺激性的食物，急性腹泻者应根据病情和医嘱予以禁食或流食
- 急性起病、全身症状明显者应卧床休息，并注意保暖，以减弱肠道蠕动，减少排便次数；慢性腹痛症状较轻者可适当活动
- 便后用温水清洗肛周，保持清洁、干燥，局部涂抹凡士林以防糜烂；若发生糜烂，可使用红外线照射，同时涂抹凡士林或抗生素软膏
- 给予充分的解释、鼓励，稳定病人情绪

黄疸
- 观察病人皮肤瘙痒、体重、尿液颜色等的情况及动态变化，以及伴随症状的出现或消失等
- 指导病人进低脂、易消化的食物，禁烟酒
- 皮肤瘙痒者注意清洁，常用温水清洗，局部涂擦炉甘石等止痒，严重者遵医嘱给予氯苯那敏、异丙嗪等，及时修剪指甲，以免抓破皮肤

便秘
- 观察伴随症状、体征等，判断便秘原因
- 指导病人劳逸结合、精神放松；向病人讲解有关排便的知识，养成良好的排便习惯；锻炼腹肌功能
- 积极治疗原发病；适当应用药物导泻，但注意口服泻药前必须排除肠梗阻；多吃蔬菜、粗粮等富含纤维素的食物和润滑肠道的水果，每天饮水量不低于1500 ml；进行腹部按摩，促进肠道蠕动。上述方法无效者，遵医嘱给予灌肠

呕血
- 指导病人取侧卧位或半坐卧位，意识不清者头偏向一侧，必要时准备负压吸引器
- 观察出血情况，并记录颜色、量
- 保持静脉通畅，遵医嘱输液、止血，必要时输血治疗

便血
- 定时测量病人生命体征，包括体温、心率、呼吸、血压、意识状态，记录便血的次数、量、颜色等
- 注意观察病人便血时的伴随症状，同时观察其有无休克的早期症状，如发现问题应及时采取有效的处理措施
- 病人大量便血时应卧床休息，减少活动，护士应加强巡视，满足其基本生活需要；保持病人床单位的清洁、干燥，使病人舒适

二、胃炎

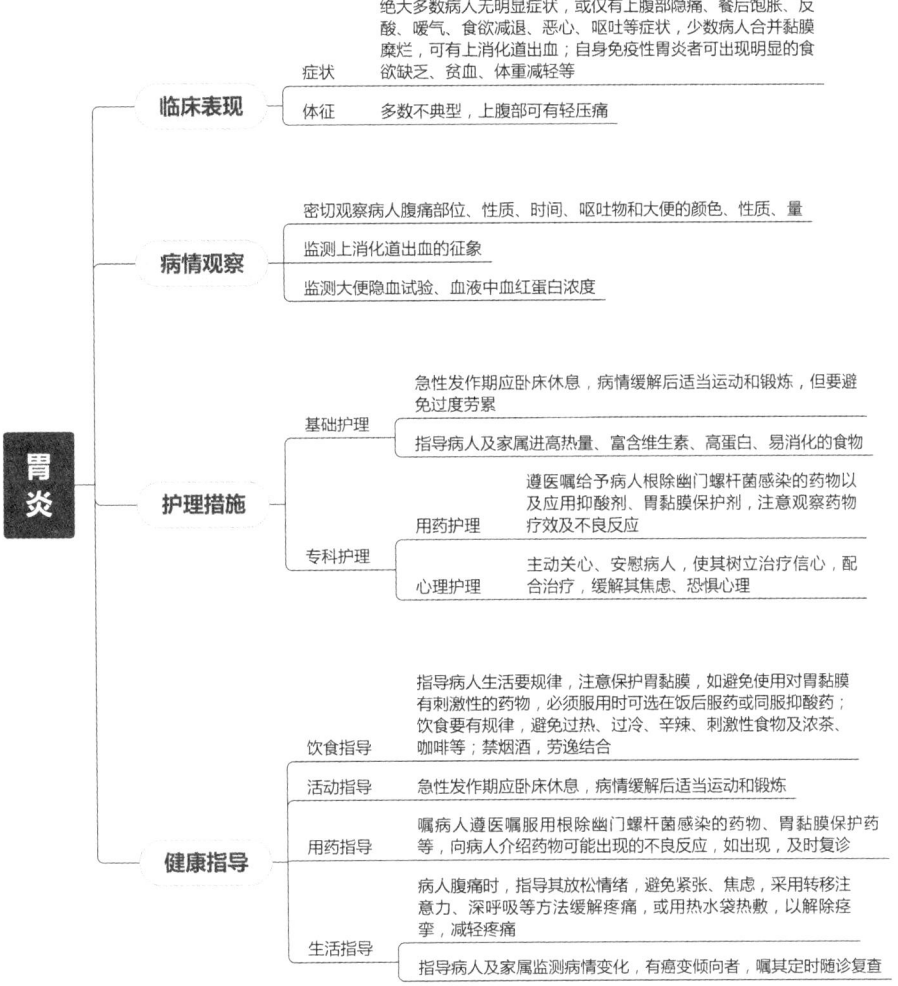

胃炎

临床表现

症状　绝大多数病人无明显症状，或仅有上腹部隐痛、餐后饱胀、反酸、嗳气、食欲减退、恶心、呕吐等症状，少数病人合并黏膜糜烂，可有上消化道出血；自身免疫性胃炎者可出现明显的食欲缺乏、贫血、体重减轻等

体征　多数不典型，上腹部可有轻压痛

病情观察

密切观察病人腹痛部位、性质、时间、呕吐物和大便的颜色、性质、量

监测上消化道出血的征象

监测大便隐血试验、血液中血红蛋白浓度

护理措施

基础护理
急性发作期应卧床休息，病情缓解后适当运动和锻炼，但要避免过度劳累

指导病人及家属进高热量、富含维生素、高蛋白、易消化的食物

专科护理
用药护理　遵医嘱给予病人根除幽门螺杆菌感染的药物以及应用抑酸剂、胃黏膜保护剂，注意观察药物疗效及不良反应

心理护理　主动关心、安慰病人，使其树立治疗信心，配合治疗，缓解其焦虑、恐惧心理

健康指导

饮食指导　指导病人生活要规律，注意保护胃黏膜，如避免使用对胃黏膜有刺激性的药物，必须服用时可选在饭后服药或同服抑酸药；饮食要有规律，避免过热、过冷、辛辣、刺激性食物及浓茶、咖啡等；禁烟酒，劳逸结合

活动指导　急性发作期应卧床休息，病情缓解后适当运动和锻炼

用药指导　嘱病人遵医嘱服用根除幽门螺杆菌感染的药物、胃黏膜保护药等，向病人介绍药物可能出现的不良反应，如出现，及时复诊

生活指导　病人腹痛时，指导其放松情绪，避免紧张、焦虑，采用转移注意力、深呼吸等方法缓解疼痛，或用热水袋热敷，以解除痉挛，减轻疼痛

指导病人及家属监测病情变化，有癌变倾向者，嘱其定时随诊复查

三、消化性溃疡

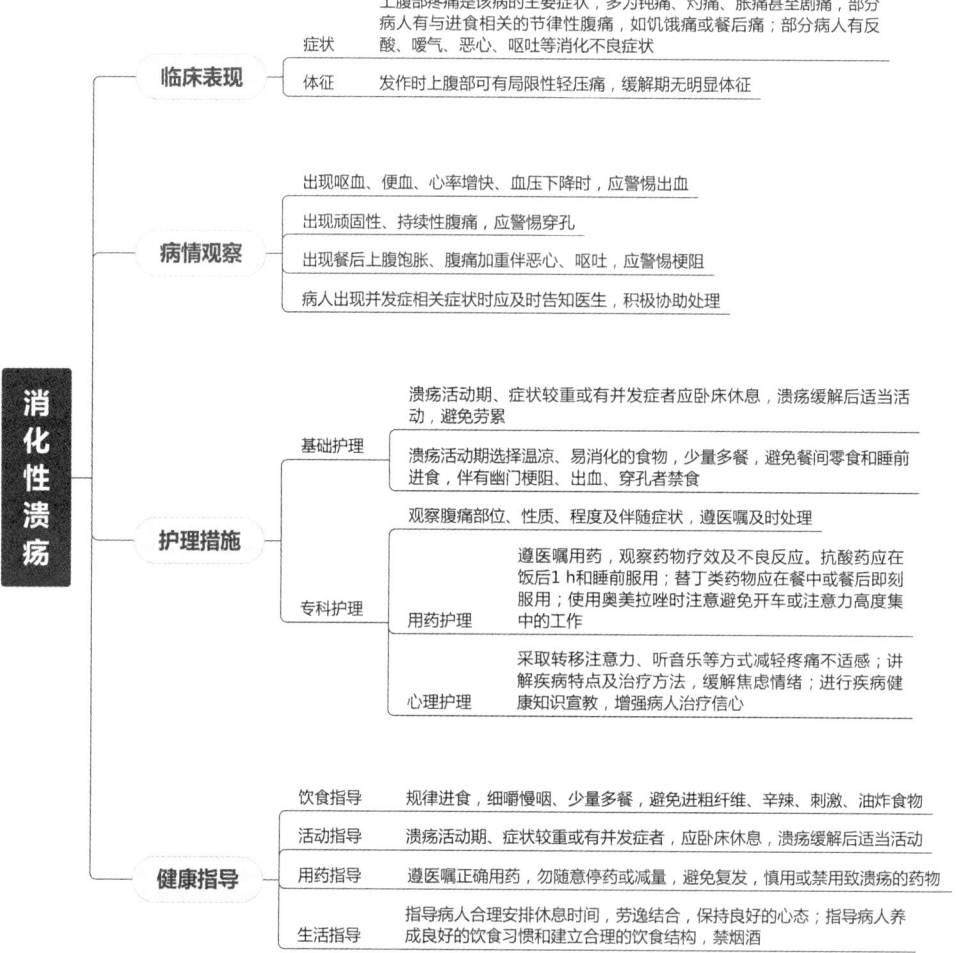

临床表现

症状　上腹部疼痛是该病的主要症状，多为钝痛、灼痛、胀痛甚至剧痛，部分病人有与进食相关的节律性腹痛，如饥饿痛或餐后痛；部分病人有反酸、嗳气、恶心、呕吐等消化不良症状

体征　发作时上腹部可有局限性轻压痛，缓解期无明显体征

病情观察

出现呕血、便血、心率增快、血压下降时，应警惕出血

出现顽固性、持续性腹痛，应警惕穿孔

出现餐后上腹饱胀、腹痛加重伴恶心、呕吐，应警惕梗阻

病人出现并发症相关症状时应及时告知医生，积极协助处理

护理措施

基础护理

溃疡活动期、症状较重或有并发症者应卧床休息，溃疡缓解后适当活动，避免劳累

溃疡活动期选择温凉、易消化的食物，少量多餐，避免餐间零食和睡前进食，伴有幽门梗阻、出血、穿孔者禁食

专科护理

观察腹痛部位、性质、程度及伴随症状，遵医嘱及时处理

用药护理　遵医嘱用药，观察药物疗效及不良反应。抗酸药应在饭后1 h和睡前服用；替丁类药物应在餐中或餐后即刻服用；使用奥美拉唑时注意避免开车或注意力高度集中的工作

心理护理　采取转移注意力、听音乐等方式减轻疼痛不适感；讲解疾病特点及治疗方法，缓解焦虑情绪；进行疾病健康知识宣教，增强病人治疗信心

健康指导

饮食指导　规律进食，细嚼慢咽、少量多餐，避免进粗纤维、辛辣、刺激、油炸食物

活动指导　溃疡活动期、症状较重或有并发症者，应卧床休息，溃疡缓解后适当活动

用药指导　遵医嘱正确用药，勿随意停药或减量，避免复发，慎用或禁用致溃疡的药物

生活指导　指导病人合理安排休息时间，劳逸结合，保持良好的心态；指导病人养成良好的饮食习惯和建立合理的饮食结构，禁烟酒

消化性溃疡

四、炎症性肠病

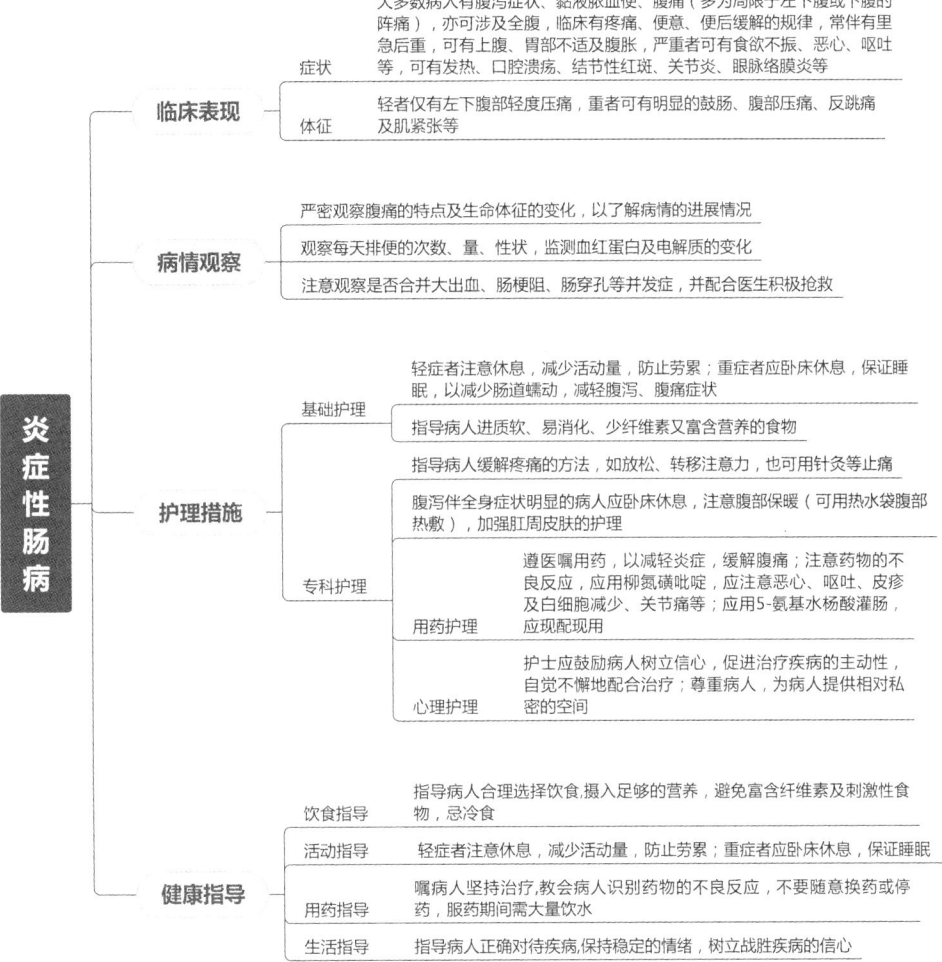

炎症性肠病

临床表现

症状　大多数病人有腹泻症状、黏液脓血便、腹痛（多为局限于左下腹或下腹的阵痛），亦可涉及全腹，临床有疼痛、便意、便后缓解的规律，常伴有里急后重，可有上腹、胃部不适及腹胀，严重者可有食欲不振、恶心、呕吐等，可有发热、口腔溃疡、结节性红斑、关节炎、眼脉络膜炎等

体征　轻者仅有左下腹部轻度压痛，重者可有明显的鼓肠、腹部压痛、反跳痛及肌紧张等

病情观察

严密观察腹痛的特点及生命体征的变化，以了解病情的进展情况

观察每天排便的次数、量、性状，监测血红蛋白及电解质的变化

注意观察是否合并大出血、肠梗阻、肠穿孔等并发症，并配合医生积极抢救

护理措施

基础护理　轻症者注意休息，减少活动量，防止劳累；重症者应卧床休息，保证睡眠，以减少肠道蠕动，减轻腹泻、腹痛症状

指导病人进质软、易消化、少纤维素又富含营养的食物

指导病人缓解疼痛的方法，如放松、转移注意力，也可用针灸等止痛

腹泻伴全身症状明显的病人应卧床休息，注意腹部保暖（可用热水袋腹部热敷），加强肛周皮肤的护理

专科护理　用药护理　遵医嘱用药，以减轻炎症，缓解腹痛；注意药物的不良反应，应用柳氮磺吡啶，应注意恶心、呕吐、皮疹及白细胞减少、关节痛等；应用5-氨基水杨酸灌肠，应现配现用

心理护理　护士应鼓励病人树立信心，促进治疗疾病的主动性，自觉不懈地配合治疗；尊重病人，为病人提供相对私密的空间

健康指导

饮食指导　指导病人合理选择饮食，摄入足够的营养，避免富含纤维素及刺激性食物，忌冷食

活动指导　轻症者注意休息，减少活动量，防止劳累；重症者应卧床休息，保证睡眠

用药指导　嘱病人坚持治疗，教会病人识别药物的不良反应，不要随意换药或停药，服药期间需大量饮水

生活指导　指导病人正确对待疾病，保持稳定的情绪，树立战胜疾病的信心

五、肝硬化

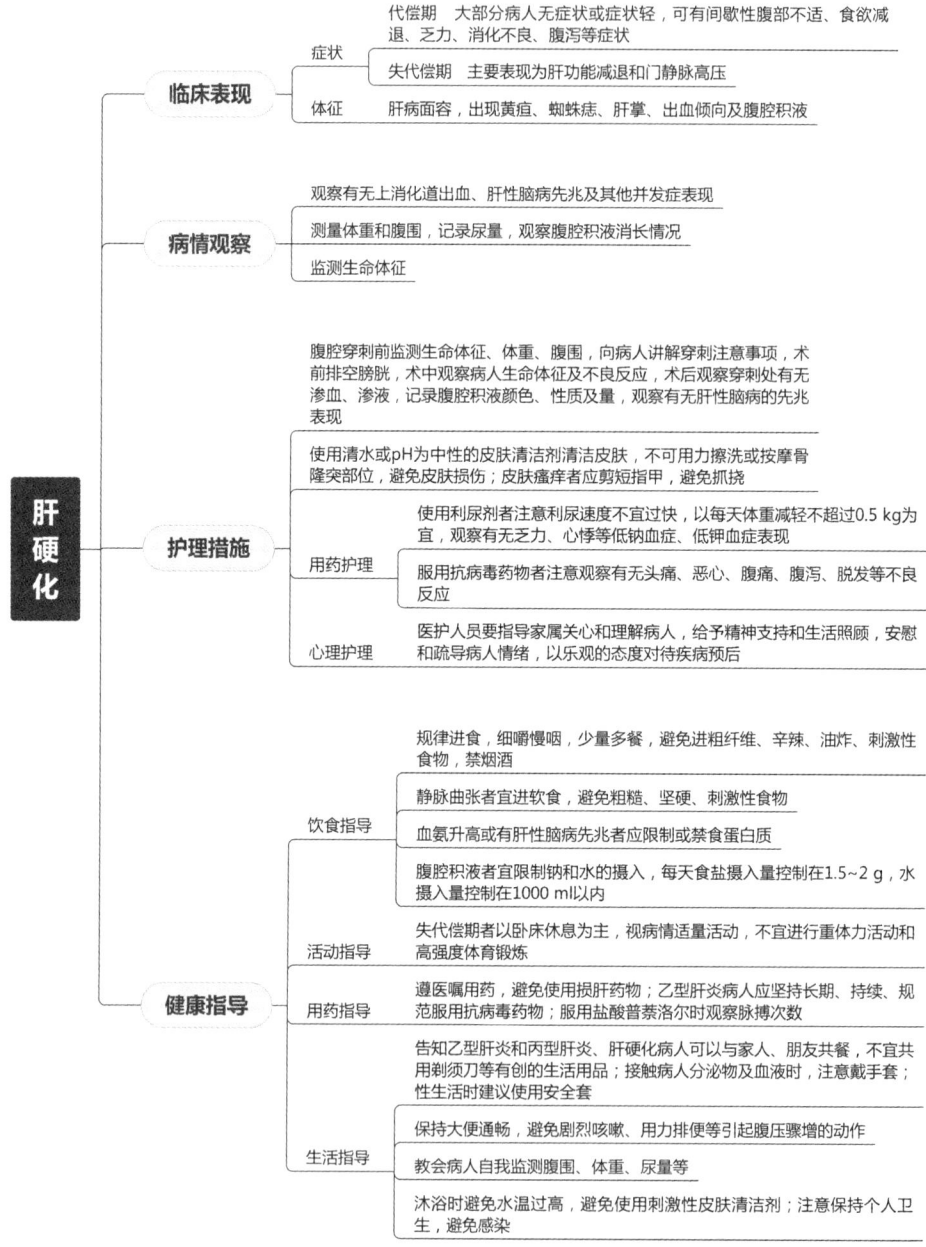

临床表现
- 症状
  - 代偿期　大部分病人无症状或症状轻，可有间歇性腹部不适、食欲减退、乏力、消化不良、腹泻等症状
  - 失代偿期　主要表现为肝功能减退和门静脉高压
- 体征　肝病面容，出现黄疸、蜘蛛痣、肝掌、出血倾向及腹腔积液

病情观察
- 观察有无上消化道出血、肝性脑病先兆及其他并发症表现
- 测量体重和腹围，记录尿量，观察腹腔积液消长情况
- 监测生命体征

护理措施
- 腹腔穿刺前监测生命体征、体重、腹围，向病人讲解穿刺注意事项，术前排空膀胱，术中观察病人生命体征及不良反应，术后观察穿刺处有无渗血、渗液，记录腹腔积液颜色、性质及量，观察有无肝性脑病的先兆表现
- 使用清水或pH为中性的皮肤清洁剂清洁皮肤，不可用力擦洗或按摩骨隆突部位，避免皮肤损伤；皮肤瘙痒者应剪短指甲，避免抓挠
- 用药护理
  - 使用利尿剂者注意利尿速度不宜过快，以每天体重减轻不超过0.5 kg为宜，观察有无乏力、心悸等低钠血症、低钾血症表现
  - 服用抗病毒药物者注意观察有无头痛、恶心、腹痛、腹泻、脱发等不良反应
- 心理护理　医护人员要指导家属关心和理解病人，给予精神支持和生活照顾，安慰和疏导病人情绪，以乐观的态度对待疾病预后

健康指导
- 饮食指导
  - 规律进食，细嚼慢咽，少量多餐，避免进粗纤维、辛辣、油炸、刺激性食物，禁烟酒
  - 静脉曲张者宜进软食，避免粗糙、坚硬、刺激性食物
  - 血氨升高或有肝性脑病先兆者应限制或禁食蛋白质
  - 腹腔积液者宜限制钠和水的摄入，每天食盐摄入量控制在1.5~2 g，水摄入量控制在1000 ml以内
- 活动指导　失代偿期者以卧床休息为主，视病情适量活动，不宜进行重体力活动和高强度体育锻炼
- 用药指导　遵医嘱用药，避免使用损肝药物；乙型肝炎病人应坚持长期、持续、规范服用抗病毒药物；服用盐酸普萘洛尔时观察脉搏次数
- 生活指导
  - 告知乙型肝炎和丙型肝炎、肝硬化病人可以与家人、朋友共餐，不宜共用剃须刀等有创的生活用品；接触病人分泌物及血液时，注意戴手套；性生活时建议使用安全套
  - 保持大便通畅，避免剧烈咳嗽、用力排便等引起腹压骤增的动作
  - 教会病人自我监测腹围、体重、尿量等
  - 沐浴时避免水温过高，避免使用刺激性皮肤清洁剂；注意保持个人卫生，避免感染

六、急性胰腺炎

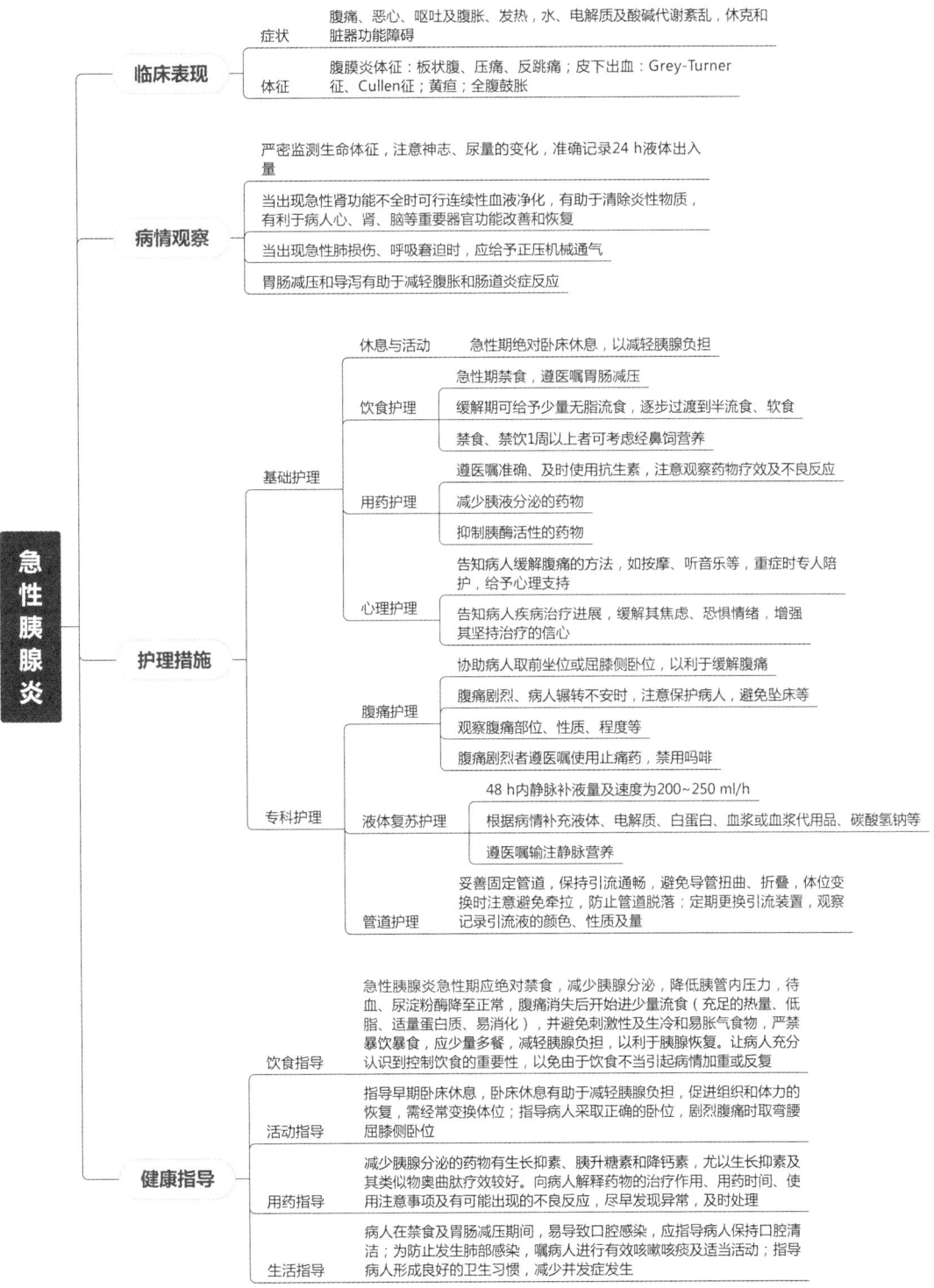

急性胰腺炎

临床表现
- 症状：腹痛、恶心、呕吐及腹胀、发热，水、电解质及酸碱代谢紊乱，休克和脏器功能障碍
- 体征：腹膜炎体征：板状腹、压痛、反跳痛；皮下出血：Grey-Turner征、Cullen征；黄疸；全腹鼓胀

病情观察
- 严密监测生命体征，注意神志、尿量的变化，准确记录24 h液体出入量
- 当出现急性肾功能不全时可行连续性血液净化，有助于清除炎性物质，有利于病人心、肾、脑等重要器官功能改善和恢复
- 当出现急性肺损伤、呼吸窘迫时，应给予正压机械通气
- 胃肠减压和导泻有助于减轻腹胀和肠道炎症反应

护理措施

基础护理
- 休息与活动：急性期绝对卧床休息，以减轻胰腺负担
- 饮食护理：
  - 急性期禁食，遵医嘱胃肠减压
  - 缓解期可给予少量无脂流食，逐步过渡到半流食、软食
  - 禁食、禁饮1周以上者可考虑经鼻饲营养
- 用药护理：
  - 遵医嘱准确、及时使用抗生素，注意观察药物疗效及不良反应
  - 减少胰液分泌的药物
  - 抑制胰酶活性的药物
- 心理护理：
  - 告知病人缓解腹痛的方法，如按摩、听音乐等，重症时专人陪护，给予心理支持
  - 告知病人疾病治疗进展，缓解其焦虑、恐惧情绪，增强其坚持治疗的信心

专科护理
- 腹痛护理：
  - 协助病人取前坐位或屈膝侧卧位，以利于缓解腹痛
  - 腹痛剧烈、病人辗转不安时，注意保护病人，避免坠床等
  - 观察腹痛部位、性质、程度等
  - 腹痛剧烈者遵医嘱使用止痛药，禁用吗啡
- 液体复苏护理：
  - 48 h内静脉补液量及速度为200~250 ml/h
  - 根据病情补充液体、电解质、白蛋白、血浆或血浆代用品、碳酸氢钠等
  - 遵医嘱输注静脉营养
- 管道护理：妥善固定管道，保持引流通畅，避免导管扭曲、折叠，体位变换时注意避免牵拉，防止管道脱落；定期更换引流装置，观察记录引流液的颜色、性质及量

健康指导
- 饮食指导：急性胰腺炎急性期应绝对禁食，减少胰腺分泌，降低胰管内压力，待血、尿淀粉酶降至正常，腹痛消失后开始进少量流食（充足的热量、低脂、适量蛋白质、易消化），并避免刺激性及生冷和易胀气食物，严禁暴饮暴食，应少量多餐，减轻胰腺负担，以利于胰腺恢复。让病人充分认识到控制饮食的重要性，以免由于饮食不当引起病情加重或反复
- 活动指导：指导早期卧床休息，卧床休息有助于减轻胰腺负担，促进组织和体力的恢复，需经常变换体位；指导病人采取正确的卧位，剧烈腹痛时取弯腰屈膝侧卧位
- 用药指导：减少胰腺分泌的药物有生长抑素、胰升糖素和降钙素，尤以生长抑素及其类似物奥曲肽疗效较好。向病人解释药物的治疗作用、用药时间、使用注意事项及有可能出现的不良反应，尽早发现异常，及时处理
- 生活指导：病人在禁食及胃肠减压期间，易导致口腔感染，应指导病人保持口腔清洁；为防止发生肺部感染，嘱病人进行有效咳嗽咳痰及适当活动；指导病人形成良好的卫生习惯，减少并发症发生

七、上消化道出血

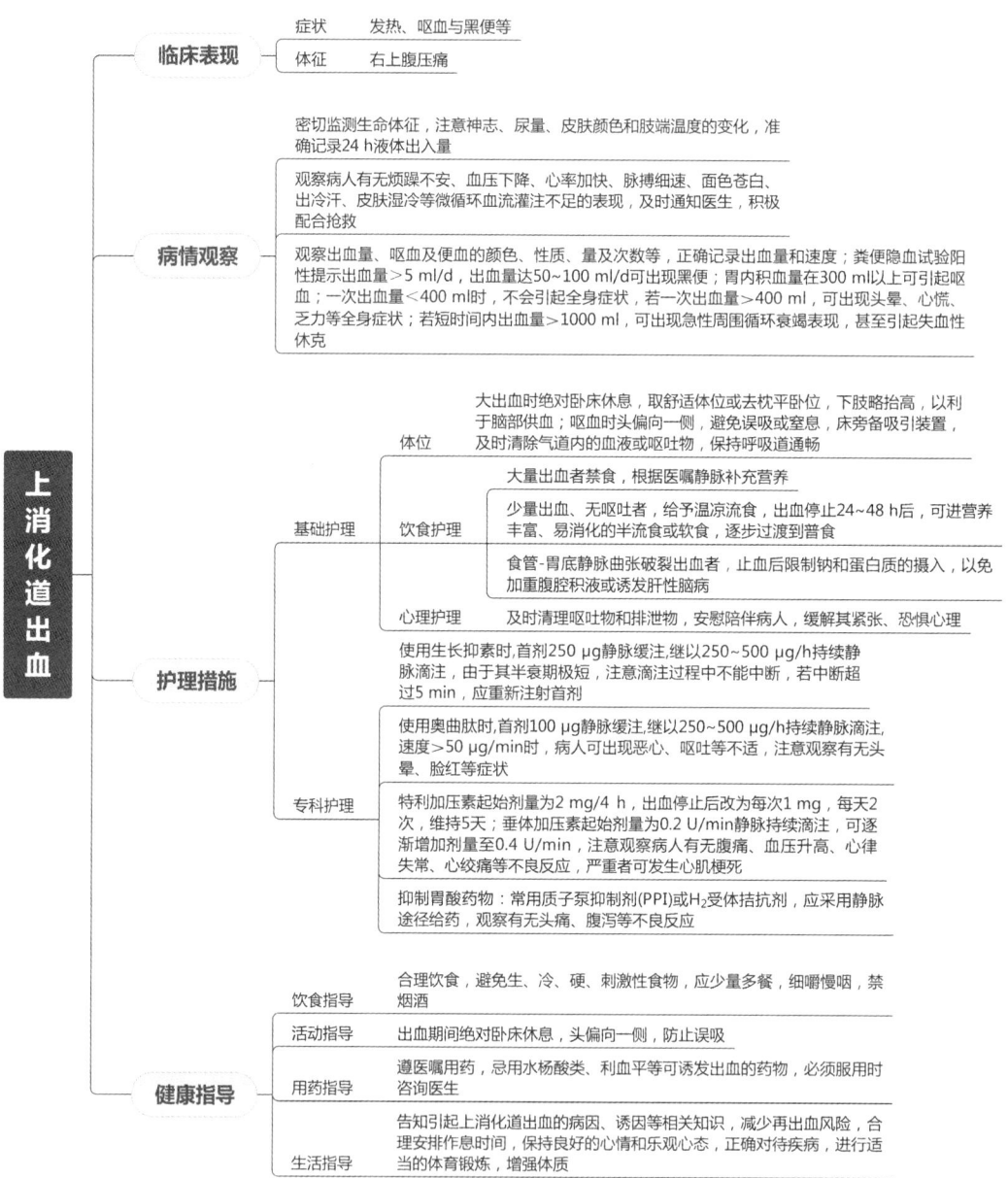

临床表现
- 症状：发热、呕血与黑便等
- 体征：右上腹压痛

病情观察
- 密切监测生命体征，注意神志、尿量、皮肤颜色和肢端温度的变化，准确记录24 h液体出入量
- 观察病人有无烦躁不安、血压下降、心率加快、脉搏细速、面色苍白、出冷汗、皮肤湿冷等微循环血流灌注不足的表现，及时通知医生，积极配合抢救
- 观察出血量、呕血及便血的颜色、性质、量及次数等，正确记录出血量和速度；粪便隐血试验阳性提示出血量>5 ml/d，出血量达50~100 ml/d可出现黑便；胃内积血量在300 ml以上可引起呕血；一次出血量<400 ml时，不会引起全身症状，若一次出血量>400 ml，可出现头晕、心慌、乏力等全身症状；若短时间内出血量>1000 ml，可出现急性周围循环衰竭表现，甚至引起失血性休克

护理措施
- 基础护理
  - 体位：大出血时绝对卧床休息，取舒适体位或去枕平卧位，下肢略抬高，以利于脑部供血；呕血时头偏向一侧，避免误吸或窒息，床旁备吸引装置，及时清除气道内的血液或呕吐物，保持呼吸道通畅
  - 饮食护理
    - 大量出血者禁食，根据医嘱静脉补充营养
    - 少量出血、无呕吐者，给予温凉流食，出血停止24~48 h后，可进营养丰富、易消化的半流食或软食，逐步过渡到普食
    - 食管-胃底静脉曲张破裂出血者，止血后限制钠和蛋白质的摄入，以免加重腹腔积液或诱发肝性脑病
  - 心理护理：及时清理呕吐物和排泄物，安慰陪伴病人，缓解其紧张、恐惧心理
- 专科护理
  - 使用生长抑素时，首剂250 μg静脉缓注，继以250~500 μg/h持续静脉滴注，由于其半衰期极短，注意滴注过程中不能中断，若中断超过5 min，应重新注射首剂
  - 使用奥曲肽时，首剂100 μg静脉缓注，继以250~500 μg/h持续静脉滴注，速度>50 μg/min时，病人可出现恶心、呕吐等不适，注意观察有无头晕、脸红等症状
  - 特利加压素起始剂量为2 mg/4 h，出血停止后改为每次1 mg，每天2次，维持5天；垂体加压素起始剂量为0.2 U/min静脉持续滴注，可逐渐增加剂量至0.4 U/min，注意观察病人有无腹痛、血压升高、心律失常、心绞痛等不良反应，严重者可发生心肌梗死
  - 抑制胃酸药物：常用质子泵抑制剂(PPI)或H_2受体拮抗剂，应采用静脉途径给药，观察有无头痛、腹泻等不良反应

健康指导
- 饮食指导：合理饮食，避免生、冷、硬、刺激性食物，应少量多餐，细嚼慢咽，禁烟酒
- 活动指导：出血期间绝对卧床休息，头偏向一侧，防止误吸
- 用药指导：遵医嘱用药，忌用水杨酸类、利血平等可诱发出血的药物，必须服用时咨询医生
- 生活指导：告知引起上消化道出血的病因、诱因等相关知识，减少再出血风险，合理安排作息时间，保持良好的心情和乐观心态，正确对待疾病，进行适当的体育锻炼，增强体质

上消化道出血

八、原发性肝癌

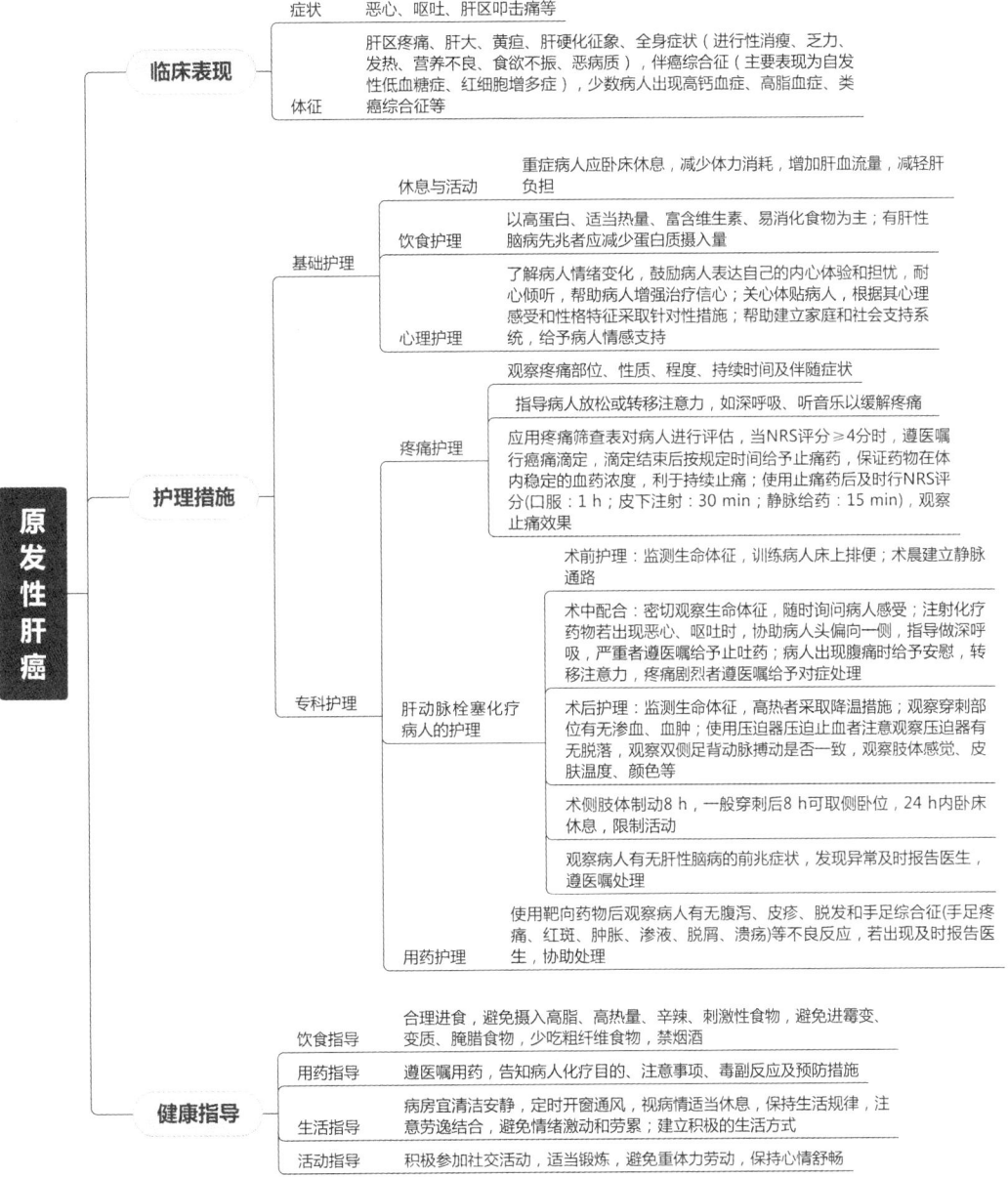

临床表现

　症状　恶心、呕吐、肝区叩击痛等

　体征　肝区疼痛、肝大、黄疸、肝硬化征象、全身症状（进行性消瘦、乏力、发热、营养不良、食欲不振、恶病质），伴癌综合征（主要表现为自发性低血糖症、红细胞增多症），少数病人出现高钙血症、高脂血症、类癌综合征等

护理措施

　基础护理

　　休息与活动　重症病人应卧床休息，减少体力消耗，增加肝血流量，减轻肝负担

　　饮食护理　以高蛋白、适当热量、富含维生素、易消化食物为主；有肝性脑病先兆者应减少蛋白质摄入量

　　心理护理　了解病人情绪变化，鼓励病人表达自己的内心体验和担忧，耐心倾听，帮助病人增强治疗信心；关心体贴病人，根据其心理感受和性格特征采取针对性措施；帮助建立家庭和社会支持系统，给予病人情感支持

　专科护理

　　疼痛护理
　　　观察疼痛部位、性质、程度、持续时间及伴随症状
　　　指导病人放松或转移注意力，如深呼吸、听音乐以缓解疼痛
　　　应用疼痛筛查表对病人进行评估，当NRS评分≥4分时，遵医嘱行癌痛滴定，滴定结束后按规定时间给予止痛药，保证药物在体内稳定的血药浓度，利于持续止痛；使用止痛药后及时行NRS评分（口服：1 h；皮下注射：30 min；静脉给药：15 min），观察止痛效果

　　肝动脉栓塞化疗病人的护理
　　　术前护理：监测生命体征，训练病人床上排便；术晨建立静脉通路
　　　术中配合：密切观察生命体征，随时询问病人感受；注射化疗药物若出现恶心、呕吐时，协助病人头偏向一侧，指导做深呼吸，严重者遵医嘱给予止吐药；病人出现腹痛时给予安慰，转移注意力，疼痛剧烈者遵医嘱给予对症处理
　　　术后护理：监测生命体征，高热者采取降温措施；观察穿刺部位有无渗血、血肿；使用压迫器压迫止血时注意观察压迫器有无脱落，观察双侧足背动脉搏动是否一致，观察肢体感觉、皮肤温度、颜色等
　　　术侧肢体制动8 h，一般穿刺后8 h可取侧卧位，24 h内卧床休息，限制活动
　　　观察病人有无肝性脑病的前兆症状，发现异常及时报告医生，遵医嘱处理

　　用药护理　使用靶向药物后观察病人有无腹泻、皮疹、脱发和手足综合征（手足疼痛、红斑、肿胀、渗液、脱屑、溃疡）等不良反应，若出现及时报告医生，协助处理

健康指导

　　饮食指导　合理进食，避免摄入高脂、高热量、辛辣、刺激性食物，避免进霉变、变质、腌腊食物，少吃粗纤维食物，禁烟酒

　　用药指导　遵医嘱用药，告知病人化疗目的、注意事项、毒副反应及预防措施

　　生活指导　病房宜清洁安静，定时开窗通风，视病情适当休息，保持生活规律，注意劳逸结合，避免情绪激动和劳累；建立积极的生活方式

　　活动指导　积极参加社交活动，适当锻炼，避免重体力劳动，保持心情舒畅

九、胃癌

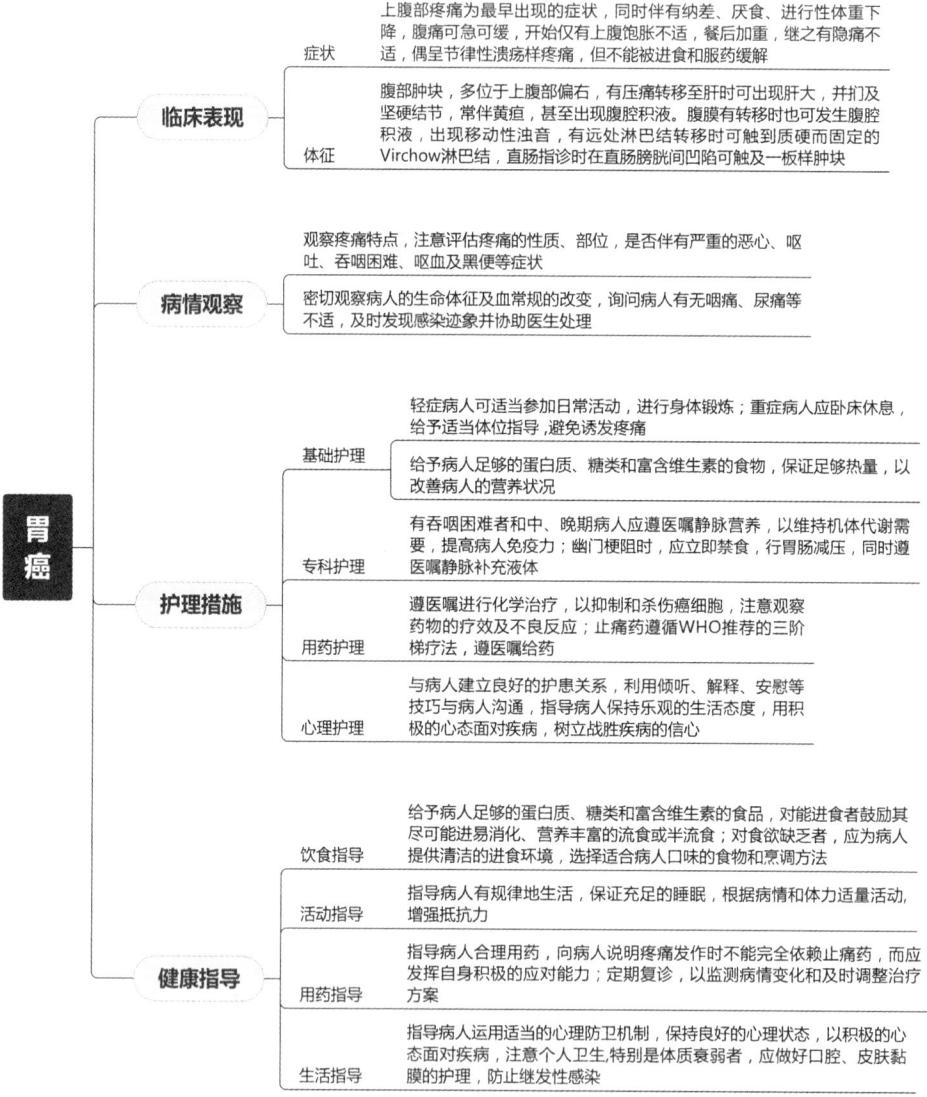

症状：上腹部疼痛为最早出现的症状，同时伴有纳差、厌食、进行性体重下降，腹痛可急可缓，开始仅有上腹饱胀不适，餐后加重，继之有隐痛不适，偶呈节律性溃疡样疼痛，但不能被进食和服药缓解

体征：腹部肿块，多位于上腹部偏右，有压痛转移至肝时可出现肝大，并扪及坚硬结节，常伴黄疸，甚至出现腹腔积液。腹膜有转移时也可发生腹腔积液，出现移动性浊音，有远处淋巴结转移时可触到质硬而固定的Virchow淋巴结，直肠指诊时在直肠膀胱间凹陷可触及一板样肿块

临床表现

观察疼痛特点，注意评估疼痛的性质、部位，是否伴有严重的恶心、呕吐、吞咽困难、呕血及黑便等症状

密切观察病人的生命体征及血常规的改变，询问病人有无咽痛、尿痛等不适，及时发现感染迹象并协助医生处理

病情观察

基础护理：轻症病人可适当参加日常活动，进行身体锻炼；重症病人应卧床休息，给予适当体位指导，避免诱发疼痛

给予病人足够的蛋白质、糖类和富含维生素的食物，保证足够热量，以改善病人的营养状况

专科护理：有吞咽困难者和中、晚期病人应遵医嘱静脉营养，以维持机体代谢需要，提高病人免疫力；幽门梗阻时，应立即禁食，行胃肠减压，同时遵医嘱静脉补充液体

用药护理：遵医嘱进行化学治疗，以抑制和杀伤癌细胞，注意观察药物的疗效及不良反应；止痛药遵循WHO推荐的三阶梯疗法，遵医嘱给药

心理护理：与病人建立良好的护患关系，利用倾听、解释、安慰等技巧与病人沟通，指导病人保持乐观的生活态度，用积极的心态面对疾病，树立战胜疾病的信心

护理措施

饮食指导：给予病人足够的蛋白质、糖类和富含维生素的食品，对能进食者鼓励其尽可能进易消化、营养丰富的流食或半流食；对食欲缺乏者，应为病人提供清洁的进食环境，选择适合病人口味的食物和烹调方法

活动指导：指导病人有规律地生活，保证充足的睡眠，根据病情和体力适量活动，增强抵抗力

用药指导：指导病人合理用药，向病人说明疼痛发作时不能完全依赖止痛药，而应发挥自身积极的应对能力；定期复诊，以监测病情变化和及时调整治疗方案

生活指导：指导病人运用适当的心理防卫机制，保持良好的心理状态，以积极的心态面对疾病，注意个人卫生，特别是体质衰弱者，应做好口腔、皮肤黏膜的护理，防止继发性感染

健康指导

胃癌

十、胃镜检查

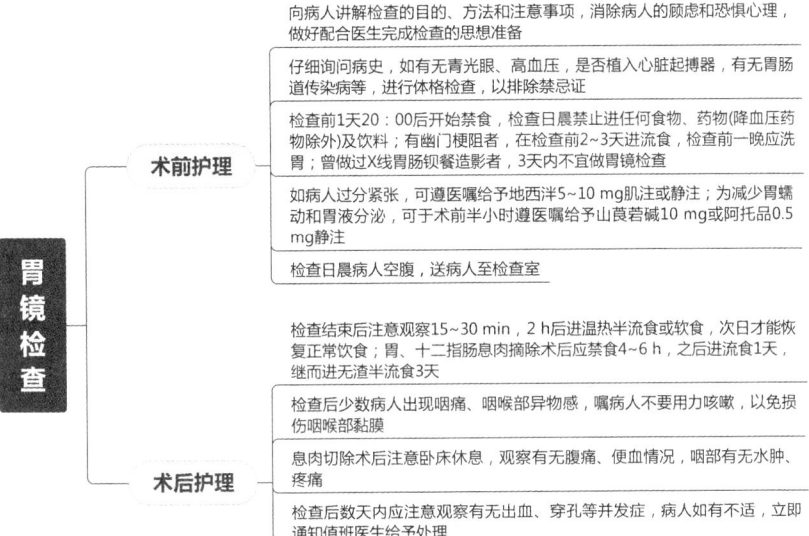

胃镜检查

术前护理
- 向病人讲解检查的目的、方法和注意事项，消除病人的顾虑和恐惧心理，做好配合医生完成检查的思想准备
- 仔细询问病史，如有无青光眼、高血压，是否植入心脏起搏器，有无胃肠道传染病等，进行体格检查，以排除禁忌证
- 检查前1天20：00后开始禁食，检查日晨禁止进任何食物、药物（降血压药物除外）及饮料；有幽门梗阻者，在检查前2~3天进流食，检查前一晚应洗胃；曾做过X线胃肠钡餐造影者，3天内不宜做胃镜检查
- 如病人过分紧张，可遵医嘱给予地西泮5~10 mg肌注或静注；为减少胃蠕动和胃液分泌，可于术前半小时遵医嘱给予山莨菪碱10 mg或阿托品0.5 mg静注
- 检查日晨病人空腹，送病人至检查室

术后护理
- 检查结束后注意观察15~30 min，2 h后进温热半流食或软食，次日才能恢复正常饮食；胃、十二指肠息肉摘除术后应禁食4~6 h，之后进食1天，继而进无渣半流食3天
- 检查后少数病人出现咽痛、咽喉部异物感，嘱病人不要用力咳嗽，以免损伤咽喉部黏膜
- 息肉切除术后注意卧床休息，观察有无腹痛、便血情况，咽部有无水肿、疼痛
- 检查后数天内应注意观察有无出血、穿孔等并发症，病人如有不适，立即通知值班医生给予处理
- 术后根据病理结果决定复查时间(3个月至1年)

十一、结肠镜检查

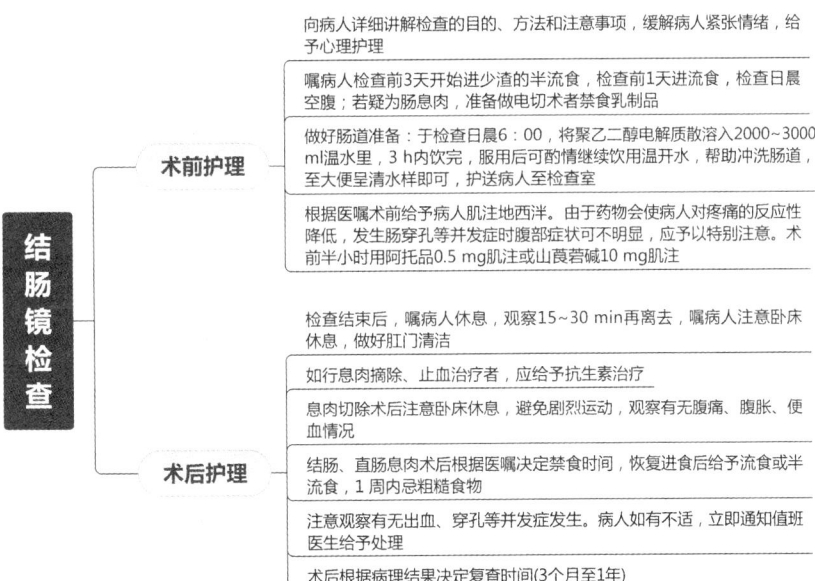

结肠镜检查

术前护理
- 向病人详细讲解检查的目的、方法和注意事项，缓解病人紧张情绪，给予心理护理
- 嘱病人检查前3天开始进少渣的半流食，检查前1天进流食，检查日晨空腹；若疑为肠息肉，准备做电切术者禁食乳制品
- 做好肠道准备：于检查日晨6：00，将聚乙二醇电解质散溶入2000~3000 ml温水里，3 h内饮完，服用后可酌情继续饮用温开水，帮助冲洗肠道，至大便呈清水样即可，护送病人至检查室
- 根据医嘱术前给予病人肌注地西泮。由于药物会使病人对疼痛的反应性降低，发生肠穿孔等并发症时腹部症状可不明显，应予以特别注意。术前半小时用阿托品0.5 mg肌注或山莨菪碱10 mg肌注

术后护理
- 检查结束后，嘱病人休息，观察15~30 min再离去，嘱病人注意卧床休息，做好肛门清洁
- 如行息肉摘除、止血治疗者，应给予抗生素治疗
- 息肉切除术后注意卧床休息，避免剧烈运动，观察有无腹痛、腹胀、便血情况
- 结肠、直肠息肉术后根据医嘱决定禁食时间，恢复进食后给予流食或半流食，1周内忌粗糙食物
- 注意观察有无出血、穿孔等并发症发生。病人如有不适，立即通知值班医生给予处理
- 术后根据病理结果决定复查时间(3个月至1年)

第六节 肾脏系统疾病护理常规
一、肾脏系统疾病常见症状护理

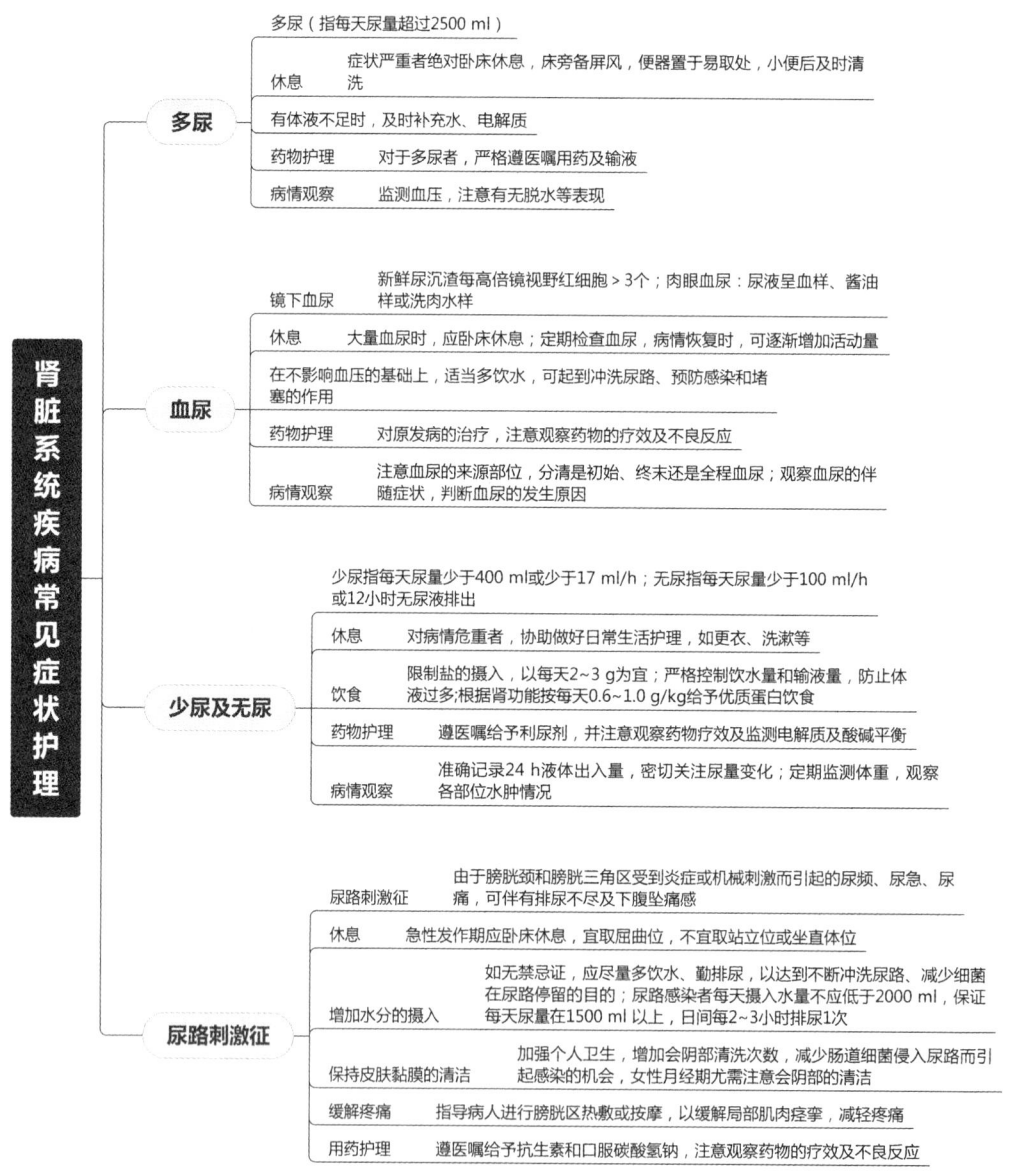

肾脏系统疾病常见症状护理

多尿（指每天尿量超过2500 ml）

- 休息　症状严重者绝对卧床休息，床旁备屏风，便器置于易取处，小便后及时清洗
- 有体液不足时，及时补充水、电解质
- 药物护理　对于多尿者，严格遵医嘱用药及输液
- 病情观察　监测血压，注意有无脱水等表现

血尿

- 镜下血尿　新鲜尿沉渣每高倍镜视野红细胞＞3个；肉眼血尿：尿液呈血样、酱油样或洗肉水样
- 休息　大量血尿时，应卧床休息；定期检查血尿，病情恢复时，可逐渐增加活动量
- 在不影响血压的基础上，适当多饮水，可起到冲洗尿路、预防感染和堵塞的作用
- 药物护理　对原发病的治疗，注意观察药物的疗效及不良反应
- 病情观察　注意血尿的来源部位，分清是初始、终末还是全程血尿；观察血尿的伴随症状，判断血尿的发生原因

少尿及无尿

- 少尿指每天尿量少于400 ml或少于17 ml/h；无尿指每天尿量少于100 ml/h或12小时无尿液排出
- 休息　对病情危重者，协助做好日常生活护理，如更衣、洗漱等
- 饮食　限制盐的摄入，以每天2~3 g为宜；严格控制饮水量和输液量，防止体液过多；根据肾功能按每天0.6~1.0 g/kg给予优质蛋白饮食
- 药物护理　遵医嘱给予利尿剂，并注意观察药物疗效及监测电解质及酸碱平衡
- 病情观察　准确记录24 h液体出入量，密切关注尿量变化；定期监测体重，观察各部位水肿情况

尿路刺激征

- 尿路刺激征　由于膀胱颈和膀胱三角区受到炎症或机械刺激而引起的尿频、尿急、尿痛，可伴有排尿不尽及下腹坠痛感
- 休息　急性发作期应卧床休息，宜取屈曲位，不宜取站立位或坐直体位
- 增加水分的摄入　如无禁忌证，应尽量多饮水、勤排尿，以达到不断冲洗尿路、减少细菌在尿路停留的目的；尿路感染者每天摄入水量不应低于2000 ml，保证每天尿量在1500 ml以上，日间每2~3小时排尿1次
- 保持皮肤黏膜的清洁　加强个人卫生，增加会阴部清洗次数，减少肠道细菌侵入尿路而引起感染的机会，女性月经期尤需注意会阴部的清洁
- 缓解疼痛　指导病人进行膀胱区热敷或按摩，以缓解局部肌肉痉挛，减轻疼痛
- 用药护理　遵医嘱给予抗生素和口服碳酸氢钠，注意观察药物的疗效及不良反应

二、急性肾小球肾炎

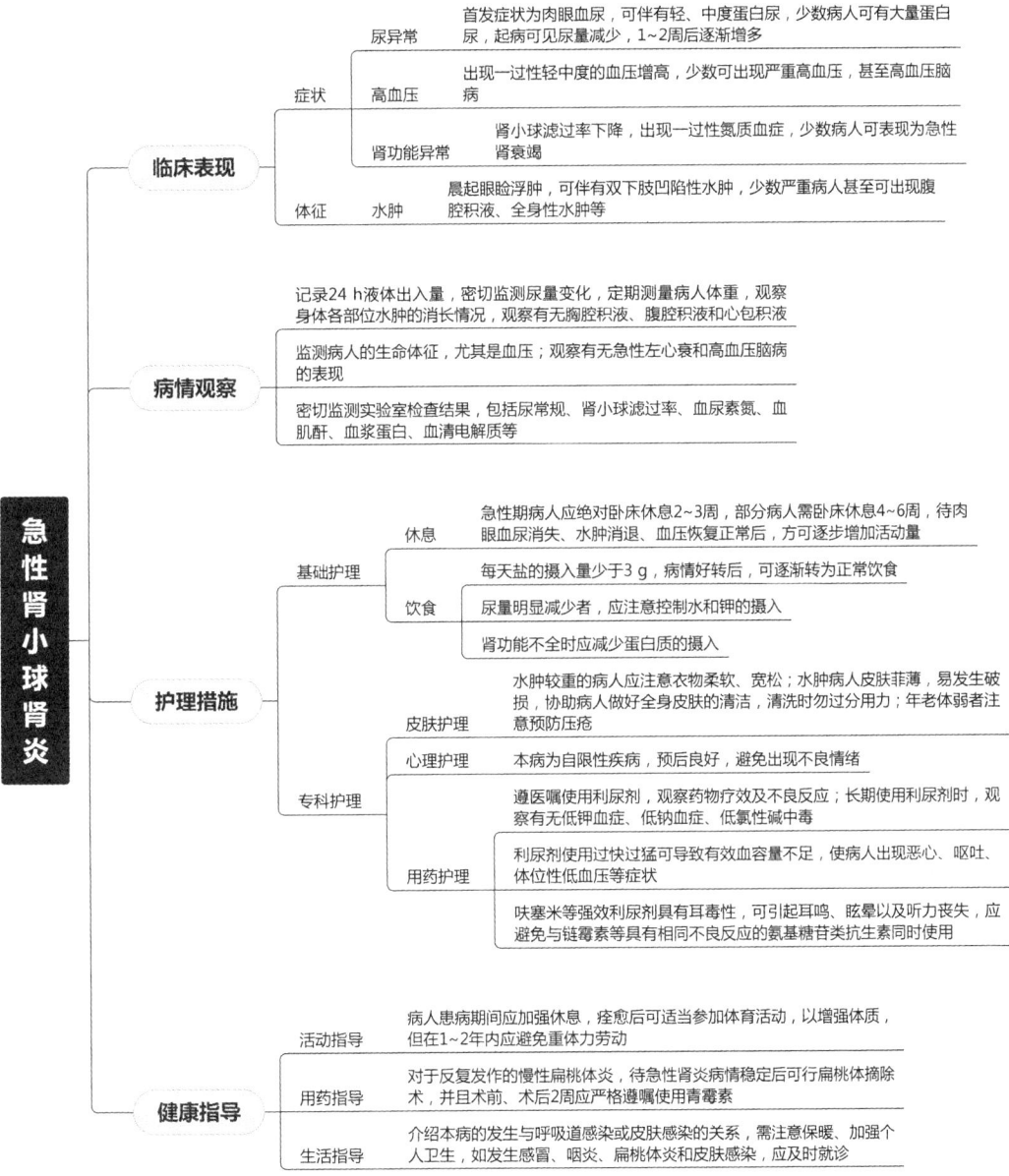

三、慢性肾小球肾炎

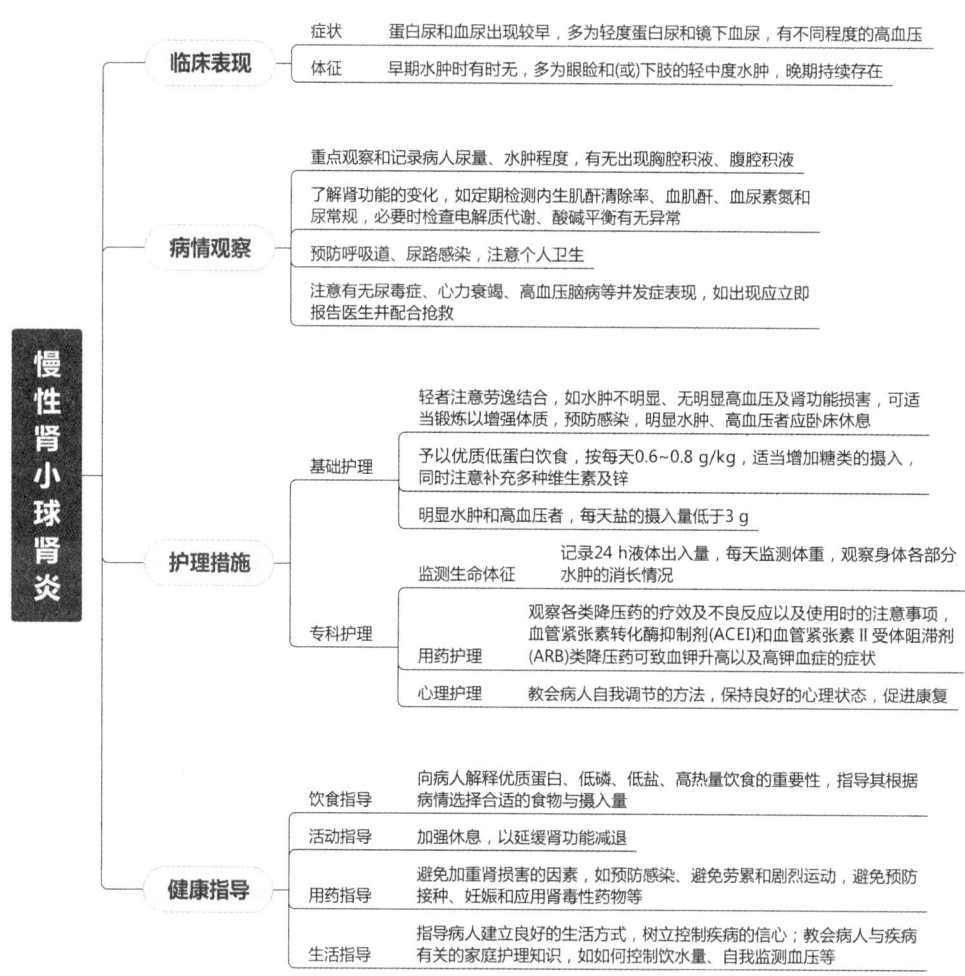

慢性肾小球肾炎

临床表现
- 症状：蛋白尿和血尿出现较早，多为轻度蛋白尿和镜下血尿，有不同程度的高血压
- 体征：早期水肿时有时无，多为眼睑和(或)下肢的轻中度水肿，晚期持续存在

病情观察
- 重点观察和记录病人尿量、水肿程度，有无出现胸腔积液、腹腔积液
- 了解肾功能的变化，如定期检测内生肌酐清除率、血肌酐、血尿素氮和尿常规，必要时检查电解质代谢、酸碱平衡有无异常
- 预防呼吸道、尿路感染，注意个人卫生
- 注意有无尿毒症、心力衰竭、高血压脑病等并发症表现，如出现应立即报告医生并配合抢救

护理措施
- 基础护理
  - 轻者注意劳逸结合，如水肿不明显、无明显高血压及肾功能损害，可适当锻炼以增强体质，预防感染，明显水肿、高血压者应卧床休息
  - 予以优质低蛋白饮食，按每天0.6~0.8 g/kg，适当增加糖类的摄入，同时注意补充多种维生素及锌
  - 明显水肿和高血压者，每天盐的摄入量低于3 g
- 专科护理
  - 监测生命体征：记录24 h液体出入量，每天监测体重，观察身体各部分水肿的消长情况
  - 用药护理：观察各类降压药的疗效及不良反应以及使用时的注意事项，血管紧张素转化酶抑制剂(ACEI)和血管紧张素Ⅱ受体阻滞剂(ARB)类降压药可致血钾升高以及高钾血症的症状
  - 心理护理：教会病人自我调节的方法，保持良好的心理状态，促进康复

健康指导
- 饮食指导：向病人解释优质蛋白、低磷、低盐、高热量饮食的重要性，指导其根据病情选择合适的食物与摄入量
- 活动指导：加强休息，以延缓肾功能减退
- 用药指导：避免加重肾损害的因素，如预防感染、避免劳累和剧烈运动，避免预防接种、妊娠和应用肾毒性药物等
- 生活指导：指导病人建立良好的生活方式，树立控制疾病的信心；教会病人与疾病有关的家庭护理知识，如何控制饮水量、自我监测血压等

四、尿路感染

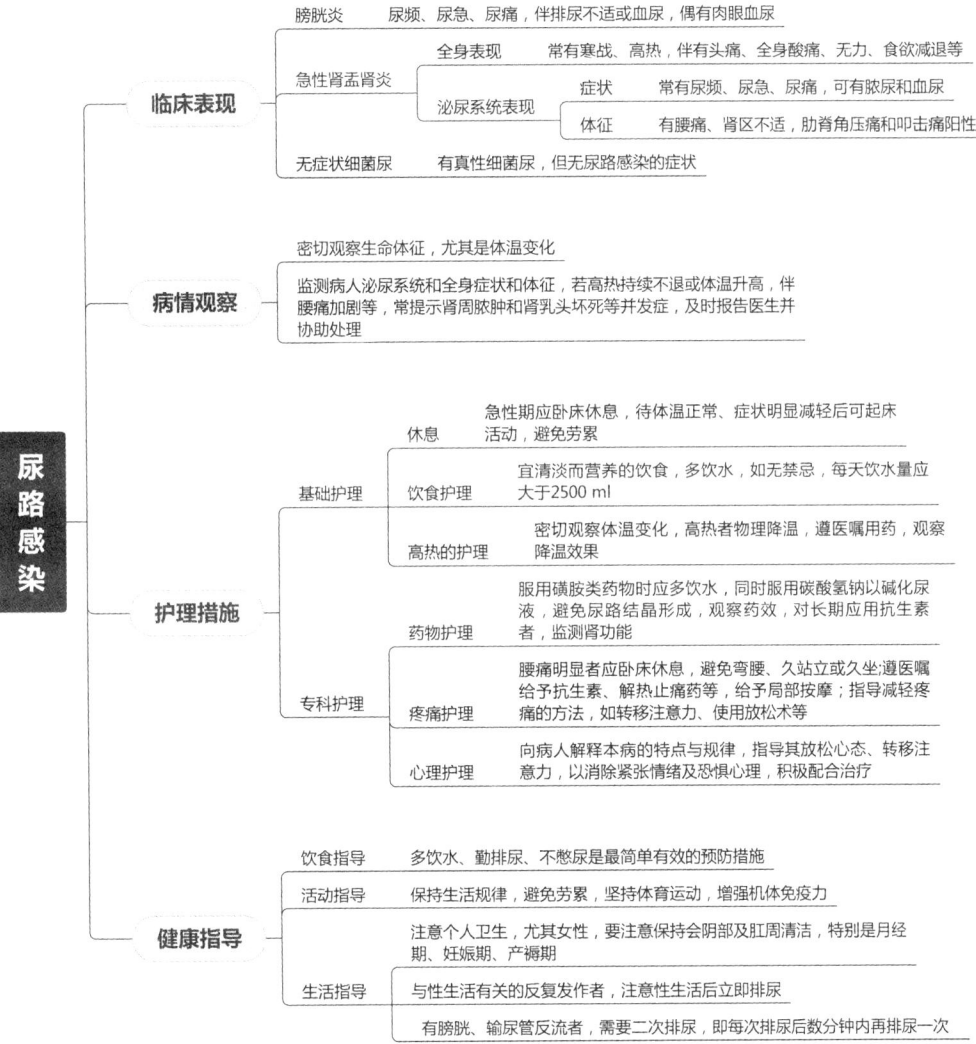

尿路感染

临床表现
- 膀胱炎　尿频、尿急、尿痛，伴排尿不适或血尿，偶有肉眼血尿
- 急性肾盂肾炎
  - 全身表现　常有寒战、高热，伴有头痛、全身酸痛、无力、食欲减退等
  - 泌尿系统表现
    - 症状　常有尿频、尿急、尿痛，可有脓尿和血尿
    - 体征　有腰痛、肾区不适，肋脊角压痛和叩击痛阳性
- 无症状细菌尿　有真性细菌尿，但无尿路感染的症状

病情观察
- 密切观察生命体征，尤其是体温变化
- 监测病人泌尿系统和全身症状和体征，若高热持续不退或体温升高，伴腰痛加剧等，常提示肾周脓肿和肾乳头坏死等并发症，及时报告医生并协助处理

护理措施
- 基础护理
  - 休息　急性期应卧床休息，待体温正常、症状明显减轻后可起床活动，避免劳累
  - 饮食护理　宜清淡而营养的饮食，多饮水，如无禁忌，每天饮水量应大于2500 ml
  - 高热的护理　密切观察体温变化，高热者物理降温，遵医嘱用药，观察降温效果
- 专科护理
  - 药物护理　服用磺胺类药物时应多饮水，同时服用碳酸氢钠以碱化尿液，避免尿路结晶形成，观察药效，对长期应用抗生素者，监测肾功能
  - 疼痛护理　腰痛明显者应卧床休息，避免弯腰、久站立或久坐;遵医嘱给予抗生素、解热止痛药等，给予局部按摩;指导减轻疼痛的方法，如转移注意力、使用放松术等
  - 心理护理　向病人解释本病的特点与规律，指导其放松心态、转移注意力，以消除紧张情绪及恐惧心理，积极配合治疗

健康指导
- 饮食指导　多饮水、勤排尿、不憋尿是最简单有效的预防措施
- 活动指导　保持生活规律，避免劳累，坚持体育运动，增强机体免疫力
- 生活指导
  - 注意个人卫生，尤其女性，要注意保持会阴部及肛周清洁，特别是月经期、妊娠期、产褥期
  - 与性生活有关的反复发作者，注意性生活后立即排尿
  - 有膀胱、输尿管反流者，需要二次排尿，即每次排尿后数分钟内再排尿一次

五、急性肾衰竭

急性肾衰竭

临床表现

症状
少尿或无尿、食欲减退、恶心、呕吐、腹胀、呃逆、腹泻等，严重者可出现消化道出血性胃痛和背痛、呼吸困难、咳嗽、憋气、气短、胸痛或胸闷、意识障碍、躁动、谵妄、抽搐、皮肤黏膜和牙龈出血、头晕、乏力等

体征
水、电解质和酸碱代谢紊乱、代谢性酸中毒、低钠血症、高磷血症、高钾血症、贫血、心律失常、感染等

病情观察

观察有无急性左心衰、肺水肿、感染的前驱症状

维持与监测水平衡，坚持"量出为入"的原则，严格记录24 h液体出入量

严密观察病人有无体液过多的表现
- 皮肤、黏膜有无水肿
- 每天监测体重，若体重每天增加0.5 kg以上，提示补液过多
- 血钠浓度若偏低且无失盐，提示体液潴留
- 正常中心静脉压为6~10 cmH$_2$O，若高于12 cmH$_2$O，提示体液过多
- 胸部X线若显示肺充血征象，提示体液潴留
- 出现心率增快、呼吸急促和血压升高，如无感染征象，应怀疑体液过多

监测并及时处理水、电解质、酸碱代谢失调
- 监测血钾、钠、钙等电解质的变化，发现异常及时通知医生处理
- 密切观察有无高钾血症的征象，如心率不齐、肌无力、心电图改变等；血钾高者禁含钾高的食物，如紫菜、波菜、苋菜、薯类、山药、坚果、香蕉、香菇、榨菜等
- 限制钠的摄入
- 密切观察有无低钙血症的征象，如口唇麻木、肌肉痉挛、抽搐等

护理措施

基础护理
- 少尿期间应绝对卧床休息，以减轻肾负担，注意肢体功能锻炼，下肢水肿者抬高下肢促进血液回流
- 保持温湿度适宜，注意病房环境，定时开窗通风，保证空气清洁
- 避免与易感人群接触

专科护理
- 准确记录24 h液体出入量，每天测体重，若每天尿量小于500 ml或有严重水肿者需限制水的摄入量，重者应量出为入，每天液体入量不应超过前一天24 h尿量与不显性失水量（约500 ml）之和
- 应适当补充营养，原则上应进低钾(少尿期)、低钠、高热量、高维生素食物及适量的蛋白质[0.8~1.0 g/（kg·d)]，多尿期注意观察血钾、血钠的变化及血压的变化，注意补充营养
- 监测电解质、酸碱平衡、肌酐、尿素氮等
- 监测生命体征，尤其注意血压变化，如出现高血压应及时采取措施
- 做好血液透析、血液滤过、腹膜透析的准备
- 遵医嘱给予利尿剂，注意静脉大剂量注射利尿剂（如呋塞米）时可产生耳鸣、面红等不良反应，注射速度不宜过快，并注意观察用药效果
- 加强皮肤、口腔及会阴部的护理，防止感染

心理护理
- 安慰病人，减少紧张、恐惧的心理，保持良好、舒畅的心情
- 病人因疾病影响而出现不正常的情绪反应或对抗行为时，应给予充分理解，关心体贴病人，协助其度过不良情绪
- 建议家属多关心病人，以提高其对生活的热情，树立战胜疾病的信心

健康指导

疾病指导
- 定期随访，强调监测肾功能、尿量的重要性，教会病人监测和记录尿量的方法
- 注意避免肾毒性药物、造影剂、肾血管收缩药物的应用，高危病人如必须做造影检查则需予以水化疗法

生活指导
- 根据病情，合理安排活动，避免过度劳累
- 注意个人清洁卫生，注意保暖，防止受凉，避免妊娠、手术、外伤
- 加强劳动防护，避免接触重金属、工业毒物等

六、慢性肾衰竭

慢性肾衰竭

临床表现

- **症状**：少尿、尿色加深或出现尿中带血、尿中泡沫增多、夜尿增多、皮肤发干和瘙痒，眼睑、颜面、双下肢水肿，恶心、呕吐、腹胀、腹泻等
- **体征**：高钠或低钠血症、高钾或低钾血症、高血压、左心室肥大、心力衰竭、心包炎、贫血、肾性骨病、中枢和周围神经病变、内分泌失调等

病情观察

- 观察生命体征变化
- 观察神志变化，注意有无头痛、呕吐等颅内压增高症状
- 注意有无急性肺水肿的表现，如出现重度呼吸困难、烦躁不安、端坐呼吸、咯粉红色泡沫痰
- 注意有无电解质紊乱，观察病人心率、心律变化，如低血钾可致肌无力，高血钾可致心律失常
- 注意有无贫血及出血表现，对贫血及出血者避免使用抗凝剂、抗纤溶药等，以免诱发出血
- 注意体内有无液体潴留和不足，每周测体重，遵医嘱记录24 h液体出入量

护理措施

基础护理

- 病情较重或心力衰竭者，应绝对卧床休息，协助做好生活护理
- 能起床活动者，应鼓励其适当活动，如室内散步等，但应避免劳累和受凉，以不出现心慌、气喘、疲乏为宜，活动时要有人陪伴
- 严重贫血者应卧床休息，并告知病人坐起、下床时动作宜缓慢，以免发生头晕，有出血倾向者活动时注意安全
- 长期卧床者应指导或帮助其进行适当的床上活动，避免发生静脉血栓或肌肉萎缩
- 病人由于病程较长，易对治疗失去信心，应耐心安慰病人，积极给病人讲解有关知识及日常生活注意事项，帮助病人尽快适应透析生活

专科护理

- **饮食**
  - 应限制蛋白质的摄入，且饮食中50%以上的蛋白质为优质蛋白，如鸡蛋、牛奶、瘦肉等；由于植物蛋白含非必需氨基酸多，因此应尽量减少植物蛋白的摄入，如花生、豆类
  - 给予充足热量，一般每天供给热量30~35 kcal/kg，可选择热量高、蛋白质含量低的食物，如果类、淀粉等，同时供给富含维生素C和B族维生素的食物
  - 在血压升高、水肿、少尿时，应严格限制水、钠的摄入
  - 提供良好的用餐环境，烹饪时可加用醋、番茄汁、柠檬汁等调料以增强病人食欲，少量多餐

- 保持口腔、皮肤清洁，避免刺激性物品对皮肤的损伤，应以中性肥皂和沐浴液进行皮肤清洁，局部涂润肤油保护，切勿用手挠抓
- 若病人出现烦躁不安、抽搐等，落实安全防护措施，备好急救物品与药品
- 建立动静脉内瘘者应注意保护血管，避免在内瘘侧肢体行穿刺、输液、测血压等，有中心静脉置管者做好导管维护
- **行腹膜透析或血液透析治疗者按护理腹膜透析或血液透析常规进行护理**
  - 遵医嘱使用利尿剂，准确记录24 h液体出入量，指导病人限制水的摄入，每天测量体重；对于无水肿和无尿、少尿者应补充足够水分，保证每天尿量在1500 ml以上，注意观察药物效果及不良反应
  - 指导病人按时服用降压药，并注意观察血压的变化，改变体位时动作宜缓慢，下床活动或如厕时需有人陪伴
  - 严重贫血者遵医嘱给予促红细胞生成素或输血治疗，使用琥珀酸亚铁制剂时如病人有黑便属正常现象，告知病人不用紧张，必要时查血常规
- 预防感染：慢性肾衰竭病人多见呼吸道和尿路感染，其次是皮肤和消化道感染，应注意保暖和室内清洁消毒，减少探视，避免与呼吸道感染者接触，保持皮肤清洁，加强口腔护理，督促病人餐后漱口
- 皮肤瘙痒明显者，可用温水擦洗，必要时涂止痒霜，切忌用手挠抓皮肤
- 如病人出现白细胞及血小板减少，及时给予保护性隔离和其他预防感染的措施，并注意病人出血倾向，防止跌倒
- 贫血病人，遵医嘱注射促红细胞生成素，严重贫血者适当减少活动
- 已行血液透析的病人，透析结束后，应测量血压，注意观察各类透析通路止血及固定情况，并记录超滤量
- 注意病人意识变化，观察有无尿毒症脑病或透析失衡的表现，如病人出现烦躁、抽搐时，防止舌咬伤及坠床发生，加用床栏及适当约束病人，以免发生危险

心理护理

- 病人通常发病急，痛苦大，因此其思想负担较大，多伴有焦虑、惊恐、悲观、失望等不良情绪
- 护士应善于观察病人情绪，及时发现，及时沟通，多给予鼓励，解除其思想顾虑，让其对生活充满信心和希望
- 如需对病人行如血液透析等有创检查或治疗时，应详细解释检查或治疗目的，以及可能出现的并发症，让其有充分的思想准备，积极配合治疗

健康指导

- **饮食指导**：指导病人严格遵守慢性肾衰竭的饮食原则，强调合理饮食对治疗该病的重要性；指导病人在血压升高、水肿、少尿时，应严格限制水、钠的摄入
- **运动指导**：根据病情和活动耐力进行适当活动，以增强机体抵抗力；避免劳累，做好防寒保暖，保持稳定积极的心理状态
- **生活指导**
  - 避免与呼吸道感染者接触，尽量避免去公共场所
  - 注意个人卫生，注意室内空气清洁，经常开窗通风，并避免对流风
- **疾病指导**
  - 指导病人准确记录每天尿量和体重；指导病人自我监测血压的方法；定期复查血常规、肾功能、电解质等；如出现体重迅速增加（超过2 kg）、水肿、血压显著升高、气促或呼吸困难、发热、乏力、嗜睡等，及时就诊
  - 已行血液透析者应指导其保护好动静脉内瘘或中心静脉置管，腹膜透析者保护好腹膜透析管路

七、肾病综合征

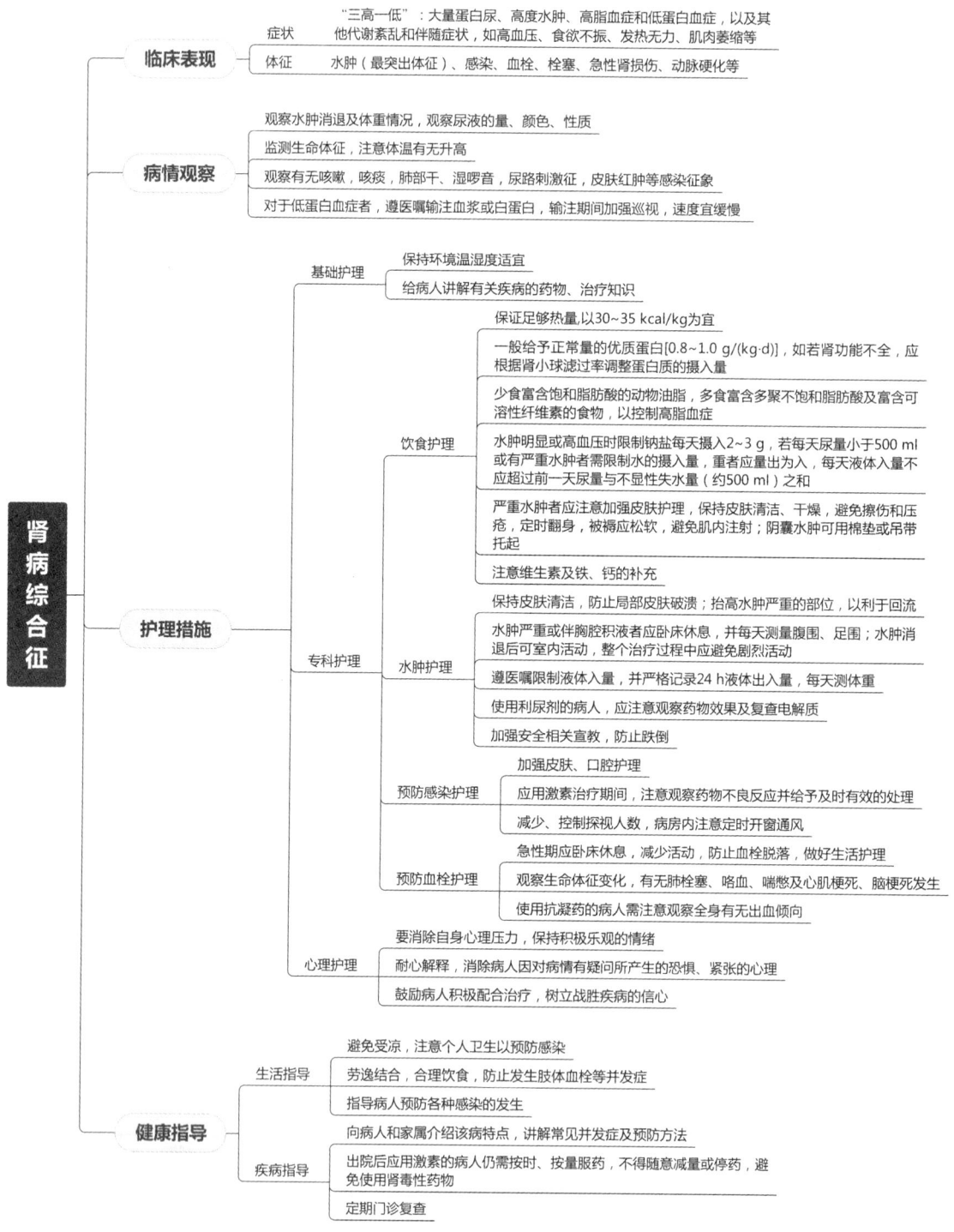

临床表现
- 症状　"三高一低"：大量蛋白尿、高度水肿、高脂血症和低蛋白血症，以及其他代谢紊乱和伴随症状，如高血压、食欲不振、发热无力、肌肉萎缩等
- 体征　水肿（最突出体征）、感染、血栓、栓塞、急性肾损伤、动脉硬化等

病情观察
- 观察水肿消退及体重情况，观察尿液的量、颜色、性质
- 监测生命体征，注意体温有无升高
- 观察有无咳嗽，咳痰，肺部干、湿啰音，尿路刺激征，皮肤红肿等感染征象
- 对于低蛋白血症者，遵医嘱输注血浆或白蛋白，输注期间加强巡视，速度宜缓慢

护理措施
- 基础护理
  - 保持环境温湿度适宜
  - 给病人讲解有关疾病的药物、治疗知识
- 专科护理
  - 饮食护理
    - 保证足够热量，以30~35 kcal/kg为宜
    - 一般给予正常量的优质蛋白[0.8~1.0 g/(kg·d)]，如若肾功能不全，应根据肾小球滤过率调整蛋白质的摄入量
    - 少食富含饱和脂肪酸的动物油脂，多食富含多聚不饱和脂肪酸及富含可溶性纤维素的食物，以控制高脂血症
    - 水肿明显或高血压时限制钠盐每天摄入2~3 g，若每天尿量小于500 ml或有严重水肿者需限制水的摄入量，重者应量出为入，每天液体入量不应超过前一天尿量与不显性失水量（约500 ml）之和
    - 严重水肿者应注意加强皮肤护理，保持皮肤清洁、干燥，避免擦伤和压疮，定时翻身，被褥应松软，避免肌内注射；阴囊水肿可用棉垫或吊带托起
    - 注意维生素及铁、钙的补充
  - 水肿护理
    - 保持皮肤清洁，防止局部皮肤破溃；抬高水肿严重的部位，以利于回流
    - 水肿严重或伴胸腔积液者应卧床休息，并每天测量腹围、足围；水肿消退后可室内活动，整个治疗过程中应避免剧烈活动
    - 遵医嘱限制液体入量，并严格记录24 h液体出入量，每天测体重
    - 使用利尿剂的病人，应注意观察药物效果及复查电解质
    - 加强安全相关宣教，防止跌倒
  - 预防感染护理
    - 加强皮肤、口腔护理
    - 应用激素治疗期间，注意观察药物不良反应并给予及时有效的处理
    - 减少、控制探视人数，病房内注意定时开窗通风
  - 预防血栓护理
    - 急性期应卧床休息，减少活动，防止血栓脱落，做好生活护理
    - 观察生命体征变化，有无肺栓塞、咯血、喘憋及心肌梗死、脑梗死发生
    - 使用抗凝药的病人需注意观察全身有无出血倾向
- 心理护理
  - 要消除自身心理压力，保持积极乐观的情绪
  - 耐心解释，消除病人因对病情有疑问所产生的恐惧、紧张的心理
  - 鼓励病人积极配合治疗，树立战胜疾病的信心

健康指导
- 生活指导
  - 避免受凉，注意个人卫生以预防感染
  - 劳逸结合，合理饮食，防止发生肢体血栓等并发症
  - 指导病人预防各种感染的发生
- 疾病指导
  - 向病人和家属介绍该病特点，讲解常见并发症及预防方法
  - 出院后应用激素的病人仍需按时、按量服药，不得随意减量或停药，避免使用肾毒性药物
  - 定期门诊复查

肾病综合征

八、血液透析

透析前评估

设备评估　水处理机及血透机是否运转正常

透析用物评估　血管通路、透析器的选择是否正确、是否在有效期内，包装是否破损，透析液使用是否正确

病人评估　测量病人生命体征，评估有无水肿、体重增长情况、有无出血倾向、干体重，有无其他急、慢性并发症等，了解病人透析方式、透析次数、透析时间及抗凝血药应用情况

血管通路评估　检查病人的血管通路是否通畅，局部有无感染、渗血、渗液等，中心静脉置管病人的导管是否固定完好

透析间期及透析后护理

基础护理
做好治疗前的宣教及心理护理，使病人能够配合治疗

透析室环境应安静、整洁，温度以22~24 ℃为宜，室内每天空气消毒，并定时通风换气

专科护理
正确执行医嘱，正确设置治疗参数

严格按照无菌操作原则进行血管通路的穿刺及护理

按操作流程上、下机，妥善固定血液透析管路，治疗过程中主动询问病人自我感觉，严密监测生命体征及机器运转情况，发现异常及时通知医生处理

严格执行消毒隔离制度，避免交叉感染

自体动静脉内瘘者穿刺部位压迫止血

中心静脉置管者使用肝素或枸橼酸钠封管

询问病人有无头晕、出冷汗等不适，如病人透析后血压下降，应卧床休息或补充血容量

测量并记录体重、血压

心理护理
医护人员要重视与病人的沟通，还要重视与病人家属的沟通，取得家属的配合，使病人在精神上获得良好的寄托和支持

应鼓励病人积极参与社会活动，尽快融入社会，根据病情选择适合自己的、有益于健康的娱乐活动，选择合理的生活方式，做力所能及的劳动，减轻社会和家庭的负担，体现自身价值，消除消极情绪

鼓励病人树立信心，把透析治疗当作生活的一部分，转移注意力，感受生命价值

健康指导

知识指导　介绍血液透析的原理及操作方法，减轻病人对血液透析的恐惧心理，告诉病人血液透析的目的和意义以及定期血液透析的重要性，增强其治疗依从性；指导病人学会监测并记录每天尿量、体重、血压情况，保持大便通畅；帮助病人建立健康的生活方式，鼓励病人适当运动锻炼

护理指导　指导病人对血管通路进行保护和自我护理，延长血管通路的使用寿命

饮食指导　指导病人合理进食，给予优质蛋白、低盐、低磷、低钾、富含维生素、高热量食物，控制体重增长，两次透析之间，体重增加不超过5%或每天体重增加不超过1kg

血液透析

九、腹膜透析

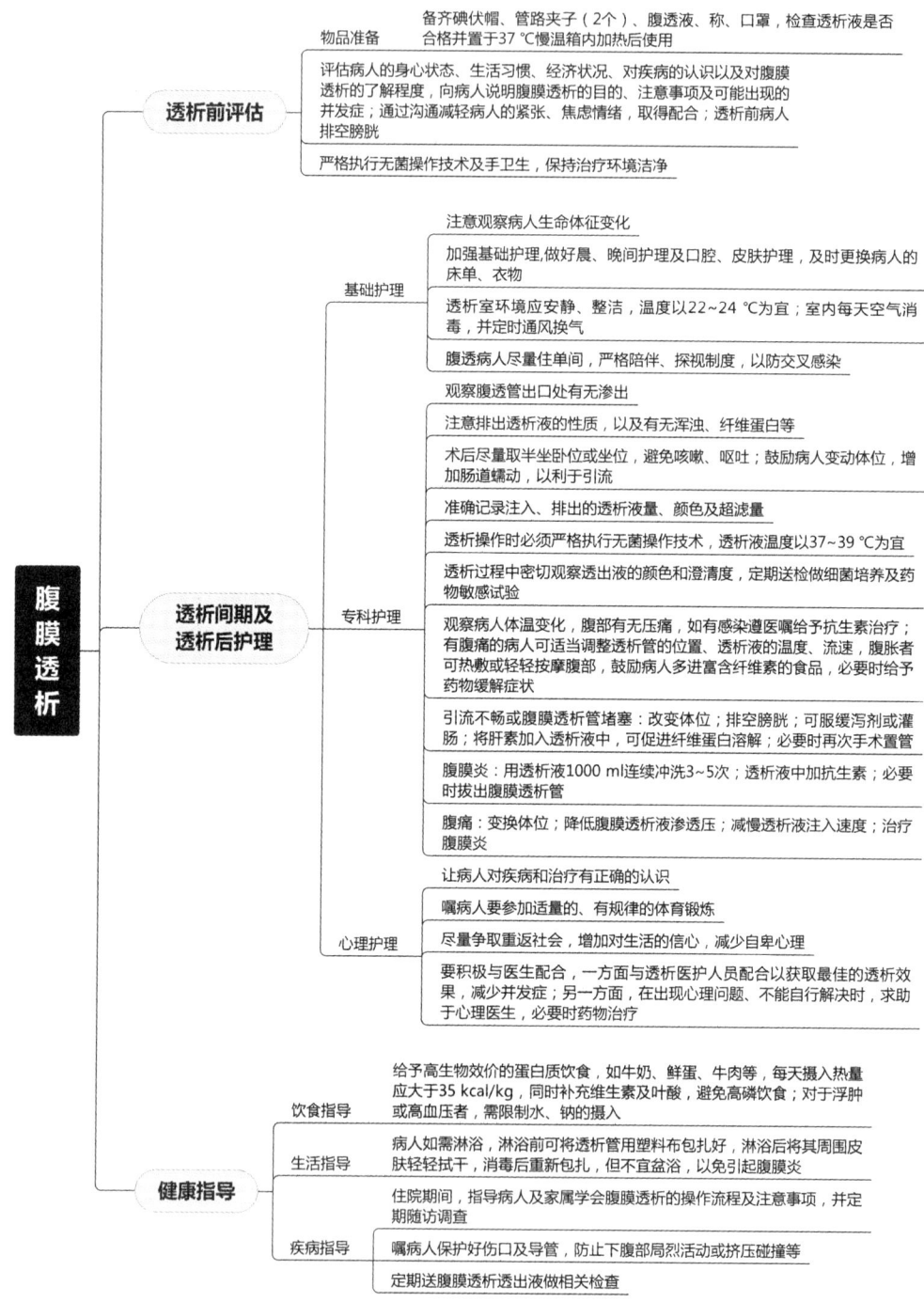

腹膜透析

透析前评估
- 物品准备：备齐碘伏帽、管路夹子（2个）、腹透液、称、口罩，检查透析液是否合格并置于37 ℃慢温箱内加热后使用
- 评估病人的身心状态、生活习惯、经济状况、对疾病的认识以及对腹膜透析的了解程度，向病人说明腹膜透析的目的、注意事项及可能出现的并发症；通过沟通减轻病人的紧张、焦虑情绪，取得配合；透析前病人排空膀胱
- 严格执行无菌操作技术及手卫生，保持治疗环境洁净

透析间期及透析后护理

基础护理
- 注意观察病人生命体征变化
- 加强基础护理，做好晨、晚间护理及口腔、皮肤护理，及时更换病人的床单、衣物
- 透析室环境应安静、整洁，温度以22~24 ℃为宜；室内每天空气消毒，并定时通风换气
- 腹透病人尽量住单间，严格陪伴、探视制度，以防交叉感染

专科护理
- 观察腹透管出口处有无渗出
- 注意排出透析液的性质，以及有无浑浊、纤维蛋白等
- 术后尽量取半坐卧位或坐位，避免咳嗽、呕吐；鼓励病人变动体位，增加肠道蠕动，以利于引流
- 准确记录注入、排出的透析液量、颜色及超滤量
- 透析操作时必须严格执行无菌操作技术，透析液温度以37~39 ℃为宜
- 透析过程中密切观察透出液的颜色和澄清度，定期送检做细菌培养及药物敏感试验
- 观察病人体温变化，腹部有无压痛，如有感染遵医嘱给予抗生素治疗；有腹痛的病人可适当调整透析管的位置、透析液的温度、流速，腹胀者可热敷或轻轻按摩腹部，鼓励病人多进富含纤维素的食品，必要时给予药物缓解症状
- 引流不畅或腹膜透析管堵塞：改变体位；排空膀胱；可服缓泻剂或灌肠；将肝素加入透析液中，可促进纤维蛋白溶解；必要时再次手术置管
- 腹膜炎：用透析液1000 ml连续冲洗3~5次；透析液中加抗生素；必要时拔出腹膜透析管
- 腹痛：变换体位；降低腹膜透析液渗透压；减慢透析液注入速度；治疗腹膜炎

心理护理
- 让病人对疾病和治疗有正确的认识
- 嘱病人要参加适量的、有规律的体育锻炼
- 尽量争取重返社会，增加对生活的信心，减少自卑心理
- 要积极与医生配合，一方面与透析医护人员配合以获取最佳的透析效果，减少并发症；另一方面，在出现心理问题、不能自行解决时，求助于心理医生，必要时药物治疗

健康指导

饮食指导
- 给予高生物效价的蛋白质饮食，如牛奶、鲜蛋、牛肉等，每天摄入热量应大于35 kcal/kg，同时补充维生素及叶酸，避免高磷饮食；对于浮肿或高血压者，需限制水、钠的摄入

生活指导
- 病人如需淋浴，淋浴前可将透析管用塑料布包扎好，淋浴后将其周围皮肤轻轻拭干，消毒后重新包扎，但不宜盆浴，以免引起腹膜炎
- 住院期间，指导病人及家属学会腹膜透析的操作流程及注意事项，并定期随访调查

疾病指导
- 嘱病人保护好伤口及导管，防止下腹部局烈活动或挤压碰撞等
- 定期送腹膜透析透出液做相关检查

第七节 血液系统疾病护理常规

一、血液系统疾病常见症状护理

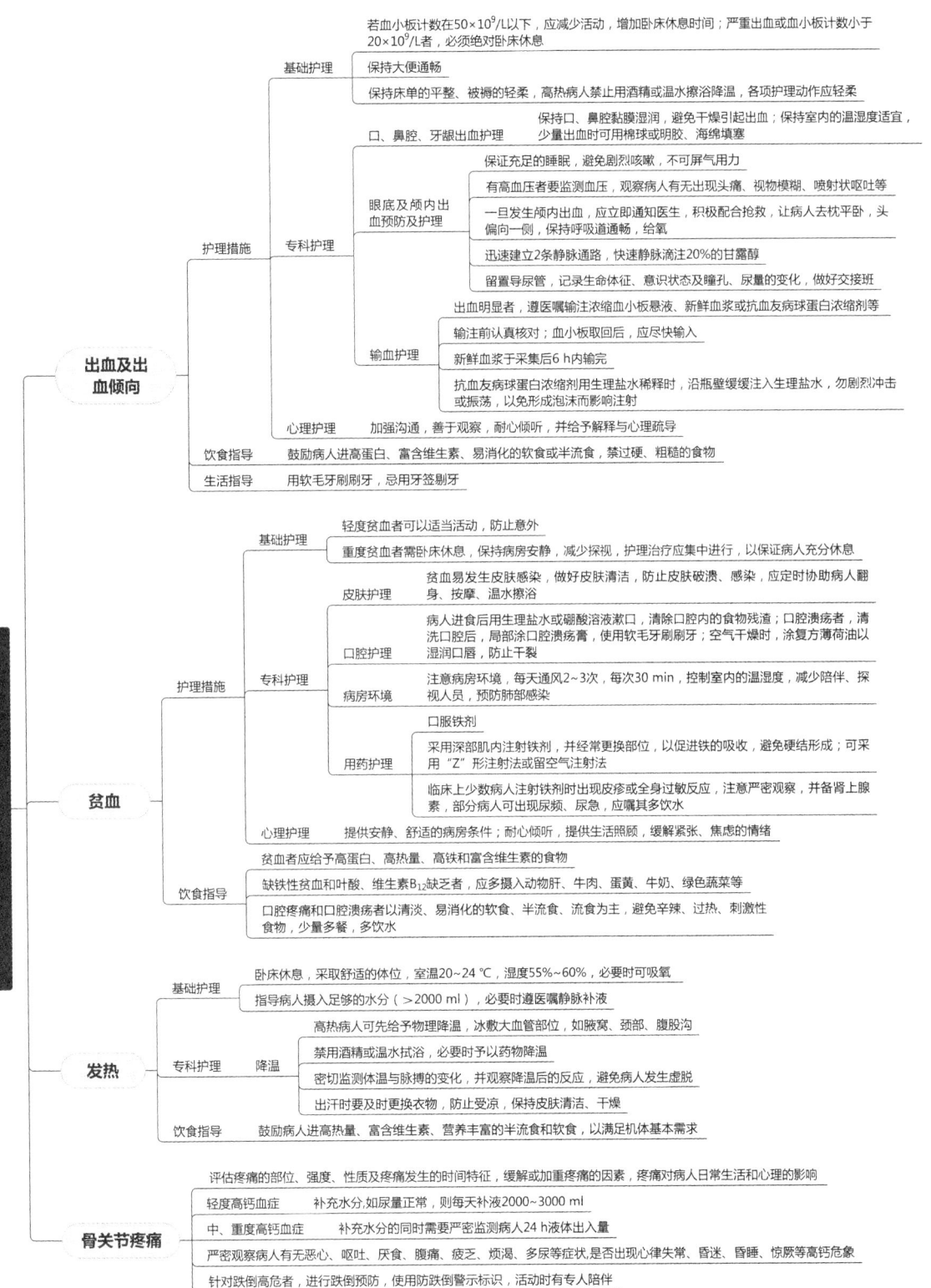

二、缺铁性贫血

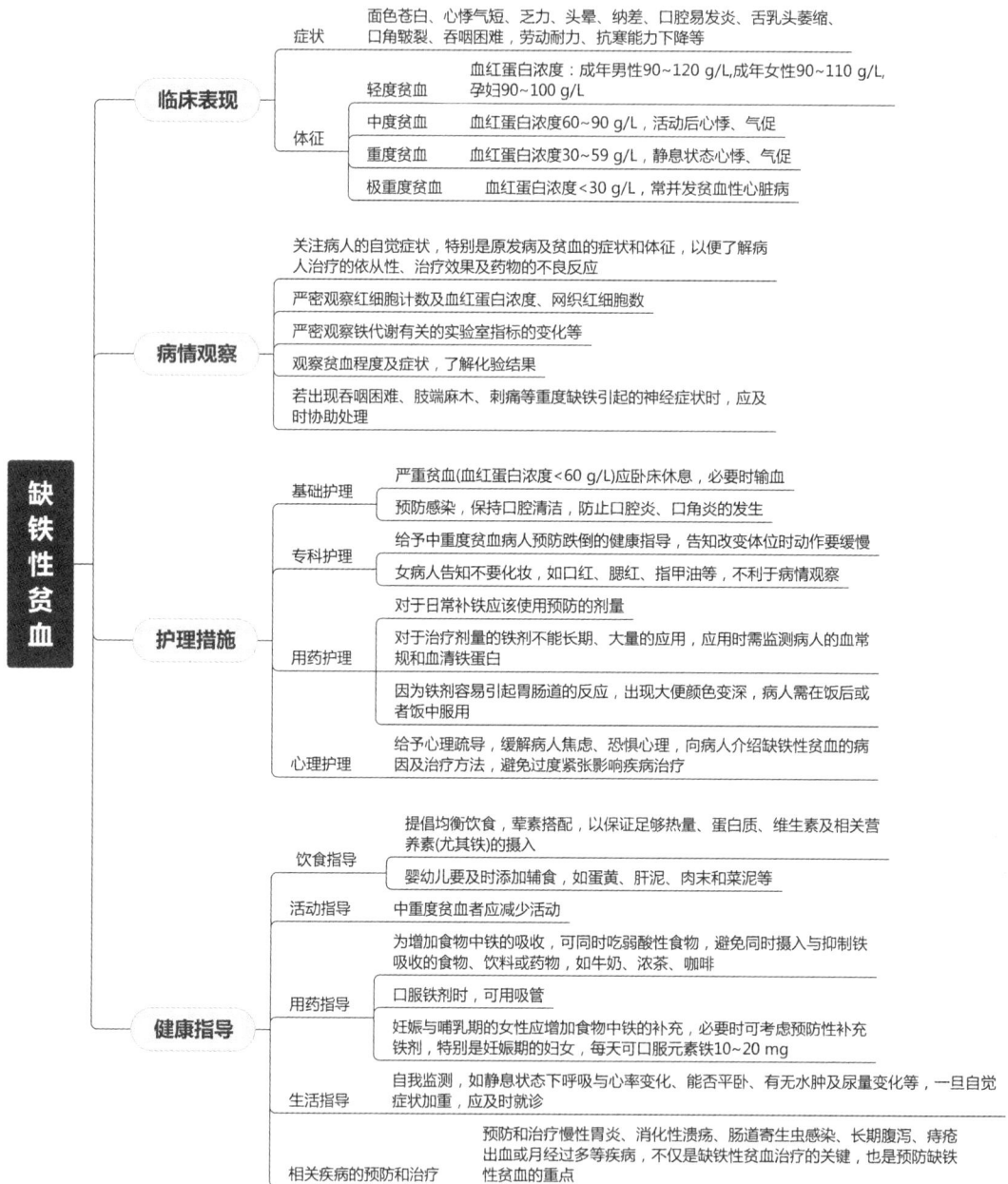

三、再生障碍性贫血

再生障碍性贫血

- **临床表现**
  - 症状
    - 皮肤苍白、乏力、心率加快、气短
    - 皮肤出血、流鼻血、刷牙时牙龈出血
    - 呕血、黑便、女性月经量增多
  - 全血细胞减少，呈正细胞正色素性贫血，网织红细胞显著减少
  - 骨髓增生低下或极度低下，粒细胞、红细胞均明显减少，常无巨核细胞，淋巴细胞、非造血细胞比例明显增多
  - 体征
    - Hb＜100 g/L
    - 中性粒细胞绝对值(ANC)＜1.5x10^9/L
    - 血小板＜50x10^9/L，进行性贫血、出血、感染，无肝、脾、淋巴结肿大；骨髓多部位增生低下或极度低下；一般抗贫血治疗无效

- **病情观察**
  - 监测体温，观察病人有无咳嗽咳痰、咽部疼痛
  - 观察皮肤有无出血点、瘀斑，鼻腔及口腔黏膜有无出血，注意分泌物、排泄物的颜色、性质
  - 注意有无头痛、呕吐、视物模糊等颅内出血症状

- **护理措施**
  - 基础护理
    - 急性型和病情危重者绝对卧床休息；慢性型、无严重贫血者可适当活动，防止碰撞、跌倒等
    - 保持皮肤清洁，定期更换内衣及被褥；必要时遵医嘱使用1：5000高锰酸钾溶液坐浴；卧床病人应定时变换体位，预防压疮
    - 注意口腔卫生，三餐后及睡前刷牙或用氯己定漱液漱口，必要时给予口腔护理
    - 保持病房空气新鲜，每天至少通风2次
    - 给予中重度贫血病人预防跌倒的健康指导，变换体位要缓慢
  - 专科护理
    - 重型贫血病人应给予保护性隔离，中性粒细胞＜0.5×10^9/L时，应住单间，避免交叉感染
    - 输血治疗时，对于重度贫血病人，输血速度应缓慢并严密观察输血反应，严格执行无菌操作技术，若出现发热、皮疹等情况，应立即减慢输血速度并通知医生
    - 预防感染
      - 呼吸道感染的预防：保持病房内空气清新、物品清洁，定期使用消毒液擦拭室内家具、地面，并用紫外线或臭氧照射消毒，每周2～3次，每次20～30 min；秋冬季节要注意保暖，防止受凉，限制探视，避免人群聚集及与上呼吸道感染的病人接触
      - 口腔感染的预防：督促病人养成进餐前后、睡前、晨起用生理盐水、氯己定、复方茶多酚含漱液或复方朵贝液交替漱口的习惯
      - 皮肤感染的预防：保持皮肤清洁、干燥，勤沐浴、更衣和更换床上用品，勤剪指甲，蚊虫叮咬时应正确处理，避免抓伤皮肤
      - 肛周感染的预防：睡前、便后用1：5000高锰酸钾溶液坐浴，每次15～20 min；保持大便通畅，避免用力排便诱发肛裂，增加局部感染的概率
  - 心理护理
    - 给予心理疏导，缓解病人焦虑、恐惧心理，指导病人学会自我调整，学会倾诉；家属要理解和支持病人，学会倾听

- **健康指导**
  - 饮食指导
    - 给予高蛋白、富含多种维生素、易消化的食物，避免坚硬的食物，必要时遵医嘱静脉补充营养，以满足机体需要，提高病人的抗病能力
  - 活动指导
    - 充足的睡眠与休息可减少机体的耗氧量；适当锻炼身体，劳逸结合，生活规律
  - 用药指导
    - 向病人及家属详细介绍药物的名称、用量、用法、疗程及不良反应
  - 生活指导
    - 尽可能避免或减少接触与再生障碍性贫血发病相关的药物和理化物质，使用农药或杀虫剂时，做好个人防护，加强锻炼，增强体质，预防病毒感染

四、溶血性贫血

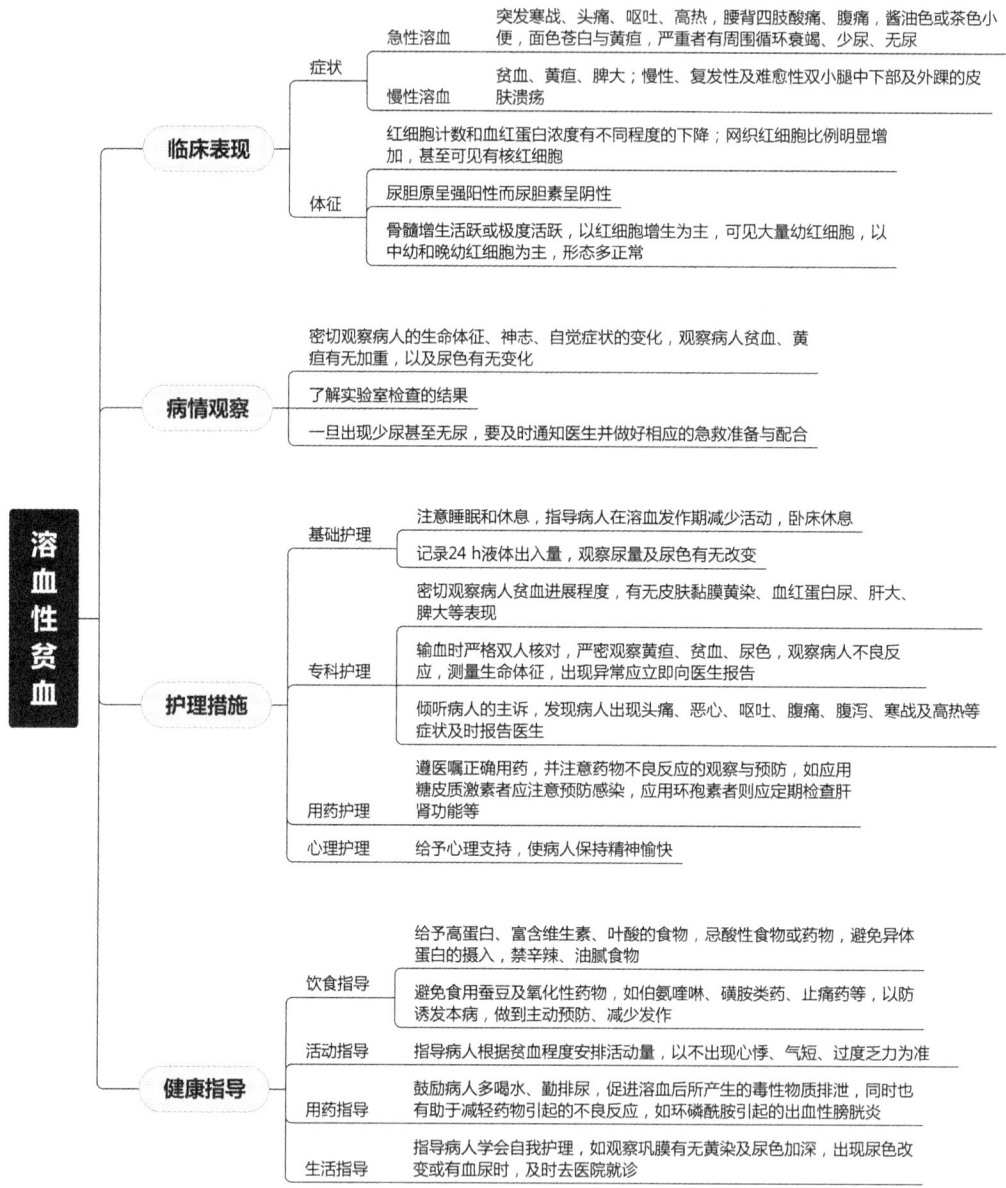

溶血性贫血

临床表现
- 症状
  - 急性溶血：突发寒战、头痛、呕吐、高热，腰背四肢酸痛、腹痛，酱油色或茶色小便，面色苍白与黄疸，严重者有周围循环衰竭、少尿、无尿
  - 慢性溶血：贫血、黄疸、脾大；慢性、复发性及难愈性双小腿中下部及外踝的皮肤溃疡
- 体征
  - 红细胞计数和血红蛋白浓度有不同程度的下降；网织红细胞比例明显增加，甚至可见有核红细胞
  - 尿胆原呈强阳性而尿胆素呈阴性
  - 骨髓增生活跃或极度活跃，以红细胞增生为主，可见大量幼红细胞，以中幼和晚幼红细胞为主，形态多正常

病情观察
- 密切观察病人的生命体征、神志、自觉症状的变化，观察病人贫血、黄疸有无加重，以及尿色有无变化
- 了解实验室检查的结果
- 一旦出现少尿甚至无尿，要及时通知医生并做好相应的急救准备与配合

护理措施
- 基础护理
  - 注意睡眠和休息，指导病人在溶血发作期减少活动，卧床休息
  - 记录24 h液体出入量，观察尿量及尿色有无改变
  - 密切观察病人贫血进展程度，有无皮肤黏膜黄染、血红蛋白尿、肝大、脾大等表现
- 专科护理
  - 输血时严格双人核对，严密观察黄疸、贫血、尿色，观察病人不良反应，测量生命体征，出现异常应立即向医生报告
  - 倾听病人的主诉，发现病人出现头痛、恶心、呕吐、腹痛、腹泻、寒战及高热等症状及时报告医生
- 用药护理
  - 遵医嘱正确用药，并注意药物不良反应的观察与预防，如应用糖皮质激素者应注意预防感染，应用环孢素者则应定期检查肝肾功能等
- 心理护理
  - 给予心理支持，使病人保持精神愉快

健康指导
- 饮食指导
  - 给予高蛋白、富含维生素、叶酸的食物，忌酸性食物或药物，避免异体蛋白的摄入，禁辛辣、油腻食物
  - 避免食用蚕豆及氧化性药物，如伯氨喹啉、磺胺类药、止痛药等，以防诱发本病，做到主动预防、减少发作
- 活动指导
  - 指导病人根据贫血程度安排活动量，以不出现心悸、气短、过度乏力为准
- 用药指导
  - 鼓励病人多喝水、勤排尿，促进溶血后所产生的毒性物质排泄，同时也有助于减轻药物引起的不良反应，如环磷酰胺引起的出血性膀胱炎
- 生活指导
  - 指导病人学会自我护理，如观察巩膜有无黄染及尿色加深，出现尿色改变或有血尿时，及时去医院就诊

五、淋巴瘤

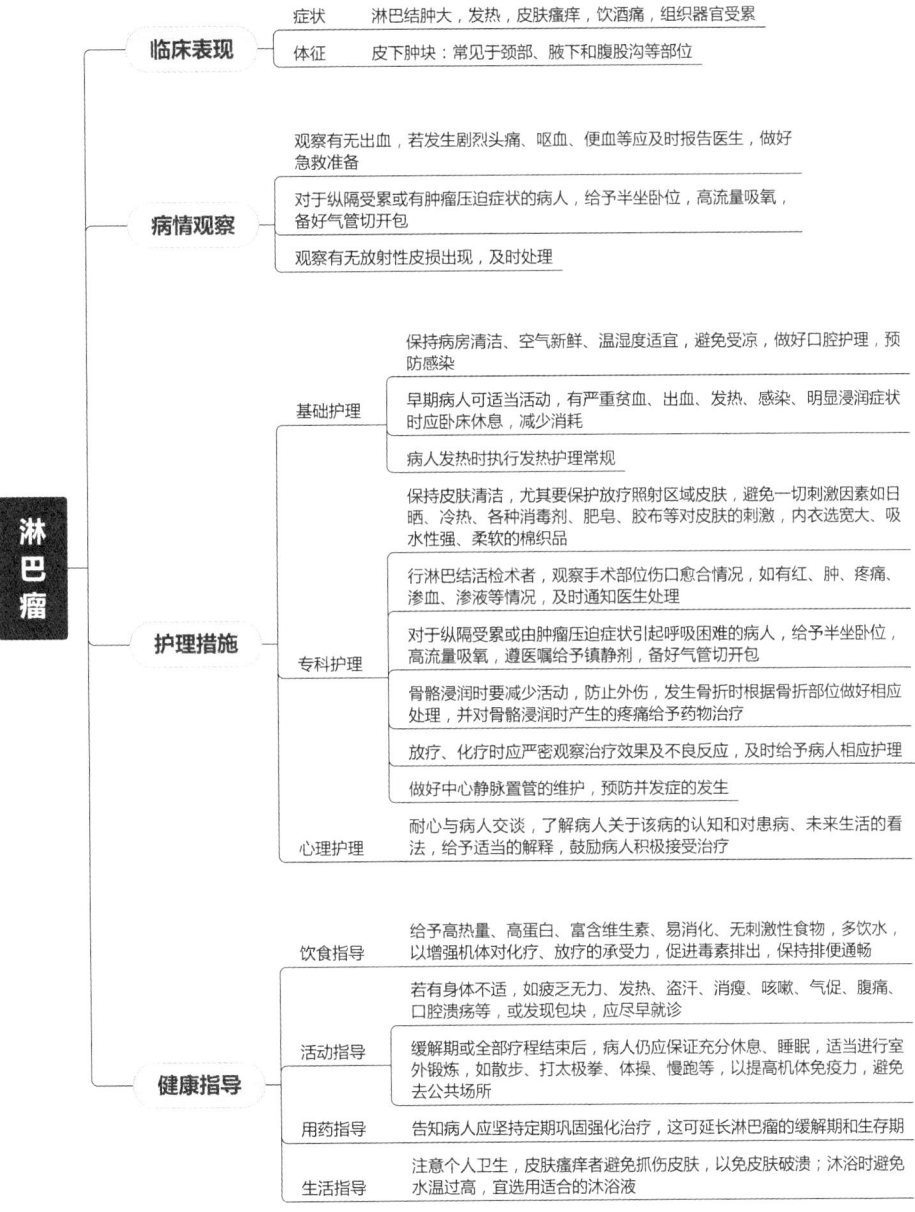

临床表现
- 症状　淋巴结肿大，发热，皮肤瘙痒，饮酒痛，组织器官受累
- 体征　皮下肿块：常见于颈部、腋下和腹股沟等部位

病情观察
- 观察有无出血，若发生剧烈头痛、呕血、便血等应及时报告医生，做好急救准备
- 对于纵隔受累或有肿瘤压迫症状的病人，给予半坐卧位，高流量吸氧，备好气管切开包
- 观察有无放射性皮损出现，及时处理

淋巴瘤

护理措施

基础护理
- 保持病房清洁、空气新鲜、温湿度适宜，避免受凉，做好口腔护理，预防感染
- 早期病人可适当活动，有严重贫血、出血、发热、感染、明显浸润症状时应卧床休息，减少消耗
- 病人发热时执行发热护理常规

专科护理
- 保持皮肤清洁，尤其要保护放疗照射区域皮肤，避免一切刺激因素如日晒、冷热、各种消毒剂、肥皂、胶布等对皮肤的刺激，内衣选宽大、吸水性强、柔软的棉织品
- 行淋巴结活检术者，观察手术部位伤口愈合情况，如有红、肿、疼痛、渗血、渗液等情况，及时通知医生处理
- 对于纵隔受累或由肿瘤压迫症状引起呼吸困难的病人，给予半坐卧位，高流量吸氧，遵医嘱给予镇静剂，备好气管切开包
- 骨骼浸润时要减少活动，防止外伤，发生骨折时根据骨折部位做好相应处理，并对骨骼浸润时产生的疼痛给予药物治疗
- 放疗、化疗时应严密观察治疗效果及不良反应，及时给予病人相应护理
- 做好中心静脉置管的维护，预防并发症的发生

心理护理
- 耐心与病人交谈，了解病人关于该病的认知和对患病、未来生活的看法，给予适当的解释，鼓励病人积极接受治疗

健康指导

饮食指导
- 给予高热量、高蛋白、富含维生素、易消化、无刺激性食物，多饮水，以增强机体对化疗、放疗的承受力，促进毒素排出，保持排便通畅

活动指导
- 若有身体不适，如疲乏无力、发热、盗汗、消瘦、咳嗽、气促、腹痛、口腔溃疡等，或发现包块，应尽早就诊
- 缓解期或全部疗程结束后，病人仍应保证充分休息、睡眠，适当进行室外锻炼，如散步、打太极拳、体操、慢跑等，以提高机体免疫力，避免去公共场所

用药指导
- 告知病人应坚持定期巩固强化治疗，这可延长淋巴瘤的缓解期和生存期

生活指导
- 注意个人卫生，皮肤瘙痒者避免抓伤皮肤，以免皮肤破溃；沐浴时避免水温过高，宜选用适合的沐浴液

六、急性白血病

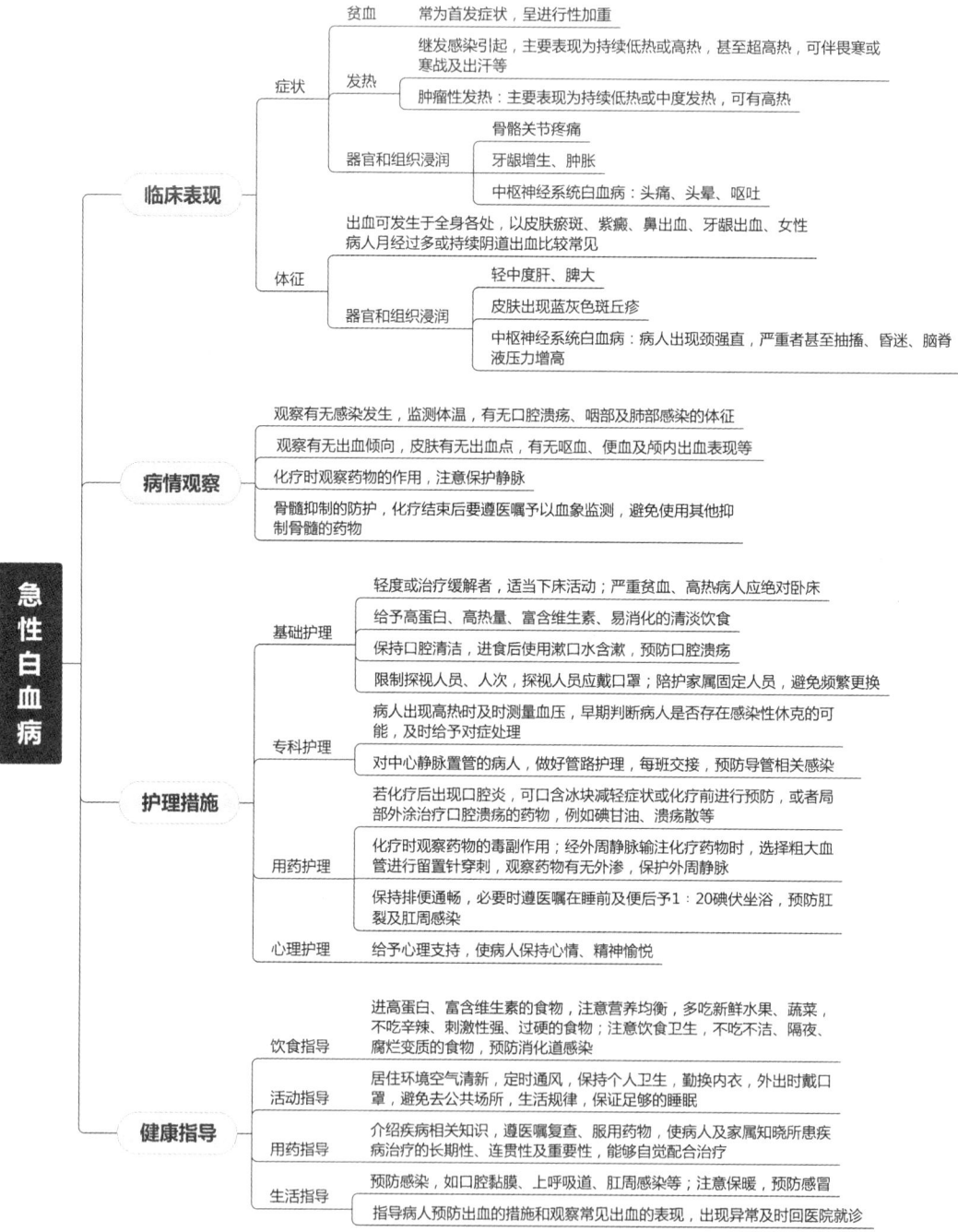

七、过敏性紫癜

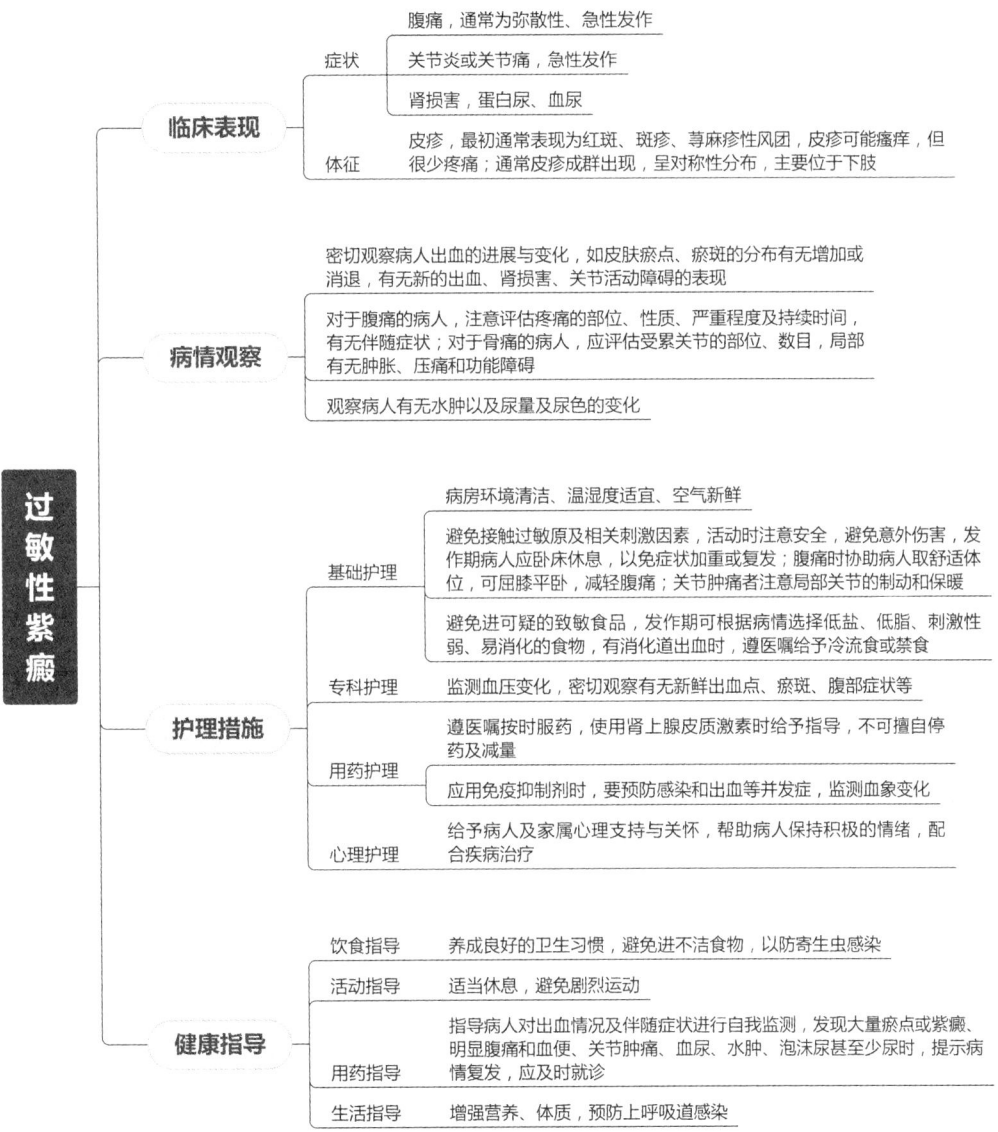

过敏性紫癜

临床表现
- 症状
  - 腹痛，通常为弥散性、急性发作
  - 关节炎或关节痛，急性发作
  - 肾损害，蛋白尿、血尿
- 体征
  - 皮疹，最初通常表现为红斑、斑疹、荨麻疹性风团，皮疹可能瘙痒，但很少疼痛；通常皮疹成群出现，呈对称性分布，主要位于下肢

病情观察
- 密切观察病人出血的进展与变化，如皮肤瘀点、瘀斑的分布有无增加或消退，有无新的出血、肾损害、关节活动障碍的表现
- 对于腹痛的病人，注意评估疼痛的部位、性质、严重程度及持续时间，有无伴随症状；对于骨痛的病人，应评估受累关节的部位、数目，局部有无肿胀、压痛和功能障碍
- 观察病人有无水肿以及尿量及尿色的变化

护理措施
- 基础护理
  - 病房环境清洁、温湿度适宜、空气新鲜
  - 避免接触过敏原及相关刺激因素，活动时注意安全，避免意外伤害，发作期病人应卧床休息，以免症状加重或复发；腹痛时协助病人取舒适体位，可屈膝平卧，减轻腹痛；关节肿痛者注意局部关节的制动和保暖
  - 避免进可疑的致敏食品，发作期可根据病情选择低盐、低脂、刺激性弱、易消化的食物，有消化道出血时，遵医嘱给予冷流食或禁食
- 专科护理
  - 监测血压变化，密切观察有无新鲜出血点、瘀斑、腹部症状等
- 用药护理
  - 遵医嘱按时服药，使用肾上腺皮质激素时给予指导，不可擅自停药及减量
  - 应用免疫抑制剂时，要预防感染和出血等并发症，监测血象变化
- 心理护理
  - 给予病人及家属心理支持与关怀，帮助病人保持积极的情绪，配合疾病治疗

健康指导
- 饮食指导
  - 养成良好的卫生习惯，避免进不洁食物，以防寄生虫感染
- 活动指导
  - 适当休息，避免剧烈运动
- 用药指导
  - 指导病人对出血情况及伴随症状进行自我监测，发现大量瘀点或紫癜、明显腹痛和血便、关节肿痛、血尿、水肿、泡沫尿甚至少尿时，提示病情复发，应及时就诊
- 生活指导
  - 增强营养、体质，预防上呼吸道感染

八、骨髓增生异常综合征

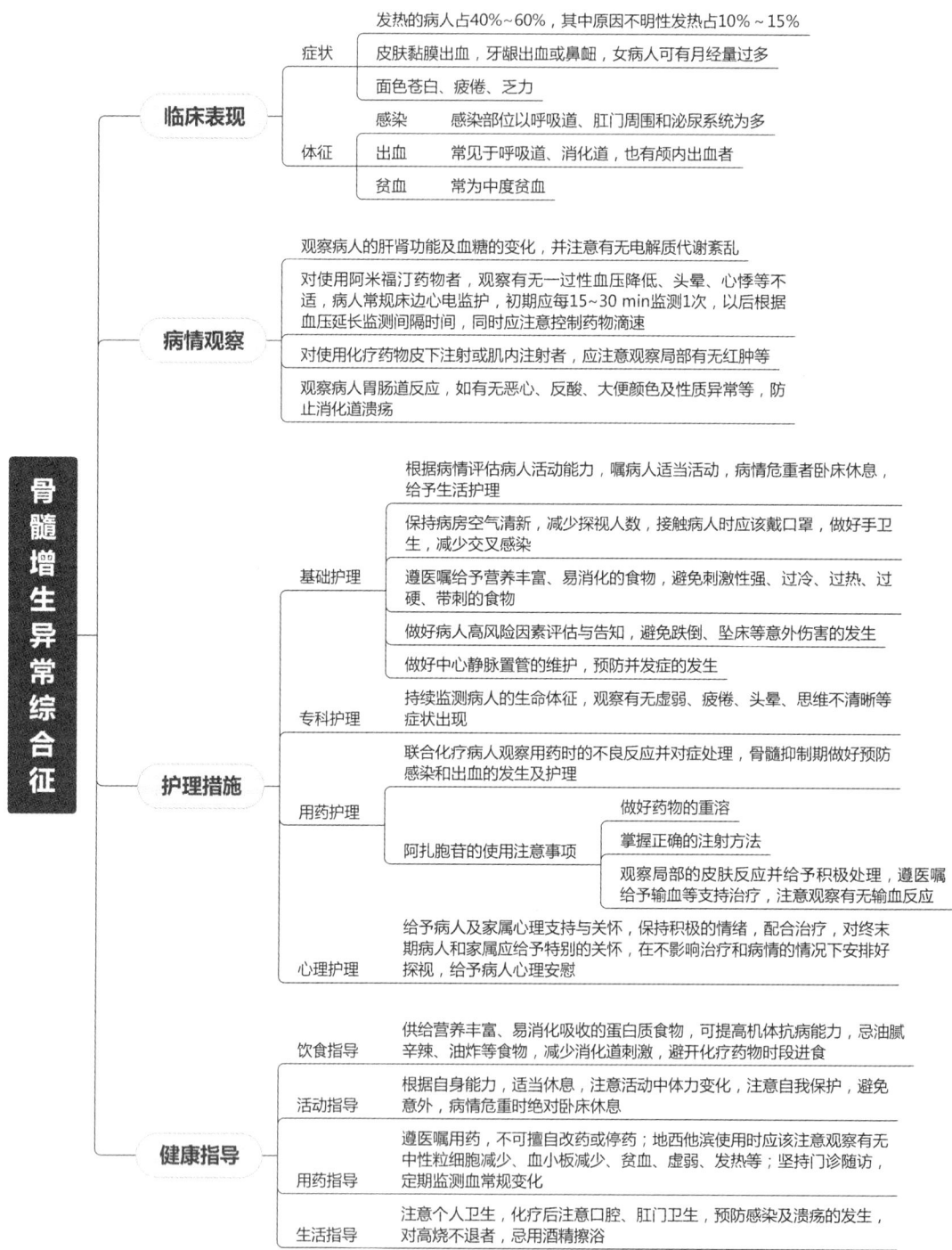

骨髓增生异常综合征

临床表现

症状
- 发热的病人占40%~60%，其中原因不明性发热占10%~15%
- 皮肤黏膜出血，牙龈出血或鼻衄，女病人可有月经量过多
- 面色苍白、疲倦、乏力

体征
- 感染　感染部位以呼吸道、肛门周围和泌尿系统为多
- 出血　常见于呼吸道、消化道，也有颅内出血者
- 贫血　常为中度贫血

病情观察
- 观察病人的肝肾功能及血糖的变化，并注意有无电解质代谢紊乱
- 对使用阿米福汀药物者，观察有无一过性血压降低、头晕、心悸等不适，病人常规床边心电监护，初期应每15~30 min监测1次，以后根据血压延长监测间隔时间，同时应注意控制药物滴速
- 对使用化疗药物皮下注射或肌内注射者，应注意观察局部有无红肿等
- 观察病人胃肠道反应，如有无恶心、反酸、大便颜色及性质异常等，防止消化道溃疡

护理措施

基础护理
- 根据病情评估病人活动能力，嘱病人适当活动，病情危重者卧床休息，给予生活护理
- 保持病房空气清新，减少探视人数，接触病人时应该戴口罩，做好手卫生，减少交叉感染
- 遵医嘱给予营养丰富、易消化的食物，避免刺激性强、过冷、过热、过硬、带刺的食物
- 做好病人高风险因素评估与告知，避免跌倒、坠床等意外伤害的发生
- 做好中心静脉置管的维护，预防并发症的发生

专科护理
- 持续监测病人的生命体征，观察有无虚弱、疲倦、头晕、思维不清晰等症状出现

用药护理
- 联合化疗病人观察用药时的不良反应并对症处理，骨髓抑制期做好预防感染和出血的发生及护理
- 阿扎胞苷的使用注意事项
  - 做好药物的重溶
  - 掌握正确的注射方法
  - 观察局部的皮肤反应并给予积极处理，遵医嘱给予输血等支持治疗，注意观察有无输血反应

心理护理
- 给予病人及家属心理支持与关怀，保持积极的情绪，配合治疗，对终末期病人和家属应给予特别的关怀，在不影响治疗和病情的情况下安排好探视，给予病人心理安慰

健康指导

饮食指导
- 供给营养丰富、易消化吸收的蛋白质食物，可提高机体抗病能力，忌油腻辛辣、油炸等食物，减少消化道刺激，避免化疗药物时段进食

活动指导
- 根据自身能力，适当休息，注意活动中体力变化，注意自我保护，避免意外，病情危重时绝对卧床休息

用药指导
- 遵医嘱用药，不可擅自改药或停药；地西他滨使用时应该注意观察有无中性粒细胞减少、血小板减少、贫血、虚弱、发热等；坚持门诊随访，定期监测血常规变化

生活指导
- 注意个人卫生，化疗后注意口腔、肛门卫生，预防感染及溃疡的发生，对高烧不退者，忌用酒精擦浴

九、特发性血小板减少性紫癜

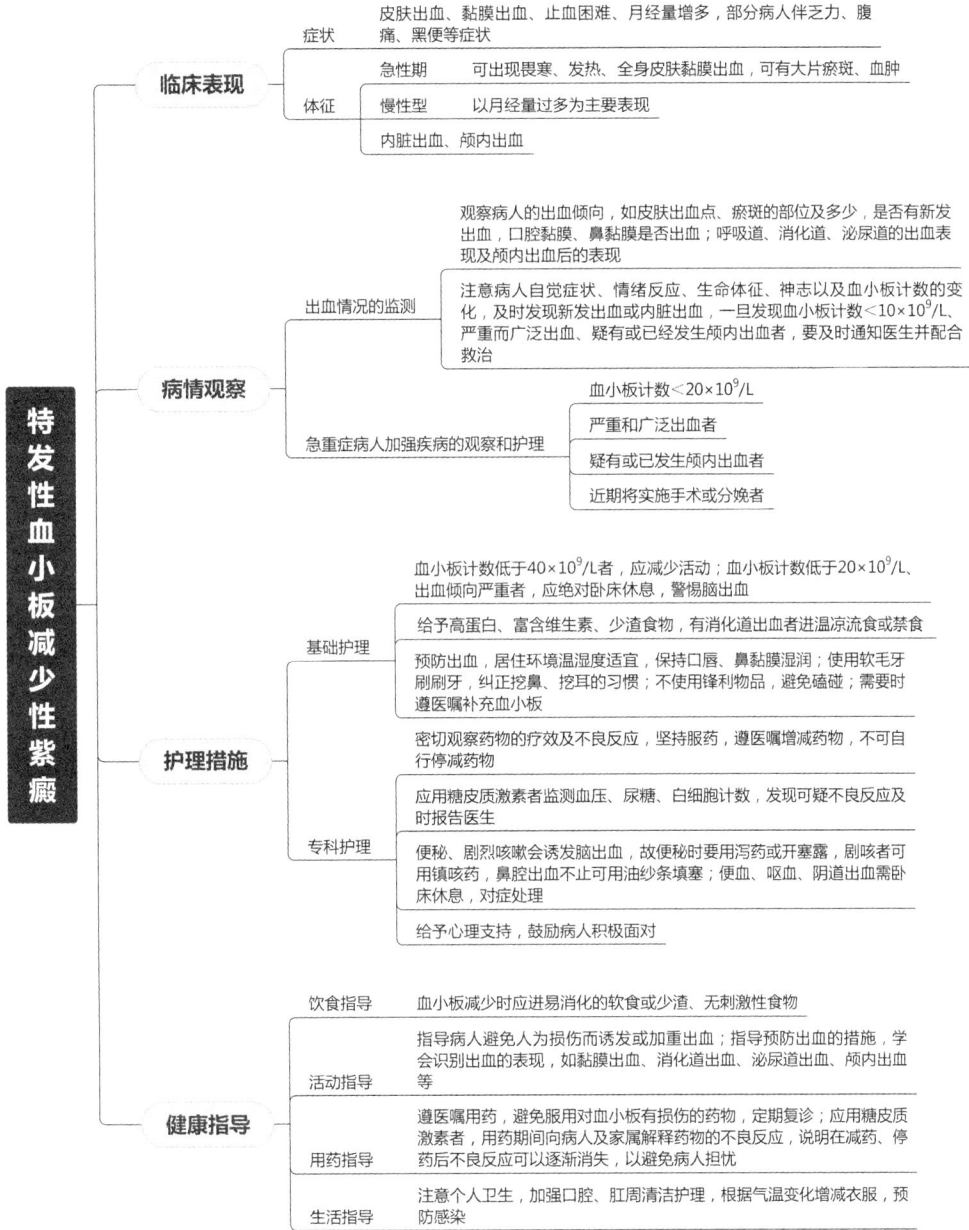

特发性血小板减少性紫癜

临床表现

症状　皮肤出血、黏膜出血、止血困难、月经量增多，部分病人伴乏力、腹痛、黑便等症状

体征　急性期　可出现畏寒、发热、全身皮肤黏膜出血，可有大片瘀斑、血肿
　　　慢性型　以月经量过多为主要表现
　　　内脏出血、颅内出血

病情观察

出血情况的监测　观察病人的出血倾向，如皮肤出血点、瘀斑的部位及多少，是否有新发出血，口腔黏膜、鼻黏膜是否出血；呼吸道、消化道、泌尿道的出血表现及颅内出血后的表现

注意病人自觉症状、情绪反应、生命体征、神志以及血小板计数的变化，及时发现新发出血或内脏出血，一旦发现血小板计数$<10\times10^9$/L、严重而广泛出血、疑有或已经发生颅内出血者，要及时通知医生并配合救治

急重症病人加强疾病的观察和护理　血小板计数$<20\times10^9$/L
　　　严重和广泛出血者
　　　疑有或已发生颅内出血者
　　　近期将实施手术或分娩者

护理措施

基础护理　血小板计数低于40×10^9/L者，应减少活动；血小板计数低于20×10^9/L、出血倾向严重者，应绝对卧床休息，警惕脑出血

给予高蛋白、富含维生素、少渣食物，有消化道出血者进温凉流食或禁食

预防出血，居住环境温湿度适宜，保持口唇、鼻黏膜湿润；使用软毛牙刷刷牙，纠正挖鼻、挖耳的习惯；不使用锋利物品，避免磕碰；需要时遵医嘱补充血小板

专科护理　密切观察药物的疗效及不良反应，坚持服药，遵医嘱增减药物，不可自行停减药物

应用糖皮质激素者监测血压、尿糖、白细胞计数，发现可疑不良反应及时报告医生

便秘、剧烈咳嗽会诱发脑出血，故便秘时要用泻药或开塞露，剧咳者可用镇咳药，鼻腔出血不止可用油纱条填塞；便血、呕血、阴道出血需卧床休息，对症处理

给予心理支持，鼓励病人积极面对

健康指导

饮食指导　血小板减少时应进易消化的软食或少渣、无刺激性食物

活动指导　指导病人避免人为损伤而诱发或加重出血；指导预防出血的措施，学会识别出血的表现，如黏膜出血、消化道出血、泌尿道出血、颅内出血等

用药指导　遵医嘱用药，避免服用对血小板有损伤的药物，定期复诊；应用糖皮质激素者，用药期间向病人及家属解释药物的不良反应，说明在减药、停药后不良反应可以逐渐消失，以避免病人担忧

生活指导　注意个人卫生，加强口腔、肛周清洁护理，根据气温变化增减衣服，预防感染

十、多发性骨髓瘤

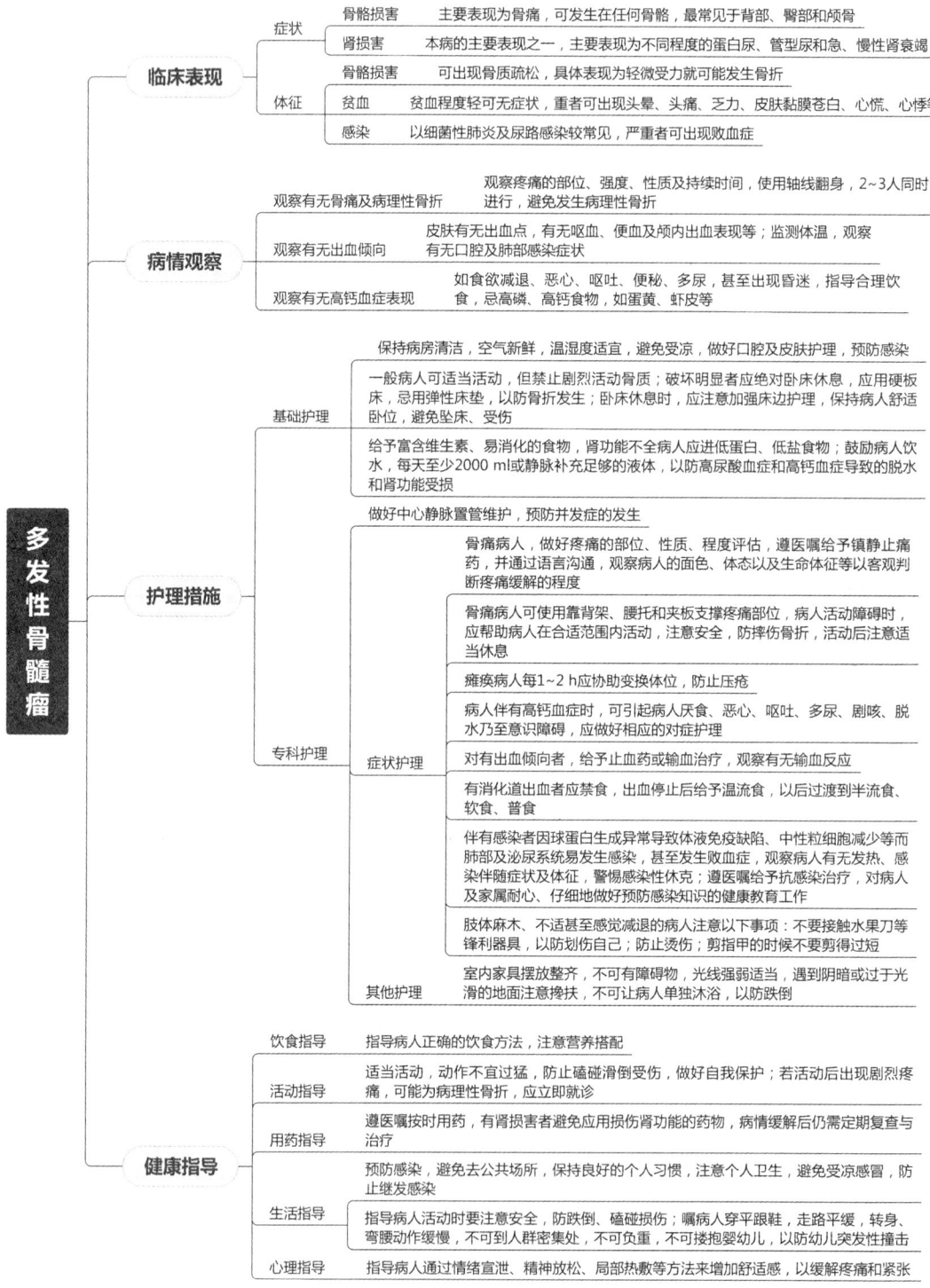

第八节　传染性疾病护理常规
一、麻疹

麻疹

- **临床表现**
  - 潜伏期：一般为6~18天，潜伏期末可有低热、全身不适
  - 前驱期：亦称出疹前期，从发热开始至出疹，常持续3~4天
    - 发热：多为中度以上发热
    - 上呼吸道感染症状：发热时出现咳嗽、喷嚏、咽部充血等，特别是流涕、结膜充血、眼睑水肿、畏光、流泪等症状是本病特点
    - 麻疹黏膜斑：麻疹早期具有特征性的体征，一般在出疹前1~2天出现，开始时见于第二磨牙相对的颊黏膜，于出疹后1~2天迅速消失
    - 部分可有一些非特异症状，如全身不适、食欲减退、精神不振、呕吐、腹泻等
  - 出疹期：一般为3~5天，多在发热3~4天后出皮疹。皮疹先出现于耳后、发际，渐及额、面、颈部，自上而下蔓延至躯干、四肢，最后达手掌与足底。皮疹初为红色斑丘疹，疹间可见正常皮肤，以后逐渐融合成片，色加深呈暗红，此时全身中毒症状加重，体温可突然高达40~40.5℃，咳嗽加剧，伴嗜睡或烦躁不安，重者有谵妄、抽搐
  - 恢复期：一般3~5天，出疹3~4天后皮疹按出疹的先后顺序开始消退，随着皮疹隐退，体温逐渐降至正常，全身症状逐渐改善

- **病情观察**
  - 密切监测病情变化，尽早发现并立即配合医生进行处理。病人出现持续高热、咳嗽加剧、呼吸困难等为并发肺炎的表现；病人出现声音嘶哑、犬吠样咳嗽、吸气性呼吸困难及三凹征等为并发喉炎的表现；病人出现抽搐、意识障碍、脑膜刺激征等为并发脑炎的表现

- **护理措施**
  - 消毒隔离：轻型麻疹以家庭隔离为宜；重型麻疹伴并发症时，应住院隔离治疗，严格做好呼吸道隔离，麻疹需隔离至出疹后5天，有并发症者则要酌情适当延长隔离期。如并发肺炎者，可延长至出疹后10天。易感者接触麻疹病人应隔离3周
  - 高热的护理：处理麻疹高热时需兼顾透疹，若病儿没有并发症，出疹期间发热未超过39.5℃，不宜退热，尤其忌冷敷及酒精擦浴，以免体温骤降引起末梢循环障碍影响出疹；超过40℃以上者，可采取小剂量逐步退热降温，避免急骤退热而致虚脱
  - 皮肤的护理：保持床单位整洁、干燥；在保温的条件下，每天用温水擦浴腹泻病儿，注意臀部清洁，脱屑可引起皮肤瘙痒，要勤剪指甲，以防其抓伤皮肤引起继发感染
  - 口腔、眼、耳、鼻咽部的护理：可用生理盐水或2%硼酸溶液含漱2~3次/天，口唇干裂者局部涂润唇膏；发现眼结膜炎时，每天用生理盐水或2%硼酸溶液冲洗2~3次，冲洗后滴入滴眼液，保持室内光线柔和，避免强光刺激眼睛；防止呕吐物或眼泪等流入耳道，引起中耳炎；麻疹病人鼻腔分泌物较多，易形成鼻痂堵塞鼻腔，影响呼吸，发现有鼻痂应用温水轻轻擦拭，避免强行抠出而损伤鼻黏膜
  - 饮食护理：给予清淡、易消化、富含维生素、营养丰富的流食或半流食，以少量多餐为宜，供给足够的水分
  - 心理护理：成人症状一般比儿童重，因治疗需采取隔离措施，给病人心理带来很大压力，加上对疾病不了解，担心出疹后色素沉着会影响容貌，故产生烦躁、焦虑、恐惧情绪。在护理中应加强与病人交流，讲解皮疹消退的规律，不影响容貌，以消除顾虑，使其积极配合治疗

- **健康指导**
  - 积极预防及免疫接种，高发流行季节减少接触机会
  - 出疹时避免搔抓，保持皮肤清洁
  - 逐渐增加活动量，提高机体抵抗力
  - 了解常见并发症，掌握相关知识与应对方法

二、流行性脑脊髓膜炎

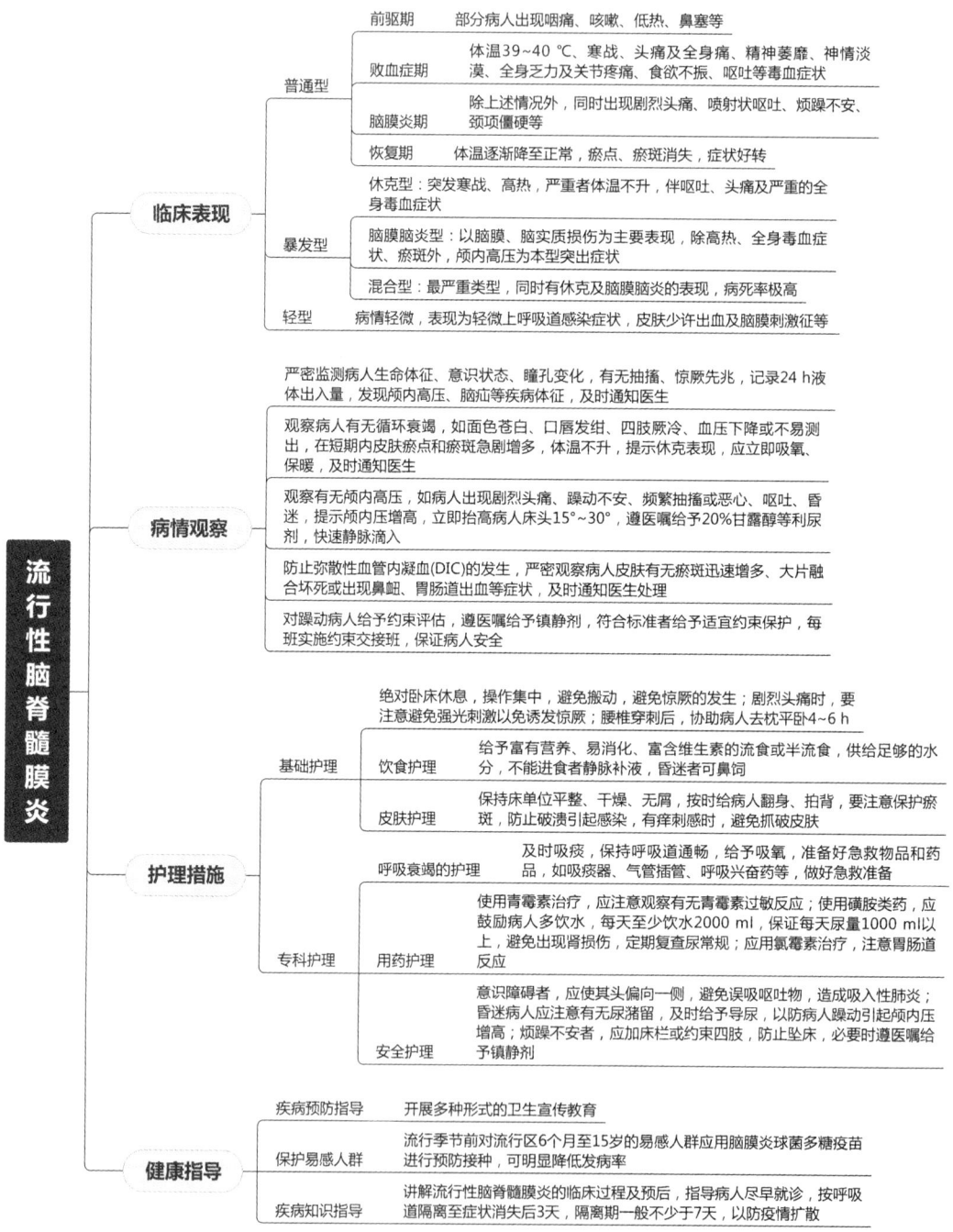

三、流行性乙型脑炎

流行性乙型脑炎

临床表现

潜伏期4~21天，一般为10~14天

一般可分为4期

- **初期**：起病急，1~2天体温升至39~40 ℃，伴头痛、恶心、呕吐、嗜睡等症状
- **急性期**：病程4~10天，主要为脑实质受损：高热、意识障碍、惊厥（抽搐）、呼吸衰竭（致死主要原因）、颅内高压及神经系统症状和体征
- **恢复期**：病人体温逐渐下降，神经系统症状和体征日趋好转，一般2周可完全恢复
- **后遗症期**：5%~20%的重症病人有神经精神症状

病情观察

- 观察病人的意识状态、瞳孔大小、对光反射及呼吸频率、节律幅度的变化，以早期发现脑疝可能
- 观察惊厥发作先兆：如烦躁不安、口角抽动、指（趾）抽动、两眼凝视等
- 体温观察：观察高热持续时间，是否伴有意识障碍、抽搐等
- 观察病人的呼吸节律：若出现呼吸节律不规则及幅度不均，如双吸气、叹息样呼吸、潮式呼吸等，提示可能出现呼吸衰竭，应积极处理

护理措施

基础护理

- **环境与休息**：病人需卧床休息，室内安静、通风、光线柔和，做好防蚊、控温处理，有条件者以病情轻重分住病房，便于抢救
- **饮食护理**：根据病人不同病期补充营养：初期及急性期给予流食、半流食，待体温稍退，病情进入恢复期，逐渐增加营养成分的摄入，昏迷者鼻饲流食，以保证营养；集中安排检查、治疗、护理，避免诱发抽搐
- **生活护理**：做好眼、鼻、口腔的清洁护理，每天用漱口液清洁口腔2次，口唇涂液状石蜡，以防干裂
- **高热的护理**：控制住高热是疾病康复的关键，病人高热属中枢性高热，降温困难，易反复，肛温应控制在38℃左右，新入院病人1~2 h测体温1次，过高者(40~41℃)降温首选物理降温，可将冰帽、冰囊置于大血管处，注意更换，避免皮肤因低温而坏死；对四肢厥冷、血液循环不好者用温水擦浴；降室温时，若有空调可将室温调至28℃，若无空调采取通风的方式；遵医嘱药物降温要适宜，防止用药过量致大量出汗而引起循环衰竭；降温后半小时测体温1次，若发现病人体温回升，及时报告医生

专科护理

- 病人惊厥时松开领口、裤带，取下义齿，加床栏，防止坠床
- 防止舌咬伤，用开口器或压舌板缠以纱布垫在上、下齿之间
- 保持呼吸道通畅，定时翻身、拍背、吸痰、清除口、鼻腔分泌物
- 严密观察惊厥发作先兆，遵医嘱给予镇静剂
- 由脑水肿引起的惊厥，应以降低颅内压为主，应用高渗利尿剂时，避免药液外渗，观察病人尿量并记录
- 护理操作动作要轻、稳，尽量减少不必要的刺激

呼吸衰竭者：保持呼吸道通畅，遵医嘱高流量吸氧及注射呼吸兴奋剂，必要时气管插管或气管切开，使用呼吸机等

防止窒息和感染：定期做好翻身、拍背、吸痰、听诊，使病人头偏向一侧，便于分泌物及时流出，减少肺部感染

心理护理：给予病人亲切的关心，关注其情绪变化情况，并对其紧张、焦虑、恐惧等心理变化进行及时护理；开导病人乐观面对病情，积极配合治疗

健康指导

- **疾病预防指导**：加强对家畜尤其是幼猪的管理，做好牲畜饲养场所的环境卫生
- **保护易感人群**：对重点人群及家属加强预防接种的教育，接种对象为10岁以下的儿童和初次进入流行区的人员
- **疾病知识指导**：大力宣传流行性乙型脑炎的疾病知识和防治知识，使群众了解流行性乙型脑炎的临床特征

四、流行性出血热

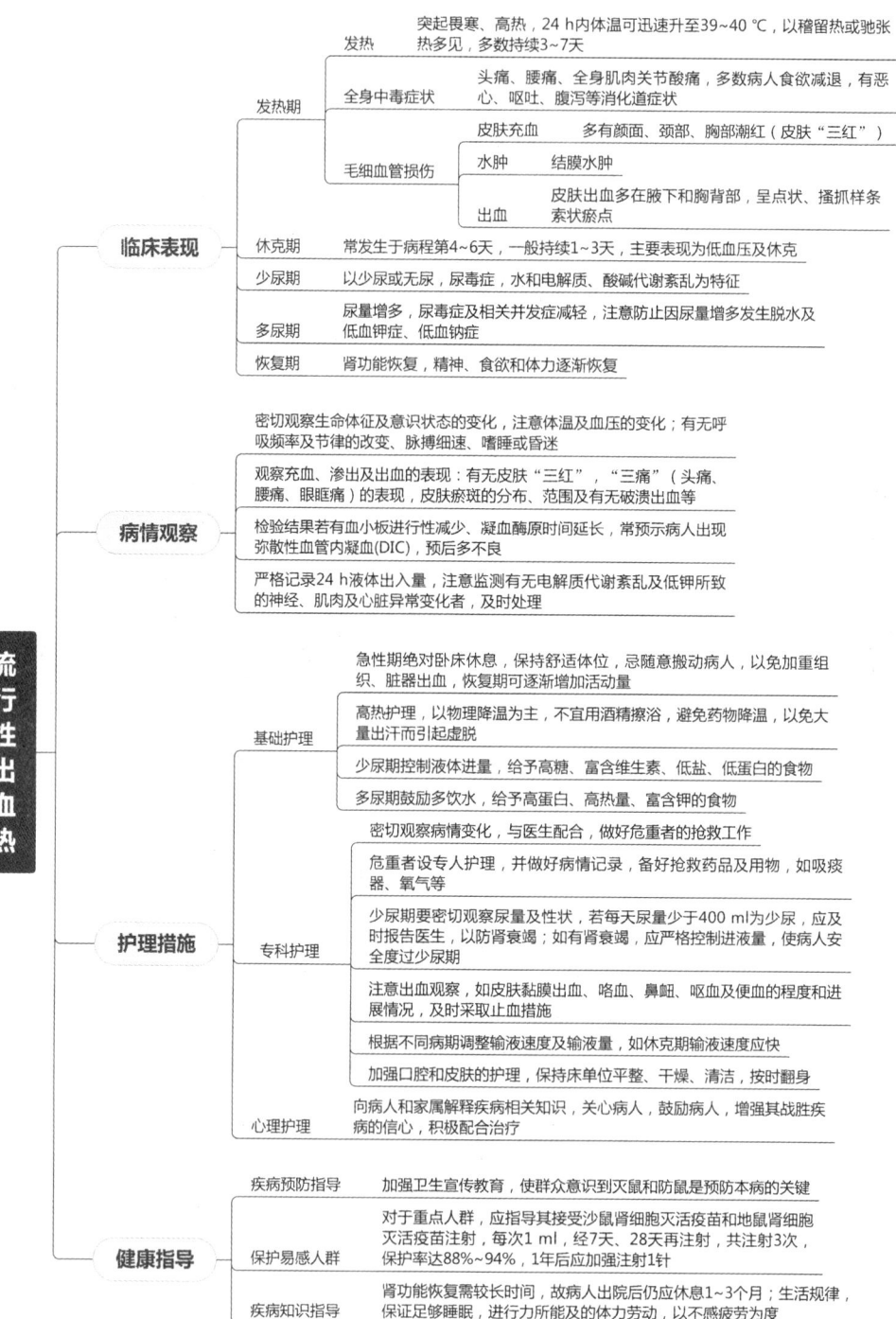

发热期

　发热　突起畏寒、高热，24 h内体温可迅速升至39~40 ℃，以稽留热或弛张热多见，多数持续3~7天

　全身中毒症状　头痛、腰痛、全身肌肉关节酸痛，多数病人食欲减退，有恶心、呕吐、腹泻等消化道症状

　毛细血管损伤
　　皮肤充血　多有颜面、颈部、胸部潮红（皮肤"三红"）
　　水肿　结膜水肿
　　出血　皮肤出血多在腋下和胸背部，呈点状、搔抓样条索状瘀点

临床表现

休克期　常发生于病程第4~6天，一般持续1~3天，主要表现为低血压及休克

少尿期　以少尿或无尿，尿毒症，水和电解质、酸碱代谢紊乱为特征

多尿期　尿量增多，尿毒症及相关并发症减轻，注意防止因尿量增多发生脱水及低血钾症、低血钠症

恢复期　肾功能恢复，精神、食欲和体力逐渐恢复

病情观察

密切观察生命体征及意识状态的变化，注意体温及血压的变化；有无呼吸频率及节律的改变、脉搏细速、嗜睡或昏迷

观察充血、渗出及出血的表现：有无皮肤"三红"，"三痛"（头痛、腰痛、眼眶痛）的表现，皮肤瘀斑的分布、范围及有无破溃出血等

检验结果若有血小板进行性减少、凝血酶原时间延长，常预示病人出现弥散性血管内凝血(DIC)，预后多不良

严格记录24 h液体出入量，注意监测有无电解质代谢紊乱及低钾所致的神经、肌肉及心脏异常变化者，及时处理

护理措施

基础护理
　急性期绝对卧床休息，保持舒适体位，忌随意搬动病人，以免加重组织、脏器出血，恢复期可逐渐增加活动量
　高热护理，以物理降温为主，不宜用酒精擦浴，避免药物降温，以免大量出汗而引起虚脱
　少尿期控制液体进量，给予高糖、富含维生素、低盐、低蛋白的食物
　多尿期鼓励多饮水，给予高蛋白、高热量、富含钾的食物

专科护理
　密切观察病情变化，与医生配合，做好危重者的抢救工作
　危重者设专人护理，并做好病情记录，备好抢救药品及用物，如吸痰器、氧气等
　少尿期要密切观察尿量及性状，若每天尿量少于400 ml为少尿，应及时报告医生，以防肾衰竭；如有肾衰竭，应严格控制进液量，使病人安全度过少尿期
　注意出血观察，如皮肤黏膜出血、咯血、鼻衄、呕血及便血的程度和进展情况，及时采取止血措施
　根据不同病期调整输液速度及输液量，如休克期输液速度应快
　加强口腔和皮肤的护理，保持床单位平整、干燥、清洁，按时翻身

心理护理　向病人和家属解释疾病相关知识，关心病人，鼓励病人，增强其战胜疾病的信心，积极配合治疗

健康指导

疾病预防指导　加强卫生宣传教育，使群众意识到灭鼠和防鼠是预防本病的关键

保护易感人群　对于重点人群，应指导其接受沙鼠肾细胞灭活疫苗和地鼠肾细胞灭活疫苗注射，每次1 ml，经7天、28天再注射，共注射3次，保护率达88%~94%，1年后应加强注射1针

疾病知识指导　肾功能恢复需较长时间，故病人出院后仍应休息1~3个月；生活规律，保证足够睡眠，进行力所能及的体力劳动，以不感疲劳为度

流行性出血热

五、结核性脑膜炎

临床表现　头痛、头晕、盗汗、乏力、发热、呕吐、视线模糊、意识障碍、肢体瘫痪、脑膜刺激征、脑神经损伤等

病情观察
- 密切关注病人神志、瞳孔和各项生命体征的变化情况，警惕病人出现脑水肿和早期脑疝的症状
- 呕吐或惊厥者，予以侧卧位或仰卧位，并使病人头偏向一侧，防止痰液及呕吐物误吸
- 昏迷者保持呼吸道通畅，头偏向一侧，定期翻身、拍背，预防坠积性肺炎；对烦躁不安、抽搐者，给予镇静剂、保护性约束措施，防止外伤
- 颅内高压者观察其头痛程度及持续时间，有无呕吐（呕吐是否为喷射状及呕吐物的性质）及呼吸情况，以此判断颅内压升高的程度；观察尿量变化，以防肾功能不全；观察利尿剂的临床反应；做好侧脑室引流的术前准备、术中护理，术后观察脑脊液颜色
- 腰椎穿刺者穿刺后必须去枕平卧4~6 h，密切观察病人病情变化，以防脑疝发生；保持穿刺处清洁、干燥，预防感染，发现有渗出液，应及时更换无菌纱布，给予加压处理；对颅内压增高者，术后12~24 h应注意观察神志、呼吸、脉搏、血压、瞳孔和肢体运动等的变化，发现异常及时通知医生处理

护理措施
- 基础护理
  - 隔离　在标准预防的基础上，采取呼吸道隔离
  - 早期病人应绝对卧床休息，床头抬高15°~30°，颈强直者取去枕平卧位，避免多次搬动病人颈部或突然变换体位
  - 保持病房清洁、通风、整齐、安静、光线暗淡，避免强光、强声刺激
  - 保持床单位整齐、清洁、干燥，加强皮肤护理，防止压疮的发生
  - 给予高蛋白、高热量、富含维生素、低脂的食物
- 专科护理
  - 密切观察神志、瞳孔、体温、脉搏、呼吸、血压等的变化，及时记录
  - 护理操作尽量集中进行，动作轻柔，护理过程中严格执行护理操作常规，以免发生医源性感染和院内交叉感染
  - 告知病人保持大便通畅，不可用力排便，以防颅内压升高，便秘者可予以缓泻剂或灌肠
  - 高热时及时给予物理降温或药物降温处理
  - 加强肢体功能锻炼，制订有效的肢体训练计划
  - 心理护理　护士应积极与病人交谈并劝慰病人，给予其生活上的帮助，帮助其树立治愈的信心

健康指导
- 饮食指导　进高蛋白、高热量、富含维生素、低脂的食物，多吃富含汁水的水果，坚持少量多餐的进餐原则
- 疾病知识　做好卡介苗初种及复种工作的宣教，有效防止或减少结核性脑膜炎的发生，早期发现并积极治疗传染源，加强成人结核的管理和治疗
- 用药指导　告知抗结核药物疗程为1.5~2年或脑脊液正常后不少于半年，短于这个疗程复发率增加；出院时嘱病人必须按时、按量服用抗结核药物，并定期复查
- 生活指导　做好家庭消毒隔离，注意房间通风，嘱病人注意休息，劳逸结合，保持心情舒畅，加强日常锻炼，增强身体抵抗力

六、隐球菌性脑膜炎

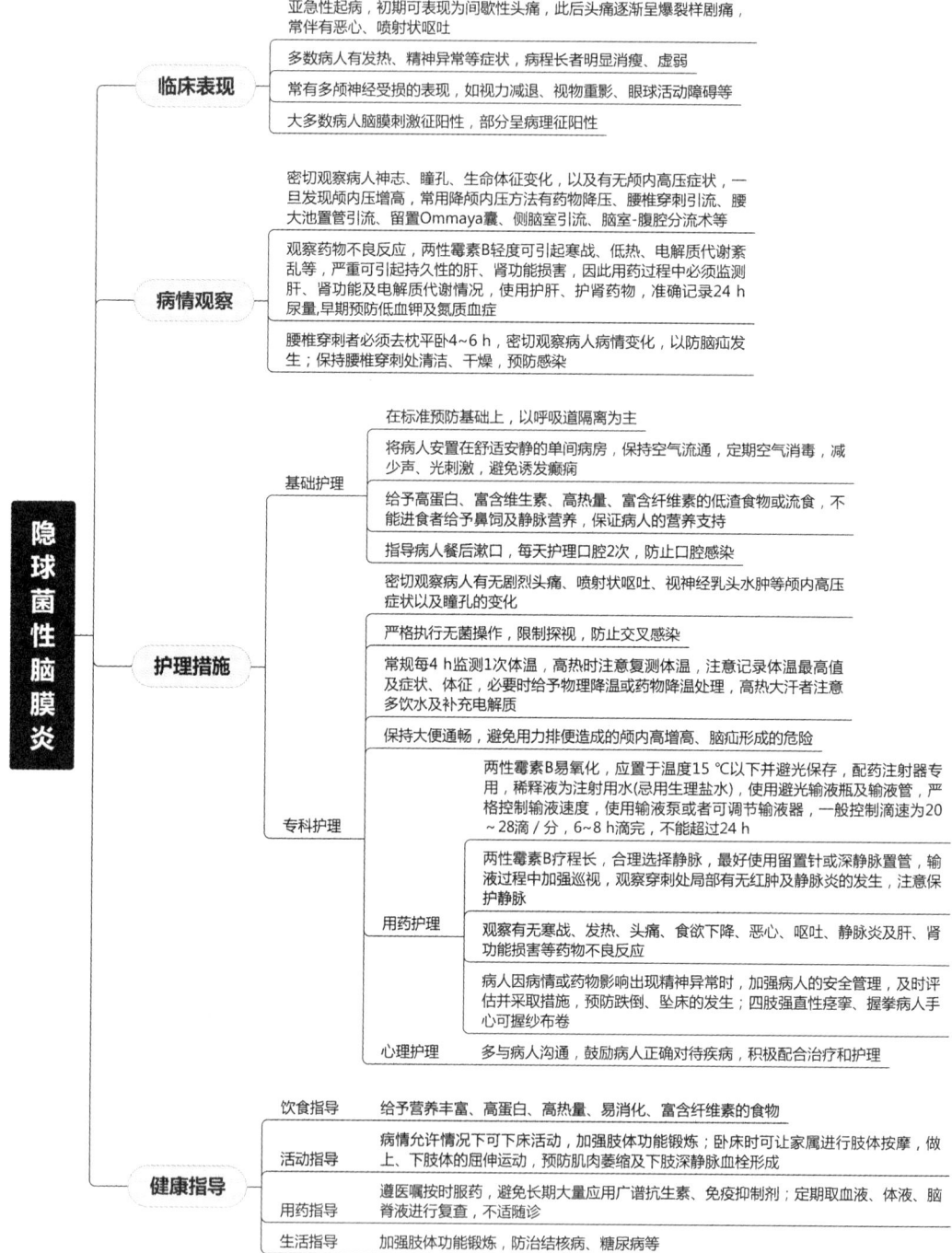

隐球菌性脑膜炎

临床表现
- 亚急性起病，初期可表现为间歇性头痛，此后头痛逐渐呈爆裂样剧痛，常伴有恶心、喷射状呕吐
- 多数病人有发热、精神异常等症状，病程长者明显消瘦、虚弱
- 常有多颅神经受损的表现，如视力减退、视物重影、眼球活动障碍等
- 大多数病人脑膜刺激征阳性，部分呈病理征阳性

病情观察
- 密切观察病人神志、瞳孔、生命体征变化，以及有无颅内高压症状，一旦发现颅内压增高，常用降颅内压方法有药物降压、腰椎穿刺引流、腰大池置管引流、留置Ommaya囊、侧脑室引流、脑室-腹腔分流术等
- 观察药物不良反应，两性霉素B轻度可引起寒战、低热、电解质代谢紊乱等，严重可引起持久性的肝、肾功能损害，因此用药过程中必须监测肝、肾功能及电解质代谢情况，使用护肝、护肾药物，准确记录24 h尿量，早期预防低血钾及氮质血症
- 腰椎穿刺者必须去枕平卧4~6 h，密切观察病人病情变化，以防脑疝发生；保持腰椎穿刺处清洁、干燥，预防感染

护理措施

基础护理
- 在标准预防基础上，以呼吸道隔离为主
- 将病人安置在舒适安静的单间病房，保持空气流通，定期空气消毒，减少声、光刺激，避免诱发癫痫
- 给予高蛋白、富含维生素、高热量、富含纤维素的低渣食物或流食，不能进食者给予鼻饲及静脉营养，保证病人的营养支持
- 指导病人餐后漱口，每天护理口腔2次，防止口腔感染
- 密切观察病人有无剧烈头痛、喷射状呕吐、视神经乳头水肿等颅内高压症状以及瞳孔的变化
- 严格执行无菌操作，限制探视，防止交叉感染
- 常规每4 h监测1次体温，高热时注意复测体温，注意记录体温最高值及症状、体征，必要时给予物理降温或药物降温处理，高热大汗者注意多饮水及补充电解质
- 保持大便通畅，避免用力排便造成的颅内高增高、脑疝形成的危险

专科护理

用药护理
- 两性霉素B易氧化，应置于温度15 ℃以下并避光保存，配药注射器专用，稀释液为注射用水(忌用生理盐水)，使用避光输液瓶及输液管，严格控制输液速度，使用输液泵或者可调节输液器，一般控制滴速为20~28滴／分，6~8 h滴完，不能超过24 h
- 两性霉素B疗程长，合理选择静脉，最好使用留置针及深静脉置管，输液过程中加强巡视，观察穿刺处局部有无红肿及静脉炎的发生，注意保护静脉
- 观察有无寒战、发热、头痛、食欲下降、恶心、呕吐、静脉炎及肝、肾功能损害等药物不良反应
- 病人因病情或药物影响出现精神异常时，加强病人的安全管理，及时评估并采取措施，预防跌倒、坠床的发生；四肢强直性痉挛、握拳病人手心可握纱布卷

心理护理
- 多与病人沟通，鼓励病人正确对待疾病，积极配合治疗和护理

健康指导

饮食指导
- 给予营养丰富、高蛋白、高热量、易消化、富含纤维素的食物

活动指导
- 病情允许情况下可下床活动，加强肢体功能锻炼；卧床时可让家属进行肢体按摩，做上、下肢体的屈伸运动，预防肌肉萎缩及下肢深静脉血栓形成

用药指导
- 遵医嘱按时服药，避免长期大量应用广谱抗生素、免疫抑制剂；定期取血液、体液、脑脊液进行复查，不适随诊

生活指导
- 加强肢体功能锻炼，防治结核病、糖尿病等

七、伤寒及副伤寒

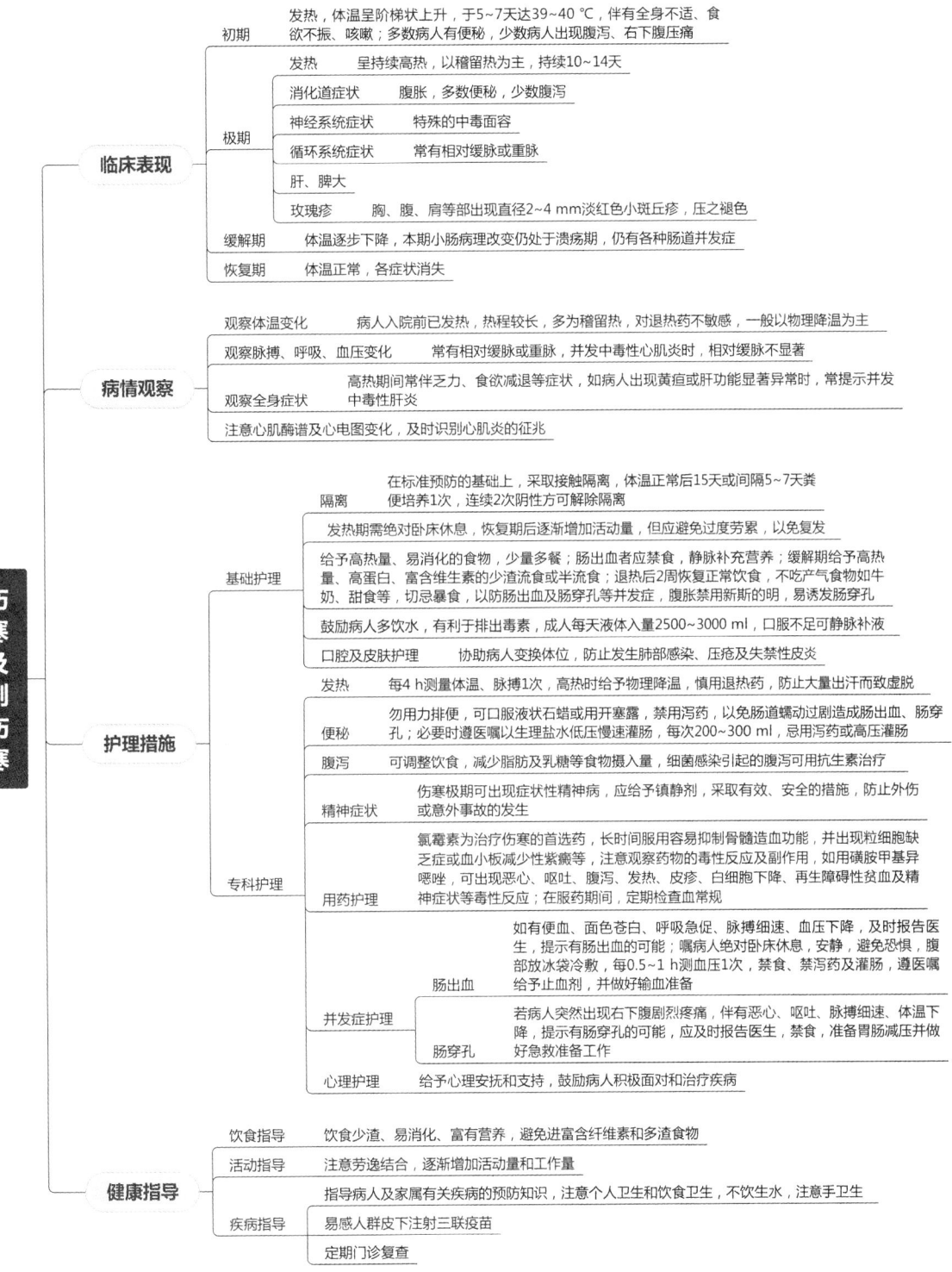

伤寒及副伤寒

临床表现

初期：发热，体温呈阶梯状上升，于5~7天达39~40 ℃，伴有全身不适、食欲不振、咳嗽；多数病人有便秘，少数病人出现腹泻、右下腹压痛

极期：
- 发热：呈持续高热，以稽留热为主，持续10~14天
- 消化道症状：腹胀，多数便秘，少数腹泻
- 神经系统症状：特殊的中毒面容
- 循环系统症状：常有相对缓脉或重脉
- 肝、脾大
- 玫瑰疹：胸、腹、肩等部出现直径2~4 mm淡红色小斑丘疹，压之褪色

缓解期：体温逐步下降，本期小肠病理改变仍处于溃疡期，仍有各种肠道并发症

恢复期：体温正常，各症状消失

病情观察

- 观察体温变化：病人入院前已发热，热程较长，多为稽留热，对退热药不敏感，一般以物理降温为主
- 观察脉搏、呼吸、血压变化：常有相对缓脉或重脉，并发中毒性心肌炎时，相对缓脉不显著
- 观察全身症状：高热期间常伴乏力、食欲减退等症状，如病人出现黄疸或肝功能显著异常时，常提示并发中毒性肝炎
- 注意心肌酶谱及心电图变化，及时识别心肌炎的征兆

护理措施

基础护理：
- 隔离：在标准预防的基础上，采取接触隔离，体温正常后15天或间隔5~7天粪便培养1次，连续2次阴性方可解除隔离
- 发热期需绝对卧床休息，恢复期后逐渐增加活动量，但应避免过度劳累，以免复发
- 给予高热量、易消化的食物，少量多餐；肠道出血者应禁食，静脉补充营养；缓解期给予高热量、高蛋白、富含维生素的少渣流食或半流食；退热后2周恢复正常饮食，不吃产气食物如牛奶、甜食等，切忌暴食，以防肠出血及肠穿孔等并发症，腹胀禁用新斯的明，易诱发肠穿孔
- 鼓励病人多饮水，有利于排出毒素，成人每天液体入量2500~3000 ml，口服不足可静脉补液
- 口腔及皮肤护理：协助病人变换体位，防止发生肺部感染、压疮及失禁性皮炎

专科护理：
- 发热：每4 h测量体温、脉搏1次，高热时给予物理降温，慎用退热药，防止大量出汗而致虚脱
- 便秘：勿用力排便，可口服液状石蜡或用开塞露，禁用泻药，以免肠道蠕动过剧造成肠出血、肠穿孔；必要时遵医嘱以生理盐水低压慢速灌肠，每次200~300 ml，忌用泻药或高压灌肠
- 腹泻：可调整饮食，减少脂肪及乳糖等食物摄入量，细菌感染引起的腹泻可用抗生素治疗
- 精神症状：伤寒极期可出现症状性精神病，应给予镇静剂，采取有效、安全的措施，防止外伤或意外事故的发生
- 用药护理：氯霉素为治疗伤寒的首选药，长时间服用容易抑制骨髓造血功能，并出现粒细胞缺乏症或血小板减少性紫癜等，注意观察药物的毒性反应及副作用，如用磺胺甲基异噁唑，可出现恶心、呕吐、腹泻、皮疹、白细胞下降、再生障碍性贫血及精神症状等毒性反应；在服药期间，定期检查血常规
- 并发症护理：
  - 肠出血：如有便血、面色苍白、呼吸急促、脉搏急速、血压下降，及时报告医生，提示有肠出血的可能；嘱病人绝对卧床休息，安静，避免恐惧，腹部放冰袋冷敷，每0.5~1 h测血压1次，禁食、禁泻药及灌肠，遵医嘱给予止血剂，并做好输血准备
  - 肠穿孔：若病人突然出现右下腹剧烈疼痛，伴有恶心、呕吐、脉搏细速、体温下降，提示有肠穿孔的可能，应及时报告医生，禁食，准备胃肠减压并做好急救准备工作
- 心理护理：给予心理安抚和支持，鼓励病人积极面对和治疗疾病

健康指导

- 饮食指导：饮食少渣、易消化、富有营养，避免进食含富含纤维素和多渣食物
- 活动指导：注意劳逸结合，逐渐增加活动量和工作量
- 疾病指导：
  - 指导病人及家属有关疾病的预防知识，注意个人卫生和饮食卫生，不饮生水，注意手卫生
  - 易感人群皮下注射三联疫苗
  - 定期门诊复查

八、细菌性痢疾

临床表现

急性痢疾
- 普通型，起病急，有畏寒、发热症状，体温可高达39 ℃以上，伴有头痛、乏力、食欲减退，并有腹痛、腹泻，开始为稀便，可迅速转为黏液脓血便，每天排便10余次，便量少，有时为脓血便，此时"里急后重"
- 轻型，可无发热症状，主要表现为急性腹泻，每天排便10次以内，稀便，有黏液但无脓血
- 重型，腹泻，每天排便30次以上，为稀水脓血便，腹痛，"里急后重"明显，后期可出现严重腹胀及中毒性肠麻痹

中毒性痢疾
- 以2~7岁儿童多见，起病急，突起畏寒、高热，病势凶险，可有嗜睡、昏迷、抽搐、呼吸衰竭、休克或中毒性脑病症状

病情观察

- 心电监测：如收缩压小于60 mmHg视为休克严重，应每15 min测1次血压，若收缩压为60~80 mmHg，则30 min测1次血压
- 注意呼吸快慢和呼吸节律：如呼吸快慢不均、时浅时深或暂停，提示呼吸衰竭，应立即给病人吸氧并报告医生及时抢救
- 观察瞳孔变化：注意瞳孔是否等大等圆，对光反射迟钝或消失，及时报告医生采取措施
- 观察尿的颜色、性状：有尿潴留者遵医嘱导尿，留置导尿管，准确记录每小时尿量，观察有无肾衰竭
- 观察皮肤黏膜：如皮肤发花、四肢循环不佳、发绀、出冷汗、体温不升，提示循环衰竭，应注意及时纠正，并注意保暖
- 保持呼吸道通畅，及时清除呼吸道分泌物，持续监测血氧饱和度，并监测动脉血气分析，观察吸氧效果
- 扩容时应根据血压、尿量随时调整输液速度，观察病人有无咳嗽、气喘、发绀等情况发生，防止肺水肿及左心衰的发生
- 注意观察药物的疗效及不良反应
- 预防压疮及失禁性皮炎的发生，做好皮肤护理，根据病情变化及时做好风险评估，给予气垫、翻身枕等保护措施，及时变换体位，保持床单位的干燥、平整

护理措施

急性痢疾
- 急性期卧床休息，协助病人做好日常生活护理
- 高热执行高热护理常规
- 急性期给予高热量、富含维生素、易消化的流食或半流食，少量多餐，避免生冷、油腻及刺激性食物；对腹泻次数多者要鼓励多饮水，成人每天液体入量3000 ml左右
- 保持水及电解质平衡，根据24 h液体出入量及血液生化检查结果补充水及电解质，轻者可口服补盐液；呕吐、不能进食者，可静脉补充
- 观察并记录大便次数、量、性质及伴随症状，按时留取大便标本送常规检查及培养，采集含有脓血、黏液部分的新鲜粪便标本并及时送检，以提高阳性率
- 每次排便后清洁肛周，并涂润滑油，伴明显里急后重者，嘱病人不要过度用力排便，避免脱肛；如发生脱肛可用温水坐浴，戴橡胶手套助其回纳
- 如有痉挛性腹痛者，除遵医嘱给予解痉药外，可腹部热敷解痉
- 严格执行消化道隔离，防止交叉感染至临床症状消失，粪便培养连续2次阴性方可解除隔离

中毒性痢疾
- 密切观察病情变化，如高热、惊厥、感染性休克和呼吸衰竭等
- 病人应绝对卧床休息，平卧或取休克体位(头部和下肢均提高30°)，病儿取去枕平卧位，头偏向一侧，专人监护，做好抢救准备，如药物、氧气、吸引器等
- 高热、昏迷者执行高热和昏迷护理常规，病人躁动不安时要遵医嘱给予镇静剂，必要时给予保护性约束

健康指导

- 饮食指导：避免进生冷食物，避免过度疲劳及受凉、暴饮暴食、过度紧张和劳累，以免复发
- 生活指导：养成良好的个人卫生习惯，餐前便后洗手；做好饮水、食品、粪便的管理及防蝇灭蝇工作

九、获得性免疫缺陷综合征

获得性免疫缺陷综合征

临床表现

- 急性期：起病多急骤，有发热、出汗、厌食、恶心、头痛、咽痛及肌肉关节疼痛等症状，同时可有红斑样皮疹和淋巴结肿大，血小板可减少，CD4/CD8值下降或倒置
- 无症状期：无明显症状，持续1~10年，平均5年，仅血清HIV抗体阳性
- 艾滋病期：持续性淋巴结肿大，常伴间歇性发热、乏力、盗汗、腹泻、体重减轻（10%以上）、肝、脾大，亦可出现神经系统症状

病情观察

- 观察病人有无肺部、胃肠道、中枢神经系统、皮肤黏膜等机会性感染和机会性肿瘤(卡氏肺囊虫病、隐孢子虫感染、卡波西肉瘤、巨细胞病毒感染、结核病等)的发生，以便早发现，及时治疗
- 腹泻与口腔溃疡是常见症状，给予消化道与口腔护理，提高病人的舒适度
- 药物不良反应
  - 恶心、呕吐、食欲减退、腹痛等胃肠道反应
  - 中毒性肝炎、骨髓抑制、急性胰腺炎等中毒反应
  - 躯干和颜面部斑丘疹
  - 头痛、四肢麻木等中枢神经系统症状

护理措施

- 基础护理
  - 隔离：在标准预防的基础上，采取接触隔离
  - 尽量将病人安排在独立病房，病房通风
  - 遵循少量多餐原则，应选择高热量、高蛋白、低脂、低纤维素的食物，禁生冷、辛辣食物，不能进食者给予鼻饲或静脉营养
  - 口腔护理：预防真菌性、霉菌性口腔炎所致的疼痛或继发感染，并可改善食欲
  - 皮肤护理：保持床单位平整、无碎屑，皮肤清洁、干燥，观察皮肤受压处有无红肿，用按摩方式改善骨隆突处皮肤血液循环，必要时使用气圈或气垫床；着棉质内衣及病服，若皮肤黏膜受损，将破损皮肤暴露于空气中，注意防止继发感染
  - 护士应充分了解职业暴露的危险，掌握体液传播的途径，定时消毒并妥善放置体温计、听诊器及血压计等物品，并做到专人专用，使用完毕后用含氯消毒液消毒
- 专科护理
  - 急性期和艾滋病期应注意休息，以减轻症状；无症状期可正常工作，但应避免劳累；指导病人在无明显疲惫感时，增加肌肉锻炼
  - 腹泻者密切观察其排便频次、性质、颜色，并询问有无腹痛；指导病人每次排便后用温水清洗肛周，在其肛周涂抹润滑油，预防肛周炎
  - 注意观察抗病毒药物的疗效和不良反应，如出现明显胃肠道反应、周围神经病变、骨髓抑制、肝肾功能损害及皮疹、皮肤瘙痒等，及时告知医生处理
  - 积极与病人沟通，运用倾听技巧，了解病人的心理状态，并注意病人的隐私保护

健康指导

- 饮食指导：选择高热量、高蛋白、低脂、低纤维素的食物
- 活动指导：增加肌肉锻炼，纠正不良行为习惯，告诫病人尽量不要到公众场合活动，减少与流感、肺结核、水痘等传染病患者的接触
- 用药指导：嘱病人遵医嘱用药，不可随意停药、减少用药剂量等
- 生活指导：指导病人和家属正确认识疾病的基本知识、传播途径和预防措施；指导病人进行自我健康管理，定期复查，一旦发现机会性感染及肿瘤临床表现，随时就诊

第二章　外科疾病护理常规

第一节 围手术期一般护理

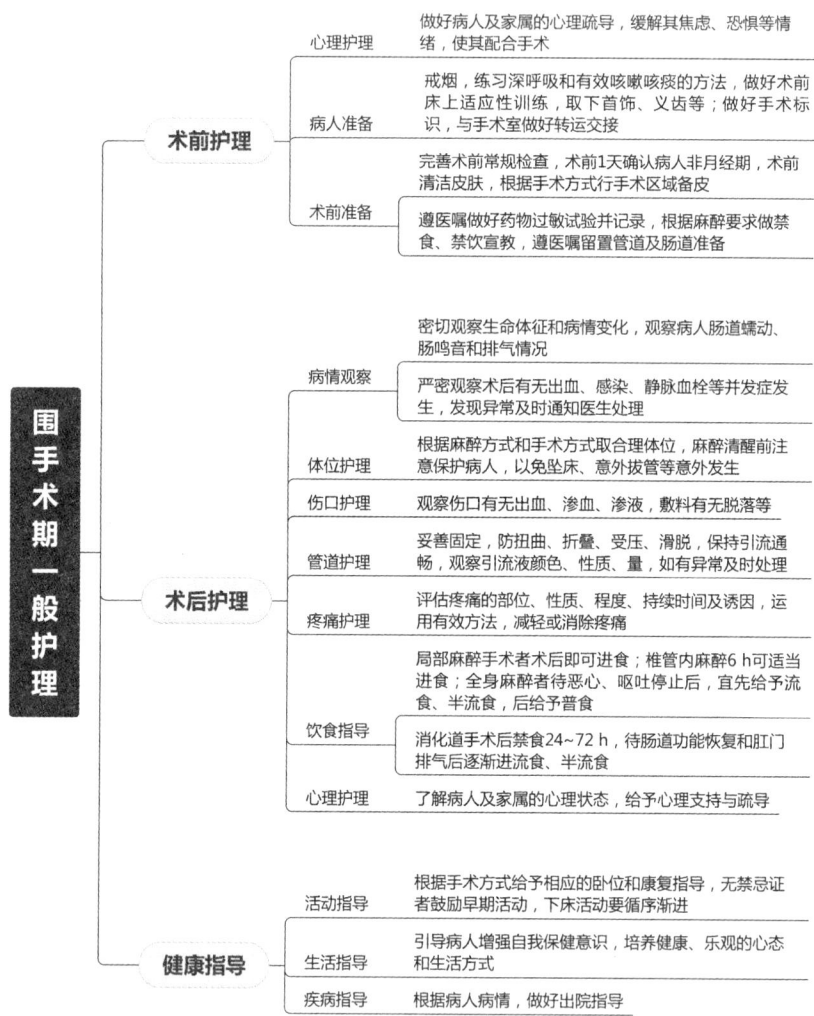

围手术期一般护理

术前护理
- 心理护理：做好病人及家属的心理疏导，缓解其焦虑、恐惧等情绪，使其配合手术
- 病人准备：戒烟，练习深呼吸和有效咳嗽咳痰的方法，做好术前床上适应性训练，取下首饰、义齿等；做好手术标识，与手术室做好转运交接
- 术前准备：
  - 完善术前常规检查，术前1天确认病人非月经期，术前清洁皮肤，根据手术方式行手术区域备皮
  - 遵医嘱做好药物过敏试验并记录，根据麻醉要求做禁食、禁饮宣教，遵医嘱留置管道及肠道准备

术后护理
- 病情观察：
  - 密切观察生命体征和病情变化，观察病人肠道蠕动、肠鸣音和排气情况
  - 严密观察术后有无出血、感染、静脉血栓等并发症发生，发现异常及时通知医生处理
- 体位护理：根据麻醉方式和手术方式取合理体位，麻醉清醒前注意保护病人，以免坠床、意外拔管等意外发生
- 伤口护理：观察伤口有无出血、渗血、渗液，敷料有无脱落等
- 管道护理：妥善固定，防扭曲、折叠、受压、滑脱，保持引流通畅，观察引流液颜色、性质、量，如有异常及时处理
- 疼痛护理：评估疼痛的部位、性质、程度、持续时间及诱因，运用有效方法，减轻或消除疼痛
- 饮食指导：
  - 局部麻醉手术者术后即可进食；椎管内麻醉6 h可适当进食；全身麻醉者待恶心、呕吐停止后，宜先给予流食、半流食，后给予普食
  - 消化道手术后禁食24~72 h，待肠道功能恢复和肛门排气后逐渐进流食、半流食
- 心理护理：了解病人及家属的心理状态，给予心理支持与疏导

健康指导
- 活动指导：根据手术方式给予相应的卧位和康复指导，无禁忌证者鼓励早期活动，下床活动要循序渐进
- 生活指导：引导病人增强自我保健意识，培养健康、乐观的心态和生活方式
- 疾病指导：根据病人病情，做好出院指导

第二节 普通外科疾病护理常规

一、甲状腺癌围手术期护理

甲状腺癌围手术期护理

术前护理

- **心理护理**：加强沟通，告知病人甲状腺癌的有关知识，说明手术的必要性、手术的方法，消除其顾虑和恐惧
- **病人准备**：
  - 练习头颈过伸位，要求能坚持30分钟/次，每天数次，以适应术中体位变化
  - 学会深呼吸、有效咳嗽的方法，以保持呼吸道通畅
  - 甲状腺功能亢进者要按常规进行基础代谢率的监测及口服复方碘液等准备
- **术前准备**：行颈淋巴结清扫者，剪除其耳后毛发

术后护理

- **并发症的观察**：
  - **出血**：常发生于术后24 h内，表现为伤口肿胀、锁骨上窝消失，有沉淀或凝血带1 h引流量可超过100 ml
  - **呼吸困难和窒息**：最危急的并发症，多发生在术后48 h内
  - **喉上及喉返神经损伤**：
    - 多数为手术直接损伤，喉上神经损伤后病人出现呛咳
    - 喉返神经损伤表现为病人声音嘶哑，有时亦有呛咳或呼吸困难
  - **甲状旁腺功能减退**：出现疲倦乏力、少言懒语、嗜睡、健忘等症状
  - **甲状腺危象**：术后12~36 h内发热、脉搏快而弱（超过120次/分）、烦躁、谵妄，常伴呕吐、腹泻
  - **声门水肿**：术后24~48 h，表现为呼吸困难并有喉鸣音，严重者可窒息
  - **乳糜漏**：术后第2~3天出现，外观为白色、均匀、无臭、无絮状块
- **体位护理**：麻醉清醒后可取半坐卧位，以利于呼吸和引流；指导病人在床上变换体位，咳嗽时可用手固定颈部以减少震动
- **伤口护理**：切口常规放置橡皮片或橡胶管引流24~48 h，注意观察引流液的量和颜色，保持引流通畅，标识清晰，用记号笔记录引流管外露刻度，每班检查外露刻度，评估并记录出血情况
- **疼痛护理**：耐心解释术后疼痛原因、缓解方法，必要时遵医嘱给予病人止痛药减轻疼痛
- **保持呼吸道通畅**：注意避免引流管阻塞而引起呼吸困难，鼓励和协助病人进行深呼吸和有效咳嗽，必要时进行雾化吸入，使痰液稀释易于排出
- **康复锻炼**：
  - 颈部功能锻炼：麻醉清醒后即可行头部左右轻微转动和点头活动；术后第1天即可指导病人进行放松肩部、低头、左右转头、左右偏头、肩部画圈、举手放下等活动
  - 颈部引流管拔除后即可做"米"字活动、肩关节旋转动作，并逐步加大活动范围
  - 2周内禁止颈部后仰动作
  - 术后2周可行全颈部转动运动
- **营养护理**：对于术后清醒病人，术后6 h可给予少量温水或凉水，若无呛咳、误咽等不适，可逐步给予便于吞咽的温凉流食，以免食物过热引起手术部位血管扩张，加重切口渗血

健康指导

- **饮食指导**：术后2周内清淡饮食，甲状腺颈部淋巴结清扫者，2周内应忌食蛋、奶、豆制品，以高热量、富含维生素的食物为主
- **活动指导**：进行功能锻炼，卧床期间鼓励病人床上活动，促进血液循环和切口愈合；头颈部在制动一段时间后，可逐步开始练习活动，以促进颈部功能恢复，颈肩部功能锻炼应至少持续至出院后3个月
- **心理调适**：不同病理类型的甲状腺癌预后有明显差异，指导病人调整心态，积极配合后续治疗
- **疾病指导**：
  - 指导甲状腺全切除者遵医嘱坚持服用甲状腺素制剂，预防肿瘤复发，术后遵医嘱按时放疗等
  - 教会病人自行检查颈部，出院后定期复诊，检查颈部、肺部及甲状腺功能等，若发现结节、肿块及时就诊

二、乳腺癌根治术围手术期护理

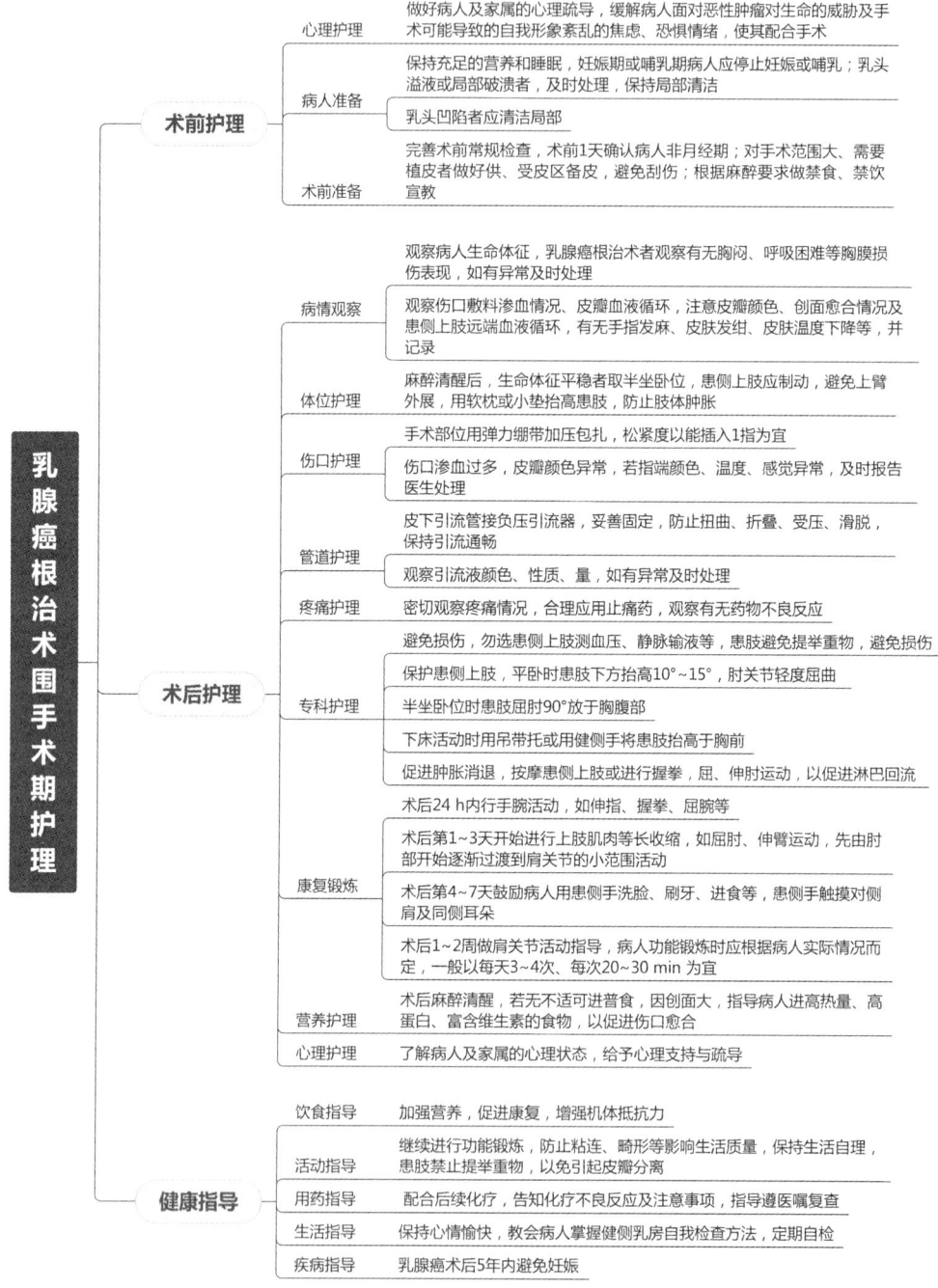

三、腹外疝围手术期护理

术前护理

心理护理　评估病人有无因疝块长期反复突出影响工作和生活而感到焦虑不安，对手术治疗有无思想顾虑，了解病人及家属对预防腹压增加等相关知识的掌握程度

病人准备　备皮：去除会阴、阴囊处阴毛，解除腹压增高因素，吸烟者劝其戒烟，如有咳嗽、便秘、排尿困难等应给予治疗

术前准备　完善术前相关检查，观察病人腹部情况，包括腹外疝是否可以还纳入腹腔、质地是否柔软等，以防其他病变可能；急症病人：嵌顿疝及绞窄性疝，特别是合并急性肠梗阻者，遵医嘱进行输液、抗感染、胃肠减压等护理

术后护理

病情观察　术后密切观察病人生命体征变化，观察会阴或阴囊有无水肿

体位护理　麻醉清醒、生命体征平稳，协助病人取平卧位，双腿屈曲，膝下垫枕，第2天可指导病人下床活动，时间不宜过长

伤口护理　保持伤口清洁、干燥，伤口如有渗血、渗液，及时通知医生行伤口换药

饮食护理　术后6 h后指导病人饮水，如无恶心、呕吐可进流食或半流食，次日可进普食，行肠切除、肠吻合术者应待肠功能恢复后进食

疼痛护理　密切观察病人伤口疼痛情况，合理使用止痛药，观察有无药物不良反应，及时处理

专科护理
- 预防术后出血：开腹手术伤口处压0.5 kg的沙袋6 h，减少伤口出血，观察有无伤口渗血及阴囊肿胀，如有，及时通知医生处理
- 防止切口感染：保持会阴部清洁，防止伤口污染，观察切口有无红、肿、热、痛等感染征象，保持敷料清洁、干燥
- 防止腹压过高：术后注意保暖，防止受凉而引起咳嗽，防止腹压增高对伤口愈合的不利影响；防止便秘，保持大便通畅

健康指导

活动指导　术后3~6个月不宜参加重体力劳动或提举重物

生活指导　保持大便通畅，适量饮水，多进高纤维食物，便秘时遵医嘱使用润肠剂或缓泻剂

疾病指导　积极预防和治疗相关疾病，如肺部疾病、前列腺肥大等，预防感冒及便秘

定期随访　若出现疝复发，应尽早就诊

腹外疝围手术期护理

四、胃疾病手术围手术期护理

胃疾病手术围手术期护理

术前护理

病情观察
- **急性穿孔者**：遵医嘱禁食、胃肠减压，严密观察生命体征及腹部体征，有无腹痛、腹膜刺激征、肠鸣音变化等，预防及治疗休克，应用抗生素行抗感染治疗，做好急诊手术准备
- **出血者**：观察呕血、便血情况，密切观察血压、心率及尿量等，评估有无循环血量不足的症状，遵医嘱治疗休克，纠正贫血，做好急诊手术准备

心理护理
充分休息，加强心理护理，腹痛未明确诊断前禁用止痛药

病人准备
行腹腔镜胃手术者，注意做好脐部清洁；慢性呼吸道疾病和肺功能不全者，术前指导病人戒烟、练习深呼吸、有效咳嗽等

术前准备
术前1天给予少渣饮食，如肿瘤侵犯肠道，遵医嘱行肠道准备，部分幽门梗阻者可进流食，完全幽门梗阻者要禁食，遵医嘱给予高渗生理盐水洗胃

术后护理

病情观察
- 密切观察病人生命体征变化，观察神志、腹部体征及尿量情况
- 观察病人伤口敷料有无渗血、渗液，引流液颜色、性质及量
- **并发症的观察**
  - **出血**：术后24 h密切观察胃管引流情况，如短时引出大量鲜红色胃液，应立即报告医生
  - **倾倒综合征**：进食后30 min内如出现上腹胀痛、心悸、头晕、出汗、呕吐、腹泻甚至虚脱等症状，应立即报告医生
  - **吻合口瘘**：表现为腹痛、高热、腹膜炎体征，观察引流管内有无浑浊、含肠内容物的液体
  - **梗阻**：观察有无上腹饱胀感、呕吐及呕吐物性状
  - **胃排空障碍**：多发生在术后4~10天，表现为上腹饱胀、钝痛和呕吐，呕吐出含胆汁的胃内容物

体位护理
术后清醒、血压平稳后给予半坐卧位，以保持腹肌松弛，减轻腹部切口张力，缓解疼痛，利于呼吸和引流

管道护理
- 妥善固定各引流管，保持引流通畅，防止受压、扭曲、折叠等
- 保持负压盒处于负压状态，观察颜色、性质及量，并记录引流液量，防止胃管移位或脱出，如不慎脱出后应立即报告值班医生
- 每天给予口腔护理2次，指导病人保持呼吸道通畅，减少呼吸道感染

疼痛护理
- 进食后无不适，第4天可进半流食，食物宜温、软、易于消化，忌生、冷、硬和刺激性食物，少量多餐，开始时每天5~6餐，逐渐减少进餐次数并增加每次进餐量，逐步恢复正常饮食
- 密切观察病人伤口疼痛情况，合理使用止痛药，观察有无药物不良反应，及时处理

饮食护理
- 术后禁饮食，遵医嘱给予全肠外营养
- 待肠道蠕动恢复、肛门排气后遵医嘱拔除胃管，当天可饮少量水或米汤
- 如无不适，第2天进半量流食，每次50~80 ml；第3天进全量流食，每次100~150 ml

康复锻炼
术后指导病人床上翻身，行踝泵运动，预防术后肠粘连和下肢深静脉血栓形成等并发症的发生。根据病情指导病人早期下床活动，促进肠道蠕动恢复

健康指导

饮食指导
规律进食，少量多餐，细嚼慢咽，禁烟酒，饮食宜清淡，补充铁剂与足量维生素，避免辛辣、冷、硬、烫、油炸食物

生活指导
生活规律，保持愉悦心情，注意劳逸结合

用药指导
指导药物的服用时间、方式、剂量，说明药物的疗效及不良反应；避免服用对胃黏膜有损害的药物，如阿司匹林、吲哚美辛（消炎痛）、皮质类固醇等

复诊指导
指导定期门诊复查，若有不适及时就诊

五、阑尾切除术围手术期护理

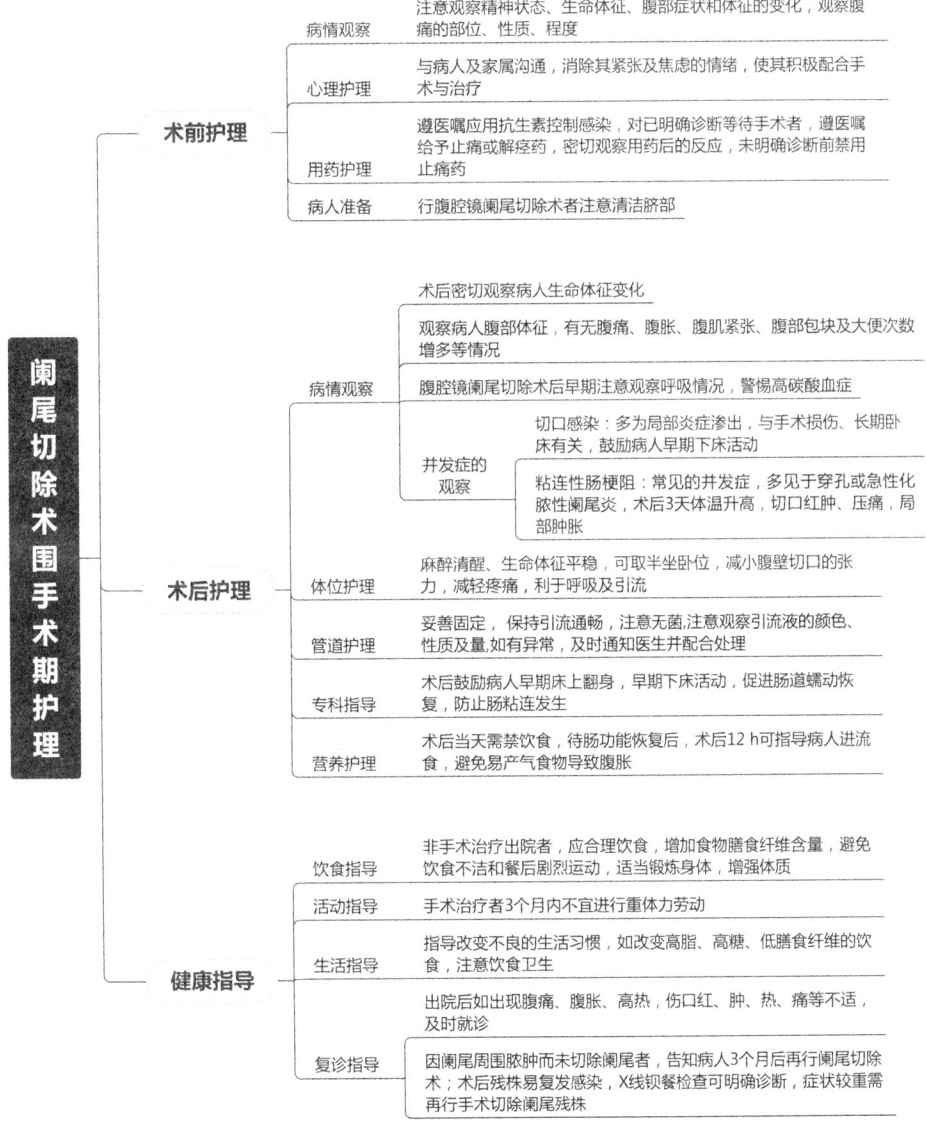

阑尾切除术围手术期护理

术前护理
- 病情观察：注意观察精神状态、生命体征、腹部症状和体征的变化，观察腹痛的部位、性质、程度
- 心理护理：与病人及家属沟通，消除其紧张及焦虑的情绪，使其积极配合手术与治疗
- 用药护理：遵医嘱应用抗生素控制感染，对已明确诊断等待手术者，遵医嘱给予止痛或解痉药，密切观察用药后的反应，未明确诊断前禁用止痛药
- 病人准备：行腹腔镜阑尾切除术者注意清洁脐部

术后护理
- 病情观察
  - 术后密切观察病人生命体征变化
  - 观察病人腹部体征，有无腹痛、腹胀、腹肌紧张、腹部包块及大便次数增多等情况
  - 腹腔镜阑尾切除术后早期注意观察呼吸情况，警惕高碳酸血症
  - 并发症的观察
    - 切口感染：多为局部炎症渗出，与手术损伤、长期卧床有关，鼓励病人早期下床活动
    - 粘连性肠梗阻：常见的并发症，多见于穿孔或急性化脓性阑尾炎，术后3天体温升高，切口红肿、压痛，局部肿胀
- 体位护理：麻醉清醒、生命体征平稳，可取半坐卧位，减小腹壁切口的张力，减轻疼痛，利于呼吸及引流
- 管道护理：妥善固定，保持引流通畅，注意无菌，注意观察引流液的颜色、性质及量，如有异常，及时通知医生并配合处理
- 专科指导：术后鼓励病人早期床上翻身，早期下床活动，促进肠道蠕动恢复，防止肠粘连发生
- 营养护理：术后当天需禁饮食，待肠功能恢复后，术后12 h可指导病人进流食，避免易产气食物导致腹胀

健康指导
- 饮食指导：非手术治疗出院者，应合理饮食，增加食物膳食纤维含量，避免饮食不洁和餐后剧烈运动，适当锻炼身体，增强体质
- 活动指导：手术治疗者3个月内不宜进行重体力劳动
- 生活指导：指导改变不良的生活习惯，如改变高脂、高糖、低膳食纤维的饮食，注意饮食卫生
- 复诊指导
  - 出院后如出现腹痛、腹胀、高热，伤口红、肿、热、痛等不适，及时就诊
  - 因阑尾周围脓肿而未切除阑尾者，告知病人3个月后再行阑尾切除术；术后残株易复发感染，X线钡餐检查可明确诊断，症状较重需再行手术切除阑尾残株

六、肛门手术围手术期护理

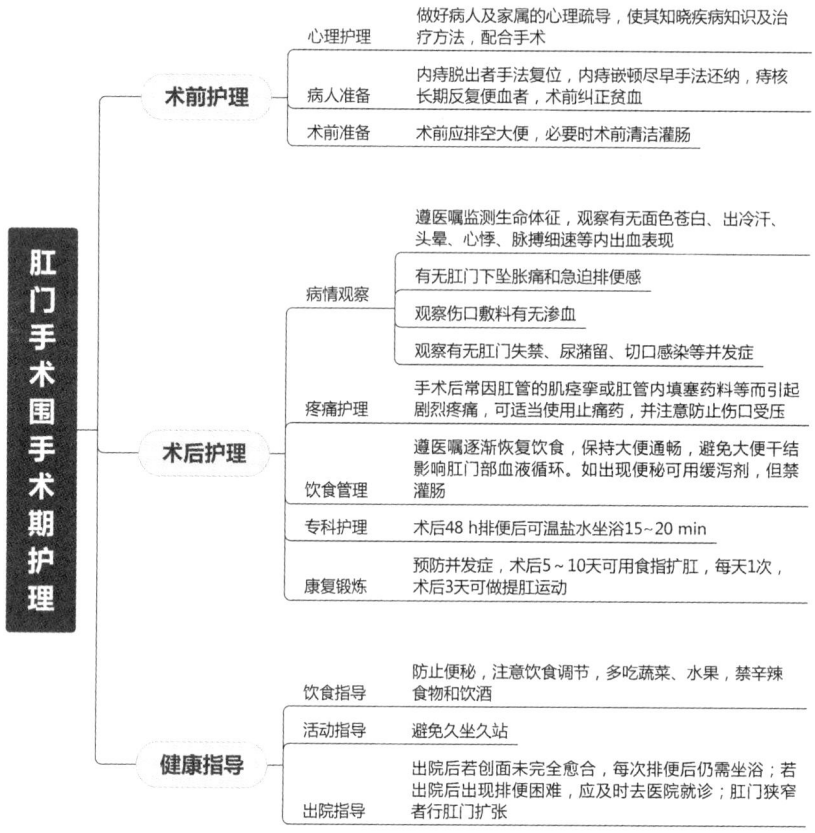

七、结直肠癌根治术围手术期护理

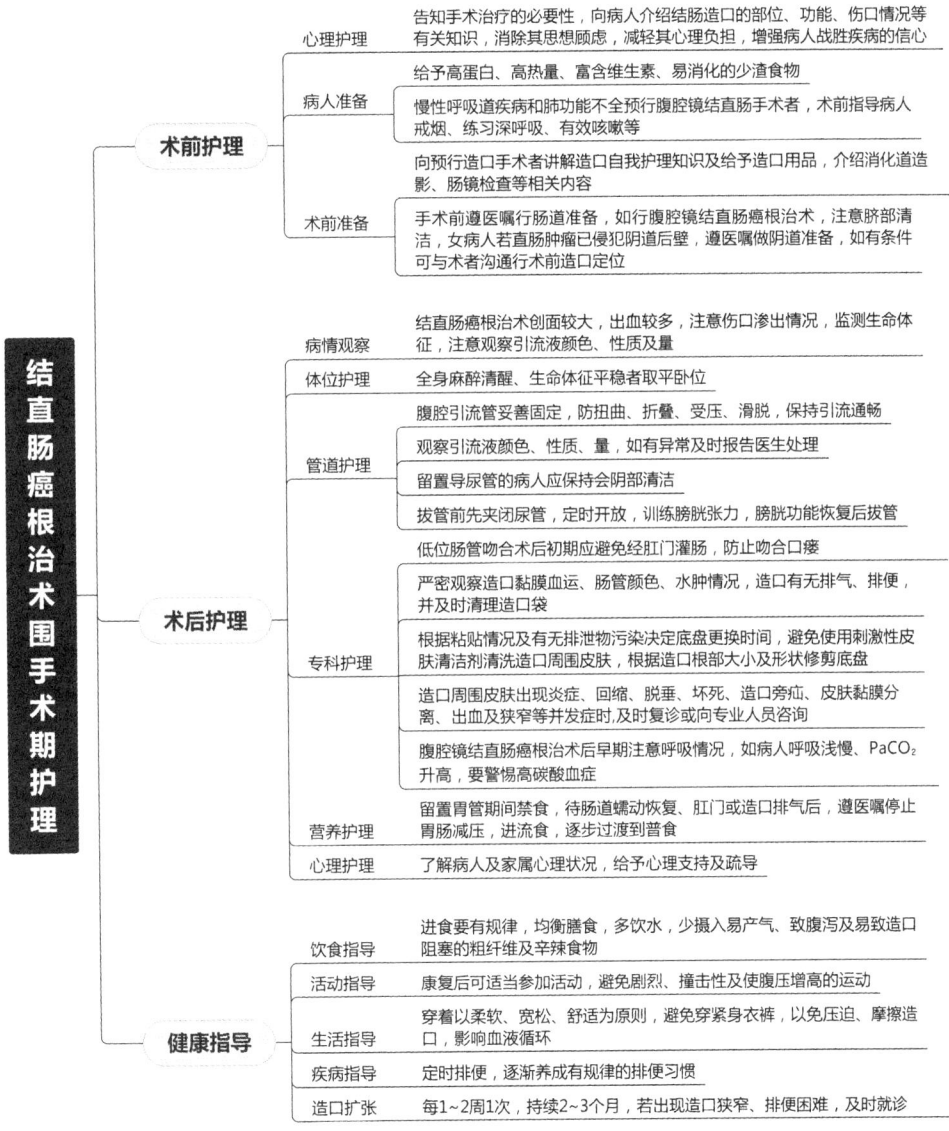

结直肠癌根治术围手术期护理

术前护理

心理护理 | 告知手术治疗的必要性，向病人介绍结肠造口的部位、功能、伤口情况等有关知识，消除其思想顾虑，减轻其心理负担，增强病人战胜疾病的信心

病人准备 | 给予高蛋白、高热量、富含维生素、易消化的少渣食物
慢性呼吸道疾病和肺功能不全预行腹腔镜结直肠手术者，术前指导病人戒烟、练习深呼吸、有效咳嗽等

术前准备 | 向预行造口手术者讲解造口自我护理知识及给予造口用品，介绍消化道造影、肠镜检查等相关内容
手术前遵医嘱行肠道准备，如行腹腔镜结直肠癌根治术，注意脐部清洁，女病人若直肠肿瘤已侵犯阴道后壁，遵医嘱做阴道准备，如有条件可与术者沟通行术前造口定位

术后护理

病情观察 | 结直肠癌根治术创面较大，出血较多，注意伤口渗出情况，监测生命体征，注意观察引流液颜色、性质及量

体位护理 | 全身麻醉清醒、生命体征平稳者取平卧位

管道护理 | 腹腔引流管妥善固定，防扭曲、折叠、受压、滑脱，保持引流通畅
观察引流液颜色、性质、量，如有异常及时报告医生处理
留置导尿管的病人应保持会阴部清洁
拔管前先夹闭尿管，定时开放，训练膀胱张力，膀胱功能恢复后拔管

专科护理 | 低位肠管吻合术后初期应避免经肛门灌肠，防止吻合口瘘
严密观察造口黏膜血运、肠管颜色、水肿情况，造口有无排气、排便，并及时清理造口袋
根据粘贴情况及有无排泄物污染决定底盘更换时间，避免使用刺激性皮肤清洁剂清洗造口周围皮肤，根据造口根部大小及形状修剪底盘
造口周围皮肤出现炎症、回缩、脱垂、坏死、造口旁疝、皮肤黏膜分离、出血及狭窄等并发症时，及时复诊或向专业人员咨询
腹腔镜结直肠癌根治术后早期注意呼吸情况，如病人呼吸浅慢、$PaCO_2$ 升高，要警惕高碳酸血症

营养护理 | 留置胃管期间禁食，待肠道蠕动恢复、肛门或造口排气后，遵医嘱停止胃肠减压，进流食，逐步过渡到普食

心理护理 | 了解病人及家属心理状况，给予心理支持及疏导

健康指导

饮食指导 | 进食要有规律，均衡膳食，多饮水，少摄入易产气、致腹泻及易致造口阻塞的粗纤维及辛辣食物

活动指导 | 康复后可适当参加活动，避免剧烈、撞击性及使腹压增高的运动

生活指导 | 穿着以柔软、宽松、舒适为原则，避免穿紧身衣裤，以免压迫、摩擦造口，影响血液循环

疾病指导 | 定时排便，逐渐养成有规律的排便习惯

造口扩张 | 每1~2周1次，持续2~3个月，若出现造口狭窄、排便困难，及时就诊

八、肝脏手术围手术期护理

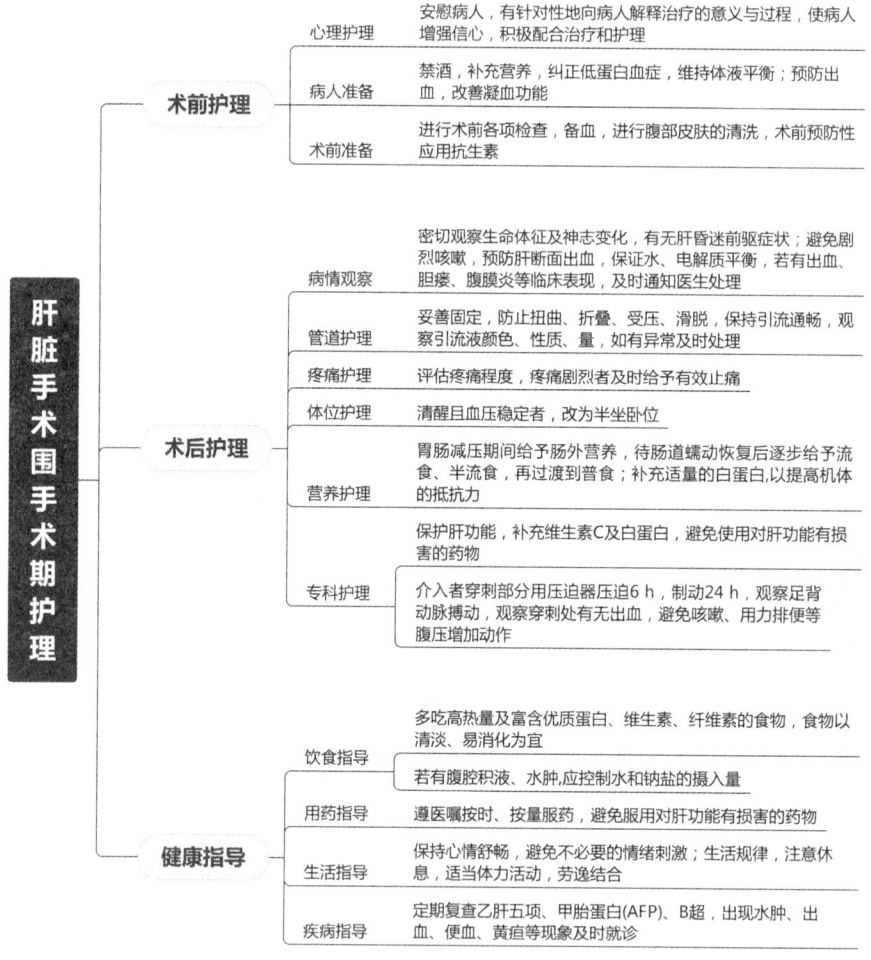

肝脏手术围手术期护理

术前护理
- 心理护理：安慰病人，有针对性地向病人解释治疗的意义与过程，使病人增强信心，积极配合治疗和护理
- 病人准备：禁酒，补充营养，纠正低蛋白血症，维持体液平衡；预防出血，改善凝血功能
- 术前准备：进行术前各项检查，备血，进行腹部皮肤的清洗，术前预防性应用抗生素

术后护理
- 病情观察：密切观察生命体征及神志变化，有无肝昏迷前驱症状；避免剧烈咳嗽，预防肝断面出血，保证水、电解质平衡，若有出血、胆瘘、腹膜炎等临床表现，及时通知医生处理
- 管道护理：妥善固定，防止扭曲、折叠、受压、滑脱，保持引流通畅，观察引流液颜色、性质、量，如有异常及时处理
- 疼痛护理：评估疼痛程度，疼痛剧烈者及时给予有效止痛
- 体位护理：清醒且血压稳定者，改为半坐卧位
- 营养护理：胃肠减压期间给予肠外营养，待肠道蠕动恢复后逐步给予流食、半流食，再过渡到普食；补充适量的白蛋白，以提高机体的抵抗力
- 专科护理：保护肝功能，补充维生素C及白蛋白，避免使用对肝功能有损害的药物
  - 介入者穿刺部分用压迫器压迫6 h，制动24 h，观察足背动脉搏动，观察穿刺处有无出血，避免咳嗽、用力排便等腹压增加动作

健康指导
- 饮食指导：多吃高热量及富含优质蛋白、维生素、纤维素的食物，食物以清淡、易消化为宜
  - 若有腹腔积液、水肿，应控制水和钠盐的摄入量
- 用药指导：遵医嘱按时、按量服药，避免服用对肝功能有损害的药物
- 生活指导：保持心情舒畅，避免不必要的情绪刺激；生活规律，注意休息，适当体力活动，劳逸结合
- 疾病指导：定期复查乙肝五项、甲胎蛋白(AFP)、B超，出现水肿、出血、便血、黄疸等现象及时就诊

九、胆囊摘除、胆总管探查术围手术期护理

胆囊摘除、胆总管探查术围手术期护理

- **术前护理**
  - 心理护理：做好病人及家属的心理疏导，缓解病人焦虑、恐惧等情绪，使其配合手术
  - 病人准备：术前指导病人戒烟、练习深呼吸、有效咳嗽等；急性发作期禁食，落实疼痛管理；黄疸者做好皮肤护理
  - 术前准备：完善术前常规检查，腹腔镜手术者注意用松节油或液状石蜡清洁脐部，避免感染，按要求做禁饮食宣教

- **术后护理**
  - 病情观察
    - 观察并记录生命体征；早期注意呼吸情况，警惕高碳酸血症
    - 观察腹部体征，了解有无腹痛、腹胀及腹膜刺激征等
    - 观察有无皮下气肿及肩背酸痛，注意生命体征及腹部体征
    - 观察引流液颜色、性质、量，尽早发现出血、胆瘘
  - 体位护理：清醒且血压稳定者，改为半坐卧位，早期下床活动
  - 伤口护理：保持敷料清洁、干净，观察敷料有无渗血、渗液，发现异常及时通知医生处理
  - 管道护理：妥善固定，防止扭曲、折叠、受压、滑脱，保持引流通畅，观察引流液颜色、性状、量，如有异常及时处理
  - 疼痛护理：密切观察疼痛情况，合理应用止痛药，观察有无药物不良反应，及时处理
  - 专科护理
    - 观察病人皮肤、巩膜黄染情况，观察T管引流量、颜色及性质，有无残余结石排出
    - 拔管前遵医嘱夹闭或抬高T管、行T管造影，造影后开放引流
    - 夹闭管道期间观察有无体温升高、腹痛、恶心、呕吐及黄疸等症状
    - 拔管后继续观察病情，注意有无发热、腹痛等症状
  - 饮食护理：腹腔镜术后禁食6 h，术后24 h内饮食以无脂流食、半流食为主，逐渐过渡至低脂饮食
  - 心理护理：了解病人及家属的心理状态，给予心理支持与疏导

- **健康指导**
  - 饮食指导：饮食忌油腻，宜富含维生素、低脂，烹调方式以蒸、煮、焯为宜，少吃油炸食物
  - 生活指导：适当体育锻炼，增强机体抵抗力
  - 疾病指导：指导病人对异常现象的观察，若持续存在或有腹胀、恶心、呕吐、黄疸、白陶土大便、茶色尿液或伤口红、肿、热、痛，应及时就诊

十、胰腺手术围手术期护理

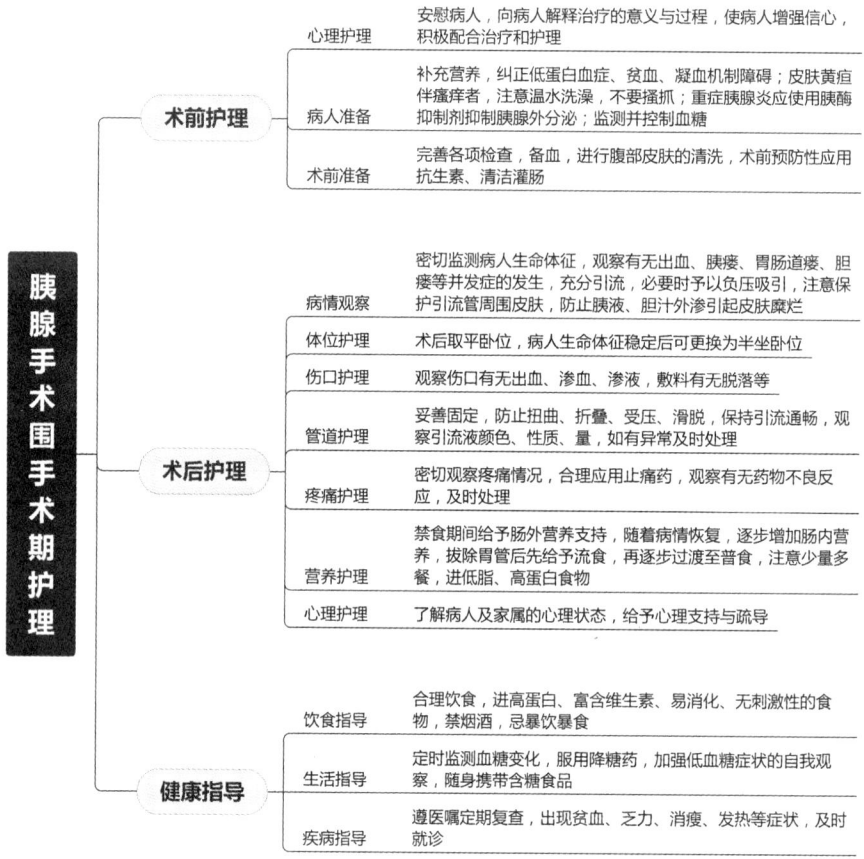

胰腺手术围手术期护理

术前护理

心理护理　安慰病人，向病人解释治疗的意义与过程，使病人增强信心，积极配合治疗和护理

病人准备　补充营养，纠正低蛋白血症、贫血、凝血机制障碍；皮肤黄疸伴瘙痒者，注意温水洗澡，不要搔抓；重症胰腺炎应使用胰酶抑制剂抑制胰腺外分泌；监测并控制血糖

术前准备　完善各项检查，备血，进行腹部皮肤的清洗，术前预防性应用抗生素、清洁灌肠

术后护理

病情观察　密切监测病人生命体征，观察有无出血、胰瘘、胃肠道瘘、胆瘘等并发症的发生，充分引流，必要时予以负压吸引，注意保护引流管周围皮肤，防止胰液、胆汁外渗引起皮肤糜烂

体位护理　术后取平卧位，病人生命体征稳定后可更换为半坐卧位

伤口护理　观察伤口有无出血、渗血、渗液，敷料有无脱落等

管道护理　妥善固定，防止扭曲、折叠、受压、滑脱，保持引流通畅，观察引流液颜色、性质、量，如有异常及时处理

疼痛护理　密切观察疼痛情况，合理应用止痛药，观察有无药物不良反应，及时处理

营养护理　禁食期间给予肠外营养支持，随着病情恢复，逐步增加肠内营养，拔除胃管后先给予流食，再逐步过渡至普食，注意少量多餐，进低脂、高蛋白食物

心理护理　了解病人及家属的心理状态，给予心理支持与疏导

健康指导

饮食指导　合理饮食，进高蛋白、富含维生素、易消化、无刺激性的食物，禁烟酒，忌暴饮暴食

生活指导　定时监测血糖变化，服用降糖药，加强低血糖症状的自我观察，随身携带含糖食品

疾病指导　遵医嘱定期复查，出现贫血、乏力、消瘦、发热等症状，及时就诊

第三节 血管外科疾病护理常规
一、大隐静脉射频消融术围手术期护理

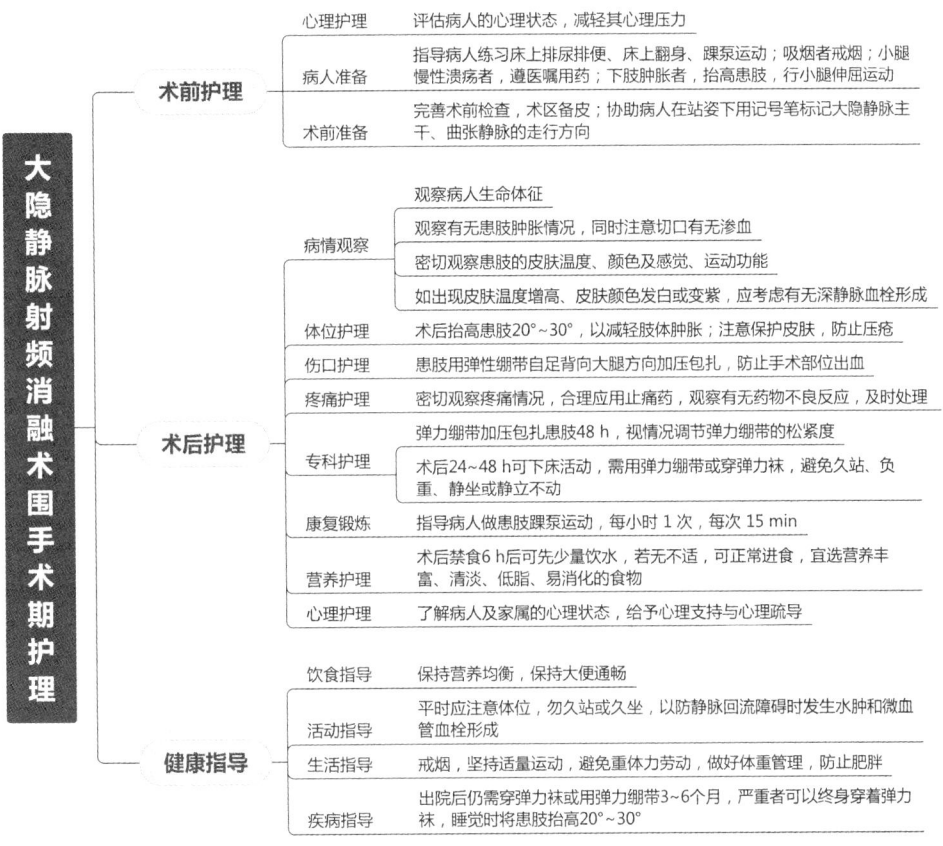

二、下肢深静脉血栓围手术期护理

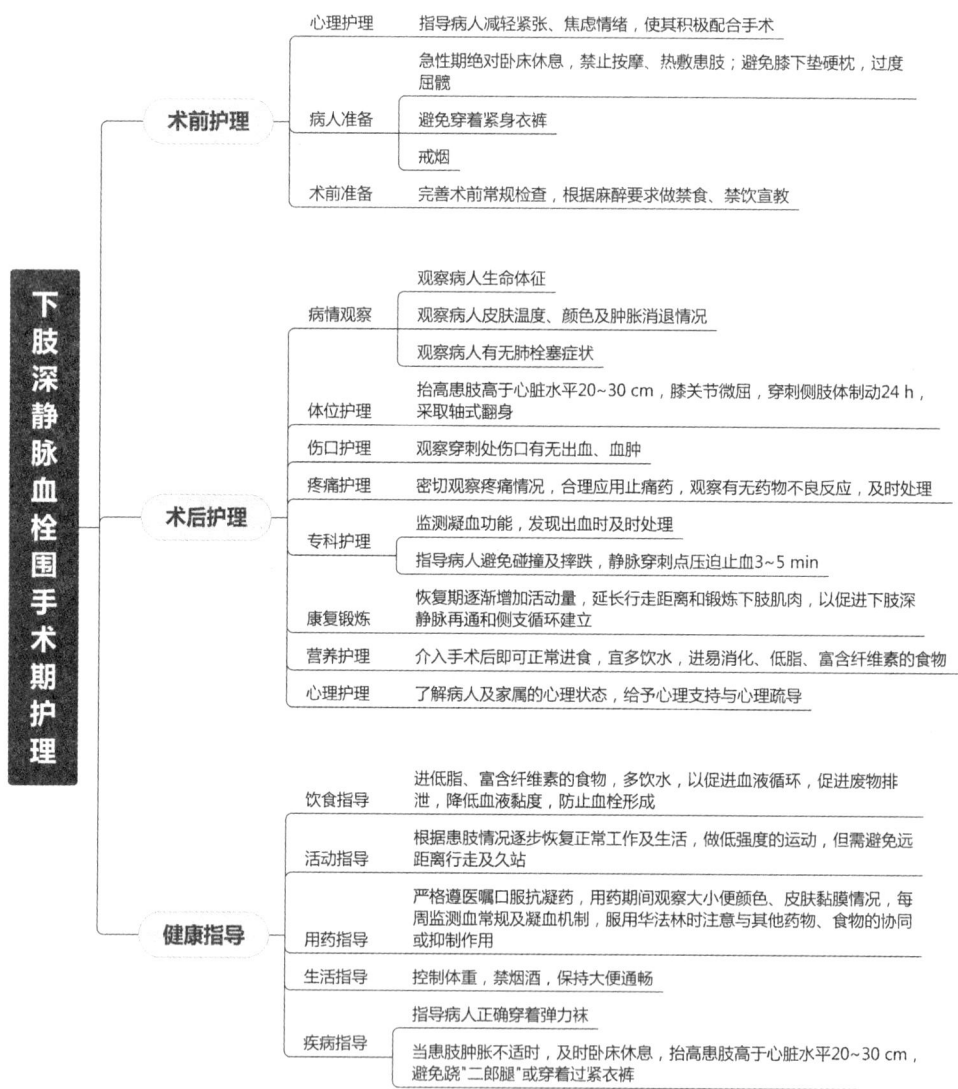

术前护理

心理护理　指导病人减轻紧张、焦虑情绪，使其积极配合手术

病人准备　急性期绝对卧床休息，禁止按摩、热敷患肢；避免膝下垫硬枕，过度屈髋

　　　　　避免穿着紧身衣裤

　　　　　戒烟

术前准备　完善术前常规检查，根据麻醉要求做禁食、禁饮宣教

术后护理

病情观察　观察病人生命体征

　　　　　观察病人皮肤温度、颜色及肿胀消退情况

　　　　　观察病人有无肺栓塞症状

体位护理　抬高患肢高于心脏水平20~30 cm，膝关节微屈，穿刺侧肢体制动24 h，采取轴式翻身

伤口护理　观察穿刺处伤口有无出血、血肿

疼痛护理　密切观察疼痛情况，合理应用止痛药，观察有无药物不良反应，及时处理

专科护理　监测凝血功能，发现出血时及时处理

　　　　　指导病人避免碰撞及摔跌，静脉穿刺点压迫止血3~5 min

康复锻炼　恢复期逐渐增加活动量，延长行走距离和锻炼下肢肌肉，以促进下肢深静脉再通和侧支循环建立

营养护理　介入手术后即可正常进食，宜多饮水，进易消化、低脂、富含纤维素的食物

心理护理　了解病人及家属的心理状态，给予心理支持与心理疏导

健康指导

饮食指导　进低脂、富含纤维素的食物，多饮水，以促进血液循环，促进废物排泄，降低血液黏度，防止血栓形成

活动指导　根据患肢情况逐步恢复正常工作及生活，做低强度的运动，但需避免远距离行走及久站

用药指导　严格遵医嘱口服抗凝药，用药期间观察大小便颜色、皮肤黏膜情况，每周监测血常规及凝血机制，服用华法林时注意与其他药物、食物的协同或抑制作用

生活指导　控制体重，禁烟酒，保持大便通畅

疾病指导　指导病人正确穿着弹力袜

　　　　　当患肢肿胀不适时，及时卧床休息，抬高患肢高于心脏水平20~30 cm，避免跷"二郎腿"或穿着过紧衣裤

三、腹主动脉瘤切除术围手术期护理

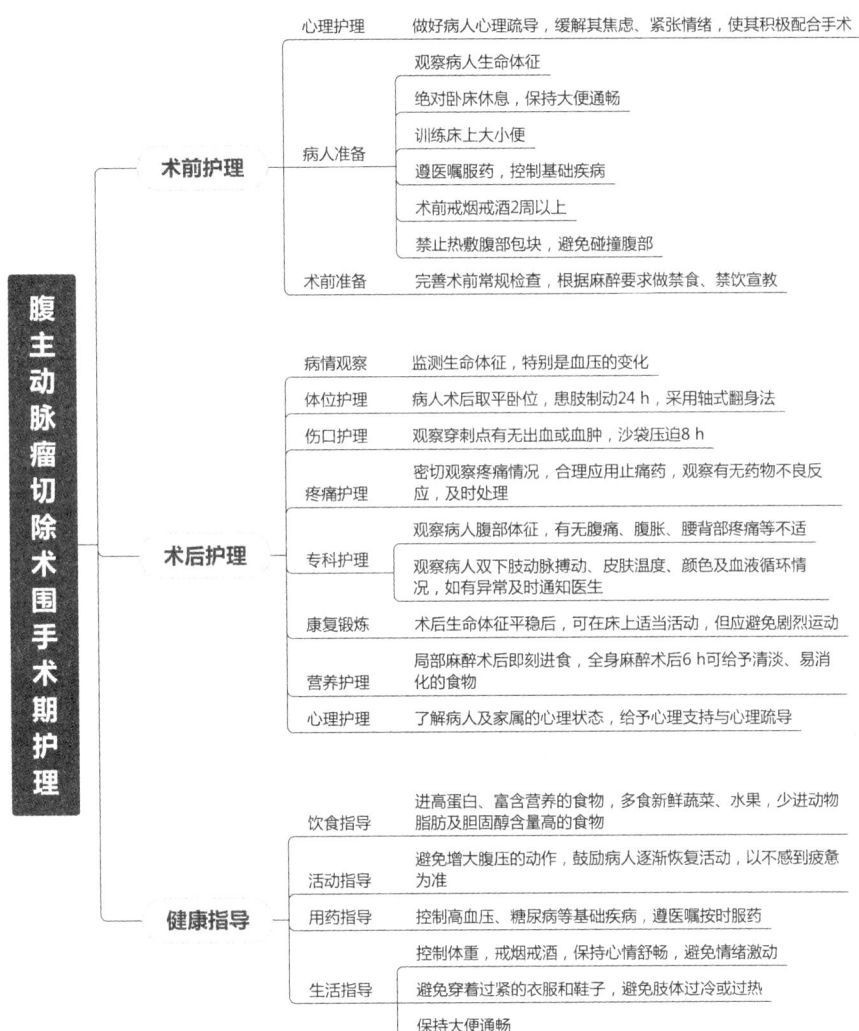

四、布-加综合征围手术期护理

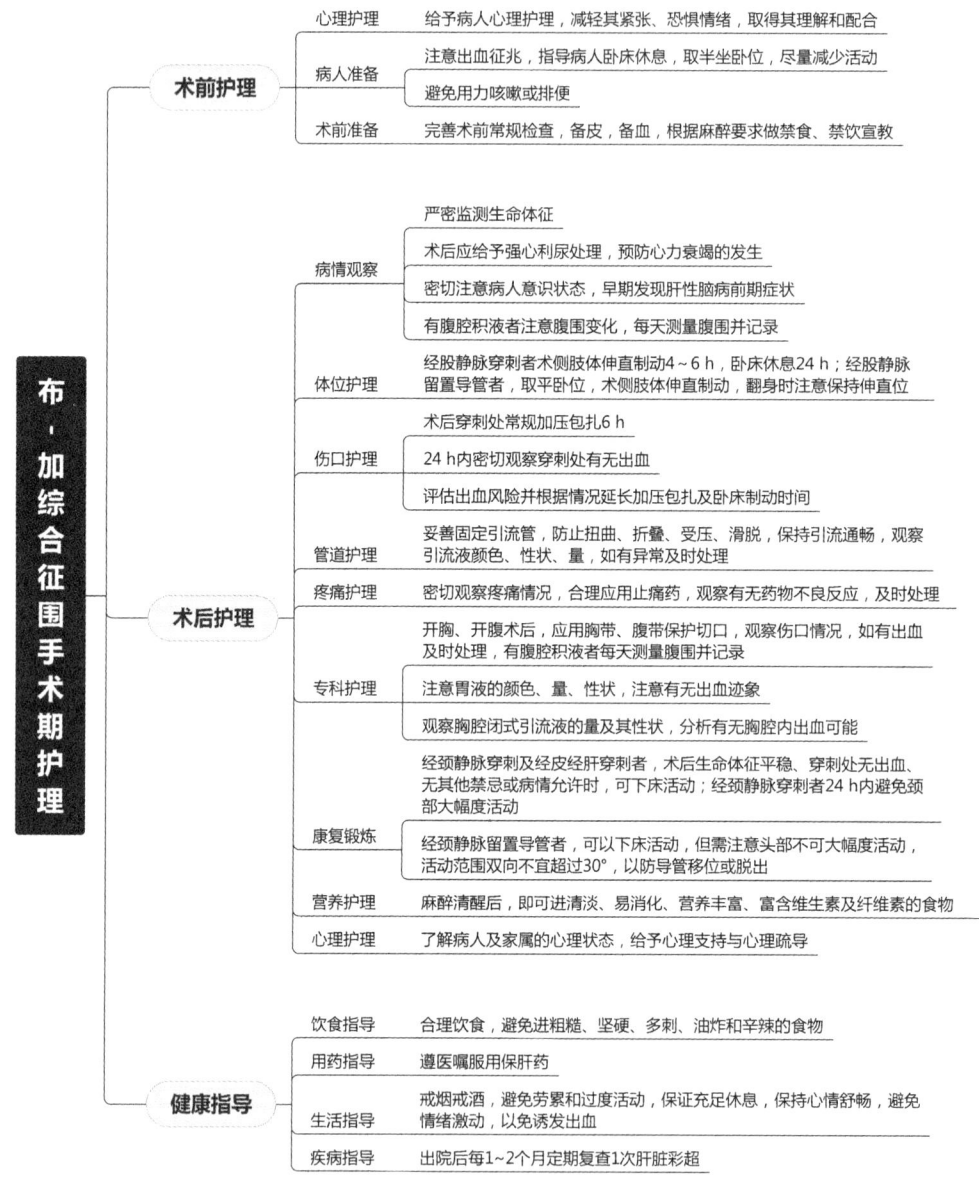

术前护理

心理护理　给予病人心理护理，减轻其紧张、恐惧情绪，取得其理解和配合

病人准备　注意出血征兆，指导病人卧床休息，取半坐卧位，尽量减少活动
避免用力咳嗽或排便

术前准备　完善术前常规检查，备皮，备血，根据麻醉要求做禁食、禁饮宣教

术后护理

病情观察
严密监测生命体征
术后应给予强心利尿处理，预防心力衰竭的发生
密切注意病人意识状态，早期发现肝性脑病前期症状
有腹腔积液者注意腹围变化，每天测量腹围并记录

体位护理　经股静脉穿刺者术侧肢体伸直制动4～6 h，卧床休息24 h；经股静脉留置导管者，取平卧位，术侧肢体伸直制动，翻身时注意保持伸直位

伤口护理
术后穿刺处常规加压包扎6 h
24 h内密切观察穿刺处有无出血
评估出血风险并根据情况延长加压包扎及卧床制动时间

管道护理　妥善固定引流管，防止扭曲、折叠、受压、滑脱，保持引流通畅，观察引流液颜色、性状、量，如有异常及时处理

疼痛护理　密切观察疼痛情况，合理应用止痛药，观察有无药物不良反应，及时处理

专科护理
开胸、开腹术后，应用胸带、腹带保护切口，观察伤口情况，如有出血及时处理，有腹腔积液者每天测量腹围并记录
注意胃液的颜色、量、性状，注意有无出血迹象
观察胸腔闭式引流液的量及其性状，分析有无胸腔内出血可能

康复锻炼
经颈静脉穿刺及经皮经肝穿刺者，术后生命体征平稳、穿刺处无出血、无其他禁忌或病情允许时，可下床活动；经颈静脉穿刺者24 h内避免颈部大幅度活动
经颈静脉留置导管者，可以下床活动，但需注意头部不可大幅度活动，活动范围双向不宜超过30°，以防导管移位或脱出

营养护理　麻醉清醒后，即可进清淡、易消化、营养丰富、富含维生素及纤维素的食物

心理护理　了解病人及家属的心理状态，给予心理支持与心理疏导

健康指导

饮食指导　合理饮食，避免进粗糙、坚硬、多刺、油炸和辛辣的食物

用药指导　遵医嘱服用保肝药

生活指导　戒烟戒酒，避免劳累和过度活动，保证充足休息，保持心情舒畅，避免情绪激动，以免诱发出血

疾病指导　出院后每1～2个月定期复查1次肝脏彩超

布-加综合征围手术期护理

五、锁骨下动脉盗血综合征围手术期护理

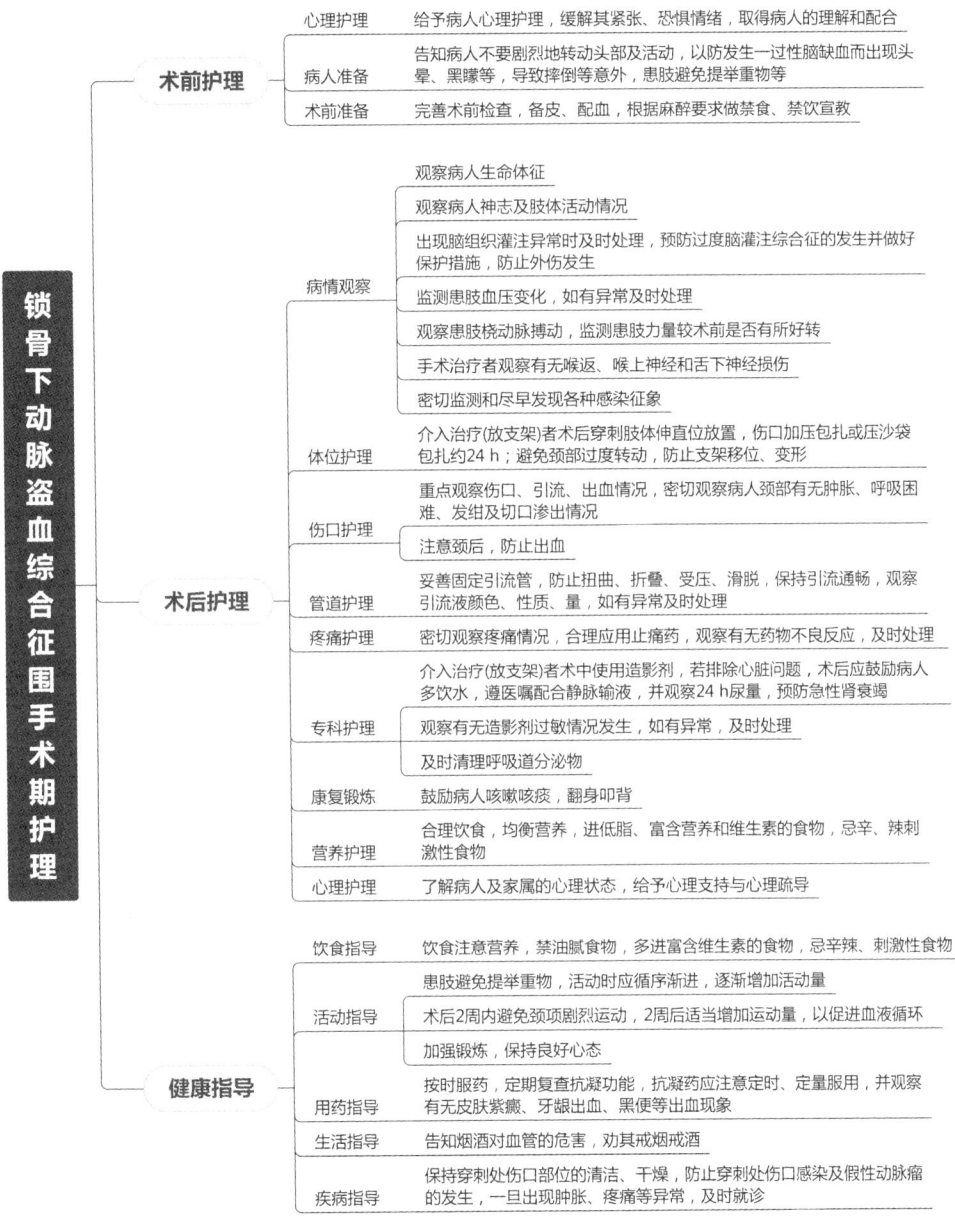

锁骨下动脉盗血综合征围手术期护理

术前护理
- 心理护理：给予病人心理护理，缓解其紧张、恐惧情绪，取得病人的理解和配合
- 病人准备：告知病人不要剧烈地转动头部及活动，以防发生一过性脑缺血而出现头晕、黑矇等，导致摔倒等意外，患肢避免提举重物等
- 术前准备：完善术前检查，备皮、配血，根据麻醉要求做禁食、禁饮宣教

术后护理
- 病情观察：
  - 观察病人生命体征
  - 观察病人神志及肢体活动情况
  - 出现脑组织灌注异常时及时处理，预防过度脑灌注综合征的发生并做好保护措施，防止外伤发生
  - 监测患肢血压变化，如有异常及时处理
  - 观察患肢桡动脉搏动，监测患肢力量较术前是否有所好转
  - 手术治疗者观察有无喉返、喉上神经和舌下神经损伤
  - 密切监测和尽早发现各种感染征象
- 体位护理：介入治疗(放支架)者术后穿刺肢体伸直位放置，伤口加压包扎或压沙袋包扎约24 h；避免颈部过度转动，防止支架移位、变形
- 伤口护理：
  - 重点观察伤口、引流、出血情况，密切观察病人颈部有无肿胀、呼吸困难、发绀及切口渗出情况
  - 注意颈后，防止出血
- 管道护理：妥善固定引流管，防止扭曲、折叠、受压、滑脱，保持引流通畅，观察引流液颜色、性质、量，如有异常及时处理
- 疼痛护理：密切观察疼痛情况，合理应用止痛药，观察有无药物不良反应，及时处理
- 专科护理：
  - 介入治疗(放支架)者术中使用造影剂，若排除心脏问题，术后应鼓励病人多饮水，遵医嘱配合静脉输液，并观察24 h尿量，预防急性肾衰竭
  - 观察有无造影剂过敏情况发生，如有异常，及时处理
  - 及时清理呼吸道分泌物
- 康复锻炼：鼓励病人咳嗽咳痰，翻身叩背
- 营养护理：合理饮食，均衡营养，进低脂、富含营养和维生素的食物，忌辛、辣刺激性食物
- 心理护理：了解病人及家属的心理状态，给予心理支持与心理疏导

健康指导
- 饮食指导：饮食注意营养，禁油腻食物，多进富含维生素的食物，忌辛辣、刺激性食物
- 活动指导：
  - 患肢避免提举重物，活动时应循序渐进，逐渐增加活动量
  - 术后2周内避免颈项剧烈运动，2周后适当增加运动量，以促进血液循环
  - 加强锻炼，保持良好心态
- 用药指导：按时服药，定期复查抗凝功能，抗凝药应注意定时、定量服用，并观察有无皮肤紫癜、牙龈出血、黑便等出血现象
- 生活指导：告知烟酒对血管的危害，劝其戒烟戒酒
- 疾病指导：保持穿刺处伤口部位的清洁、干燥，防止穿刺处伤口感染及假性动脉瘤的发生，一旦出现肿胀、疼痛等异常，及时就诊

六、人工动脉血管移植术围手术期护理

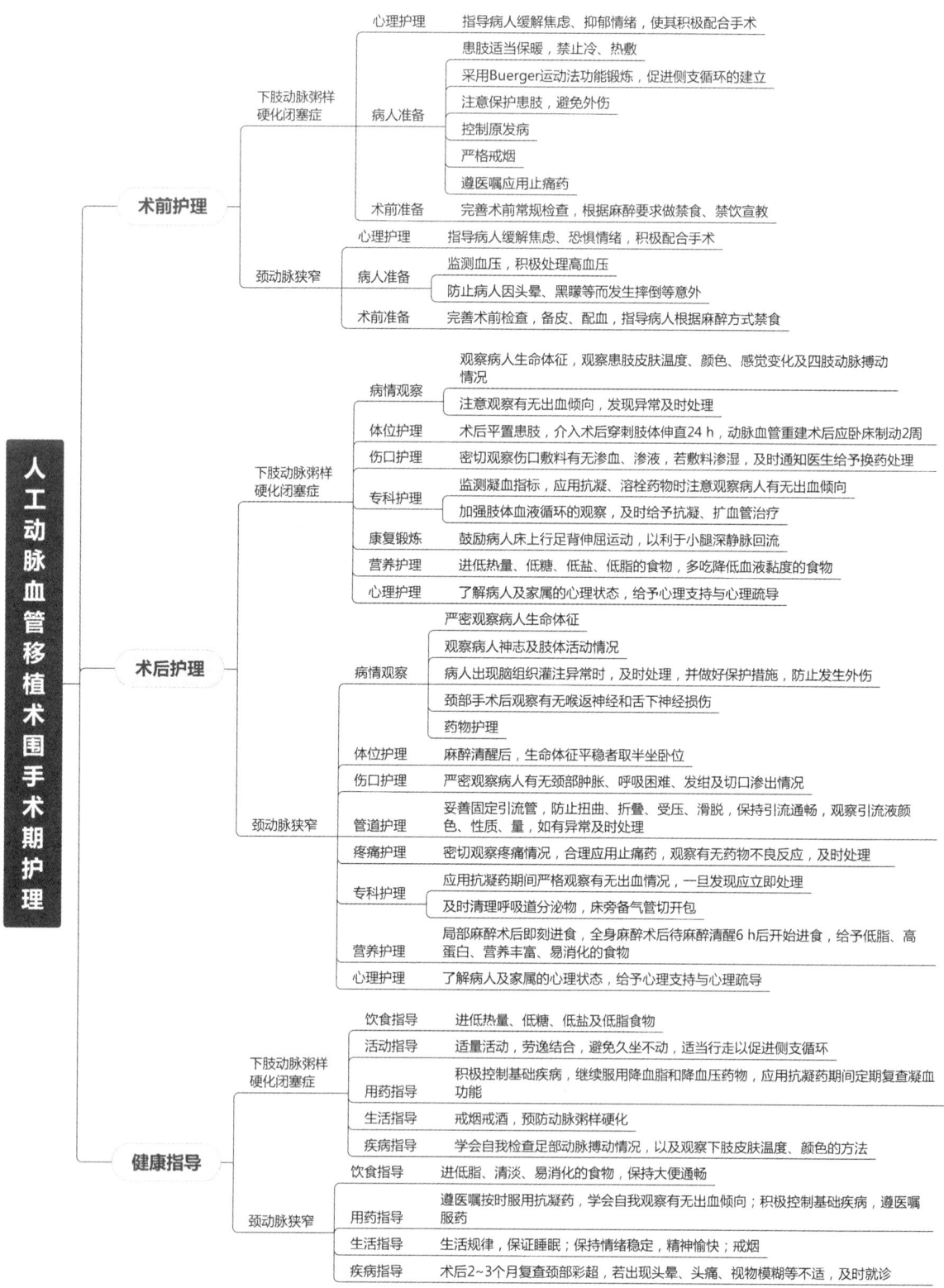

七、多发性大动脉炎围手术期护理

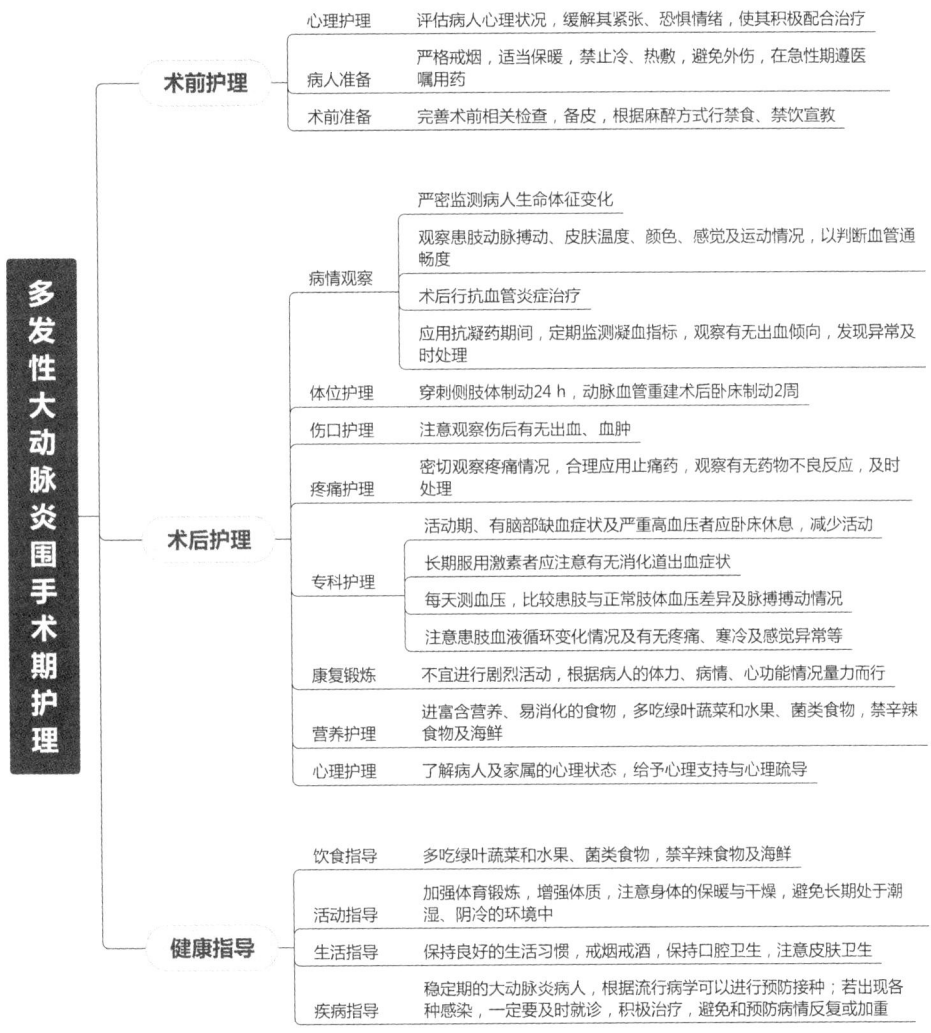

多发性大动脉炎围手术期护理

术前护理
- 心理护理　评估病人心理状况，缓解其紧张、恐惧情绪，使其积极配合治疗
- 病人准备　严格戒烟，适当保暖，禁止冷、热敷，避免外伤，在急性期遵医嘱用药
- 术前准备　完善术前相关检查，备皮，根据麻醉方式行禁食、禁饮宣教

术后护理
- 病情观察
  - 严密监测病人生命体征变化
  - 观察患肢动脉搏动、皮肤温度、颜色、感觉及运动情况，以判断血管通畅度
  - 术后行抗血管炎症治疗
  - 应用抗凝药期间，定期监测凝血指标，观察有无出血倾向，发现异常及时处理
- 体位护理　穿刺侧肢体制动24 h，动脉血管重建术后卧床制动2周
- 伤口护理　注意观察伤后有无出血、血肿
- 疼痛护理　密切观察疼痛情况，合理应用止痛药，观察有无药物不良反应，及时处理
- 专科护理
  - 活动期、有脑部缺血症状及严重高血压者应卧床休息，减少活动
  - 长期服用激素者应注意有无消化道出血症状
  - 每天测血压，比较患肢与正常肢体血压差异及脉搏搏动情况
  - 注意患肢血液循环变化情况及有无疼痛、寒冷及感觉异常等
- 康复锻炼　不宜进行剧烈活动，根据病人的体力、病情、心功能情况量力而行
- 营养护理　进富含营养、易消化的食物，多吃绿叶蔬菜和水果、菌类食物，禁辛辣食物及海鲜
- 心理护理　了解病人及家属的心理状态，给予心理支持与心理疏导

健康指导
- 饮食指导　多吃绿叶蔬菜和水果、菌类食物，禁辛辣食物及海鲜
- 活动指导　加强体育锻炼，增强体质，注意身体的保暖与干燥，避免长期处于潮湿、阴冷的环境中
- 生活指导　保持良好的生活习惯，戒烟戒酒，保持口腔卫生，注意皮肤卫生
- 疾病指导　稳定期的大动脉炎病人，根据流行病学可以进行预防接种；若出现各种感染，一定要及时就诊，积极治疗，避免和预防病情反复或加重

第四节　骨科疾病护理常规

一、骨科疾病一般护理

骨科疾病一般护理

术前护理

	心理护理	做好病人及家属的心理疏导，缓解焦虑、紧张情绪，使其积极配合治疗
	病人准备	指导病人使用抗菌肥皂或沐浴液清洗手术局部皮肤，注意清洗时避开皮肤破溃处；不能自理者应给予床上擦浴，更换清洁病服
	术前准备	完善术前相关检查，根据手术要求进行备血，并遵医嘱准备术中用药；根据手术需要，剃除手术部位及切口周围毛发，操作过程中勿损伤表皮，同时注意遮挡和保暖；行术前宣教

术后护理

	一般观察	观察病人生命体征，如有异常及时处理
	病情观察	密切观察患肢的末梢血液循环和感觉，如远端动脉搏动情况、皮肤温度、色泽及有无感觉和运动障碍等。脊柱术后观察肢体运动、肌力、感觉情况
体位护理		术后根据手术部位采取相应的体位
		四肢骨折术后患肢应固定于功能位，并抬高至高于心脏水平，促进静脉回流和减轻水肿
		髋关节置换术后平卧，患肢保持外展中立位，髋关节屈曲小于90°，防止髋关节脱位
		肩关节置换术后抬高床头30°~60°，患肢外展50°~60°，禁止患侧卧位
		脊柱骨折术后平卧2 h后可以轴线翻身
	伤口护理	观察手术伤口有无渗血、渗液，一旦发现活动性出血，立即报告医生进行处理
	管道护理	按要求更换负压瓶，妥善固定引流管，保持引流通畅，防止引流管阻塞、扭曲、折叠和脱落等；准确记录引流液的性质、颜色和量，出现异常及时通知医生
	疼痛护理	密切观察疼痛情况，合理应用止痛药，观察有无药物不良反应，及时处理
专科护理		预防深静脉血栓：每天饮水1500~2500 ml，保证足够液体入量；遵医嘱应用间歇性充气加压装置或足底静脉泵，使用抗凝剂时皮下注射，观察有无药物不良反应
		预防压疮：术后进行压疮危险因素评估，高危者每2 h翻身1次；应用防压疮用具；保持床单平整、干燥，臀下可垫软垫等
		预防坠积性肺炎：指导病人进行呼吸功能训练，定时翻身、叩背及雾化吸入等
	功能锻炼	术后麻醉效果消失后即开始功能锻炼，具体锻炼计划需针对疾病及手术方式制订

健康指导

	安全指导	指导病人安全使用拐杖、助行器、轮椅等工具，行走练习需有人陪伴，以防跌倒
	饮食指导	加强营养，指导进高热量、高蛋白、富含维生素、粗纤维的食物
	康复指导	指导病人功能锻炼方法，鼓励病人早期床上活动，预防并发症
	用药指导	指导病人按时服药，告知服药注意事项，遵医嘱复查
	疾病指导	告知病人若骨折远端肢体肿胀或疼痛明显加重，肢体感觉麻木、肢端发凉，随时就诊

二、石膏固定术围手术期护理

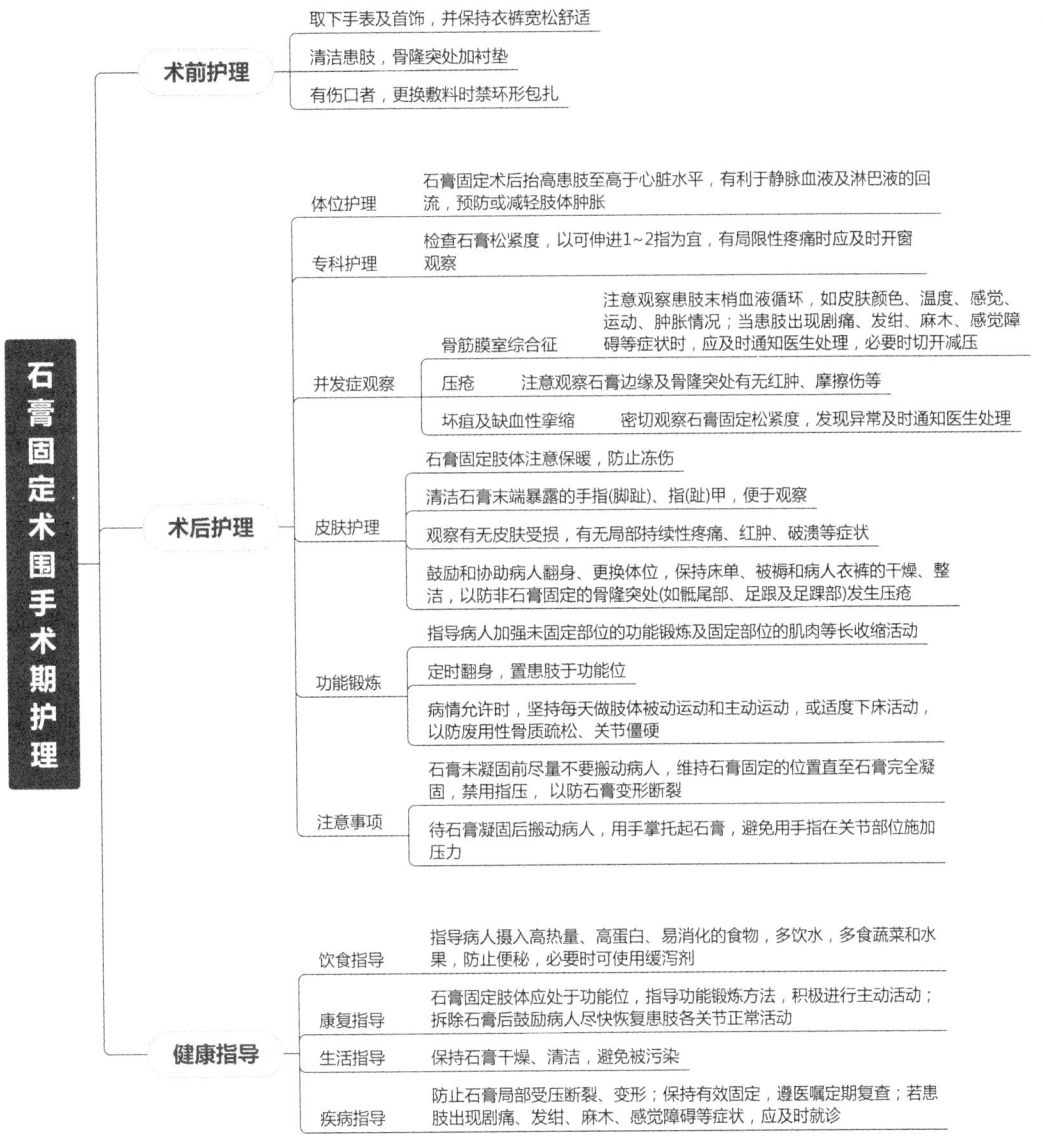

石膏固定术围手术期护理

术前护理
- 取下手表及首饰，并保持衣裤宽松舒适
- 清洁患肢，骨隆突处加衬垫
- 有伤口者，更换敷料时禁环形包扎

术后护理
- 体位护理：石膏固定术后抬高患肢至高于心脏水平，有利于静脉血液及淋巴液的回流，预防或减轻肢体肿胀
- 专科护理：检查石膏松紧度，以可伸进1~2指为宜，有局限性疼痛时应及时开窗观察
- 并发症观察
  - 骨筋膜室综合征：注意观察患肢末梢血液循环，如皮肤颜色、温度、感觉、运动、肿胀情况；当患肢出现剧痛、发绀、麻木、感觉障碍等症状时，应及时通知医生处理，必要时切开减压
  - 压疮：注意观察石膏边缘及骨隆突处有无红肿、摩擦伤等
  - 坏疽及缺血性挛缩：密切观察石膏固定松紧度，发现异常及时通知医生处理
- 皮肤护理
  - 石膏固定肢体注意保暖，防止冻伤
  - 清洁石膏末端暴露的手指(脚趾)、指(趾)甲，便于观察
  - 观察有无皮肤受损，有无局部持续性疼痛、红肿、破溃等症状
  - 鼓励和协助病人翻身、更换体位，保持床单、被褥和病人衣裤的干燥、整洁，以防非石膏固定的骨隆突处(如骶尾部、足跟及足踝部)发生压疮
- 功能锻炼
  - 指导病人加强未固定部位的功能锻炼及固定部位的肌肉等长收缩活动
  - 定时翻身，置患肢于功能位
  - 病情允许时，坚持每天做肢体被动运动和主动运动，或适度下床活动，以防废用性骨质疏松、关节僵硬
- 注意事项
  - 石膏未凝固前尽量不要搬动病人，维持石膏固定的位置直至石膏完全凝固，禁用指压，以防石膏变形断裂
  - 待石膏凝固后搬动病人，用手掌托起石膏，避免用手指在关节部位施加压力

健康指导
- 饮食指导：指导病人摄入高热量、高蛋白、易消化的食物，多饮水，多食蔬菜和水果，防止便秘，必要时可使用缓泻剂
- 康复指导：石膏固定肢体应处于功能位，指导功能锻炼方法，积极进行主动活动；拆除石膏后鼓励病人尽快恢复患肢各关节正常活动
- 生活指导：保持石膏干燥、清洁，避免被污染
- 疾病指导：防止石膏局部受压断裂、变形；保持有效固定，遵医嘱定期复查；若患肢出现剧痛、发绀、麻木、感觉障碍等症状，应及时就诊

三、牵引术围手术期护理

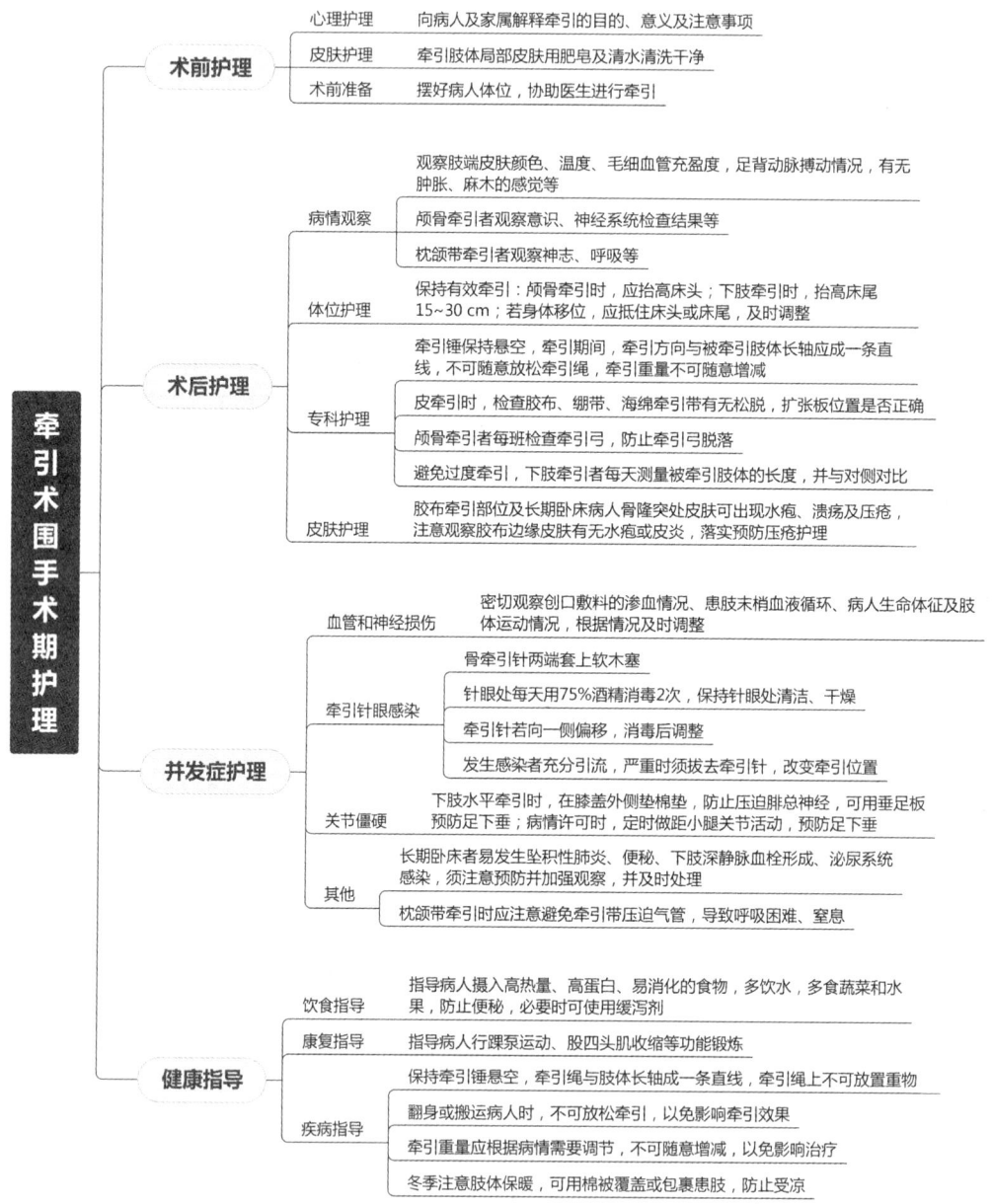

术前护理
- 心理护理：向病人及家属解释牵引的目的、意义及注意事项
- 皮肤护理：牵引肢体局部皮肤用肥皂及清水清洗干净
- 术前准备：摆好病人体位，协助医生进行牵引

术后护理
- 病情观察
  - 观察肢端皮肤颜色、温度、毛细血管充盈度，足背动脉搏动情况，有无肿胀、麻木的感觉等
  - 颅骨牵引者观察意识、神经系统检查结果等
  - 枕颌带牵引者观察神志、呼吸等
- 体位护理：保持有效牵引：颅骨牵引时，应抬高床头；下肢牵引时，抬高床尾15~30 cm；若身体移位，应抵住床头或床尾，及时调整
- 专科护理
  - 牵引锤保持悬空，牵引期间，牵引方向与被牵引肢体长轴应成一条直线，不可随意放松牵引绳，牵引重量不可随意增减
  - 皮牵引时，检查胶布、绷带、海绵牵引带有无松脱，扩张板位置是否正确
  - 颅骨牵引者每班检查牵引弓，防止牵引弓脱落
  - 避免过度牵引，下肢牵引者每天测量被牵引肢体的长度，并与对侧对比
- 皮肤护理：胶布牵引部位及长期卧床病人骨隆突处皮肤可出现水疱、溃疡及压疮，注意观察胶布边缘皮肤有无水疱或皮炎，落实预防压疮护理

并发症护理
- 血管和神经损伤：密切观察创口敷料的渗血情况、患肢末梢血液循环、病人生命体征及肢体运动情况，根据情况及时调整
- 牵引针眼感染
  - 骨牵引针两端套上软木塞
  - 针眼处每天用75%酒精消毒2次，保持针眼处清洁、干燥
  - 牵引针若向一侧偏移，消毒后调整
  - 发生感染者充分引流，严重时须拔去牵引针，改变牵引位置
- 关节僵硬：下肢水平牵引时，在膝盖外侧垫棉垫，防止压迫腓总神经，可用垂足板预防足下垂；病情许可时，定时做距小腿关节活动，预防足下垂
- 其他
  - 长期卧床者易发生坠积性肺炎、便秘、下肢深静脉血栓形成、泌尿系统感染，须注意预防并加强观察，并及时处理
  - 枕颌带牵引时应注意避免牵引带压迫气管，导致呼吸困难、窒息

健康指导
- 饮食指导：指导病人摄入高热量、高蛋白、易消化的食物，多饮水，多食蔬菜和水果，防止便秘，必要时可使用缓泻剂
- 康复指导：指导病人行踝泵运动、股四头肌收缩等功能锻炼
- 疾病指导
  - 保持牵引锤悬空，牵引绳与肢体长轴成一条直线，牵引绳上不可放置重物
  - 翻身或搬运病人时，不可放松牵引，以免影响牵引效果
  - 牵引重量应根据病情需要调节，不可随意增减，以免影响治疗
  - 冬季注意肢体保暖，可用棉被覆盖或包裹患肢，防止受凉

牵引术围手术期护理

四、膝关节骨性关节炎围手术期护理

膝关节骨性关节炎围手术期护理

术前护理

- 心理护理：术前对病人及家属做好解释，讲解疾病的相关知识，使其消除疑虑，树立信心，帮助其建立有利于治疗和康复的最佳心理状态
- 适应性训练：
  - 术前教会病人正确使用双拐或助行器，指导病人床上使用便器
  - 指导病人练习股四头肌肌力收缩、直腿抬高运动及踝关节抗阻力运动
- 肠道准备：术前6 h禁食，2 h禁饮
- 病人准备：戒烟戒酒，指导病人使用抗菌肥皂或沐浴液清洗手术局部皮肤，更换清洁病服
- 术前准备：
  - 完善相关检查，评估病人皮肤、用药史、身体状况、肢体活动情况等
  - 术前备血、备术中用药

术后护理

- 生命体征观察：给予心电监护，密切观察病人生命体征变化
- 体位护理：回病房后取平卧位，踝关节下垫枕，使膝关节伸直；麻醉恢复后即可取半坐卧位抬高患肢，以利于静脉血液和淋巴液的回流，减轻肿胀
- 饮食护理：病人麻醉清醒后，无恶心、呕吐即可进清亮无渣流食，如无不良反应，1～2 h后即可进普食
- 病情观察：观察患肢趾末梢血液循环情况，注意皮肤温度、颜色、疼痛、感觉、运动、肢体肿胀情况
- 疼痛护理：密切观察疼痛情况，合理应用止痛药，观察有无药物不良反应，及时处理
- 伤口护理：术后应密切观察伤口引流及敷料情况，保持引流管通畅、伤口敷料干燥，如伤口渗血、引流量异常，应及时通知医生处理
- 并发症的观察：
  - 深静脉血栓：每天测量病人腿围，观察患肢有无肿胀及皮肤温度、颜色及足背动脉搏动等
  - 感染：密切观察病人体温变化
  - 假体松动：观察患肢膝关节肿胀和疼痛情况
- 专科护理：
  - 预防深静脉血栓：指导病人每天饮水1500～2500 ml，遵医嘱使用机械预防和药物预防，并密切观察有无出血情况，发现异常立即处理
  - 预防感染：术后保持敷料干燥，严格无菌操作
  - 预防假体松动：指导病人正确的锻炼方法，防止膝关节假体承受过度应力
  - 预防压疮：保持床单位干净、整洁，定时翻身
  - 继发性出血或休克的护理：膝关节置换者出血量较多，超过1000 ml时，立即通知医生；密切观察引流量，建立静脉通路，急查血常规及进行生化检测，必要时输血治疗
- 功能锻炼：
  - 麻醉恢复后行踝泵练习及股四头肌等长收缩训练
  - 术后第1天行屈膝滑足、直腿抬高、膝关节弯曲锻炼和伸直运动、压腿运动
  - 术后第3天遵医嘱指导病人使用助行器或拐杖下床行走

健康指导

- 安全指导：指导病人安全使用拐杖、助行器、轮椅，防止外伤
- 康复指导：继续加强膝关节屈曲、伸直、行走锻炼，具体方法同住院期间功能锻炼，锻炼时注意安全，劳逸结合；遵医嘱进行活动限制至下次复诊
- 用药指导：指导病人按时服药，告知服药注意事项，遵医嘱复查
- 疾病指导：
  - 控制体重，避免跑、跳、背重物等，防止膝关节假体承受过度应力
  - 加强营养，预防感染，关节局部不适及时就诊

五、股骨颈骨折围手术期护理

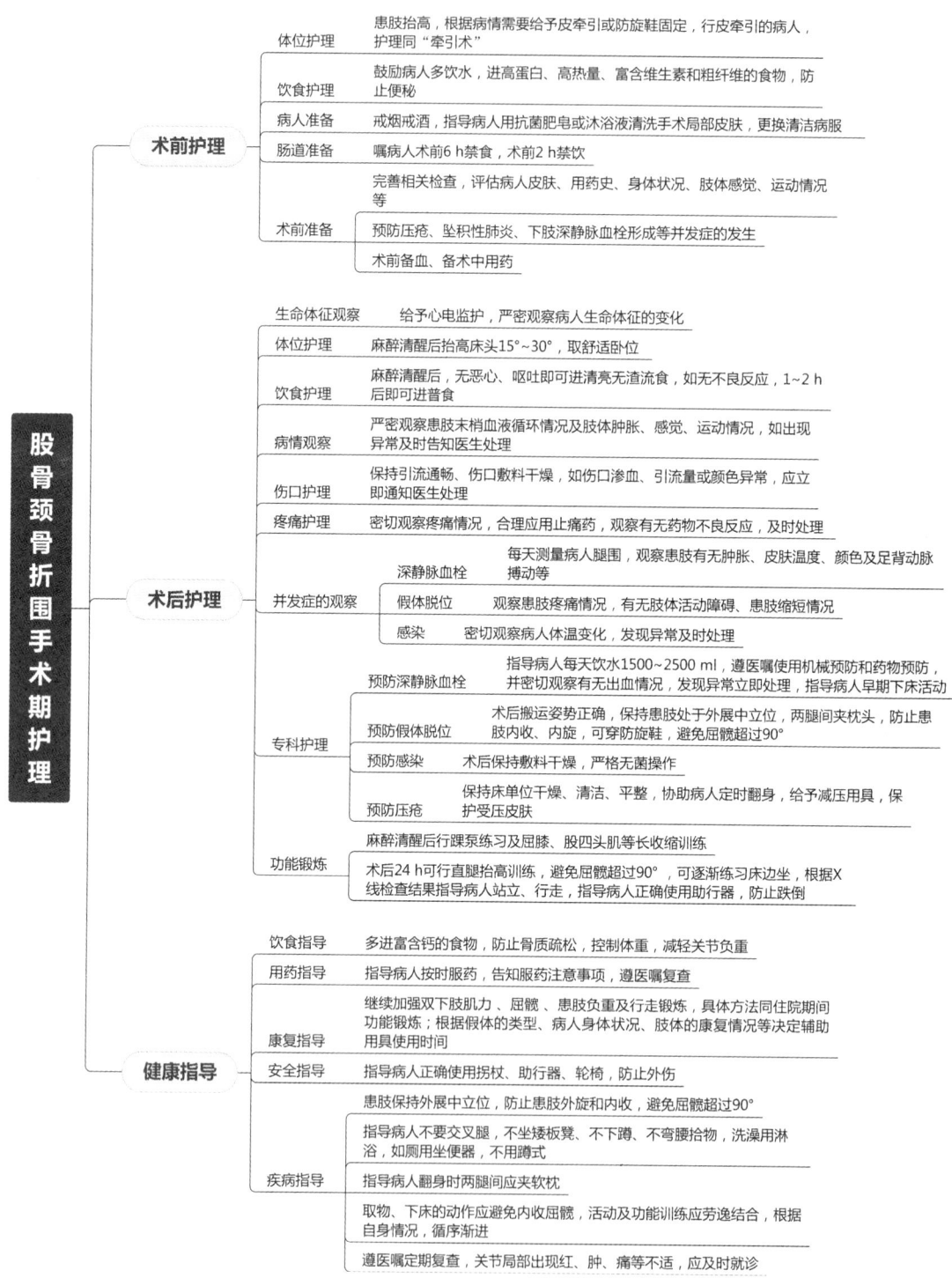

股骨颈骨折围手术期护理

术前护理
- 体位护理：患肢抬高，根据病情需要给予皮牵引或防旋鞋固定，行皮牵引的病人，护理同"牵引术"
- 饮食护理：鼓励病人多饮水，进高蛋白、高热量、富含维生素和粗纤维的食物，防止便秘
- 病人准备：戒烟戒酒，指导病人用抗菌肥皂或沐浴液清洗手术局部皮肤，更换清洁病服
- 肠道准备：嘱病人术前6 h禁食，术前2 h禁饮
- 术前准备：
  - 完善相关检查，评估病人皮肤、用药史、身体状况、肢体感觉、运动情况等
  - 预防压疮、坠积性肺炎、下肢深静脉血栓形成等并发症的发生
  - 术前备血、备术中用药

术后护理
- 生命体征观察：给予心电监护，严密观察病人生命体征的变化
- 体位护理：麻醉清醒后抬高床头15°~30°，取舒适卧位
- 饮食护理：麻醉清醒后，无恶心、呕吐即可进清亮无渣流食，如无不良反应，1~2 h后即可进普食
- 病情观察：严密观察患肢末梢血液循环情况及肢体肿胀、感觉、运动情况，如出现异常及时告知医生处理
- 伤口护理：保持引流通畅，伤口敷料干燥，如伤口渗血、引流量或颜色异常，应立即通知医生处理
- 疼痛护理：密切观察疼痛情况，合理应用止痛药，观察有无药物不良反应，及时处理
- 并发症的观察：
  - 深静脉血栓：每天测量病人腿围，观察患肢有无肿胀、及皮肤温度、颜色及足背动脉搏动等
  - 假体脱位：观察患肢疼痛情况，有无肢体活动障碍、患肢缩短情况
  - 感染：密切观察病人体温变化，发现异常及时处理
- 专科护理：
  - 预防深静脉血栓：指导病人每天饮水1500~2500 ml，遵医嘱使用机械预防和药物预防，并密切观察有无出血情况，发现异常立即处理，指导病人早期下床活动
  - 预防假体脱位：术后搬运姿势正确，保持患肢处于外展中立位，两腿间夹枕头，防止患肢内收、内旋，可穿防旋鞋，避免屈髋超过90°
  - 预防感染：术后保持敷料干燥，严格无菌操作
  - 预防压疮：保持床单位干燥、清洁、平整，协助病人定时翻身，给予减压用具，保护受压皮肤
- 功能锻炼：
  - 麻醉清醒后行踝泵练习及屈膝、股四头肌等长收缩训练
  - 术后24 h可行直腿抬高训练，避免屈髋超过90°，可逐渐练习床边坐，根据X线检查结果指导病人站立、行走，指导病人正确使用助行器，防止跌倒

健康指导
- 饮食指导：多进富含钙的食物，防止骨质疏松，控制体重，减轻关节负重
- 用药指导：指导病人按时服药，告知服药注意事项，遵医嘱复查
- 康复指导：继续加强双下肢肌力、屈髋、患肢负重及行走锻炼，具体方法同住院期间功能锻炼；根据假体的类型、病人身体状况、肢体的康复情况等决定辅助用具使用时间
- 安全指导：指导病人正确使用拐杖、助行器、轮椅，防止外伤
- 疾病指导：
  - 患肢保持外展中立位，防止患肢外旋和内收，避免屈髋超过90°
  - 指导病人不要交叉腿，不坐矮板凳、不下蹲、不弯腰拾物，洗澡用淋浴，如厕用坐便器，不用蹲式
  - 指导病人翻身时两腿间应夹软枕
  - 取物、下床的动作应避免内收屈髋，活动及功能训练应劳逸结合，根据自身情况，循序渐进
  - 遵医嘱定期复查，关节局部出现红、肿、痛等不适，应及时就诊

六、脊柱畸形围手术期护理

脊柱畸形围手术期护理

术前护理

心理护理	脊柱畸形者多数年龄小，自卑心理严重，应积极、主动与病人沟通，缓解紧张情绪，使病人更好地配合治疗和护理
饮食指导	向病人讲解增加营养的必要性和重要性，术前鼓励病人摄入营养丰富、易消化的食物，增强机体抵抗力，纠正贫血，改善一般状态，必要时遵医嘱输血、补液
适应性训练	术前应训练病人逐渐延长俯卧时间，直到能支持2 h以上；进行病人床上大小便训练
肺功能锻炼	进行呼吸功能训练，如吹气球、深呼吸训练、有效咳嗽，以及扩胸运动及自主伸展练习
术前准备	完善术前相关检查，全面评估健康史及相关因素、身体状况、生命体征，以及神志、精神状态、行动能力等
	术前备血、备术中用药，术前留置导尿管；嘱病人术前禁食8~12 h、禁饮6~8 h

术后护理

生命体征观察	应严密观察病人意识状态及生命体征，给予心电监护，准确记录体温、血压、心率、呼吸、血氧饱和度；注意观察尿量，严格记录24 h液体出入量
体位护理	术后搬运病人时，注意保持脊柱处于水平位平移至病床上，防止扭转；麻醉清醒后平卧2 h即可轴线翻身，保持脊柱在一条轴线上，不可扭曲
病情观察	观察肢体感觉、运动情况，询问有无麻木、疼痛症状，以及足趾的感觉、运动有无异常，并与术前对比
伤口护理	观察伤口敷料有无渗血
	注意观察引流液颜色、性质及量；若颜色淡红或清亮且量多，则警惕有脑脊液漏发生；若短时间内引出大量血性液，24 h内引流量大于500 ml，要结合全身情况进行分析，及时通知医生处理
疼痛护理	密切观察疼痛情况，翻身时动作宜轻柔，遵医嘱给予止痛药治疗，并给予心理疏导
专科护理	鼓励病人深呼吸、咳嗽咳痰，保持呼吸道通畅，血氧饱和度维持在95%以上
	加强术后神经系统的观察，评估病人足趾及踝关节的运动情况、双下肢感觉及运动情况和牵拉导尿管时会阴部的感觉功能
	指导病人每天饮水1500~2500 ml
	若出现腹胀、恶心、频繁剧烈呕吐，呕吐物混有胆汁，考虑肠系膜上动脉综合征的可能，采取头低俯卧位，采取禁食、补液、胃肠减压等措施
功能锻炼	指导病人麻醉清醒后行踝泵练习，术后3天鼓励病人主动活动四肢，积极练习深呼吸，有效咳嗽1周后可让病人慢慢坐起，在支具的保护下逐渐站立、行走

健康指导

生活指导	注意保持正确姿势，活动时保持脊柱直立，早期禁做脊柱弯曲、扭转动作，避免提举重物，脊柱勿负重
疾病指导	按要求佩戴腰部支具3~6个月，维持支具固定的有效性，加强腹肌、腰背肌功能锻炼，遵医嘱定期复查

七、脊柱骨折围手术期护理

脊柱骨折围手术期护理

术前护理
- 心理护理　积极、主动地与病人沟通，加强对病人的心理疏导，给予心理支持，建立良好的护患关系。对合并完全或不完全截瘫病人，要唤起他们战胜疾病的信心和勇气
- 呼吸训练　脊髓损伤后呼吸型态发生改变，呼吸模式由胸式呼吸转变为腹式呼吸且频率加快，应指导并教会病人进行缩唇呼吸练习，以改善肺部情况
- 高热护理　颈髓损伤者易出现高热，应鼓励病人多饮水，采取物理降温，必要时静脉补液
- 病情观察　观察呼吸频率、节律、深浅度及血氧饱和度等情况；观察四肢感觉、运动、肌力及大小便情况，观察感觉平面有无变化
- 颅骨牵引或支具护理　保持颅骨牵引弓与脊椎成一条直线，保证轴线翻身，确保颅骨牵引、腰围及颈托固定的有效性
- 术前准备
  - 颈椎前路手术病人行气管推移训练，床旁备吸引器
  - 做好术前备皮、备血、备术中用药，术前留置导尿
  - 术前禁食8~12 h、禁饮6~8 h

术后护理
- 生命体征观察　应严密观察病人意识状态及生命体征，给予心电监护，准确记录体温、血压、心率、呼吸、血氧饱和度变化
- 体位护理　术后病人平卧2 h，头下垫薄软枕；双下肢下分别垫软枕，双膝关节屈曲；双足用体位垫维持功能位，防止足下垂
- 饮食护理　手术后当天进清淡、易消化的流食，术后第2天以半流食为宜
- 病情观察
  - 严密观察呼吸频率、呼吸方式，发现呼吸频率、呼吸方式改变或呼吸无力时，及时报告医生
  - 动态观察病人四肢感觉、运动情况，如有功能障碍或进行性加重及时处理
- 伤口护理　密切观察伤口敷料有无渗出，引流管是否通畅，引流液性质、颜色及量，防止继发性出血
- 并发症的观察
  - 脊髓损伤　观察肢体感觉、运动情况，并与术前对比
  - 感染　密切观察体温变化，观察呼吸道通畅、呼吸功能的情况
  - 颈部血肿　观察颈部肿胀情况和病人有无呼吸困难
  - 脑脊液漏　观察引流液颜色、性质、量，病人有无呕吐、头痛等症状
  - 深静脉血栓　每天测量腿围，观察双下肢有无肿胀及皮肤温度、颜色的改变
- 专科护理
  - 预防感染　每天行口腔护理，指导病人有效咳嗽，进行深呼吸练习，保持呼吸道通畅，必要时行雾化吸入；留置导尿管者保持会阴部清洁及导尿管通畅，预防泌尿系感染
  - 预防深静脉血栓　指导病人每天饮水1500~2500 ml，遵医嘱使用抗凝剂和足底静脉泵，密切观察有无出血情况，发现异常立即处理
  - 预防压疮　协助病人轴线翻身，给予减压用具，保护受压皮肤
  - 吞咽困难处理　轻中度者3~6个月恢复正常饮食；重度者增加静脉或肠外营养支持
  - 颈部血肿处理　协助医生做好敞开切口引流的准备，避免血肿压迫气管导致窒息
  - 脑脊液漏护理　严格卧床休息，去枕平卧位或床尾抬高20~30 cm，取头低足高位；必要时探查伤口，修补硬脊膜
- 功能锻炼
  - 上肢训练　行扩胸运动、肩关节内收、外展及旋转运动
  - 下肢训练　行髋关节、踝关节功能锻炼，循序渐进
  - 双手无力者　可借助橡皮球做握拳锻炼，在握拳的基础上，行抬举锻炼
  - 瘫痪肢体者　做关节的被动活动和肌肉按摩，静止时关节置于功能位

健康指导
- 饮食指导　合理安排饮食，进高蛋白、富含营养的食物
- 用药指导　指导病人按时服药，告知服药注意事项
- 疾病指导　遵医嘱定期复查，当伤口出现红肿、渗液，体温升高，吞咽有异物感时，及时到医院处理
- 康复指导　鼓励病人做力所能及的活动，指导病人在床上进行功能锻炼，由被动运动到主动运动；指导病人正确佩戴颈托或腰围；根据医嘱指导病人下床活动，病情稳定后进行康复治疗

八、腰椎间盘突出围手术期护理

腰椎间盘突出围手术期护理

术前护理

术前评估
- 评估病人健康史及其相关因素、身体状况、生命体征，以及神志、精神状态、行动能力等
- 了解病人腰痛及肢体疼痛情况，掌握病人疼痛、感觉异常的部位，以便与术后进行对比

心理护理 向病人解释手术的方法、目的，消除其焦虑和恐惧心理

适应性训练 指导病人正确佩戴腰围，指导病人床上大小便

术前准备 做好术前备血、备术中用药、术前导尿；术前禁食8~12 h、禁饮6~8 h

术后护理

生命体征观察 给予心电监护，密切观察病人生命体征变化

体位护理 平卧位，平卧2 h后可通过轴线翻身侧卧

病情观察 观察病人下肢肌力、感觉或运动有无功能障碍或加重现象

饮食护理 术后当天进清淡、易消化全流食，术后第2天进高蛋白、富含维生素、高热量半流食，以后过渡至软食、普食

管道护理 保持引流管通畅、伤口敷料干燥，防止引流管脱出、折叠，观察并记录引流液颜色、性质和量，若30 min伤口引流量≥50 ml，且呈鲜红色，应警惕活动性出血

疼痛护理 根据疼痛程度，采取预防性、多模式、个体化的止痛措施，及时动态监测，并评价效果

并发症的观察
- 脑脊液漏 观察引流液颜色、性质、量，病人有无呕吐、头痛等情况
- 硬膜外血肿 观察肢体活动情况，是否出现血肿压迫神经症状
- 深静脉血栓 每天测量腿围，观察双下肢有无肿胀及皮肤色泽、温度的改变
- 感染 密切观察体温变化

专科护理
- 预防神经根粘连 指导病人双下肢行直腿抬高训练，术后评估脊髓神经功能情况
- 脑脊液漏处理 绝对卧床休息，取头低足高位，减少用力咳嗽、打喷嚏及屏气等动作，伤口愈合前确保引流管通畅及常压引流
- 预防深静脉血栓 指导病人每天饮水1500~2500 ml，遵医嘱使用抗凝剂和足底静脉泵，密切观察有无出血情况，发现异常立即处理
- 预防压疮 协助病人轴线翻身，给予减压用具，保护受压皮肤
- 预防感染 保持伤口敷料清洁、干燥，严格无菌操作，指导病人加强营养

功能锻炼
- 麻醉消退后可指导病人进行踝、膝关节的主动屈伸，股四头肌训练，踝泵运动，10~20次为1个周期，每组2~3个周期
- 术后2~3天行直腿抬高锻炼，双侧肢体交替进行；术后3~4天，下肢活动增加，部分病人可尝试下床活动。具体方法如下：对抗性直腿抬高锻炼、抱膝屈髋活动、空中蹬车活动、五点支撑抬臀、侧卧直腿抬高，训练频率同下床前康复锻炼，需在腰围保护且有家属陪伴下进行，双手扶住栏杆

健康指导

用药指导 遵医嘱按时服药，告知药物注意事项

生活指导 指导病人保持正确姿势，注意腰部保暖

疾病指导 佩戴腰围时需大小、松紧适宜，腰围中线需对准腰椎纵轴线，卧床时佩戴好再起床活动，卧床后才可解除，卧床期间不需佩戴，建议佩戴3个月或遵医嘱；出院后3~6个月复查，出现异常情况及时就诊

康复指导 双下肢行直腿抬高训练，加强下肢力量训练及腰背肌训练

九、颈椎病围手术期护理

		术前评估	评估病人呼吸及吞咽功能，疼痛、神经功能、感觉、肌力与心理变化等
		心理护理	向病人讲解手术相关知识，帮助病人树立战胜疾病的信心，缓解其紧张、焦虑情绪
	术前护理	适应性训练	指导病人正确佩戴颈托；指导病人进行深呼吸训练（有效咳嗽、吹气球）、手术体位训练；指导病人进行床上大小便训练
		术前准备	颈椎前路手术者行气管推移训练，颈椎后路手术者按要求备皮（双侧耳廓顶点连线至双侧肩胛骨下缘，两侧至腋中线）
			备血、备术中用药，术前留置导尿；颈椎前路手术者床旁备气管切开包及吸痰装置；术前禁食8~12 h、禁饮6~8 h
		生命体征观察	术后对病人进行心电监护，给予低流量氧气吸入，严密观察生命体征及血氧饱和度
		体位护理	前路手术建议术后4 h轴线翻身，后路手术建议术后6 h轴线翻身
		饮食护理	术后当天麻醉清醒后，无恶心、呕吐症状时，可少量多次饮温水，无不适反应后可进少量流食，待肠鸣音恢复后可正常饮食（颈椎前路手术后可适当延长进食、水时间）
		病情观察	颈椎前路手术者观察有无饮水呛咳、声音嘶哑、发音不清、呼吸困难、窒息等表现；观察病人四肢肌力、感觉功能、运动功能和关节活动度，一旦原有瘫痪加重或出现新的阳性体征，及时报告医生
		疼痛护理	密切观察疼痛情况，遵医嘱应用止痛药，观察有无药物不良反应，及时处理
颈椎病围手术期护理		切口护理	观察切口有无红、肿、热、痛，切口有渗液时及时换药
			密切观察切口周围及颈部有无肿胀或软组织张力增大，如局部明显肿胀，应马上检查引流是否通畅；如病人伴呼吸困难症状，应马上通知医生，协助医生做好切口敞开引流的准备，避免血肿压迫气管引起窒息
	术后护理	引流管护理	保持引流管通畅，不扭曲、不打折，妥善固定，密切观察引流液的颜色、性质和量；如引流量过多且液体呈淡血色或清亮，考虑脑脊液漏的可能，应立即报告医生及时处理
		并发症的观察	颈部血肿　观察病人有无颈部肿胀、渗血及呼吸困难等情况
			脑脊液漏　观察引流液颜色、性质、量，病人有无呕吐、头痛等症状
			神经损伤　密切观察四肢有无活动、感觉异常，是否有大小便异常，并与术前对比
			深静脉血栓　每天测量腿围，观察双下肢有无肿胀及皮肤温度、颜色的改变
		专科护理	颈部血肿处理　协助医生做好切口敞开引流的准备
			脑脊液漏处理　严格卧床休息，去枕平卧位或床尾抬高20~30 cm，取头低足高位；必要时探查伤口，修补硬脊膜
			预防神经损伤　颈部予以盐袋或枕垫固定制动，防止颈部旋转
			预防深静脉血栓　指导病人每天饮水1500~2500 ml，遵医嘱使用抗凝剂和足底静脉泵，密切观察有无出血情况，发现异常立即处理
		功能锻炼	麻醉消退后即进行肢体锻炼，上肢训练：屈肘、伸肘、屈腕、伸腕、屈指、伸指等，扩胸运动，肩关节内收、外展及旋转运动；下肢训练：股四头肌运动、髋、膝、踝关节运动
		生活指导	合理用枕，保持良好睡姿，注意颈部保暖，日常生活中注意纠正颈姿
	健康指导	疾病指导	下床行走时要佩戴颈托或支具，防止外伤；遵医嘱定期复查，如有异常及时就诊
		用药指导	遵医嘱按时服药，告知药物的注意事项
		康复指导	加强四肢力量训练及颈背肌锻炼，避免颈部剧烈运动

第五节　神经外科疾病护理常规
一、颅脑损伤围手术期护理

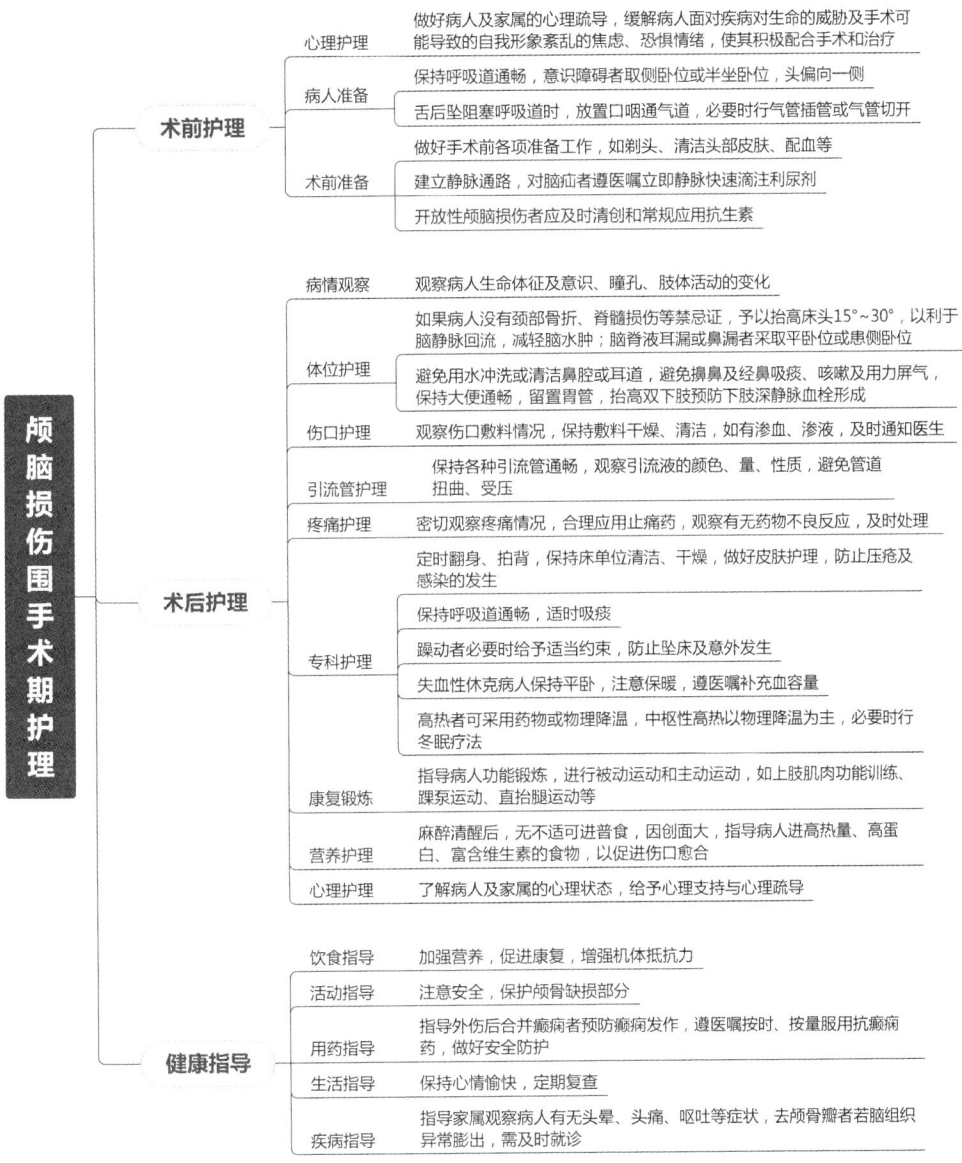

二、脑出血围手术期护理

术前护理

绝对卧床休息，保持安静，减少对病人不必要的挪动

观察生命体征、意识、瞳孔变化及肢体功能，出现异常及时通知医生

建立静脉通路，对脑疝者遵医嘱立即静脉快速滴注利尿剂

采取头高卧位，给予吸氧

按时给予降压药，保持血压稳定

做好手术区备皮工作，如剃头、清洁头部皮肤

保持呼吸道通畅，意识障碍者采取侧卧位或半坐卧位，头偏向一侧；舌后坠阻塞呼吸道时，放置口咽通气道，必要时给予气管插管

昏迷者禁食，必要时留置胃管

定时翻身，保持皮肤清洁、干燥，预防压疮

尿潴留及尿失禁者应留置导尿，给予会阴部擦洗

保持大便通畅，预防便秘，必要时给予润肠药

有误吸者应遵医嘱给予抗生素，必要时吸痰

术后护理

清醒后抬高床头15°~30°，以利脑静脉回流，减轻脑水肿，降低颅内压

监测生命体征，注意意识、肢体活动及瞳孔的变化，术后24 h内颅内易再次出血，发现异常及时通知医生

保持各种引流管通畅，观察引流液的颜色、量、性质，引流管勿折、勿压

准确记录24 h液体出入量，保持液体出入量平衡

合并有高热、昏迷、颅内压增高、脑疝等的护理参照相关章节内容

加强肢体功能锻炼和语言训练，协助病人进行肢体的被动活动，防止肌肉萎缩及足下垂，防止下肢深静脉血栓形成

保持呼吸道通畅，适时吸痰

定时翻身、拍背，保持床单位清洁、干燥，做好皮肤护理，防止压疮及感染的发生

躁动病人必要时给予适当约束，防止坠床及意外发生

预防癫痫发作，按时服用抗癫痫药，做好安全防护

观察伤口敷料情况，如有渗血、渗液及时更换，保持敷料干燥、清洁

健康指导

了解病人和家属的需求，与病人和家属之间建立相互信任的关系，讲解疾病的相关知识，使其能够积极配合治疗

指导病人少吃动物内脏，鼓励病人多吃高蛋白食物，多吃蔬菜、水果

指导病人保持稳定的情绪

指导病人多吃粗纤维食物，保持大便通畅，必要时使用缓泻剂

指导高血压病人控制血压，按时服药

指导病人功能锻炼的方法，如被动运动和主动运动、上肢肌肉功能训练、踝泵运动及直抬腿运动

遵医嘱定期复查

脑出血围手术期护理

三、垂体肿瘤围手术期护理

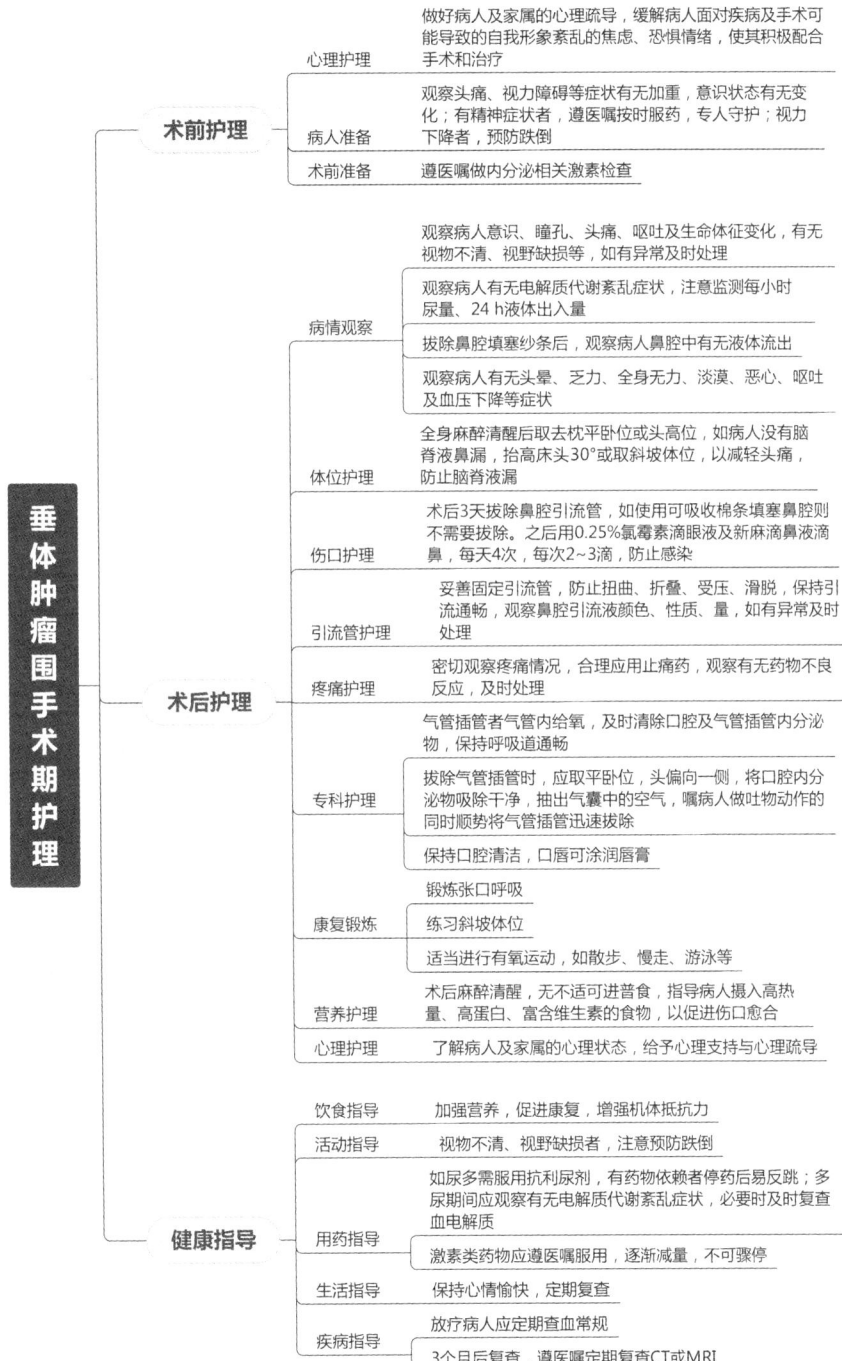

垂体肿瘤围手术期护理

术前护理
- 心理护理：做好病人及家属的心理疏导，缓解病人面对疾病及手术可能导致的自我形象紊乱的焦虑、恐惧情绪，使其积极配合手术和治疗
- 病人准备：观察头痛、视力障碍等症状有无加重，意识状态有无变化；有精神症状者，遵医嘱按时服药，专人守护；视力下降者，预防跌倒
- 术前准备：遵医嘱做内分泌相关激素检查

术后护理
- 病情观察
  - 观察病人意识、瞳孔、头痛、呕吐及生命体征变化，有无视物不清、视野缺损等，如有异常及时处理
  - 观察病人有无电解质代谢紊乱症状，注意监测每小时尿量、24 h液体出入量
  - 拔除鼻腔填塞纱条后，观察病人鼻腔中有无液体流出
  - 观察病人有无头晕、乏力、全身无力、淡漠、恶心、呕吐及血压下降等症状
- 体位护理：全身麻醉清醒后取去枕平卧位或头高位，如病人没有脑脊液鼻漏，抬高床头30°或取斜坡体位，以减轻头痛，防止脑脊液漏
- 伤口护理：术后3天拔除鼻腔引流管，如使用可吸收棉条填塞鼻腔则不需要拔除。之后用0.25%氯霉素滴眼液及新麻滴鼻液滴鼻，每天4次，每次2~3滴，防止感染
- 引流管护理：妥善固定引流管，防止扭曲、折叠、受压、滑脱，保持引流通畅，观察鼻腔引流液颜色、性质、量，如有异常及时处理
- 疼痛护理：密切观察疼痛情况，合理应用止痛药，观察有无药物不良反应，及时处理
- 专科护理
  - 气管插管者气管内给氧，及时清除口腔及气管插管内分泌物，保持呼吸道通畅
  - 拔除气管插管时，应取平卧位，头偏向一侧，将口腔内分泌物吸除干净，抽出气囊中的空气，嘱病人做吐物动作的同时顺势将气管插管迅速拔除
  - 保持口腔清洁，口唇可涂润唇膏
- 康复锻炼
  - 锻炼张口呼吸
  - 练习斜坡体位
  - 适当进行有氧运动，如散步、慢走、游泳等
- 营养护理：术后麻醉清醒，无不适可进普食，指导病人摄入高热量、高蛋白、富含维生素的食物，以促进伤口愈合
- 心理护理：了解病人及家属的心理状态，给予心理支持与心理疏导

健康指导
- 饮食指导：加强营养，促进康复，增强机体抵抗力
- 活动指导：视物不清、视野缺损者，注意预防跌倒
- 用药指导
  - 如尿多需服用抗利尿剂，有药物依赖者停药后易反跳；多尿期间应观察有无电解质代谢紊乱症状，必要时及时复查血电解质
  - 激素类药物应遵医嘱服用，逐渐减量，不可骤停
- 生活指导：保持心情愉快，定期复查
- 疾病指导
  - 放疗病人应定期查血常规
  - 3个月后复查，遵医嘱定期复查CT或MRI

四、颅内肿瘤围手术期护理

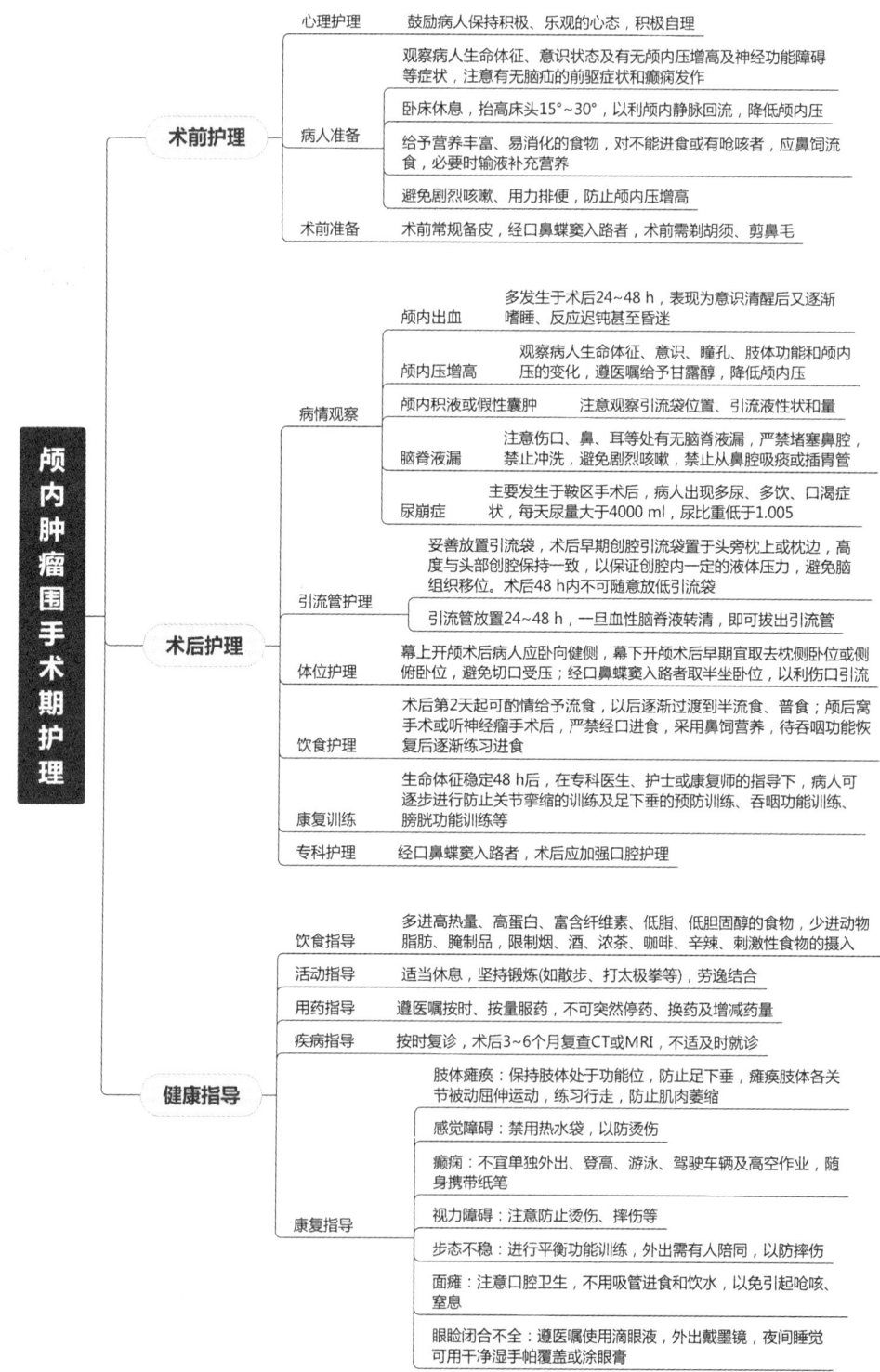

五、颅内动脉瘤围手术期护理

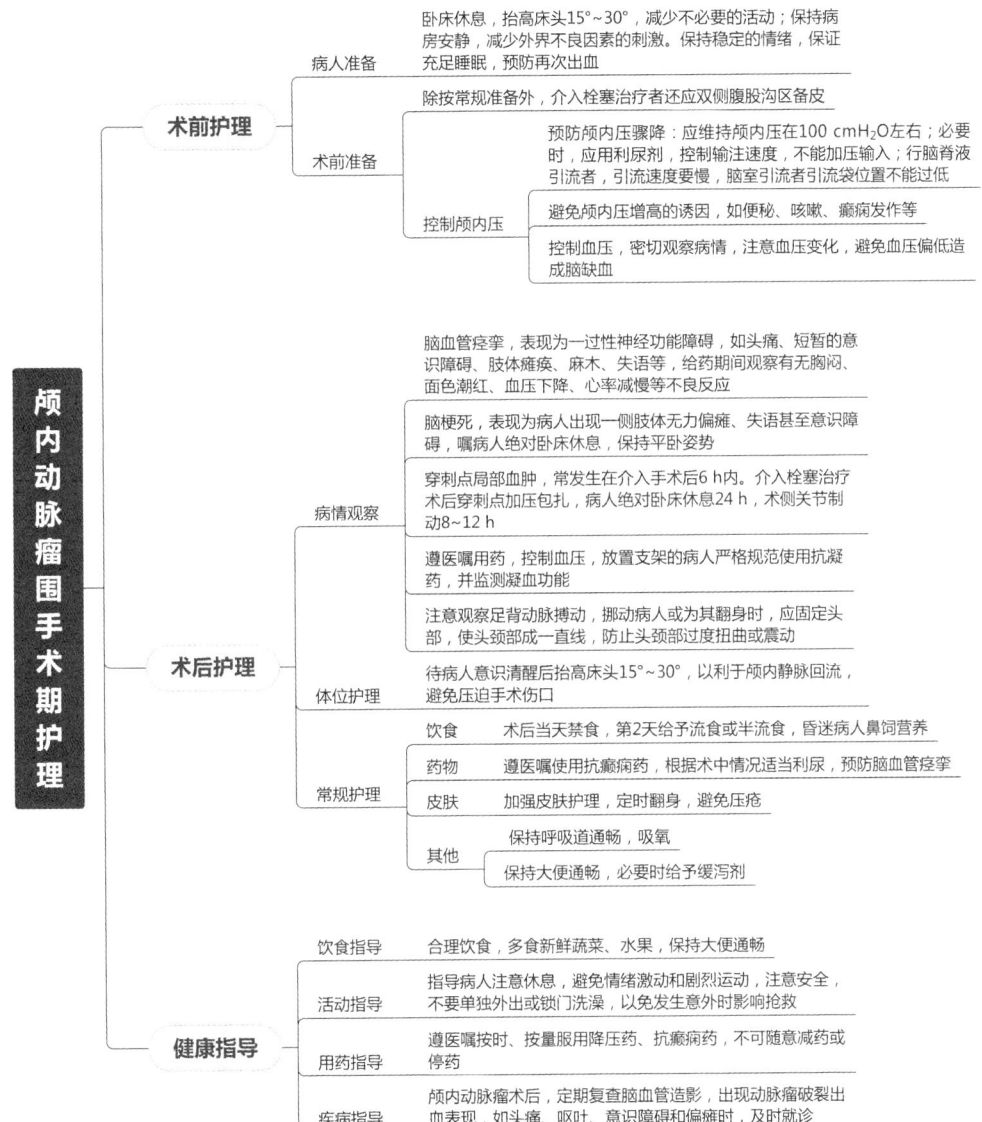

颅内动脉瘤围手术期护理

术前护理

病人准备：卧床休息，抬高床头15°~30°，减少不必要的活动；保持病房安静，减少外界不良因素的刺激。保持稳定的情绪，保证充足睡眠，预防再次出血

术前准备
- 除按常规准备外，介入栓塞治疗者还应双侧腹股沟区备皮
- 控制颅内压
  - 预防颅内压骤降：应维持颅内压在100 cmH₂O左右；必要时，应用利尿剂，控制输注速度，不能加压输入；行脑脊液引流者，引流速度要慢，脑室引流者引流袋位置不能过低
  - 避免颅内压增高的诱因，如便秘、咳嗽、癫痫发作等
  - 控制血压，密切观察病情，注意血压变化，避免血压偏低造成脑缺血

术后护理

病情观察
- 脑血管痉挛，表现为一过性神经功能障碍，如头痛、短暂的意识障碍、肢体瘫痪、麻木、失语等，给药期间观察有无胸闷、面色潮红、血压下降、心率减慢等不良反应
- 脑梗死，表现为病人出现一侧肢体无力偏瘫、失语甚至意识障碍，嘱病人绝对卧床休息，保持平卧姿势
- 穿刺点局部血肿，常发生在介入手术后6 h内。介入栓塞治疗术后穿刺点加压包扎，病人绝对卧床休息24 h，术侧关节制动8~12 h
- 遵医嘱用药，控制血压，放置支架的病人严格规范使用抗凝药，并监测凝血功能
- 注意观察足背动脉搏动，挪动病人或为其翻身时，应固定头部，使头颈部成一直线，防止头颈部过度扭曲或震动

体位护理：待病人意识清醒后抬高床头15°~30°，以利于颅内静脉回流，避免压迫手术伤口

常规护理
- 饮食 术后当天禁食，第2天给予流食或半流食，昏迷病人鼻饲营养
- 药物 遵医嘱使用抗癫痫药，根据术中情况适当利尿，预防脑血管痉挛
- 皮肤 加强皮肤护理，定时翻身，避免压疮
- 其他
  - 保持呼吸道通畅，吸氧
  - 保持大便通畅，必要时给予缓泻剂

健康指导

饮食指导：合理饮食，多食新鲜蔬菜、水果，保持大便通畅

活动指导：指导病人注意休息，避免情绪激动和剧烈运动，注意安全，不要单独外出或锁门洗澡，以免发生意外时影响抢救

用药指导：遵医嘱按时、按量服用降压药、抗癫痫药，不可随意减药或停药

疾病指导：颅内动脉瘤术后，定期复查脑血管造影，出现动脉瘤破裂出血表现，如头痛、呕吐、意识障碍和偏瘫时，及时就诊

六、脑梗死围手术期护理

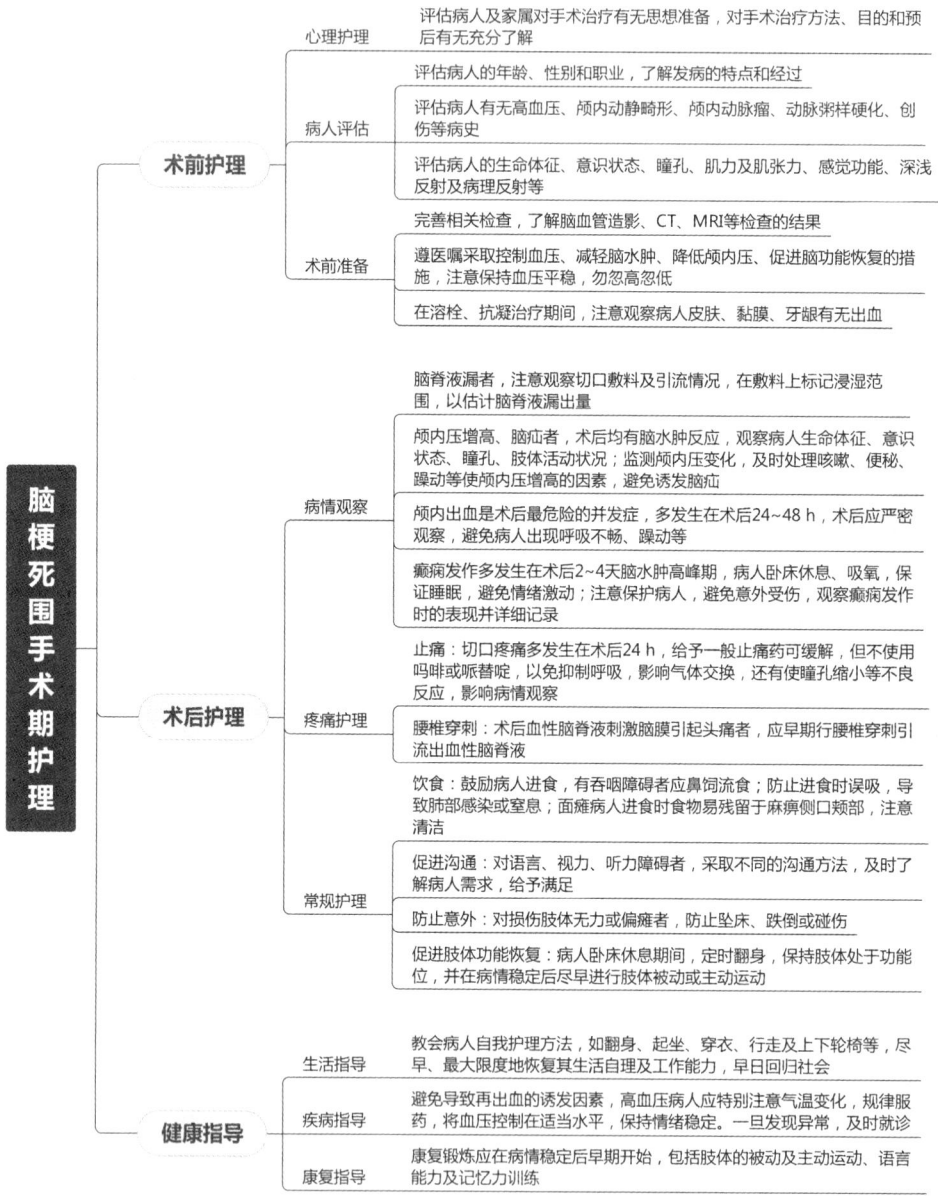

术前护理

心理护理　评估病人及家属对手术治疗有无思想准备，对手术治疗方法、目的和预后有无充分了解

病人评估
评估病人的年龄、性别和职业，了解发病的特点和经过
评估病人有无高血压、颅内动静脉畸形、颅内动脉瘤、动脉粥样硬化、创伤等病史
评估病人的生命体征、意识状态、瞳孔、肌力及肌张力、感觉功能、深浅反射及病理反射等

术前准备
完善相关检查，了解脑血管造影、CT、MRI等检查的结果
遵医嘱采取控制血压、减轻脑水肿、降低颅内压、促进脑功能恢复的措施，注意保持血压平稳，勿忽高忽低
在溶栓、抗凝治疗期间，注意观察病人皮肤、黏膜、牙龈有无出血

术后护理

病情观察
脑脊液漏者，注意观察切口敷料及引流情况，在敷料上标记浸湿范围，以估计脑脊液漏出量
颅内压增高、脑疝者，术后均有脑水肿反应，观察病人生命体征、意识状态、瞳孔、肢体活动状况；监测颅内压变化，及时处理咳嗽、便秘、躁动等使颅内压增高的因素，避免诱发脑疝
颅内出血是术后最危险的并发症，多发生在术后24~48 h，术后应严密观察，避免病人出现呼吸不畅、躁动等
癫痫发作多发生在术后2~4天脑水肿高峰期，病人卧床休息、吸氧，保证睡眠，避免情绪激动；注意保护病人，避免意外受伤，观察癫痫发作时的表现并详细记录

疼痛护理
止痛：切口疼痛多发生在术后24 h，给予一般止痛药可缓解，但不使用吗啡或哌替啶，以免抑制呼吸，影响气体交换，还有使瞳孔缩小等不良反应，影响病情观察
腰椎穿刺：术后血性脑脊液刺激脑膜引起头痛者，应早期行腰椎穿刺引流出血性脑脊液

常规护理
饮食：鼓励病人进食，有吞咽障碍者应鼻饲流食；防止进食时误吸，导致肺部感染或窒息；面瘫病人进食时食物易残留于麻痹侧口颊部，注意清洁
促进沟通：对语言、视力、听力障碍者，采取不同的沟通方法，及时了解病人需求，给予满足
防止意外：对损伤肢体无力或偏瘫者，防止坠床、跌倒或碰伤
促进肢体功能恢复：病人卧床休息期间，定时翻身，保持肢体处于功能位，并在病情稳定后尽早进行肢体被动或主动运动

健康指导

生活指导　教会病人自我护理方法，如翻身、起坐、穿衣、行走及上下轮椅等，尽早、最大限度地恢复其生活自理及工作能力，早日回归社会

疾病指导　避免导致再出血的诱发因素，高血压病人应特别注意气温变化，规律服药，将血压控制在适当水平，保持情绪稳定。一旦发现异常，及时就诊

康复指导　康复锻炼应在病情稳定后早期开始，包括肢体的被动及主动运动、语言能力及记忆力训练

脑梗死围手术期护理

七、脊髓肿瘤围手术期护理

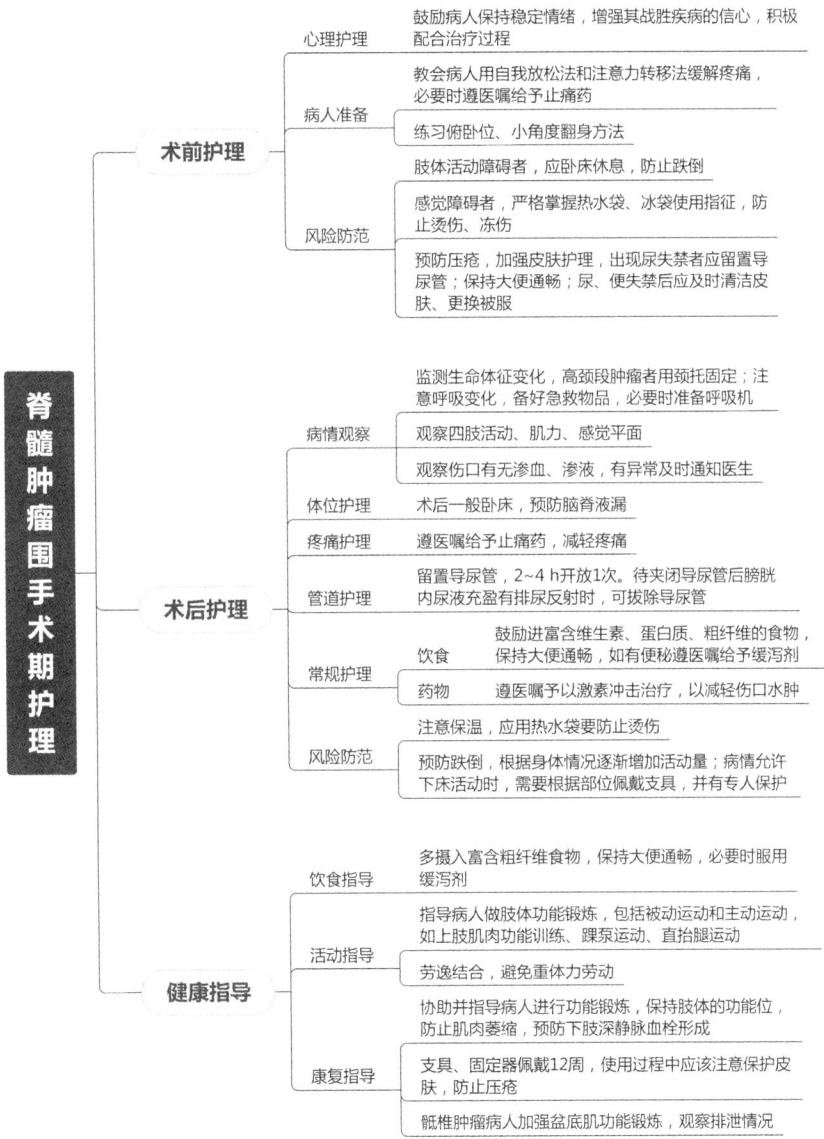

八、脑室引流术围手术期护理

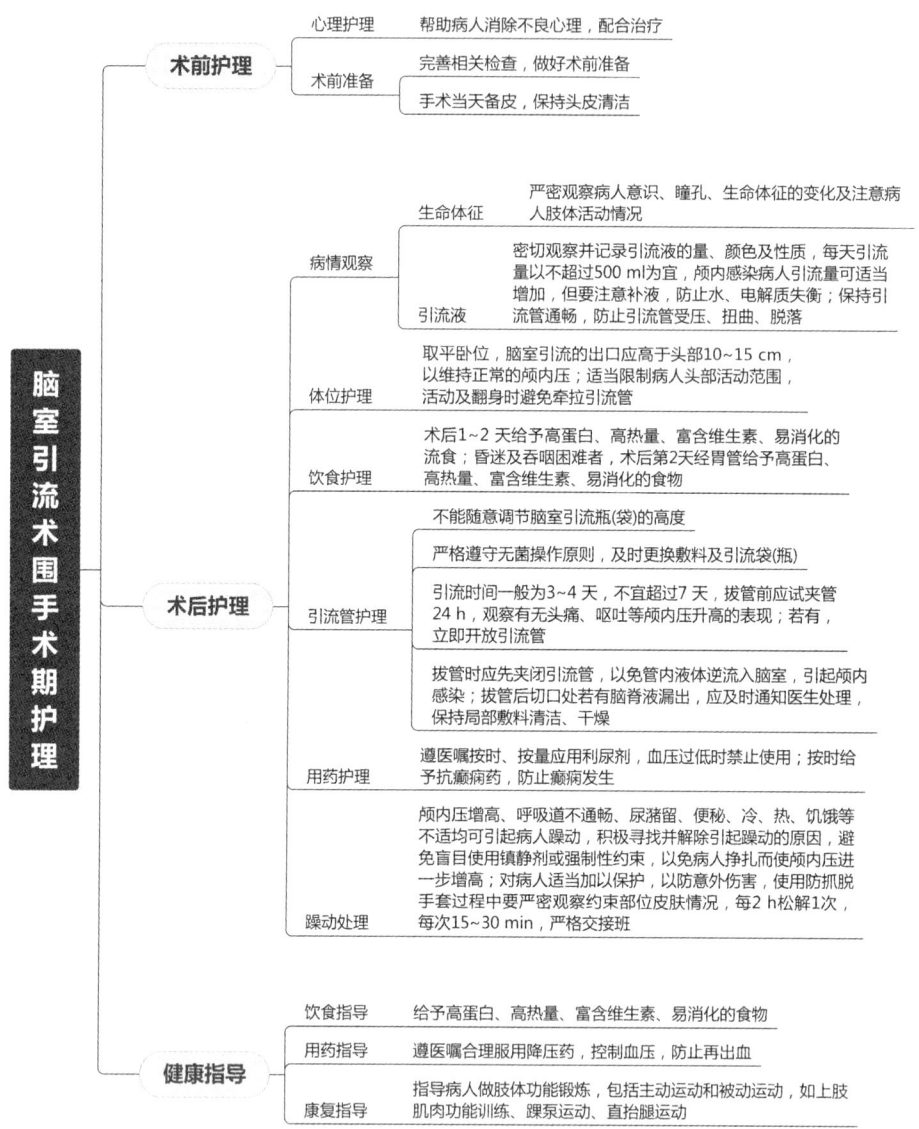

脑室引流术围手术期护理

术前护理
- 心理护理 —— 帮助病人消除不良心理，配合治疗
- 术前准备
  - 完善相关检查，做好术前准备
  - 手术当天备皮，保持头皮清洁

术后护理
- 病情观察
  - 生命体征 —— 严密观察病人意识、瞳孔、生命体征的变化及注意病人肢体活动情况
  - 引流液 —— 密切观察并记录引流液的量、颜色及性质，每天引流量以不超过500 ml为宜，颅内感染病人引流量可适当增加，但要注意补液，防止水、电解质失衡；保持引流管通畅，防止引流管受压、扭曲、脱落
- 体位护理 —— 取平卧位，脑室引流的出口应高于头部10~15 cm，以维持正常的颅内压；适当限制病人头部活动范围，活动及翻身时避免牵拉引流管
- 饮食护理 —— 术后1~2天给予高蛋白、高热量、富含维生素、易消化的流食；昏迷及吞咽困难者，术后第2天经胃管给予高蛋白、高热量、富含维生素、易消化的食物
- 引流管护理
  - 不能随意调节脑室引流瓶(袋)的高度
  - 严格遵守无菌操作原则，及时更换敷料及引流袋(瓶)
  - 引流时间一般为3~4天，不宜超过7天，拔管前应试夹管24 h，观察有无头痛、呕吐等颅内压升高的表现；若有，立即开放引流管
  - 拔管时应先夹闭引流管，以免管内液体逆流入脑室，引起颅内感染；拔管后切口处若有脑脊液漏出，应及时通知医生处理，保持局部敷料清洁、干燥
- 用药护理 —— 遵医嘱按时、按量应用利尿剂，血压过低时禁止使用；按时给予抗癫痫药，防止癫痫发生
- 躁动处理 —— 颅内压增高、呼吸道不通畅、尿潴留、便秘、冷、热、饥饿等不适均可引起病人躁动，积极寻找并解除引起躁动的原因，避免盲目使用镇静剂或强制性约束，以免病人挣扎而使颅内压进一步增高；对病人适当加以保护，以防意外伤害，使用防抓脱手套过程中要严密观察约束部位皮肤情况，每2 h松解1次，每次15~30 min，严格交接班

健康指导
- 饮食指导 —— 给予高蛋白、高热量、富含维生素、易消化的食物
- 用药指导 —— 遵医嘱合理服用降压药，控制血压，防止再出血
- 康复指导 —— 指导病人做肢体功能锻炼，包括主动运动和被动运动，如上肢肌肉功能训练、踝泵运动、直抬腿运动

第六节　泌尿外科疾病护理常规

一、泌尿外科疾病一般护理

泌尿外科疾病一般护理

术前护理
- 心理护理：向病人讲解手术方法及注意事项，以消除其顾虑，使其配合
- 病人准备：鼓励病人多饮水，但心力衰竭、肾功能不全、水肿者应控制水、钠的摄入；有尿瘘或尿失禁者，注意保持会阴部清洁、干燥；禁烟酒
- 术前准备：完善术前常规检查和肠道准备，如有尿路感染，待感染控制后再行手术，训练卧床排尿、排便，根据麻醉方式做好禁食、禁饮宣教，根据手术要求完善备皮

术后护理
- 病情观察：观察病人生命体征，行腹腔镜术者观察病人意识、血氧饱和度变化，如有异常及时通知医生
  - 行全膀胱切除及电切术者需观察腹部症状
- 体位护理：全身麻醉清醒、生命体征平稳后取半坐卧位；会阴部手术如隐睾、精索静脉曲张、鞘膜积液术后取平卧位，以免引起阴囊肿胀
- 伤口护理：观察伤口有无出血、渗血及漏尿情况
- 管道护理：妥善固定导尿管，保持引流通畅，防止导尿管受压、扭曲、折叠，观察尿液的颜色、性质、量；留置导尿管的病人，会阴部擦洗每天2次
- 疼痛护理：观察疼痛发生的时间、部位、性质及规律，合理使用止痛药并观察用药后的反应
- 营养护理：麻醉清醒无不适者即可进食，从流食、半流食过渡到营养丰富、易消化的普食
- 心理护理：了解病人及家属的心理状态，及时给予心理支持与心理疏导

健康指导
- 饮食指导：改变不良饮食习惯，加强营养，增强机体抵抗力，促进康复
- 活动指导：避免体力活动强度过大，一般的日常生活活动不需设限
- 用药指导：膀胱灌注化疗及注射抗肿瘤药者，告知化疗时间、体位、不良反应及注意事项
- 生活指导：保持乐观情绪，教会病人对排尿情况进行自我观察，及时发现有无血尿、尿频、尿急、尿痛及排尿困难等症状
- 疾病指导：带内、外引流管出院病人嘱多饮水，防止尿路感染及管道脱落，2周至2个月内拔管

二、尿道损伤围手术期护理

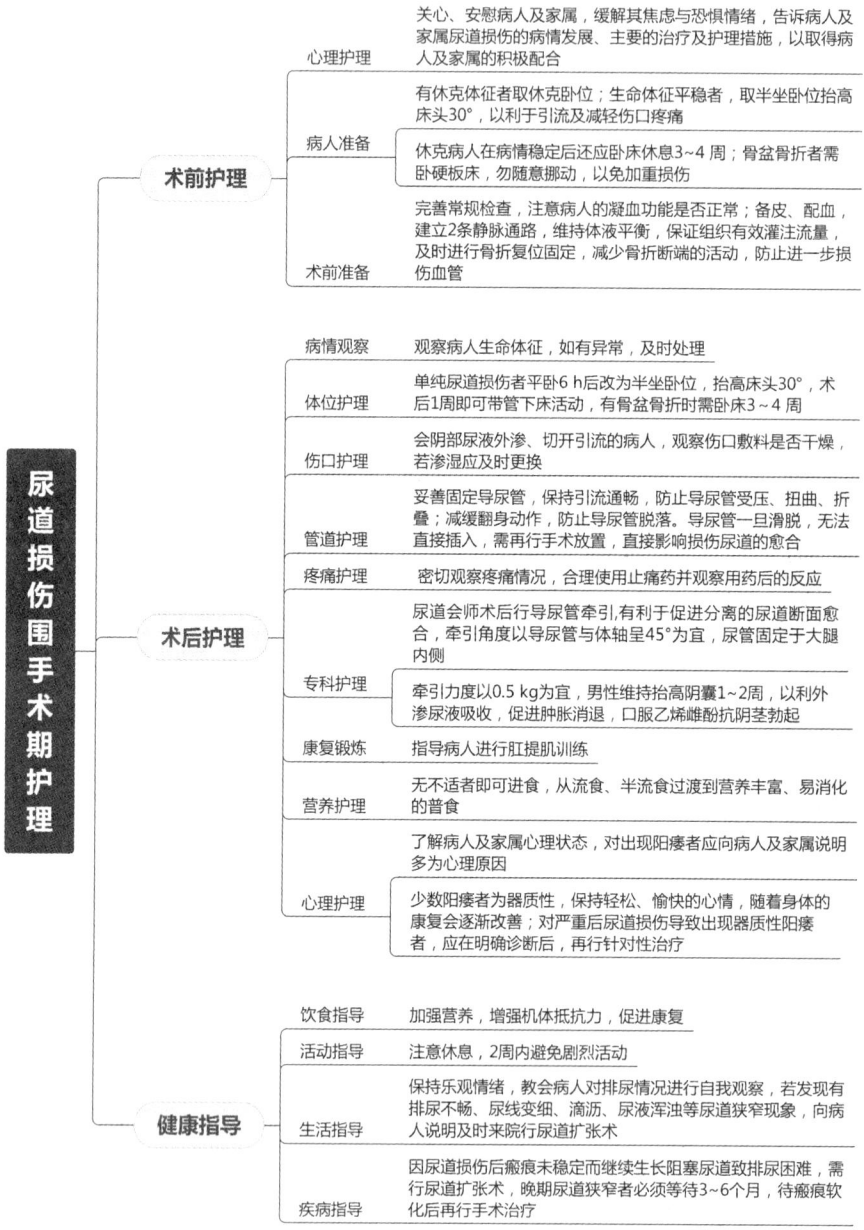

尿道损伤围手术期护理

术前护理

心理护理　关心、安慰病人及家属，缓解其焦虑与恐惧情绪，告诉病人及家属尿道损伤的病情发展、主要的治疗及护理措施，以取得病人及家属的积极配合

病人准备　有休克体征者取休克卧位；生命体征平稳者，取半坐卧位抬高床头30°，以利于引流及减轻伤口疼痛

休克病人在病情稳定后还应卧床休息3~4周；骨盆骨折者需卧硬板床，勿随意挪动，以免加重损伤

术前准备　完善常规检查，注意病人的凝血功能是否正常；备皮、配血，建立2条静脉通路，维持体液平衡，保证组织有效灌注流量，及时进行骨折复位固定，减少骨折断端的活动，防止进一步损伤血管

术后护理

病情观察　观察病人生命体征，如有异常，及时处理

体位护理　单纯尿道损伤者平卧6 h后改为半坐卧位，抬高床头30°，术后1周即可带管下床活动，有骨盆骨折时需卧床3~4周

伤口护理　会阴部尿液外渗、切开引流的病人，观察伤口敷料是否干燥，若渗湿应及时更换

管道护理　妥善固定导尿管，保持引流通畅，防止导尿管受压、扭曲、折叠；减缓翻身动作，防止导尿管脱落。导尿管一旦滑脱，无法直接插入，需再行手术放置，直接影响损伤尿道的愈合

疼痛护理　密切观察疼痛情况，合理使用止痛药并观察用药后的反应

专科护理　尿道会师术后行导尿管牵引，有利于促进分离的尿道断面愈合，牵引角度以导尿管与体轴呈45°为宜，尿管固定于大腿内侧

牵引力度以0.5 kg为宜，男性维持抬高阴囊1~2周，以利外渗尿液吸收，促进肿胀消退，口服乙烯雌酚抗阴茎勃起

康复锻炼　指导病人进行肛提肌训练

营养护理　无不适者即可进食，从流食、半流食过渡到营养丰富、易消化的普食

心理护理　了解病人及家属心理状态，对出现阳痿者应向病人及家属说明多为心理原因

少数阳痿者为器质性，保持轻松、愉快的心情，随着身体的康复会逐渐改善；对严重后尿道损伤导致出现器质性阳痿者，应在明确诊断后，再行针对性治疗

健康指导

饮食指导　加强营养，增强机体抵抗力，促进康复

活动指导　注意休息，2周内避免剧烈活动

生活指导　保持乐观情绪，教会病人对排尿情况进行自我观察，若发现有排尿不畅、尿线变细、滴沥、尿液浑浊等尿道狭窄现象，向病人说明及时来院行尿道扩张术

疾病指导　因尿道损伤后瘢痕未稳定而继续生长阻塞尿道致排尿困难，需行尿道扩张术，晚期尿道狭窄者必须等待3~6个月，待瘢痕软化后再行手术治疗

三、肾损伤围手术期护理

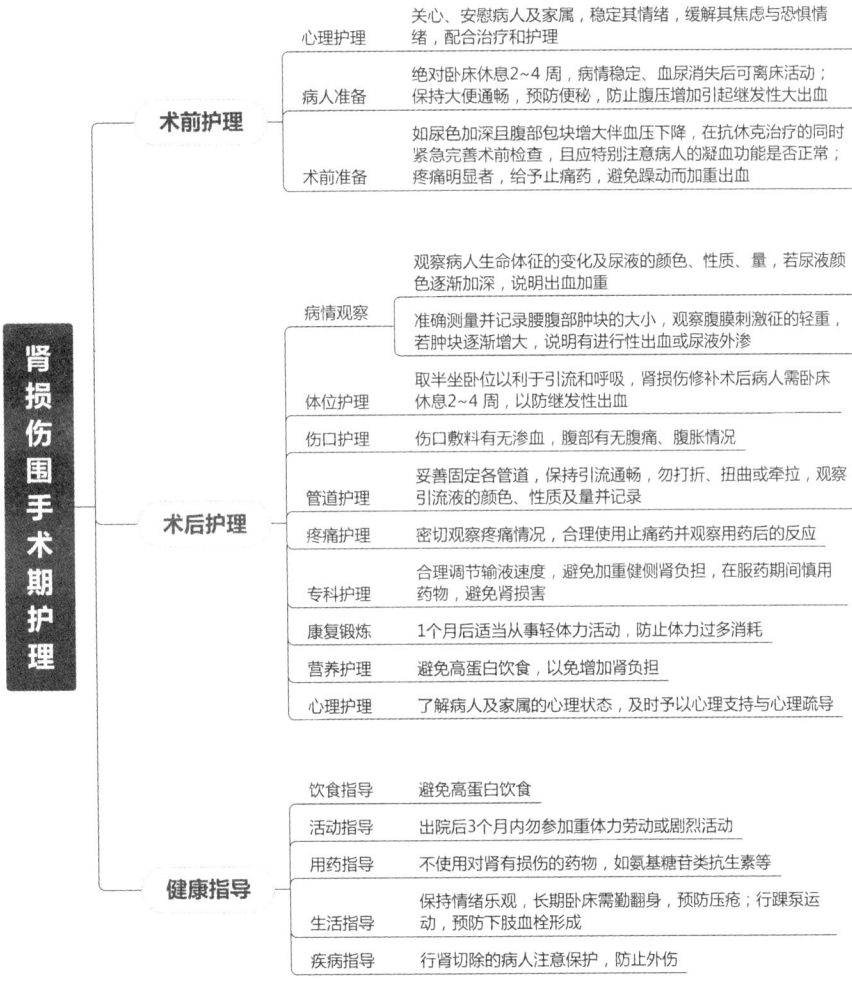

肾损伤围手术期护理

术前护理
- 心理护理：关心、安慰病人及家属，稳定其情绪，缓解其焦虑与恐惧情绪，配合治疗和护理
- 病人准备：绝对卧床休息2~4周，病情稳定、血尿消失后可离床活动；保持大便通畅，预防便秘，防止腹压增加引起继发性大出血
- 术前准备：如尿色加深且腹部包块增大伴血压下降，在抗休克治疗的同时紧急完善术前检查，且应特别注意病人的凝血功能是否正常；疼痛明显者，给予止痛药，避免躁动而加重出血

术后护理
- 病情观察：观察病人生命体征的变化及尿液的颜色、性质、量，若尿液颜色逐渐加深，说明出血加重
- 病情观察：准确测量并记录腰腹部肿块的大小，观察腹膜刺激征的轻重，若肿块逐渐增大，说明有进行性出血或尿液外渗
- 体位护理：取半坐卧位以利于引流和呼吸，肾损伤修补术后病人需卧床休息2~4周，以防继发性出血
- 伤口护理：伤口敷料有无渗血，腹部有无腹痛、腹胀情况
- 管道护理：妥善固定各管道，保持引流通畅，勿打折、扭曲或牵拉，观察引流液的颜色、性质及量并记录
- 疼痛护理：密切观察疼痛情况，合理使用止痛药并观察用药后的反应
- 专科护理：合理调节输液速度，避免加重健侧肾负担，在服药期间慎用药物，避免肾损害
- 康复锻炼：1个月后适当从事轻体力活动，防止体力过多消耗
- 营养护理：避免高蛋白饮食，以免增加肾负担
- 心理护理：了解病人及家属的心理状态，及时予以心理支持与心理疏导

健康指导
- 饮食指导：避免高蛋白饮食
- 活动指导：出院后3个月内勿参加重体力劳动或剧烈活动
- 用药指导：不使用对肾有损伤的药物，如氨基糖苷类抗生素等
- 生活指导：保持情绪乐观，长期卧床需勤翻身，预防压疮；行踝泵运动，预防下肢血栓形成
- 疾病指导：行肾切除的病人注意保护，防止外伤

四、肾、输尿管结石围手术期护理

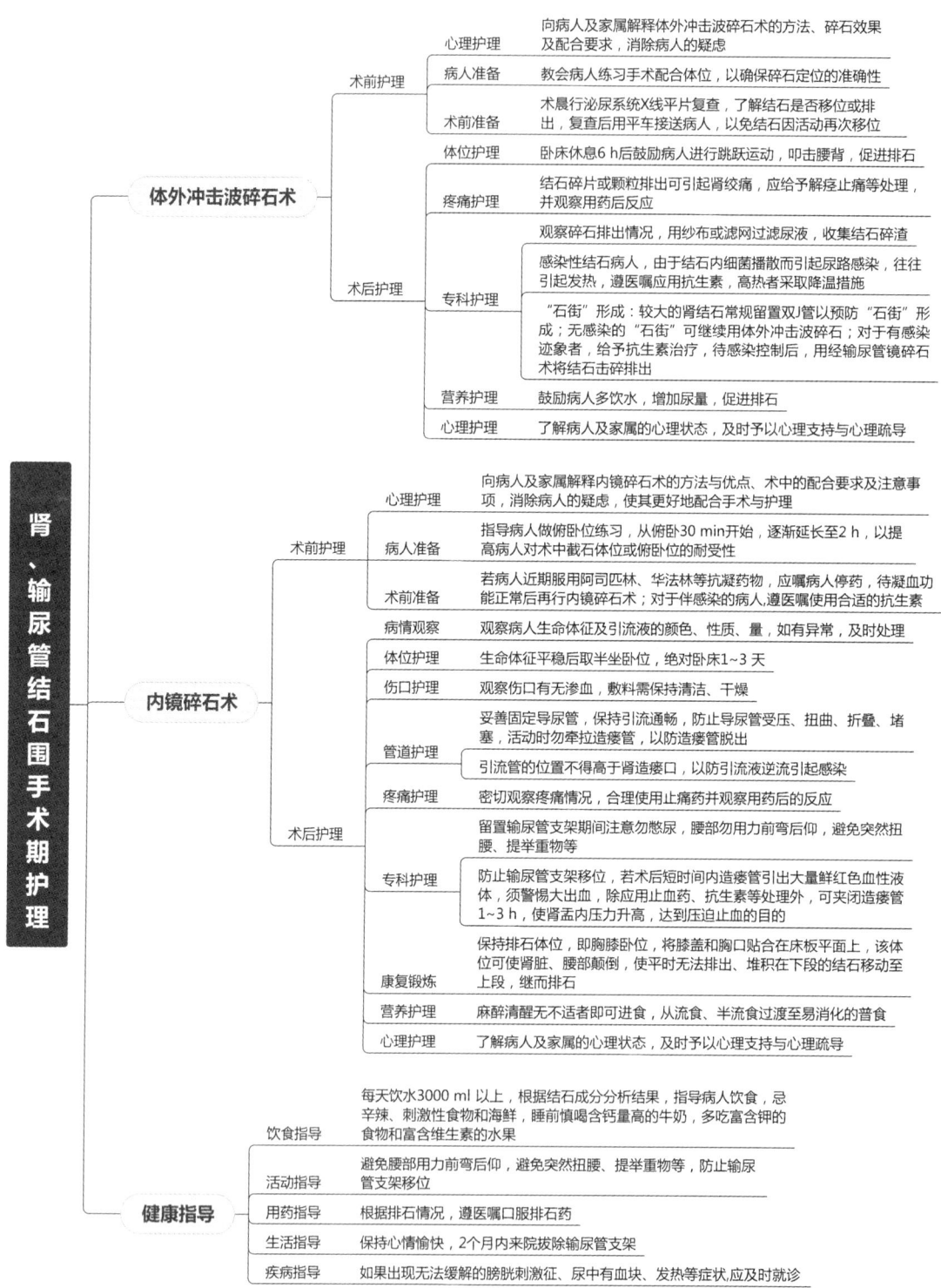

肾、输尿管结石围手术期护理

体外冲击波碎石术

术前护理

心理护理 向病人及家属解释体外冲击波碎石术的方法、碎石效果及配合要求，消除病人的疑虑

病人准备 教会病人练习手术配合体位，以确保碎石定位的准确性

术前准备 术晨行泌尿系统X线平片复查，了解结石是否移位或排出，复查后用平车接送病人，以免结石因活动再次移位

术后护理

体位护理 卧床休息6 h后鼓励病人进行跳跃运动，叩击腰背，促进排石

疼痛护理 结石碎片或颗粒排出可引起肾绞痛，应给予解痉止痛等处理，并观察用药后反应

专科护理
观察碎石排出情况，用纱布或滤网过滤尿液，收集结石碎渣

感染性结石病人，由于结石内细菌播散而引起尿路感染，往往引起发热，遵医嘱应用抗生素，高热者采取降温措施

"石街"形成：较大的肾结石常规留置双J管以预防"石街"形成；无感染的"石街"可继续用体外冲击波碎石；对于有感染迹象者，给予抗生素治疗，待感染控制后，用经输尿管镜碎石术将结石击碎排出

营养护理 鼓励病人多饮水，增加尿量，促进排石

心理护理 了解病人及家属的心理状态，及时予以心理支持与心理疏导

内镜碎石术

术前护理

心理护理 向病人及家属解释内镜碎石术的方法与优点、术中的配合要求及注意事项，消除病人的疑虑，使其更好地配合手术与护理

病人准备 指导病人做俯卧位练习，从俯卧30 min开始，逐渐延长至2 h，以提高病人对术中截石体位或俯卧位的耐受性

术前准备 若病人近期服用阿司匹林、华法林等抗凝药物，应嘱病人停药，待凝血功能正常后再行内镜碎石术；对于伴感染的病人，遵医嘱使用合适的抗生素

术后护理

病情观察 观察病人生命体征及引流液的颜色、性质、量，如有异常，及时处理

体位护理 生命体征平稳后取半坐卧位，绝对卧床1~3天

伤口护理 观察伤口有无渗血，敷料需保持清洁、干燥

管道护理
妥善固定导尿管，保持引流通畅，防止导尿管受压、扭曲、折叠、堵塞，活动时勿牵拉瘘管，以防造瘘管脱出

引流管的位置不得高于肾造瘘口，以防引流液逆流引起感染

疼痛护理 密切观察疼痛情况，合理使用止痛药并观察用药后的反应

专科护理
留置输尿管支架期间注意勿憋尿，腰部勿用力前弯后仰，避免突然扭腰、提举重物等

防止输尿管支架移位，若术后短时间内造瘘管引出大量鲜红色血性液体，须警惕大出血，除应用止血药、抗生素等处理外，可夹闭造瘘管1~3 h，使肾盂内压力升高，达到压迫止血的目的

康复锻炼 保持排石体位，即胸膝卧位，将膝盖和胸口贴合在床板平面上，该体位可使肾脏、腰部颠倒，使平时无法排出、堆积在下段的结石移动至上段，继而排石

营养护理 麻醉清醒无不适者即可进食，从流食、半流食过渡至易消化的普食

心理护理 了解病人及家属的心理状态，及时予以心理支持与心理疏导

健康指导

饮食指导 每天饮水3000 ml以上，根据结石成分分析结果，指导病人饮食，忌辛辣、刺激性食物和海鲜，睡前慎喝含钙量高的牛奶，多吃富含钾的食物和富含维生素的水果

活动指导 避免腰部用力前弯后仰，避免突然扭腰、提举重物等，防止输尿管支架移位

用药指导 根据排石情况，遵医嘱口服排石药

生活指导 保持心情愉快，2个月内来院拔除输尿管支架

疾病指导 如果出现无法缓解的膀胱刺激征、尿中有血块、发热等症状，应及时就诊

五、良性前列腺增生围手术期护理

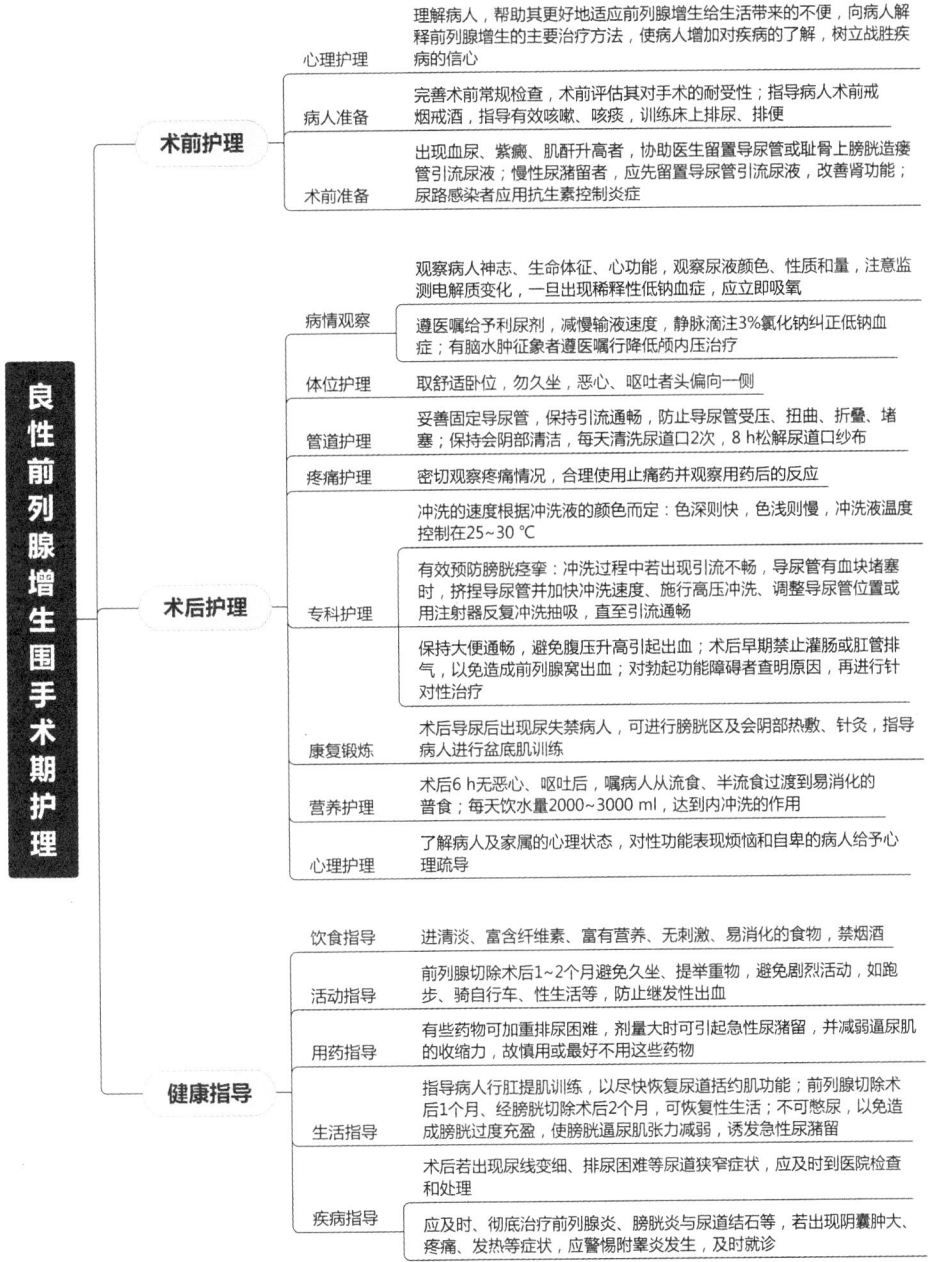

术前护理

心理护理 理解病人，帮助其更好地适应前列腺增生给生活带来的不便，向病人解释前列腺增生的主要治疗方法，使病人增加对疾病的了解，树立战胜疾病的信心

病人准备 完善术前常规检查，术前评估其对手术的耐受性；指导病人术前戒烟戒酒，指导有效咳嗽、咳痰，训练床上排尿、排便

术前准备 出现血尿、紫癜、肌酐升高者，协助医生留置导尿管或耻骨上膀胱造瘘管引流尿液；慢性尿潴留者，应先留置导尿管引流尿液，改善肾功能；尿路感染者应用抗生素控制炎症

术后护理

病情观察 观察病人神志、生命体征、心功能，观察尿液颜色、性质和量，注意监测电解质变化，一旦出现稀释性低钠血症，应立即吸氧

遵医嘱给予利尿剂，减慢输液速度，静脉滴注3%氯化钠纠正低钠血症；有脑水肿征象者遵医嘱行降低颅内压治疗

体位护理 取舒适卧位，勿久坐，恶心、呕吐者头偏向一侧

管道护理 妥善固定导尿管，保持引流通畅，防止导尿管受压、扭曲、折叠、堵塞；保持会阴部清洁，每天清洗尿道口2次，8 h松解尿道口纱布

疼痛护理 密切观察疼痛情况，合理使用止痛药并观察用药后的反应

专科护理 冲洗的速度根据冲洗液的颜色而定：色深则快，色浅则慢，冲洗液温度控制在25~30 ℃

有效预防膀胱痉挛：冲洗过程中若出现引流不畅，导尿管有血块堵塞时，挤捏导尿管并加快冲洗速度、施行高压冲洗、调整导尿管位置或用注射器反复冲洗抽吸，直至引流通畅

保持大便通畅，避免腹压升高引起出血；术后早期禁止灌肠或肛管排气，以免造成前列腺窝出血；对勃起功能障碍者查明原因，再进行针对性治疗

康复锻炼 术后导尿后出现尿失禁病人，可进行膀胱区及会阴部热敷、针灸，指导病人进行盆底肌训练

营养护理 术后6 h无恶心、呕吐后，嘱病人从流食、半流食过渡到易消化的普食；每天饮水量2000~3000 ml，达到内冲洗的作用

心理护理 了解病人及家属的心理状态，对性功能表现烦恼和自卑的病人给予心理疏导

健康指导

饮食指导 进清淡、富含纤维素、富有营养、无刺激、易消化的食物，禁烟酒

活动指导 前列腺切除术后1~2个月避免久坐、提举重物，避免剧烈活动，如跑步、骑自行车、性生活等，防止继发性出血

用药指导 有些药物可加重排尿困难，剂量大时可引起急性尿潴留，并减弱逼尿肌的收缩力，故慎用或最好不用这些药物

生活指导 指导病人行肛提肌训练，以尽快恢复尿道括约肌功能；前列腺切除术后1个月、经膀胱切除术后2个月，可恢复性生活；不可憋尿，以免造成膀胱过度充盈，使膀胱逼尿肌张力减弱，诱发急性尿潴留

疾病指导 术后若出现尿线变细、排尿困难等尿道狭窄症状，应及时到医院检查和处理

应及时、彻底治疗前列腺炎、膀胱炎与尿道结石等，若出现阴囊肿大、疼痛、发热等症状，应警惕附睾炎发生，及时就诊

六、皮质醇增多症围手术期护理

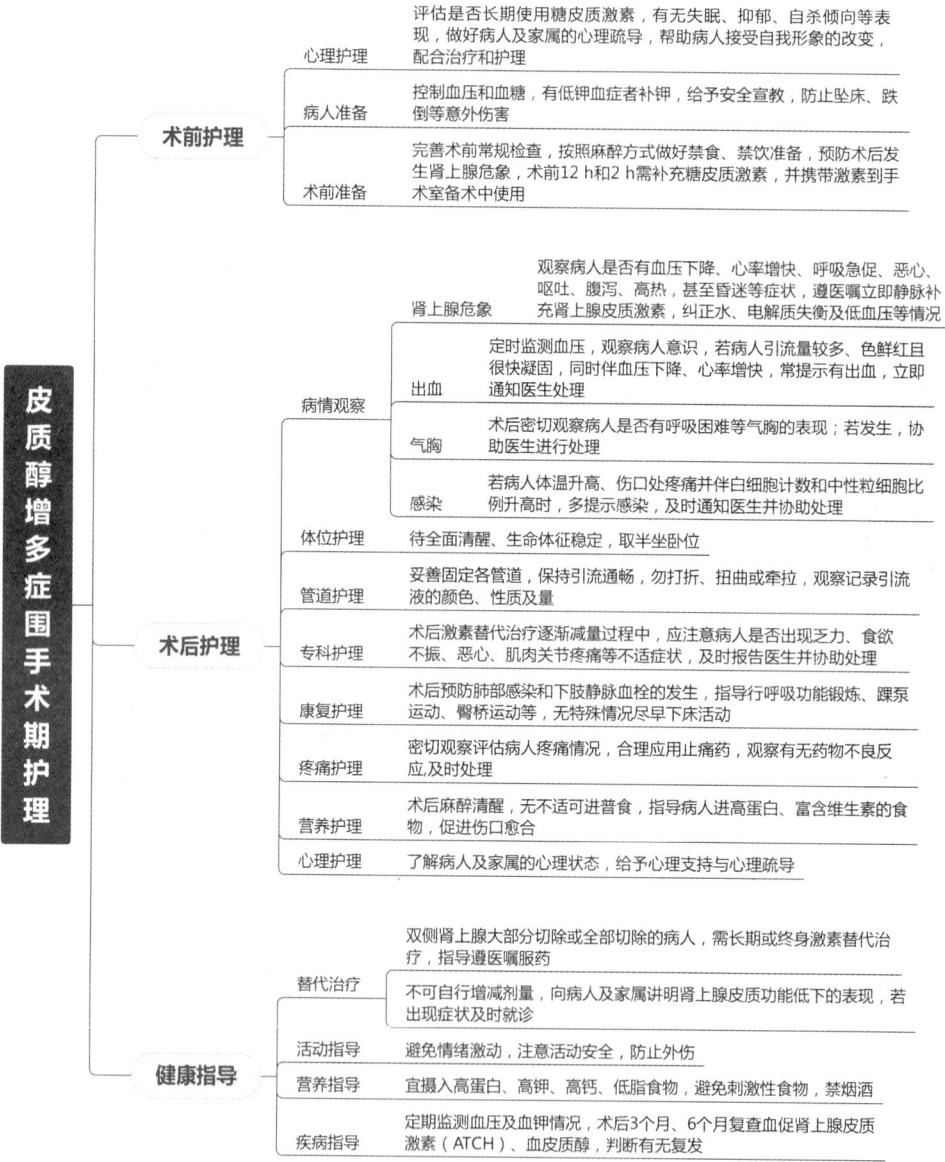

七、膀胱癌围手术期护理

膀胱癌围手术期护理	**术前护理**	病情观察　观察每天尿量及颜色，有无排尿困难等症状，根据病情遵医嘱做膀胱冲洗
		病人准备　给予高热量、高蛋白和富含维生素的食物，有无贫血、低蛋白血症，对症治疗
		术前准备　术前完善相关检查，根据不同手术方式遵医嘱做好肠道准备，根治性膀胱切除术＋回肠/结肠代膀胱术须做肠道准备
		术前3天开始口服肠道不吸收抗生素，进少渣半流食，术晨清洁灌肠
		心理护理　术前宣教与沟通，让病人及家属充分认识可供选择的改道方式，不同术式相应的风险与受益，以及功能、生存质量的改变

术后护理

经尿道膀胱肿瘤电切术

- 病情观察　密切观察病人的生命体征，若出现血压下降、心率增快，引流出鲜红色尿，及时复查血常规；若血红蛋白较之前明显下降，提示有出血，应及时报告医生处理
- 管道护理　妥善固定各管道，保持引流通畅，勿打折、扭曲或牵拉，观察记录引流液的颜色、性质及量
- 营养护理　术后2 h可以饮水，4 h后老年或肠功能较弱者可先进半流食，术后第1天进普食
- 膀胱冲洗　膀胱冲洗期间根据冲出液颜色调整冲洗速度，保持引流通畅，若引流不畅应及时报告医生处理，以免造成膀胱充盈、痉挛而加重出血
- 体位护理　麻醉恢复、生命体征稳定取半坐卧位，膀胱冲洗停止后可下床活动，注意预防跌倒
- 专科护理　根据病理结果给予病人膀胱灌注化疗，灌注后观察病人排尿时有无尿频、尿痛、尿急等及全身反应情况

膀胱切除术

- 病情观察　观察生命体征、腹部伤口情况，保持伤口干燥、无渗出，有渗出时及时通知医生；敷料渗湿及时更换，合理应用抗生素
- 管道护理　妥善固定各管道，保持引流通畅，勿打折、扭曲或牵拉，观察记录引流液的颜色、性质及量
- 专科护理　如手术方式是双侧输尿管皮肤造口术，注意观察左、右侧输尿管支架引流情况，保持通畅，以防输尿管支架滑脱。若滑脱立即通知医生处理，以免造成造口狭窄导致输尿管支架难以置入
- 记录尿量，如手术方式采用的是原位新膀胱术，注意保持导尿管通畅，防止尿潴留致吻合口瘘
- 营养护理　术后麻醉清醒，无不适可逐渐恢复饮食，由流食、半流食过渡至普食。如留置胃管，待胃肠功能恢复后拔除胃管，根据医嘱逐渐恢复饮食
- 体位护理　术后第1天即可下床活动，活动时保持引流管通畅，固定良好，勿牵拉
- 疼痛护理　评估病人疼痛情况，合理应用止痛药，观察有无药物不良反应
- 造口护理　密切观察造口周围皮肤颜色是否粉红、光滑湿润，保持造口处清洁、干燥，预防并发症的发生
- 观察造口排泄物的颜色、性质及量，指导病人正确使用造口袋，指导更换造口袋的方法

健康指导

膀胱灌注指导
- 灌注前排空膀胱，宜采取平卧位、侧卧位、俯卧位，以利于药物与膀胱黏膜充分接触
- 灌注化疗后多饮水、多排尿，以减少药物对膀胱的刺激；若出现尿频、尿急、尿痛等症状，及时报告医生

尿路造口指导
- 观察造口血液循环情况，观察有无并发症的发生；引导病人正视输尿管皮肤造口或回肠膀胱造口，并指导病人参与造口的护理，逐渐由病人独立完成

原位新膀胱术指导
- 应保证足够的饮水量，以产生足够的尿量，轻微排尿困难可以适当收缩腹肌用腹压帮助排尿
- 如果出现明显的排尿困难或者出现持续腰部不适、腹胀或尿频、尿痛时，应及时就诊

八、肾癌围手术期护理

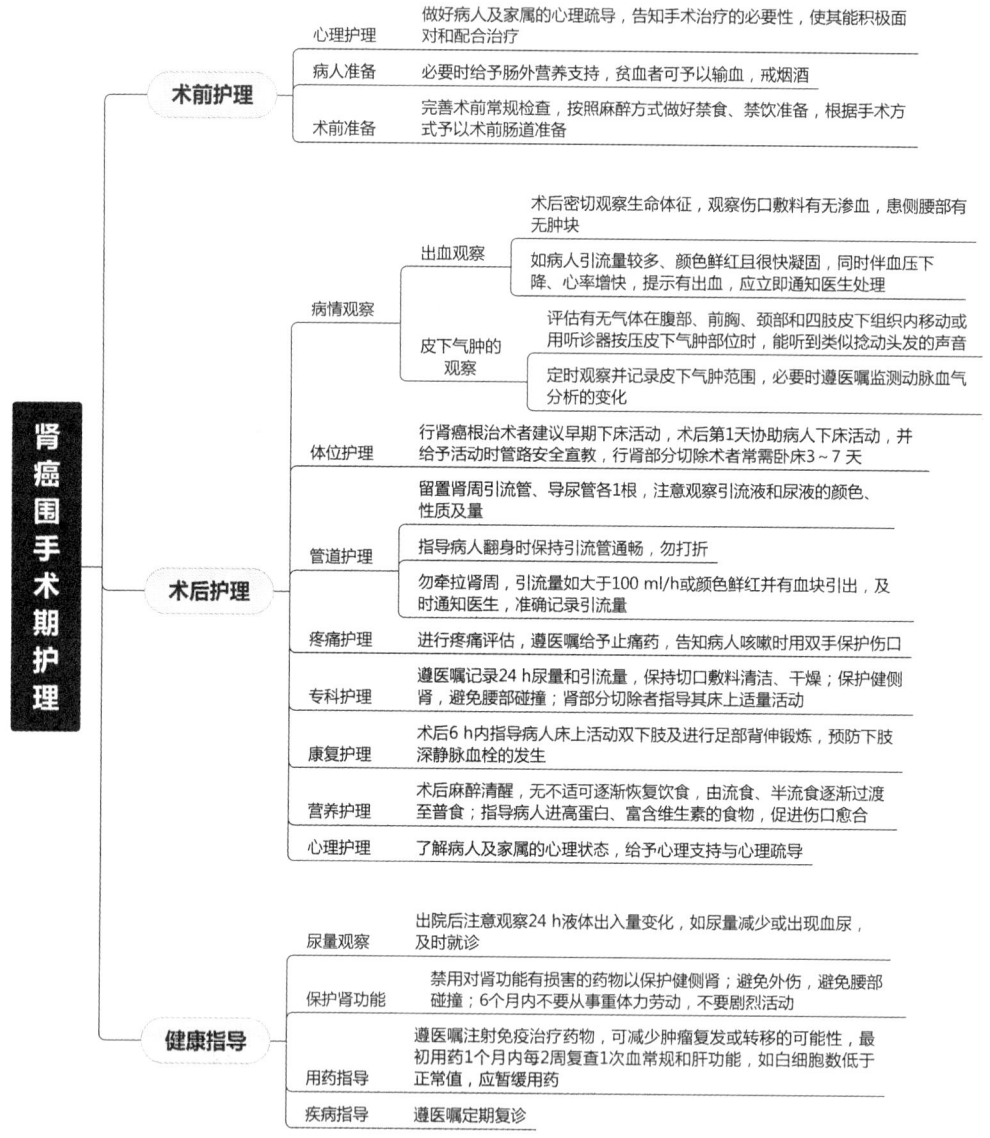

第七节　心胸外科疾病护理常规
一、心胸外科疾病一般护理

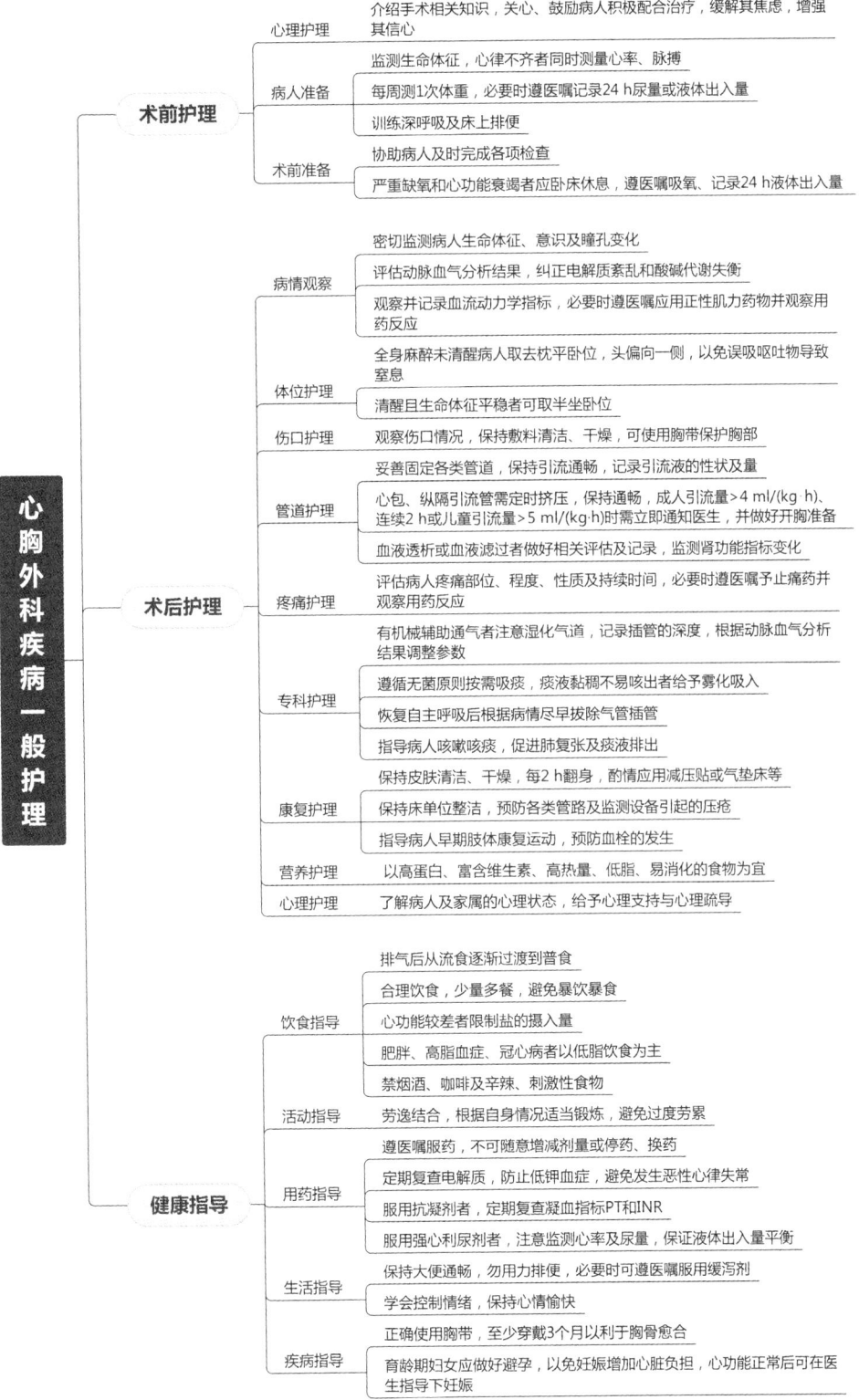

心胸外科疾病一般护理

术前护理
- 心理护理：介绍手术相关知识，关心、鼓励病人积极配合治疗，缓解其焦虑，增强其信心
- 病人准备
  - 监测生命体征，心律不齐者同时测量心率、脉搏
  - 每周测1次体重，必要时遵医嘱记录24 h尿量或液体出入量
  - 训练深呼吸及床上排便
- 术前准备
  - 协助病人及时完成各项检查
  - 严重缺氧和心功能衰竭者应卧床休息，遵医嘱吸氧、记录24 h液体出入量

术后护理
- 病情观察
  - 密切监测病人生命体征、意识及瞳孔变化
  - 评估动脉血气分析结果，纠正电解质紊乱和酸碱代谢失衡
  - 观察并记录血流动力学指标，必要时遵医嘱应用正性肌力药物并观察用药反应
- 体位护理
  - 全身麻醉未清醒病人取去枕平卧位，头偏向一侧，以免误吸呕吐物导致窒息
  - 清醒且生命体征平稳者可取半坐卧位
- 伤口护理：观察伤口情况，保持敷料清洁、干燥，可使用胸带保护胸部
- 管道护理
  - 妥善固定各类管道，保持引流通畅，记录引流液的性状及量
  - 心包、纵隔引流管需定时挤压，保持通畅，成人引流量>4 ml/(kg·h)、连续2 h或儿童引流量>5 ml/(kg·h)时需立即通知医生，并做好开胸准备
  - 血液透析或血液滤过者做好相关评估及记录，监测肾功能指标变化
- 疼痛护理：评估病人疼痛部位、程度、性质及持续时间，必要时遵医嘱予止痛药并观察用药反应
- 专科护理
  - 有机械辅助通气者注意湿化气道，记录插管的深度，根据动脉血气分析结果调整参数
  - 遵循无菌原则按需吸痰，痰液黏稠不易咳出者给予雾化吸入
  - 恢复自主呼吸后根据病情尽早拔除气管插管
  - 指导病人咳嗽咳痰，促进肺复张及痰液排出
- 康复护理
  - 保持皮肤清洁、干燥，每2 h翻身，酌情应用减压贴或气垫床等
  - 保持床单位整洁，预防各类管路及监测设备引起的压疮
  - 指导病人早期肢体康复运动，预防血栓的发生
- 营养护理：以高蛋白、富含维生素、高热量、低脂、易消化的食物为宜
- 心理护理：了解病人及家属的心理状态，给予心理支持与心理疏导

健康指导
- 饮食指导
  - 排气后从流食逐渐过渡到普食
  - 合理饮食，少量多餐，避免暴饮暴食
  - 心功能较差者限制盐的摄入量
  - 肥胖、高脂血症、冠心病者以低脂饮食为主
  - 禁烟酒、咖啡及辛辣、刺激性食物
- 活动指导：劳逸结合，根据自身情况适当锻炼，避免过度劳累
- 用药指导
  - 遵医嘱服药，不可随意增减剂量或停药、换药
  - 定期复查电解质，防止低钾血症，避免发生恶性心律失常
  - 服用抗凝剂者，定期复查凝血指标PT和INR
  - 服用强心利尿剂者，注意监测心率及尿量，保证液体出入量平衡
- 生活指导
  - 保持大便通畅，勿用力排便，必要时可遵医嘱服用缓泻剂
  - 学会控制情绪，保持心情愉快
- 疾病指导
  - 正确使用胸带，至少穿戴3个月以利于胸骨愈合
  - 育龄期妇女应做好避孕，以免妊娠增加心脏负担，心功能正常后可在医生指导下妊娠

二、胸腺瘤围手术期护理

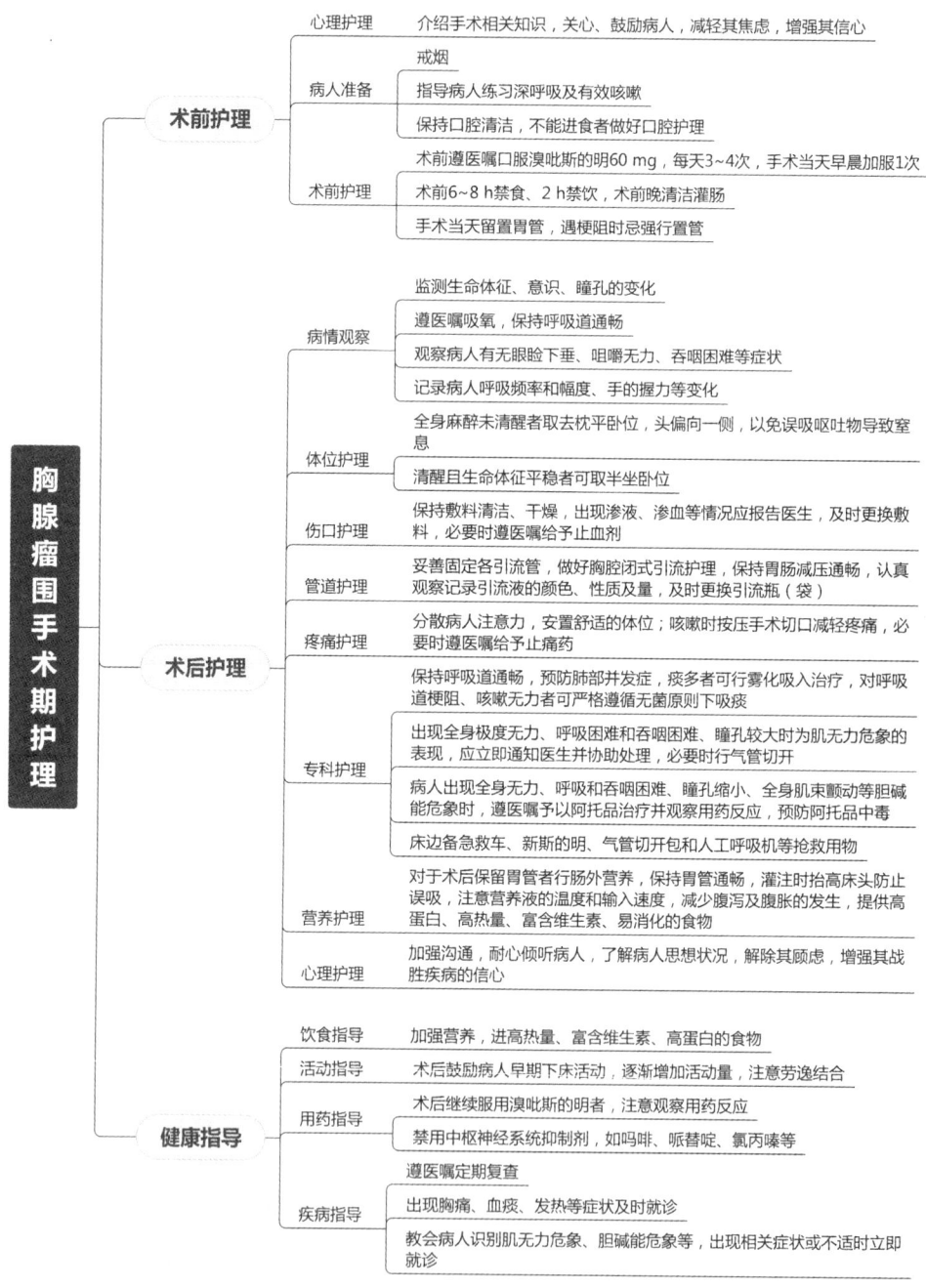

胸腺瘤围手术期护理

术前护理
- 心理护理：介绍手术相关知识，关心、鼓励病人，减轻其焦虑，增强其信心
- 病人准备
  - 戒烟
  - 指导病人练习深呼吸及有效咳嗽
  - 保持口腔清洁，不能进食者做好口腔护理
- 术前护理
  - 术前遵医嘱口服溴吡斯的明60 mg，每天3~4次，手术当天早晨加服1次
  - 术前6~8 h禁食、2 h禁饮，术前晚清洁灌肠
  - 手术当天留置胃管，遇梗阻时忌强行置管

术后护理
- 病情观察
  - 监测生命体征、意识、瞳孔的变化
  - 遵医嘱吸氧，保持呼吸道通畅
  - 观察病人有无眼睑下垂、咀嚼无力、吞咽困难等症状
  - 记录病人呼吸频率和幅度、手的握力等变化
- 体位护理
  - 全身麻醉未清醒者取去枕平卧位，头偏向一侧，以免误吸呕吐物导致窒息
  - 清醒且生命体征平稳者可取半坐卧位
- 伤口护理：保持敷料清洁、干燥，出现渗液、渗血等情况应报告医生，及时更换敷料，必要时遵医嘱给予止血剂
- 管道护理：妥善固定各引流管，做好胸腔闭式引流护理，保持胃肠减压通畅，认真观察记录引流液的颜色、性质及量，及时更换引流瓶（袋）
- 疼痛护理：分散病人注意力，安置舒适的体位；咳嗽时按压手术切口减轻疼痛，必要时遵医嘱给予止痛药
- 专科护理
  - 保持呼吸道通畅，预防肺部并发症，痰多者可行雾化吸入治疗，对呼吸道梗阻、咳嗽无力者可严格遵循无菌原则下吸痰
  - 出现全身极度无力、呼吸困难和吞咽困难、瞳孔较大时为肌无力危象的表现，应立即通知医生并协助处理，必要时行气管切开
  - 病人出现全身无力、呼吸和吞咽困难、瞳孔缩小、全身肌束颤动等胆碱能危象时，遵医嘱予以阿托品治疗并观察用药反应，预防阿托品中毒
  - 床边备急救车、新斯的明、气管切开包和人工呼吸机等抢救用物
- 营养护理：对于术后保留胃管者行肠外营养，保持胃管通畅，灌注时抬高床头防止误吸，注意营养液的温度和输入速度，减少腹泻及腹胀的发生，提供高蛋白、高热量、富含维生素、易消化的食物
- 心理护理：加强沟通，耐心倾听病人，了解病人思想状况，解除其顾虑，增强其战胜疾病的信心

健康指导
- 饮食指导：加强营养，进高热量、富含维生素、高蛋白的食物
- 活动指导：术后鼓励病人早期下床活动，逐渐增加活动量，注意劳逸结合
- 用药指导
  - 术后继续服用溴吡斯的明者，注意观察用药反应
  - 禁用中枢神经系统抑制剂，如吗啡、哌替啶、氯丙嗪等
- 疾病指导
  - 遵医嘱定期复查
  - 出现胸痛、血痰、发热等症状及时就诊
  - 教会病人识别肌无力危象、胆碱能危象等，出现相关症状或不适时立即就诊

三、肺叶切除术围手术期护理

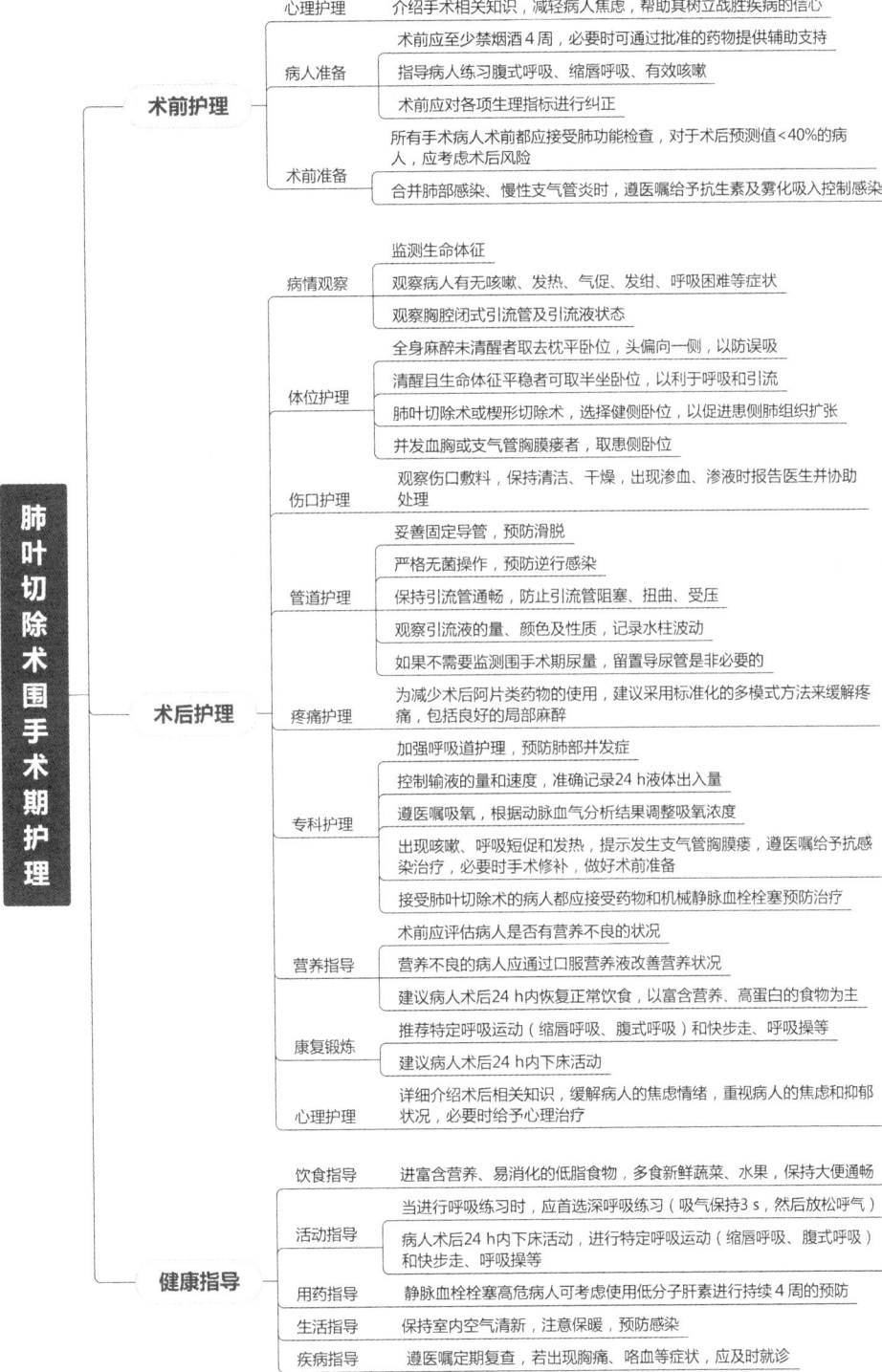

肺叶切除术围手术期护理

术前护理

心理护理：介绍手术相关知识，减轻病人焦虑，帮助其树立战胜疾病的信心

病人准备
- 术前应至少禁烟酒4周，必要时可通过批准的药物提供辅助支持
- 指导病人练习腹式呼吸、缩唇呼吸、有效咳嗽
- 术前应对各项生理指标进行纠正

术前准备
- 所有手术病人术前都应接受肺功能检查，对于术后预测值＜40%的病人，应考虑术后风险
- 合并肺部感染、慢性支气管炎时，遵医嘱给予抗生素及雾化吸入控制感染

术后护理

病情观察
- 监测生命体征
- 观察病人有无咳嗽、发热、气促、发绀、呼吸困难等症状
- 观察胸腔闭式引流管及引流液状态

体位护理
- 全身麻醉未清醒者取去枕平卧位，头偏向一侧，以防误吸
- 清醒且生命体征平稳者可取半坐卧位，以利于呼吸和引流
- 肺叶切除术或楔形切除术，选择健侧卧位，以促进患侧肺组织扩张
- 并发血胸或支气管胸膜瘘者，取患侧卧位

伤口护理：观察伤口敷料，保持清洁、干燥，出现渗血、渗液时报告医生并协助处理

管道护理
- 妥善固定导管，预防滑脱
- 严格无菌操作，预防逆行感染
- 保持引流管通畅，防止引流管阻塞、扭曲、受压
- 观察引流液的量、颜色及性质，记录水柱波动
- 如果不需要监测围手术期尿量，留置导尿管是非必要的

疼痛护理：为减少术后阿片类药物的使用，建议采用标准化的多模式方法来缓解疼痛，包括良好的局部麻醉

专科护理
- 加强呼吸道护理，预防肺部并发症
- 控制输液的量和速度，准确记录24h液体出入量
- 遵医嘱吸氧，根据动脉血气分析结果调整吸氧浓度
- 出现咳嗽、呼吸短促和发热，提示发生支气管胸膜瘘，遵医嘱给予抗感染治疗，必要时手术修补，做好术前准备
- 接受肺叶切除术的病人都应接受药物和机械静脉血栓栓塞预防治疗

营养指导
- 术前应评估病人是否有营养不良的状况
- 营养不良的病人应通过口服营养液改善营养状况
- 建议病人术后24h内恢复正常饮食，以富含营养、高蛋白的食物为主

康复锻炼
- 推荐特定呼吸运动（缩唇呼吸、腹式呼吸）和快步走、呼吸操等
- 建议病人术后24h内下床活动

心理护理：详细介绍术后相关知识，缓解病人的焦虑情绪，重视病人的焦虑和抑郁状况，必要时给予心理治疗

健康指导

饮食指导：进富含营养、易消化的低脂食物，多食新鲜蔬菜、水果，保持大便通畅

活动指导
- 当进行呼吸练习时，应首选深呼吸练习（吸气保持3s，然后放松呼气）
- 病人术后24h内下床活动，进行特定呼吸运动（缩唇呼吸、腹式呼吸）和快步走、呼吸操等

用药指导：静脉血栓栓塞高危病人可考虑使用低分子肝素进行持续4周的预防

生活指导：保持室内空气清新，注意保暖，预防感染

疾病指导：遵医嘱定期复查，若出现胸痛、咯血等症状，应及时就诊

四、心包剥脱术围手术期护理

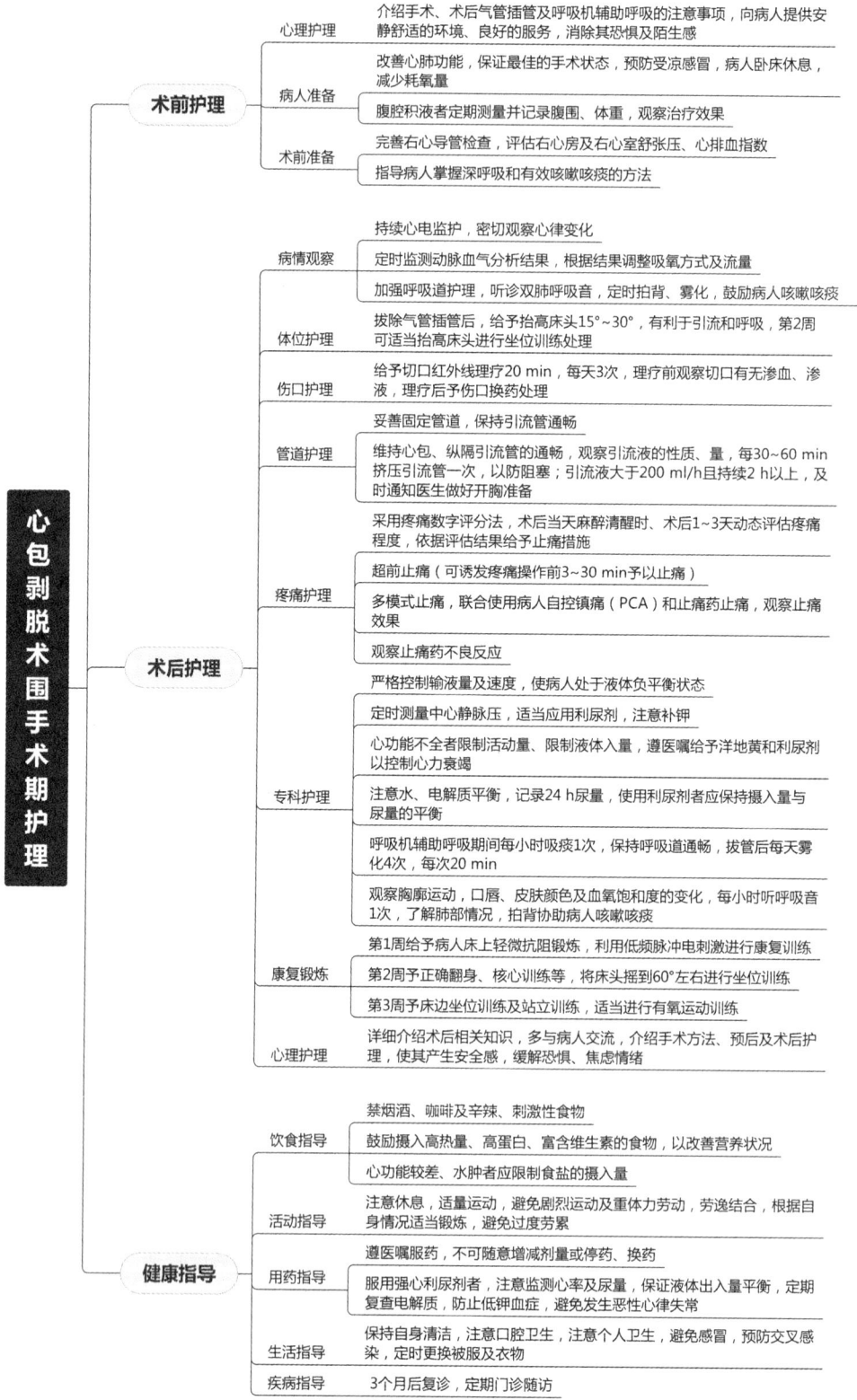

术前护理

心理护理：介绍手术、术后气管插管及呼吸机辅助呼吸的注意事项，向病人提供安静舒适的环境、良好的服务，消除其恐惧及陌生感

病人准备：改善心肺功能，保证最佳的手术状态，预防受凉感冒，病人卧床休息，减少耗氧量

腹腔积液者定期测量并记录腹围、体重，观察治疗效果

术前准备：完善右心导管检查，评估右心房及右心室舒张压、心排血指数

指导病人掌握深呼吸和有效咳嗽咳痰的方法

术后护理

病情观察：持续心电监护，密切观察心律变化

定时监测动脉血气分析结果，根据结果调整吸氧方式及流量

加强呼吸道护理，听诊双肺呼吸音，定时拍背、雾化，鼓励病人咳嗽咳痰

体位护理：拔除气管插管后，给予抬高床头15°~30°，有利于引流和呼吸，第2周可适当抬高床头进行坐位训练处理

伤口护理：给予切口红外线理疗20 min，每天3次，理疗前观察切口有无渗血、渗液，理疗后予伤口换药处理

管道护理：妥善固定管道，保持引流管通畅

维持心包、纵隔引流管的通畅，观察引流液的性质、量，每30~60 min挤压引流管一次，以防阻塞；引流液大于200 ml/h且持续2 h以上，及时通知医生做好开胸准备

疼痛护理：采用疼痛数字评分法，术后当天麻醉清醒时、术后1~3天动态评估疼痛程度，依据评估结果给予止痛措施

超前止痛（可诱发疼痛操作前3~30 min予以止痛）

多模式止痛，联合使用病人自控镇痛（PCA）和止痛药止痛，观察止痛效果

观察止痛药不良反应

专科护理：严格控制输液量及速度，使病人处于液体负平衡状态

定时测量中心静脉压，适当应用利尿剂，注意补钾

心功能不全者限制活动量、限制液体入量，遵医嘱给予洋地黄和利尿剂以控制心力衰竭

注意水、电解质平衡，记录24 h尿量，使用利尿剂者应保持摄入量与尿量的平衡

呼吸机辅助呼吸期间每小时吸痰1次，保持呼吸道通畅，拔管后每天雾化4次，每次20 min

观察胸廓运动，口唇、皮肤颜色及血氧饱和度的变化，每小时听呼吸音1次，了解肺部情况，拍背协助病人咳嗽咳痰

康复锻炼：第1周给予病床上轻微抗阻锻炼，利用低频脉冲电刺激进行康复训练

第2周予正确翻身、核心训练等，将床头摇到60°左右进行坐位训练

第3周予床边坐位训练及站立训练，适当进行有氧运动训练

心理护理：详细介绍术后相关知识，多与病人交流，介绍手术方法、预后及术后护理，使其产生安全感，缓解恐惧、焦虑情绪

健康指导

饮食指导：禁烟酒、咖啡及辛辣、刺激性食物

鼓励摄入高热量、高蛋白、富含维生素的食物，以改善营养状况

心功能较差、水肿者应限制食盐的摄入量

活动指导：注意休息，适量运动，避免剧烈运动及重体力劳动，劳逸结合，根据自身情况适当锻炼，避免过度劳累

用药指导：遵医嘱服药，不可随意增减剂量或停药、换药

服用强心利尿剂者，注意监测心率及尿量，保证液体出入量平衡，定期复查电解质，防止低钾血症，避免发生恶性心律失常

生活指导：保持自身清洁，注意口腔卫生，注意个人卫生，避免感冒，预防交叉感染，定时更换被服及衣物

疾病指导：3个月后复诊，定期门诊随访

五、心脏瓣膜手术围手术期护理

心脏瓣膜手术围手术期护理

术前护理

- **心理护理**：介绍手术相关知识，关心、鼓励病人，减轻其焦虑，增强其信心
- **病人准备**
  - 给予吸氧，4次/天，提高血氧饱和度，卧床休息，减少耗氧量，预防受凉感冒，禁烟酒
  - 心力衰竭、房颤或风湿活动期应积极治疗，待控制住病情后再行手术
  - 长期应用强心利尿剂的病人注意补钾，防止心律紊乱及洋地黄中毒
  - 防止猝死：夜间迷走神经兴奋，心功能差的病人易产生缓慢性心律失常致心搏骤停，应加强巡视观察
- **术前准备**：术前每天空腹称体重，记录24 h尿量，及时了解心功能；心功能Ⅳ级者要严格记录24 h液体出入量，及时报告医生实施强心利尿、吸氧等治疗，及时纠正水、电解质失衡，维持血钾4.5~5.5 mmol/L

术后护理

- **病情观察**
  - 持续心电监护，密切观察心律变化
  - 定时监测动脉血气分析结果，根据结果调整吸氧方式及流量
  - 观察病人皮肤是否有红斑瘀点，是否有牙龈、鼻腔出血
  - 重点病人应加强巡视，警惕心律失常致心跳骤停
  - 加强血液动力学监测和心功能维护
  - 密切观察引流情况，如术后引流量突然减少、引流管内出现凝血块及病人心跳、呼吸加快、血压下降、CVP升高，应考虑心脏压塞的发生，及时报告医生并做好开胸准备
- **体位护理**：拔除气管插管后，给予抬高床头15°~30°，有利于引流和呼吸，第2周可适当抬高床头进行坐位训练
- **伤口护理**：给予切口红外线理疗20 min，每天3次，理疗前观察切口有无渗血、渗液，理疗后予伤口换药处理
- **管道护理**
  - 妥善固定管道，保持引流管通畅
  - 术后留置心包、纵隔引流，均持续接低负压引流，利于保持引流通畅
  - 密切观察引流液的量、性质和颜色并及时记录
  - 观察是否有进行性出血
  - 防止因引流不畅所致心脏压塞
- **疼痛护理**
  - 采用疼痛数字评分法，术后当天麻醉清醒时、术后1~3天动态评估疼痛程度，依据评估结果给予止痛措施
  - 超前止痛（可诱发疼痛操作前3~30 min予以止痛）
  - 多模式止痛，联合使用PCA和止痛药止痛，观察止痛效果
  - 观察止痛药不良反应
- **专科护理**
  - 维护病人心功能及循环功能，并注意补充浓缩红细胞、血浆及白蛋白，改善病人全身情况，充分改善病人肺、胃肠道等脏器灌注
  - 术后第1~3天，注意维持出入液量负平衡在300~500 ml
  - 病人术后呼吸机辅助呼吸，保持呼吸道通畅，保证有效供氧，有肺动脉高压者应酌情应用镇静剂
  - 吸痰时减少刺激，尽量减少耗氧量，降低心脏负荷，维持PCO₂ 30~35 mmHg
  - 合理调整呼吸机参数，拔除气管插管后，要加强病人有效排痰护理，预防肺部感染
  - 维持血钾在4.5~5.5 mmol/L，以防因低钾诱发心律失常，保持临时起搏器运行正常，常规备好除颤器，以及时治疗突发的心室颤动
- **康复锻炼**
  - 术后早期以休息为主，活动应循序渐进
  - 术后第1~2天协助病人在床上坐起做深呼吸、咳嗽咳痰等锻炼
  - 第3天若病人有足够体力支撑，可扶病人下床，在床旁坐10~30 min，并做适量肢体活动，有利于肺扩张并促进呼吸道分泌物排出
  - 术后第4天如病人病情允许，可在病房慢走，运动量从小量开始，逐渐增加，以运动时病人自我感觉良好，无呼吸困难、气促、心慌症状为宜
- **心理护理**：详细介绍术后相关知识，予以心理疏导，缓解其焦虑情绪

健康指导

- **饮食指导**
  - 术后早期每天摄入能量为30~40 kcal/kg，以高蛋白饮食为主，适量进鱼、肉等优质蛋白和水果、蔬菜，减少高脂和富含维生素K食物的摄入
  - 若病人仍需要使用呼吸机，于术后24 h开始留置胃管给予鼻饲营养，并辅以静脉营养支持
- **活动指导**：加强体育锻炼，加强营养，增强机体抗病能力，注意休息，不参加重体力劳动
- **用药指导**
  - 心脏瓣膜手术者需终身抗凝治疗，生物瓣需要抗凝治疗6个月，抗凝剂需每天定时服用并观察有无栓塞及出血倾向，定期查INR，根据数值遵医嘱调整药量
  - 长期应用强心利尿剂者注意补钾，防止心律紊乱及洋地黄中毒
- **生活指导**：保持自身清洁，注意口腔卫生，注意个人卫生，避免感冒，预防交叉感染，定时更换被服及衣物
- **疾病指导**：遵医嘱定期复查，出现鼻腔、牙龈出血，皮肤青紫，女性月经增多时，应及时就诊

六、冠状动脉搭桥术围手术期护理

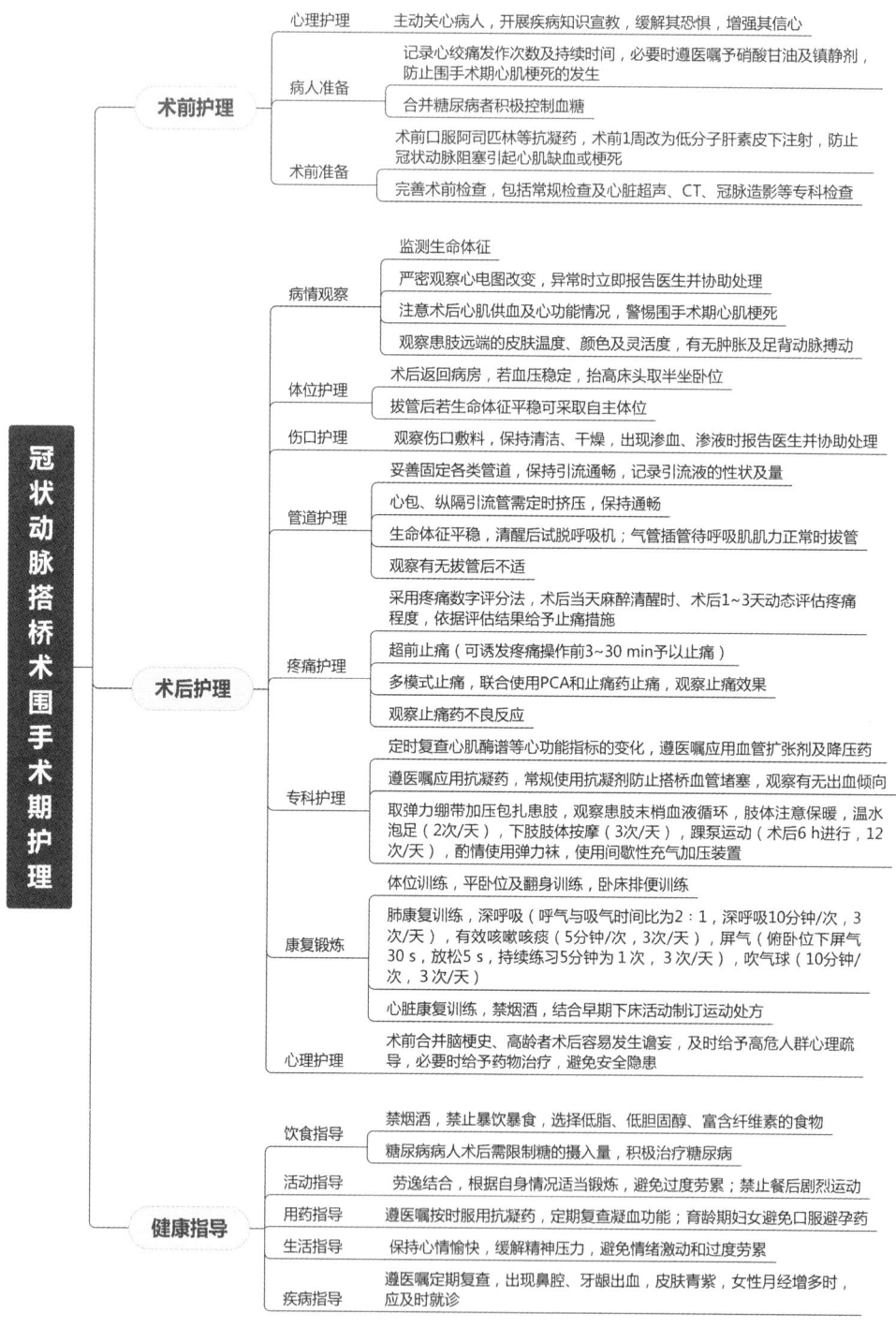

冠状动脉搭桥术围手术期护理

术前护理

- 心理护理：主动关心病人，开展疾病知识宣教，缓解其恐惧，增强其信心
- 病人准备
  - 记录心绞痛发作次数及持续时间，必要时遵医嘱予硝酸甘油及镇静剂，防止围手术期心肌梗死的发生
  - 合并糖尿病者积极控制血糖
- 术前准备
  - 术前口服阿司匹林等抗凝药，术前1周改为低分子肝素皮下注射，防止冠状动脉阻塞引起心肌缺血或梗死
  - 完善术前检查，包括常规检查及心脏超声、CT、冠脉造影等专科检查

术后护理

- 病情观察
  - 监测生命体征
  - 严密观察心电图改变，异常时立即报告医生并协助处理
  - 注意术后心肌供血及心功能情况，警惕围手术期心肌梗死
  - 观察患肢远端的皮肤温度、颜色及灵活度，有无肿胀及足背动脉搏动
- 体位护理
  - 术后返回病房，若血压稳定，抬高床头取半坐卧位
  - 拔管后若生命体征平稳可采取自主体位
- 伤口护理：观察伤口敷料，保持清洁、干燥，出现渗血、渗液时报告医生并协助处理
- 管道护理
  - 妥善固定各类管道，保持引流通畅，记录引流液的性状及量
  - 心包、纵隔引流管需定时挤压，保持通畅
  - 生命体征平稳，清醒后试脱呼吸机；气管插管待呼吸肌肌力正常时拔管
  - 观察有无拔管后不适
- 疼痛护理
  - 采用疼痛数字评分法，术后当天麻醉清醒时、术后1~3天动态评估疼痛程度，依据评估结果给予止痛措施
  - 超前止痛（可诱发疼痛操作前3~30 min予以止痛）
  - 多模式止痛，联合使用PCA和止痛药止痛，观察止痛效果
  - 观察止痛药不良反应
- 专科护理
  - 定时复查心肌酶谱等心功能指标的变化，遵医嘱应用血管扩张剂及降压药
  - 遵医嘱应用抗凝药，常规使用抗凝剂防止搭桥血管堵塞，观察有无出血倾向
  - 取弹力绷带加压包扎患肢，观察患肢末梢血液循环，肢体注意保暖，温水泡足（2次/天），下肢肢体按摩（3次/天），踝泵运动（术后6 h进行，12次/天），酌情使用弹力袜，使用间歇性充气加压装置
- 康复锻炼
  - 体位训练，平卧位及翻身训练，卧床排便训练
  - 肺康复训练，深呼吸（呼气与吸气时间比为2∶1，深呼吸10分钟/次，3次/天），有效咳嗽咳痰（5分钟/次，3次/天），屏气（俯卧位下屏气30 s，放松5 s，持续练习5分钟为1次，3次/天），吹气球（10分钟/次，3次/天）
  - 心脏康复训练，禁烟酒，结合早期下床活动制订运动处方
- 心理护理：术前合并脑梗史、高龄术后容易发生谵妄，及时给予高危人群心理疏导，必要时给予药物治疗，避免安全隐患

健康指导

- 饮食指导
  - 禁烟酒，禁止暴饮暴食，选择低脂、低胆固醇、富含纤维素的食物
  - 糖尿病病人术后需限制糖的摄入量，积极治疗糖尿病
- 活动指导：劳逸结合，根据自身情况适当锻炼，避免过度劳累；禁止餐后剧烈运动
- 用药指导：遵医嘱按时服用抗凝药，定期复查凝血功能；育龄期妇女避免口服避孕药
- 生活指导：保持心情愉快，缓解精神压力，避免情绪激动和过度劳累
- 疾病指导：遵医嘱定期复查，出现鼻腔、牙龈出血，皮肤青紫，女性月经增多时，应及时就诊

第八节 耳鼻咽喉头颈外科疾病护理常规

一、耳部手术一般护理

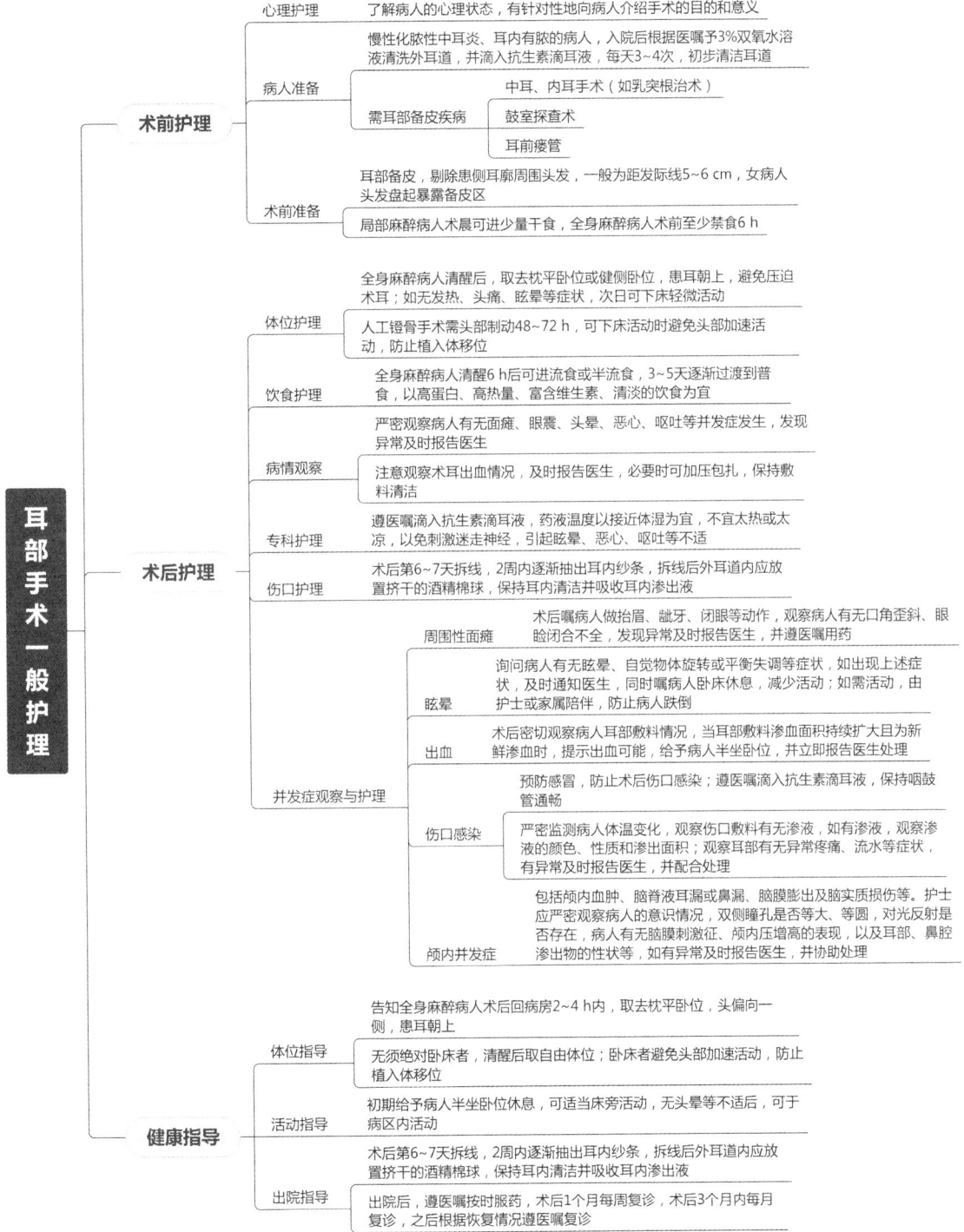

耳部手术一般护理

术前护理

- **心理护理**：了解病人的心理状态，有针对性地向病人介绍手术的目的和意义
- **病人准备**：
  - 慢性化脓性中耳炎、耳内有脓的病人，入院后根据医嘱予3%双氧水溶液清洗外耳道，并滴入抗生素滴耳液，每天3~4次，初步清洁耳道
  - 需耳部备皮疾病：
    - 中耳、内耳手术（如乳突根治术）
    - 鼓室探查术
    - 耳前瘘管
- **术前准备**：
  - 耳部备皮，剔除患侧耳廓周围头发，一般为距发际线5~6 cm，女病人头发盘起暴露备皮区
  - 局部麻醉病人术晨可进少量干食，全身麻醉病人术前至少禁食6 h

术后护理

- **体位护理**：
  - 全身麻醉病人清醒后，取去枕平卧位或健侧卧位，患耳朝上，避免压迫术耳；如无发热、头痛、眩晕等症状，次日可下床轻微活动
  - 人工镫骨手术需头部制动48~72 h，可下床活动时避免头部加速活动，防止植入体移位
- **饮食护理**：全身麻醉病人清醒6 h后可进流食或半流食，3~5天逐渐过渡到普食，以高蛋白、高热量、富含维生素、清淡的饮食为宜
- **病情观察**：
  - 严密观察病人有无面瘫、眼震、头晕、恶心、呕吐等并发症发生，发现异常及时报告医生
  - 注意观察术耳出血情况，及时报告医生，必要时可加压包扎，保持敷料清洁
- **专科护理**：遵医嘱滴入抗生素滴耳液，药液温度以接近体温为宜，不宜太热或太凉，以免刺激迷走神经，引起眩晕、恶心、呕吐等不适
- **伤口护理**：术后第6~7天拆线，2周内逐渐抽出耳内纱条，拆线后外耳道内应放置挤干的酒精棉球，保持耳内清洁并吸收耳内渗液
- **并发症观察与护理**：
  - 周围性面瘫：术后嘱病人做抬眉、龇牙、闭眼等动作，观察病人有无口角歪斜、眼睑闭合不全，发现异常及时报告医生，并遵医嘱用药
  - 眩晕：询问病人有无眩晕、自觉物体旋转或平衡失调等症状，如出现上述症状，及时通知医生，同时嘱病人卧床休息，减少活动；如需活动，由护士或家属陪伴，防止病人跌倒
  - 出血：术后密切观察病人耳部敷料情况，当耳部敷料渗血面积持续扩大且为新鲜渗血时，提示出血可能，给予病人半坐卧位，并立即报告医生处理
  - 伤口感染：
    - 预防感冒，防止术后伤口感染；遵医嘱滴入抗生素滴耳液，保持咽鼓管通畅
    - 严密监测病人体温变化，观察伤口敷料有无渗液，如有渗液，观察渗液的颜色、性质和渗出面积；观察耳部有无异常疼痛、流水等症状，有异常及时报告医生，并配合处理
  - 颅内并发症：包括颅内血肿、脑脊液耳漏或鼻漏、脑膜膨出及脑实质损伤等。护士应严密观察病人的意识情况，双侧瞳孔是否等大、等圆，对光反射是否存在，病人有无脑膜刺激征、颅内压增高的表现，以及耳部、鼻腔渗出物的性状等，如有异常及时报告医生，并协助处理

健康指导

- **体位指导**：
  - 告知全身麻醉病人术后回病房2~4 h内，取去枕平卧位，头偏向一侧，患耳朝上
  - 无须绝对卧床者，清醒后取自由体位；卧床者避免头部加速活动，防止植入体移位
- **活动指导**：初期给予病人半坐卧位休息，可适当床旁活动，无头晕等不适后，可于病区内活动
- **出院指导**：
  - 术后第6~7天拆线，2周内逐渐抽出耳内纱条，拆线后外耳道内应放置挤干的酒精棉球，保持耳内清洁并吸收耳内渗出液
  - 出院后，遵医嘱按时服药，术后1个月每周复诊，术后3个月内每月复诊，之后根据恢复情况遵医嘱复诊

二、鼻内镜手术一般护理

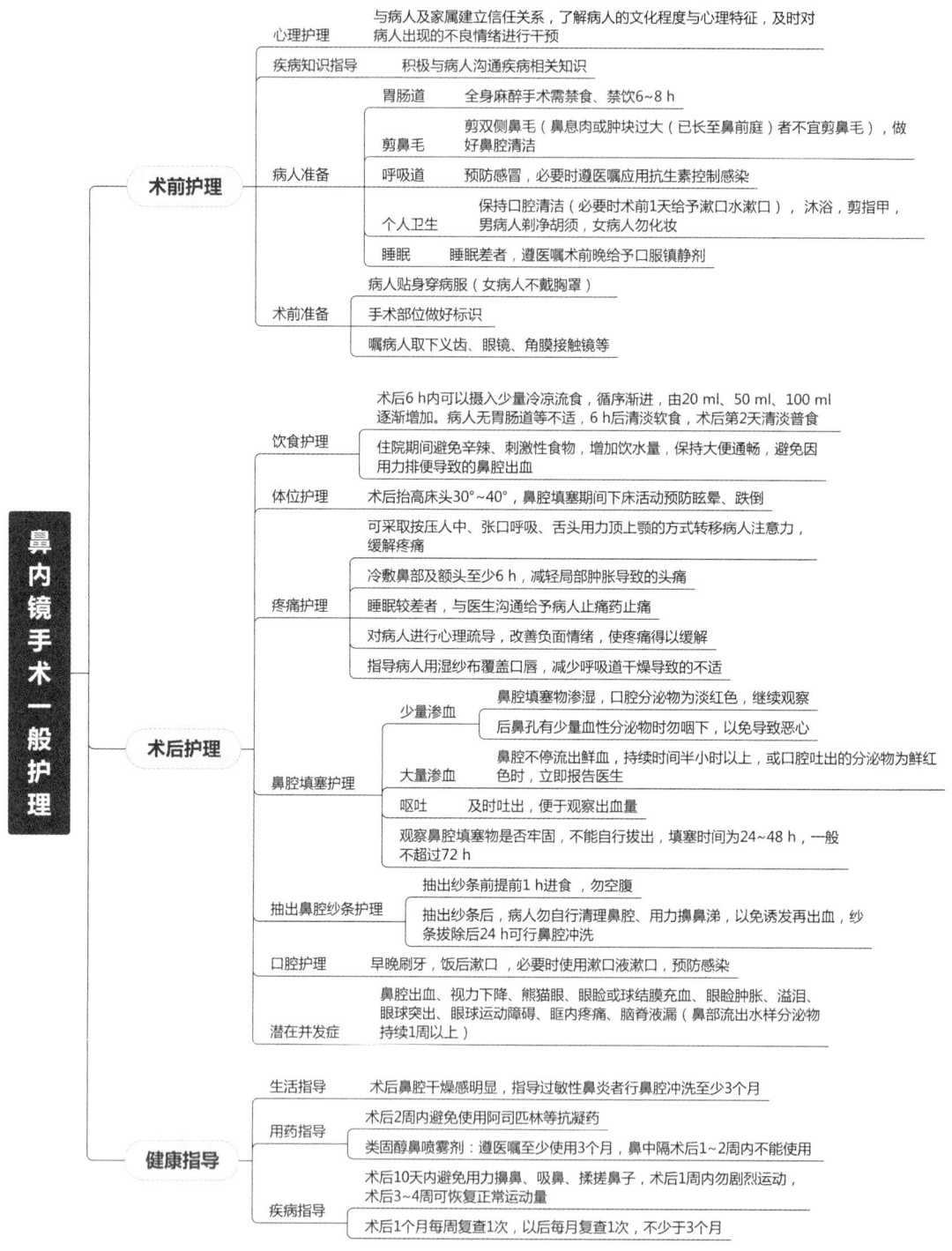

鼻内镜手术一般护理

术前护理

心理护理　与病人及家属建立信任关系，了解病人的文化程度与心理特征，及时对病人出现的不良情绪进行干预

疾病知识指导　积极与病人沟通疾病相关知识

病人准备
- 胃肠道　全身麻醉手术需禁食、禁饮6~8 h
- 剪鼻毛　剪双侧鼻毛（鼻息肉或肿块过大（已长至鼻前庭）者不宜剪鼻毛），做好鼻腔清洁
- 呼吸道　预防感冒，必要时遵医嘱应用抗生素控制感染
- 个人卫生　保持口腔清洁（必要时术前1天给予漱口水漱口），沐浴，剪指甲，男病人剃净胡须，女病人勿化妆
- 睡眠　睡眠差者，遵医嘱术前晚给予口服镇静剂

术前准备
- 病人贴身穿病服（女病人不戴胸罩）
- 手术部位做好标识
- 嘱病人取下义齿、眼镜、角膜接触镜等

术后护理

饮食护理
- 术后6 h内可以摄入少量冷凉流食，循序渐进，由20 ml、50 ml、100 ml逐渐增加。病人无胃肠道等不适，6 h后清淡软食，术后第2天清淡普食
- 住院期间避免辛辣、刺激性食物，增加饮水量，保持大便通畅，避免因用力排便导致的鼻腔出血

体位护理　术后抬高床头30°~40°，鼻腔填塞期间下床活动预防眩晕、跌倒

疼痛护理
- 可采取按压人中、张口呼吸、舌头用力顶上颚的方式转移病人注意力，缓解疼痛
- 冷敷鼻部及额头至少6 h，减轻局部肿胀导致的头痛
- 睡眠较差者，与医生沟通给予病人止痛药止痛
- 对病人进行心理疏导，改善负面情绪，使疼痛得以缓解
- 指导病人用湿纱布覆盖口唇，减少呼吸道干燥导致的不适

鼻腔填塞护理
- 少量渗血
  - 鼻腔填塞物渗湿，口腔分泌物为淡红色，继续观察
  - 后鼻孔有少量血性分泌物时勿咽下，以免导致恶心
- 大量渗血　鼻腔不停流出鲜血，持续时间半小时以上，或口腔吐出的分泌物为鲜红色时，立即报告医生
- 呕吐　及时吐出，便于观察出血量
- 观察鼻腔填塞物是否牢固，不能自行拔出，填塞时间为24~48 h，一般不超过72 h

抽出鼻腔纱条护理
- 抽出纱条前提前1 h进食，勿空腹
- 抽出纱条后，病人勿自行清理鼻腔、用力擤鼻涕，以免诱发再出血，纱条拔除后24 h可行鼻腔冲洗

口腔护理　早晚刷牙，饭后漱口，必要时使用漱口液漱口，预防感染

潜在并发症　鼻腔出血、视力下降、熊猫眼、眼睑或球结膜充血、眼睑肿胀、溢泪、眼球突出、眼球运动障碍、眶内疼痛、脑脊液漏（鼻部流出水样分泌物持续1周以上）

健康指导

生活指导　术后鼻腔干燥感明显，指导过敏性鼻炎者行鼻腔冲洗至少3个月

用药指导
- 术后2周内避免使用阿司匹林等抗凝药
- 类固醇鼻喷雾剂：遵医嘱至少使用3个月，鼻中隔术后1~2周内不能使用

疾病指导
- 术后10天内避免用力擤鼻、吸鼻、揉搓鼻子，术后1周内勿剧烈运动，术后3~4周可恢复正常运动量
- 术后1个月每周复查1次，以后每月复查1次，不少于3个月

三、鼻出血一般护理

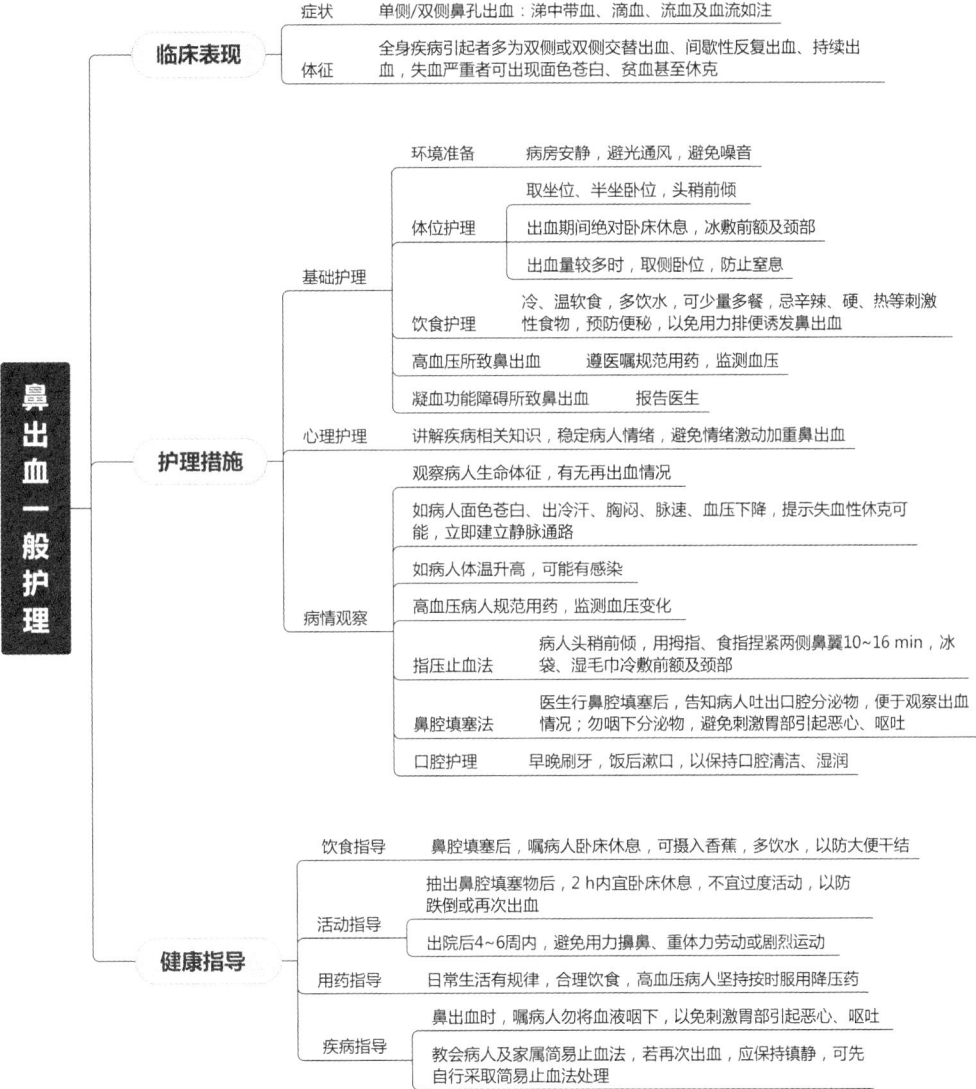

鼻出血一般护理

临床表现
- 症状　单侧/双侧鼻孔出血：涕中带血、滴血、流血及血流如注
- 体征　全身疾病引起者多为双侧或双侧交替出血、间歇性反复出血、持续出血，失血严重者可出现面色苍白、贫血甚至休克

护理措施
- 基础护理
  - 环境准备　病房安静，避光通风，避免噪音
  - 体位护理
    - 取坐位、半坐卧位，头稍前倾
    - 出血期间绝对卧床休息，冰敷前额及颈部
    - 出血量较多时，取侧卧位，防止窒息
  - 饮食护理　冷、温软食，多饮水，可少量多餐，忌辛辣、硬、热等刺激性食物，预防便秘，以免用力排便诱发鼻出血
  - 高血压所致鼻出血　遵医嘱规范用药，监测血压
  - 凝血功能障碍所致鼻出血　报告医生
- 心理护理　讲解疾病相关知识，稳定病人情绪，避免情绪激动加重鼻出血
- 病情观察
  - 观察病人生命体征，有无再出血情况
  - 如病人面色苍白、出冷汗、胸闷、脉速、血压下降，提示失血性休克可能，立即建立静脉通路
  - 如病人体温升高，可能有感染
  - 高血压病人规范用药，监测血压变化
  - 指压止血法　病人头稍前倾，用拇指、食指捏紧两侧鼻翼10~16 min，冰袋、湿毛巾冷敷前额及颈部
  - 鼻腔填塞法　医生行鼻腔填塞后，告知病人吐出口腔分泌物，便于观察出血情况；勿咽下分泌物，避免刺激胃部引起恶心、呕吐
  - 口腔护理　早晚刷牙，饭后漱口，以保持口腔清洁、湿润

健康指导
- 饮食指导　鼻腔填塞后，嘱病人卧床休息，可摄入香蕉，多饮水，以防大便干结
- 活动指导
  - 抽出鼻腔填塞物后，2 h内宜卧床休息，不宜过度活动，以防跌倒或再次出血
  - 出院后4~6周内，避免用力擤鼻、重体力劳动或剧烈运动
- 用药指导　日常生活有规律，合理饮食，高血压病人坚持按时服用降压药
- 疾病指导
  - 鼻出血时，嘱病人勿将血液咽下，以免刺激胃部引起恶心、呕吐
  - 教会病人及家属简易止血法，若再次出血，应保持镇静，可先自行采取简易止血法处理

四、鼻咽癌围手术期护理

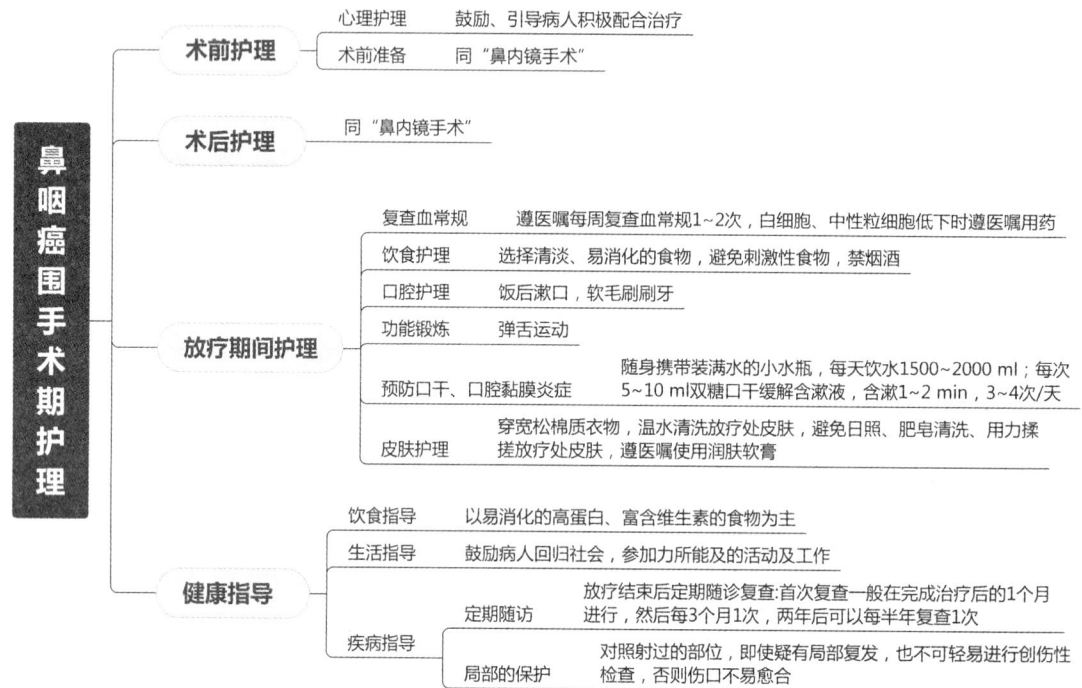

鼻咽癌围手术期护理

术前护理
- 心理护理 —— 鼓励、引导病人积极配合治疗
- 术前准备 —— 同"鼻内镜手术"

术后护理 —— 同"鼻内镜手术"

放疗期间护理
- 复查血常规 —— 遵医嘱每周复查血常规1~2次，白细胞、中性粒细胞低下时遵医嘱用药
- 饮食护理 —— 选择清淡、易消化的食物，避免刺激性食物，禁烟酒
- 口腔护理 —— 饭后漱口，软毛刷刷牙
- 功能锻炼 —— 弹舌运动
- 预防口干、口腔黏膜炎症 —— 随身携带装满水的小水瓶，每天饮水1500~2000 ml；每次5~10 ml双糖口干缓解含漱液，含漱1~2 min，3~4次/天
- 皮肤护理 —— 穿宽松棉质衣物，温水清洗放疗处皮肤，避免日照、肥皂清洗、用力揉搓放疗处皮肤，遵医嘱使用润肤软膏

健康指导
- 饮食指导 —— 以易消化的高蛋白、富含维生素的食物为主
- 生活指导 —— 鼓励病人回归社会，参加力所能及的活动及工作
- 疾病指导
  - 定期随访 —— 放疗结束后定期随诊复查:首次复查一般在完成治疗后的1个月进行，然后每3个月1次，两年后可以每半年复查1次
  - 局部的保护 —— 对照射过的部位，即使疑有局部复发，也不可轻易进行创伤性检查，否则伤口不易愈合

五、咽部手术一般护理

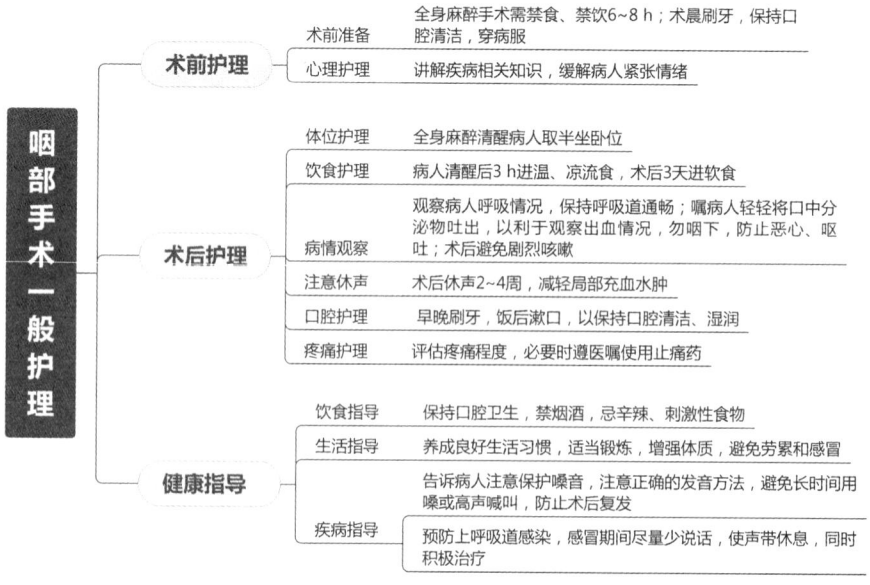

咽部手术一般护理

术前护理
- 术前准备 —— 全身麻醉手术需禁食、禁饮6~8 h；术晨刷牙，保持口腔清洁，穿病服
- 心理护理 —— 讲解疾病相关知识，缓解病人紧张情绪

术后护理
- 体位护理 —— 全身麻醉清醒病人取半坐卧位
- 饮食护理 —— 病人清醒后3 h进温、凉流食，术后3天进软食
- 病情观察 —— 观察病人呼吸情况，保持呼吸道通畅；嘱病人轻轻将口中分泌物吐出，以利于观察出血情况，勿咽下，防止恶心、呕吐；术后避免剧烈咳嗽
- 注意休声 —— 术后休声2~4周，减轻局部充血水肿
- 口腔护理 —— 早晚刷牙，饭后漱口，以保持口腔清洁、湿润
- 疼痛护理 —— 评估疼痛程度，必要时遵医嘱使用止痛药

健康指导
- 饮食指导 —— 保持口腔卫生，禁烟酒，忌辛辣、刺激性食物
- 生活指导 —— 养成良好生活习惯，适当锻炼，增强体质，避免劳累和感冒
- 疾病指导
  - 告诉病人注意保护嗓音，注意正确的发音方法，避免长时间用嗓或高声喊叫，防止术后复发
  - 预防上呼吸道感染，感冒期间尽量少说话，使声带休息，同时积极治疗

六、扁桃体周围脓肿一般护理

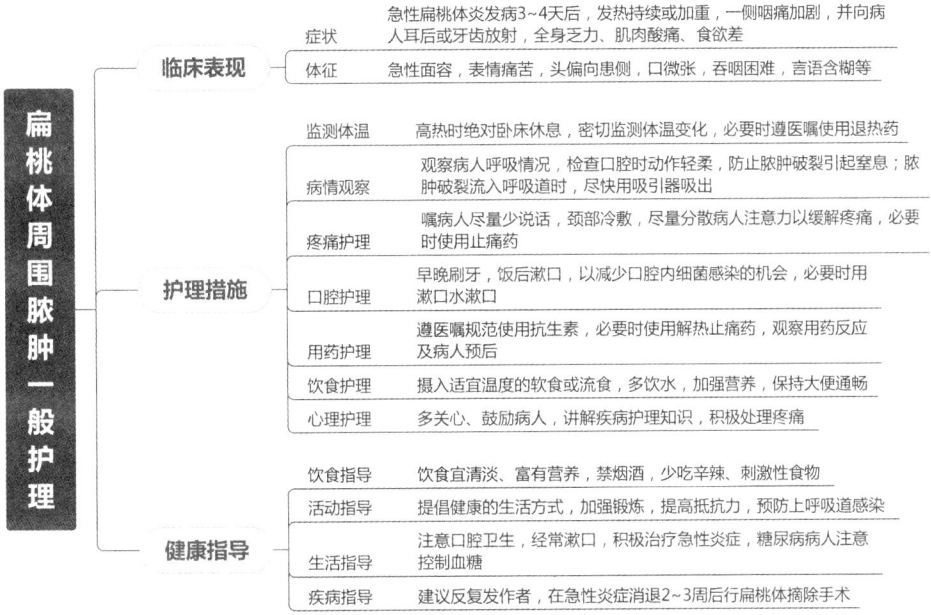

扁桃体周围脓肿一般护理

临床表现
- 症状：急性扁桃体炎发病3~4天后，发热持续或加重，一侧咽痛加剧，并向病人耳后或牙齿放射，全身乏力、肌肉酸痛、食欲差
- 体征：急性面容，表情痛苦，头偏向患侧，口微张，吞咽困难，言语含糊等

护理措施
- 监测体温：高热时绝对卧床休息，密切监测体温变化，必要时遵医嘱使用退热药
- 病情观察：观察病人呼吸情况，检查口腔时动作轻柔，防止脓肿破裂引起窒息；脓肿破裂流入呼吸道时，尽快用吸引器吸出
- 疼痛护理：嘱病人尽量少说话，颈部冷敷，尽量分散病人注意力以缓解疼痛，必要时使用止痛药
- 口腔护理：早晚刷牙，饭后漱口，以减少口腔内细菌感染的机会，必要时用漱口水漱口
- 用药护理：遵医嘱规范使用抗生素，必要时使用解热止痛药，观察用药反应及病人预后
- 饮食护理：摄入适宜温度的软食或流食，多饮水，加强营养，保持大便通畅
- 心理护理：多关心、鼓励病人，讲解疾病护理知识，积极处理疼痛

健康指导
- 饮食指导：饮食宜清淡、富有营养，禁烟酒，少吃辛辣、刺激性食物
- 活动指导：提倡健康的生活方式，加强锻炼，提高抵抗力，预防上呼吸道感染
- 生活指导：注意口腔卫生，经常漱口，积极治疗急性炎症，糖尿病病人注意控制血糖
- 疾病指导：建议反复发作者，在急性炎症消退2~3周后行扁桃体摘除手术

七、急性扁桃体炎一般护理

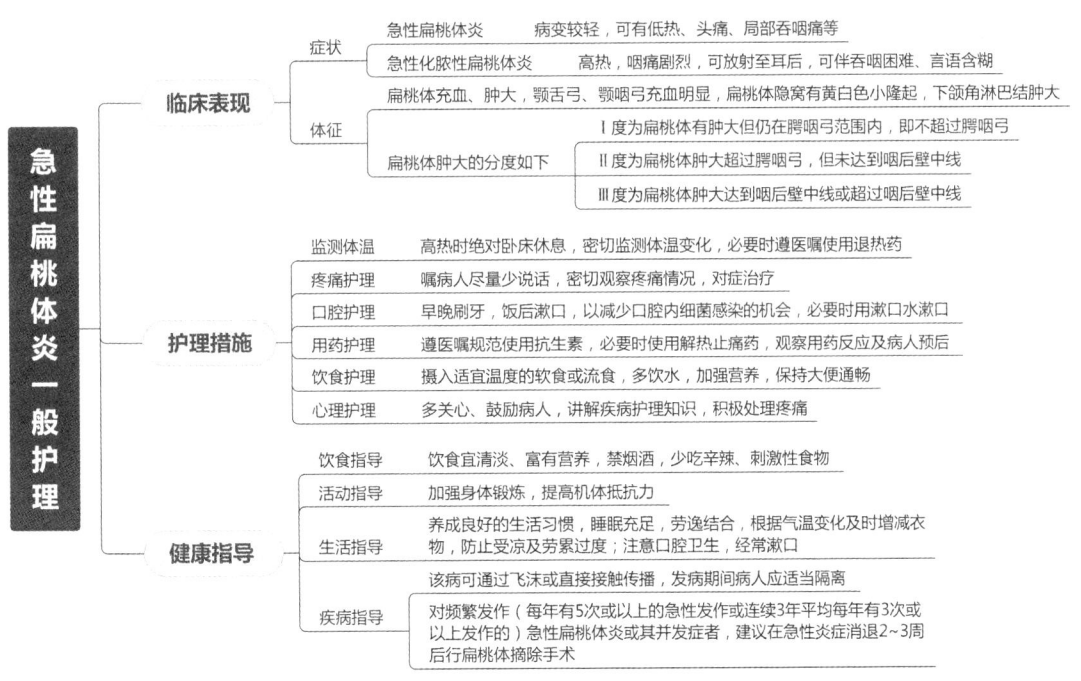

急性扁桃体炎一般护理

临床表现
- 症状：
  - 急性扁桃体炎：病变较轻，可有低热、头痛、局部吞咽痛等
  - 急性化脓性扁桃体炎：高热，咽痛剧烈，可放射至耳后，可伴吞咽困难、言语含糊
- 体征：扁桃体充血、肿大，颚舌弓、颚咽弓充血明显，扁桃体隐窝有黄白色小隆起，下颌角淋巴结肿大
  - 扁桃体肿大的分度如下：
    - Ⅰ度为扁桃体有肿大但仍在腭咽弓范围内，即不超过腭咽弓
    - Ⅱ度为扁桃体肿大超过腭咽弓，但未达到咽后壁中线
    - Ⅲ度为扁桃体肿大达到咽后壁中线或超过咽后壁中线

护理措施
- 监测体温：高热时绝对卧床休息，密切监测体温变化，必要时遵医嘱使用退热药
- 疼痛护理：嘱病人尽量少说话，密切观察疼痛情况，对症治疗
- 口腔护理：早晚刷牙，饭后漱口，以减少口腔内细菌感染的机会，必要时用漱口水漱口
- 用药护理：遵医嘱规范使用抗生素，必要时使用解热止痛药，观察用药反应及病人预后
- 饮食护理：摄入适宜温度的软食或流食，多饮水，加强营养，保持大便通畅
- 心理护理：多关心、鼓励病人，讲解疾病护理知识，积极处理疼痛

健康指导
- 饮食指导：饮食宜清淡、富有营养，禁烟酒，少吃辛辣、刺激性食物
- 活动指导：加强身体锻炼，提高机体抵抗力
- 生活指导：养成良好的生活习惯，睡眠充足，劳逸结合，根据气温变化及时增减衣物，防止受凉及劳累过度；注意口腔卫生，经常漱口
- 疾病指导：该病可通过飞沫或直接接触传播，发病期间病人应适当隔离；对频繁发作（每年有5次或以上的急性发作或连续3年平均每年有3次或以上发作的）急性扁桃体炎或其并发症者，建议在急性炎症消退2~3周后行扁桃体摘除手术

八、急性喉炎一般护理

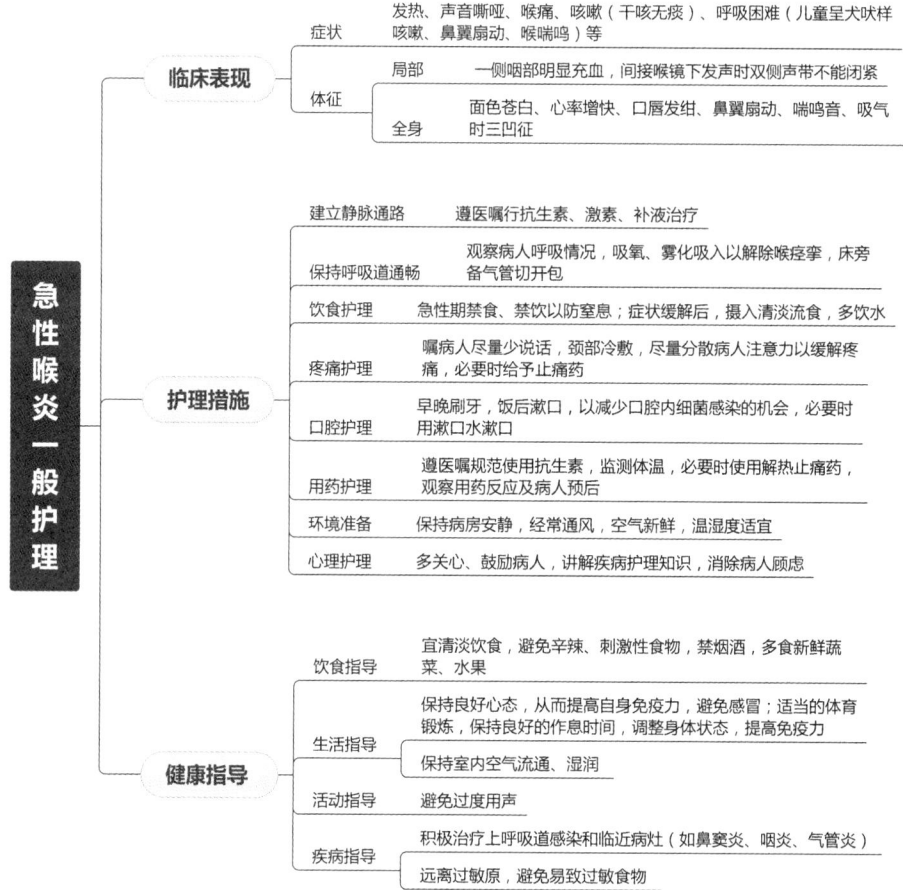

急性喉炎一般护理

临床表现
- 症状: 发热、声音嘶哑、喉痛、咳嗽（干咳无痰）、呼吸困难（儿童呈犬吠样咳嗽、鼻翼扇动、喉喘鸣）等
- 体征
  - 局部: 一侧咽部明显充血，间接喉镜下发声时双侧声带不能闭紧
  - 全身: 面色苍白、心率增快、口唇发绀、鼻翼扇动、喘鸣音、吸气时三凹征

护理措施
- 建立静脉通路: 遵医嘱行抗生素、激素、补液治疗
- 保持呼吸道通畅: 观察病人呼吸情况，吸氧、雾化吸入以解除喉痉挛，床旁备气管切开包
- 饮食护理: 急性期禁食、禁饮以防窒息；症状缓解后，摄入清淡流食，多饮水
- 疼痛护理: 嘱病人尽量少说话，颈部冷敷，尽量分散病人注意力以缓解疼痛，必要时给予止痛药
- 口腔护理: 早晚刷牙，饭后漱口，以减少口腔内细菌感染的机会，必要时用漱口水漱口
- 用药护理: 遵医嘱规范使用抗生素，监测体温，必要时使用解热止痛药，观察用药反应及病人预后
- 环境准备: 保持病房安静，经常通风，空气新鲜，温湿度适宜
- 心理护理: 多关心、鼓励病人，讲解疾病护理知识，消除病人顾虑

健康指导
- 饮食指导: 宜清淡饮食，避免辛辣、刺激性食物，禁烟酒，多食新鲜蔬菜、水果
- 生活指导: 保持良好心态，从而提高自身免疫力，避免感冒；适当的体育锻炼，保持良好的作息时间，调整身体状态，提高免疫力
  - 保持室内空气流通、湿润
- 活动指导: 避免过度用声
- 疾病指导: 积极治疗上呼吸道感染和临近病灶（如鼻窦炎、咽炎、气管炎）
  - 远离过敏原，避免易致过敏食物

九、喉癌围手术期护理

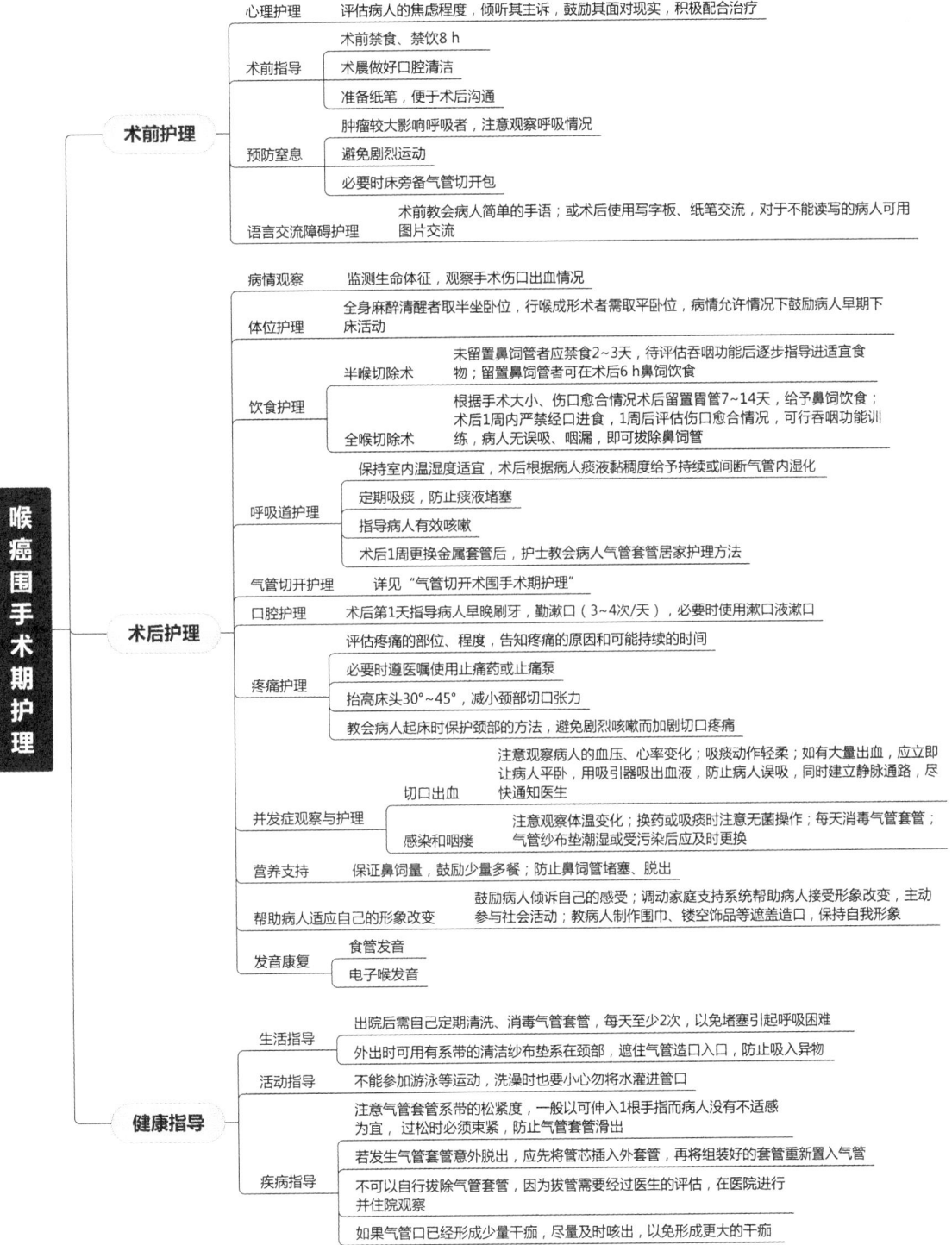

喉癌围手术期护理

术前护理

- 心理护理　评估病人的焦虑程度，倾听其主诉，鼓励其面对现实，积极配合治疗
- 术前指导
  - 术前禁食、禁饮8 h
  - 术晨做好口腔清洁
- 预防窒息
  - 准备纸笔，便于术后沟通
  - 肿瘤较大影响呼吸者，注意观察呼吸情况
  - 避免剧烈运动
  - 必要时床旁备气管切开包
- 语言交流障碍护理　术前教会病人简单的手语；或术后使用写字板、纸笔交流，对于不能读写的病人可用图片交流

术后护理

- 病情观察　监测生命体征，观察手术伤口出血情况
- 体位护理　全身麻醉清醒者取半坐卧位，行喉成形术者需取平卧位，病情允许情况下鼓励病人早期下床活动
- 饮食护理
  - 半喉切除术　未留置鼻饲管者应禁食2~3天，待评估吞咽功能后逐步指导进适宜食物；留置鼻饲管者可在术后6 h鼻饲饮食
  - 全喉切除术　根据手术大小、伤口愈合情况术后留置胃管7~14天，给予鼻饲饮食；术后1周内严禁经口进食，1周后评估伤口愈合情况，可行吞咽功能训练，病人无误吸、咽漏，即可拔除鼻饲管
- 呼吸道护理
  - 保持室内温湿度适宜，术后根据病人痰液黏稠度给予持续或间断气管内湿化
  - 定期吸痰，防止痰液堵塞
  - 指导病人有效咳嗽
  - 术后1周更换金属套管后，护士教会病人气管套管居家护理方法
- 气管切开护理　详见"气管切开术围手术期护理"
- 口腔护理　术后第1天指导病人早晚刷牙，勤漱口（3~4次/天），必要时使用漱口液漱口
- 疼痛护理
  - 评估疼痛的部位、程度，告知疼痛的原因和可能持续的时间
  - 必要时遵医嘱使用止痛药或止痛泵
  - 抬高床头30°~45°，减小颈部切口张力
  - 教会病人起床时保护颈部的方法，避免剧烈咳嗽而加剧切口疼痛
- 并发症观察与护理
  - 切口出血　注意观察病人的血压、心率变化；吸痰动作轻柔；如有大量出血，应立即让病人平卧，用吸引器吸出血液，防止病人误吸，同时建立静脉通路，尽快通知医生
  - 感染和咽瘘　注意观察体温变化；换药或吸痰时注意无菌操作；每天消毒气管套管；气管纱布垫潮湿或受污染时应及时更换
- 营养支持　保证鼻饲量，鼓励少量多餐；防止鼻饲管堵塞、脱出
- 帮助病人适应自己的形象改变　鼓励病人倾诉自己的感受；调动家庭支持系统帮助病人接受形象改变，主动参与社会活动；教病人制作围巾、镂空饰品等遮盖造口，保持自我形象
- 发音康复
  - 食管发音
  - 电子喉发音

健康指导

- 生活指导
  - 出院后需自己定期清洗、消毒气管套管，每天至少2次，以免堵塞引起呼吸困难
  - 外出时可用有系带的清洁纱布垫系在颈部，遮住气管造口入口，防止吸入异物
- 活动指导　不能参加游泳等运动，洗澡时也要小心勿将水灌进管口
- 疾病指导
  - 注意气管套管系带的松紧度，一般以可伸入1根手指而病人没有不适感为宜，过松时必须束紧，防止气管套管滑出
  - 若发生气管套管意外脱出，应先将管芯插入外套管，再将组装好的套管重置入气管
  - 不可以自行拔除气管套管，因为拔管需要经过医生的评估，在医院进行并住院观察
  - 如果气管口已经形成少量干痂，尽量及时咳出，以免形成更大的干痂

十、阻塞性睡眠呼吸暂停低通气综合征围手术期护理

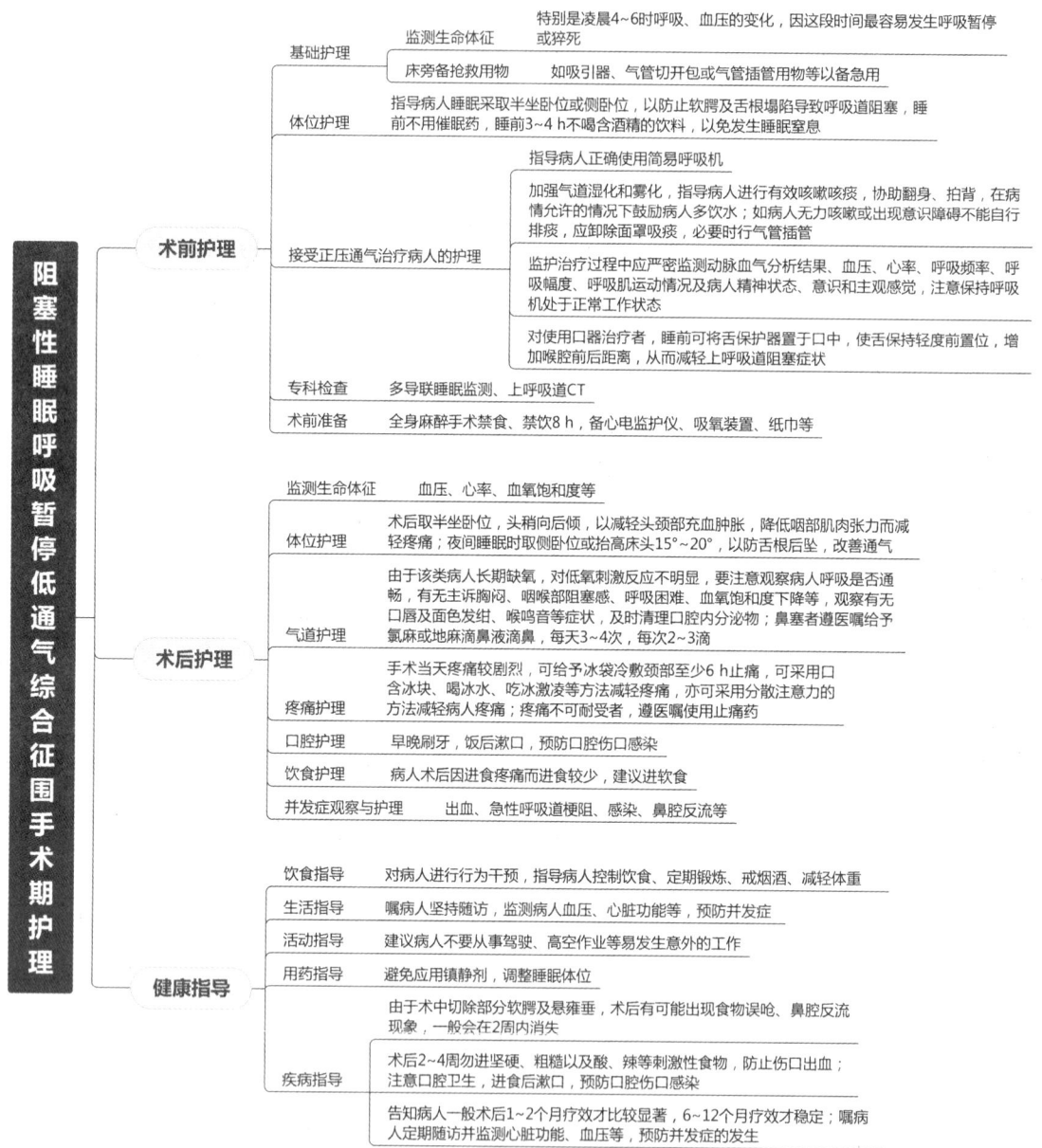

十一、急性会厌炎一般护理

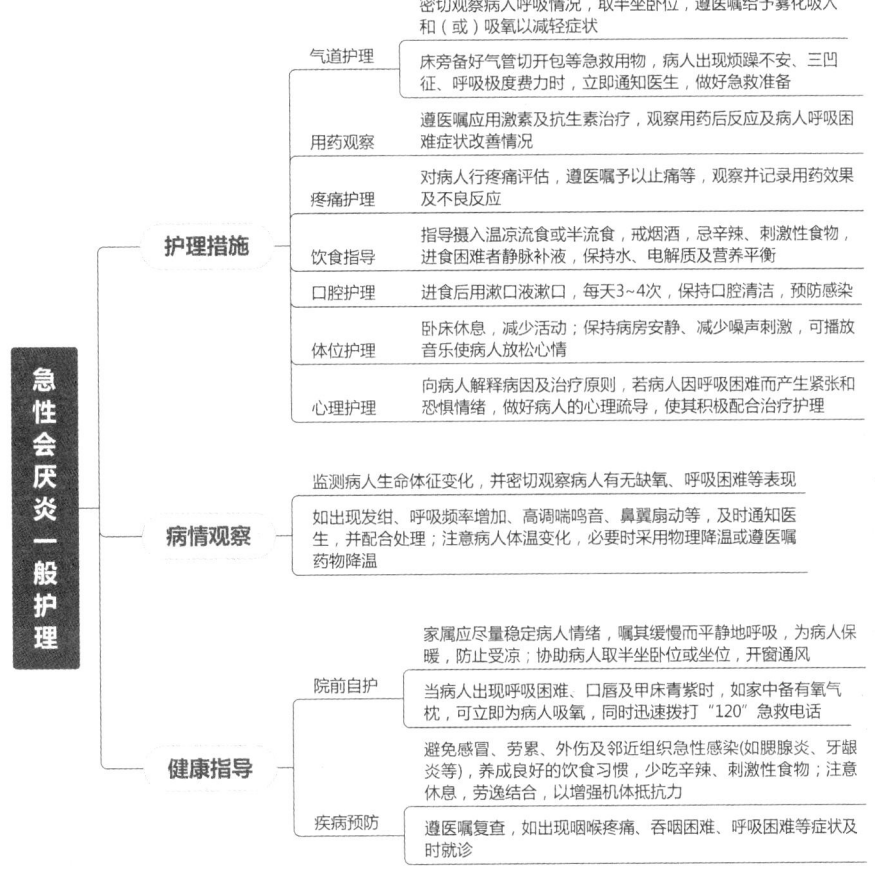

急性会厌炎一般护理

护理措施

气道护理：密切观察病人呼吸情况，取半坐卧位，遵医嘱给予雾化吸入和（或）吸氧以减轻症状

床旁备好气管切开包等急救用物，病人出现烦躁不安、三凹征、呼吸极度费力时，立即通知医生，做好急救准备

用药观察：遵医嘱应用激素及抗生素治疗，观察用药后反应及病人呼吸困难症状改善情况

疼痛护理：对病人行疼痛评估，遵医嘱予以止痛等，观察并记录用药效果及不良反应

饮食指导：指导摄入温凉流食或半流食，戒烟酒，忌辛辣、刺激性食物，进食困难者静脉补液，保持水、电解质及营养平衡

口腔护理：进食后用漱口液漱口，每天3~4次，保持口腔清洁，预防感染

体位护理：卧床休息，减少活动；保持病房安静、减少噪声刺激，可播放音乐使病人放松心情

心理护理：向病人解释病因及治疗原则，若病人因呼吸困难而产生紧张和恐惧情绪，做好病人的心理疏导，使其积极配合治疗护理

病情观察

监测病人生命体征变化，并密切观察病人有无缺氧、呼吸困难等表现

如出现发绀、呼吸频率增加、高调喘鸣音、鼻翼扇动等，及时通知医生，并配合处理；注意病人体温变化，必要时采用物理降温或遵医嘱药物降温

健康指导

院前自护：家属应尽量稳定病人情绪，嘱其缓慢而平静地呼吸，为病人保暖，防止受凉；协助病人取半坐卧位或坐位，开窗通风

当病人出现呼吸困难、口唇及甲床青紫时，如家中备有氧气枕，可立即为病人吸氧，同时迅速拨打"120"急救电话

疾病预防：避免感冒、劳累、外伤及邻近组织急性感染（如腮腺炎、牙龈炎等），养成良好的饮食习惯，少吃辛辣、刺激性食物；注意休息，劳逸结合，以增强机体抵抗力

遵医嘱复查，如出现咽喉疼痛、吞咽困难、呼吸困难等症状及时就诊

十二、气管、支气管异物取出术围手术期护理

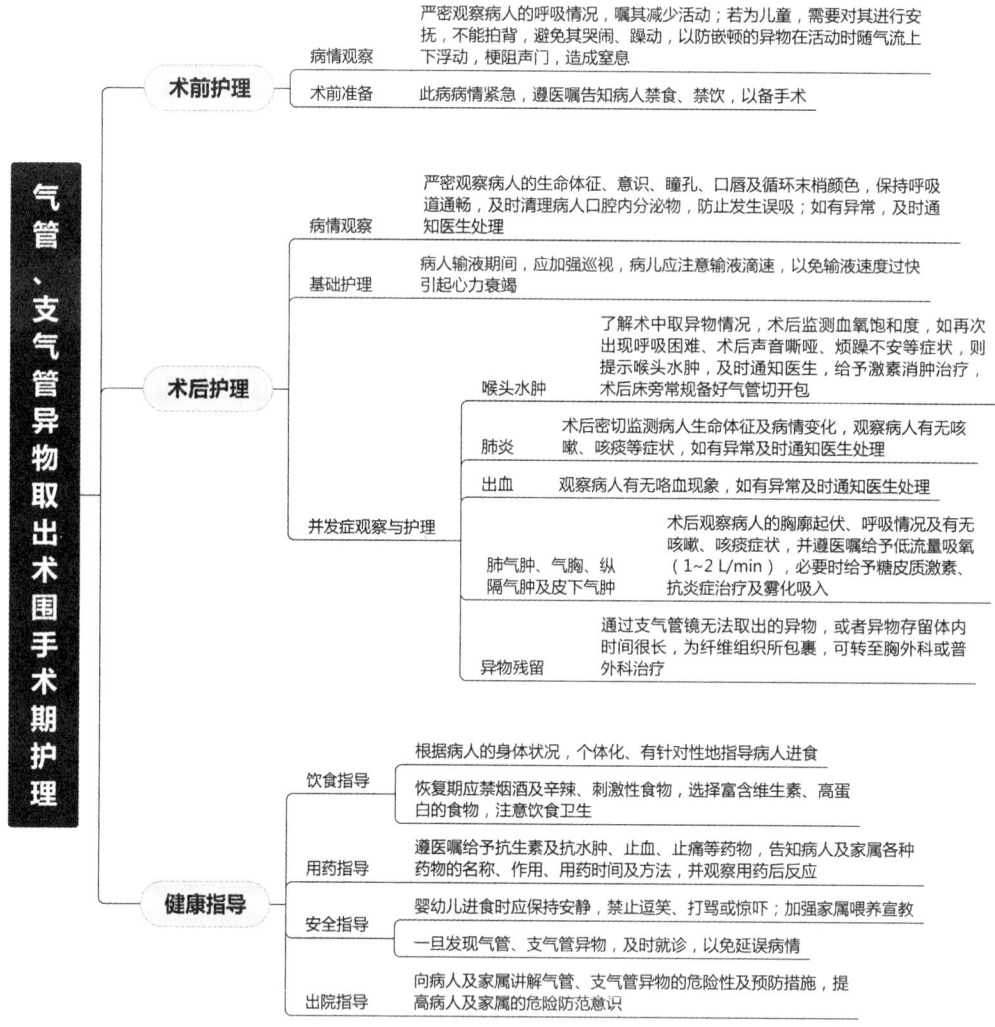

十三、食管异物取出术围手术期护理

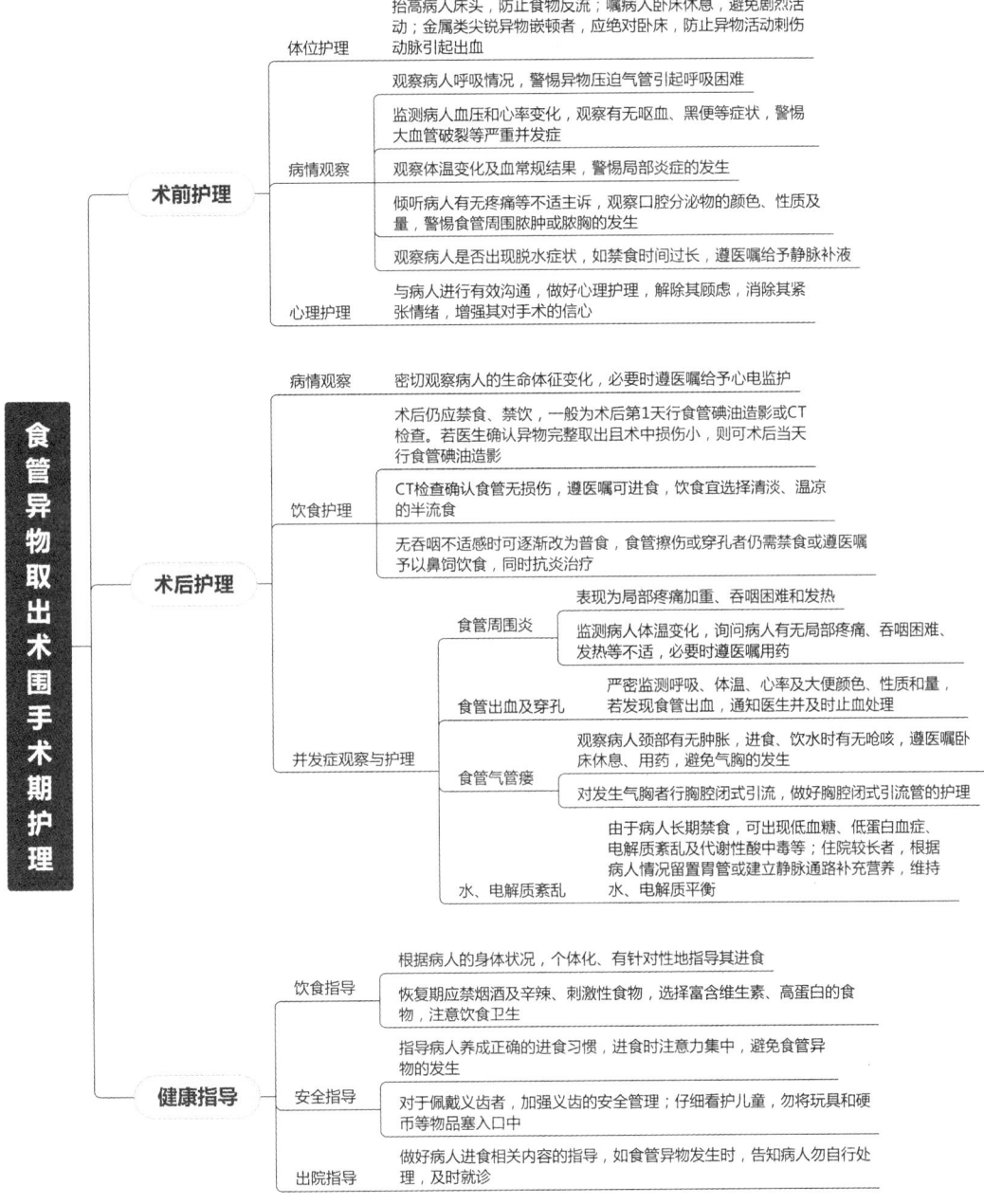

十四、气管切开术围手术期护理

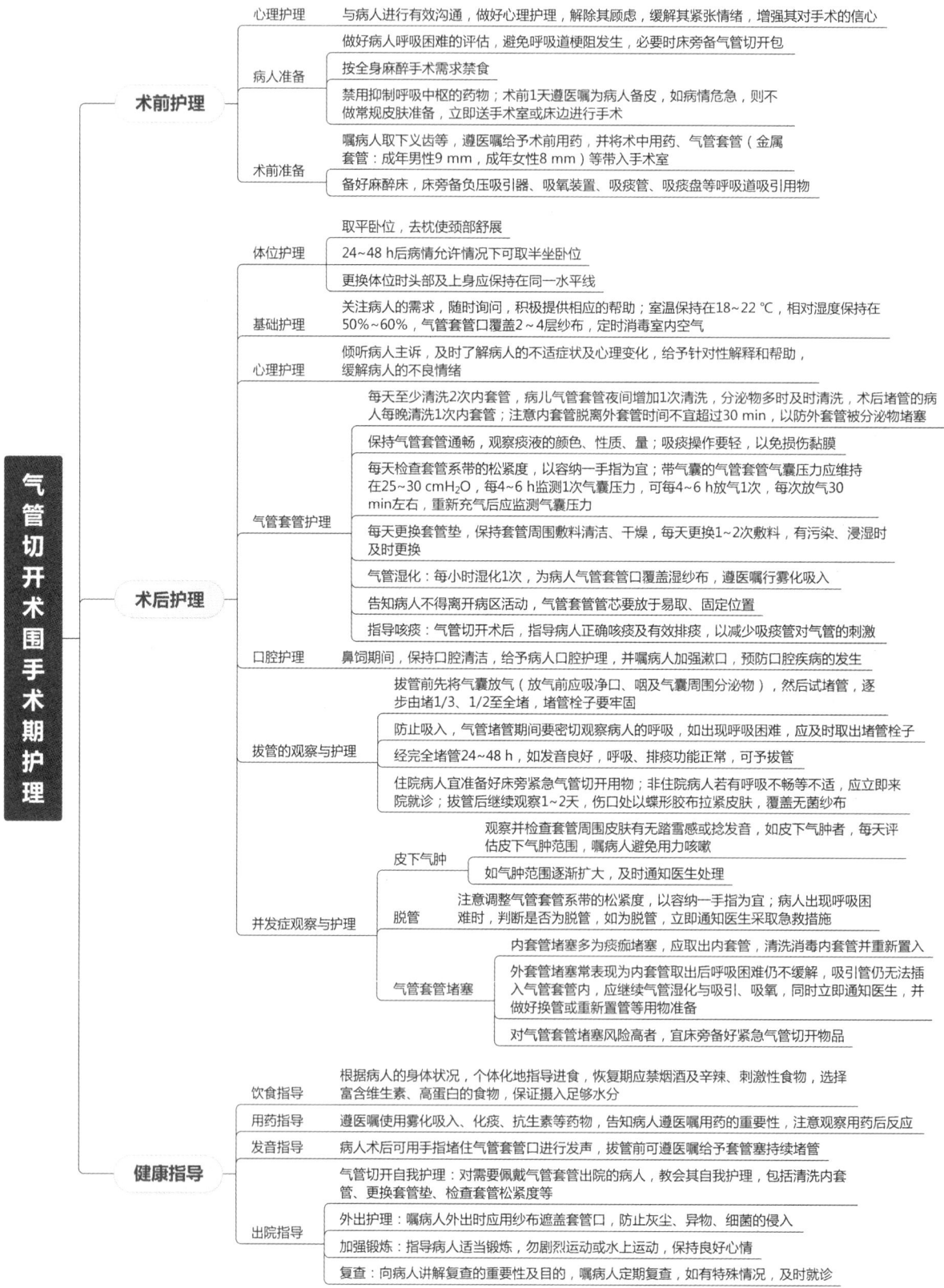

第九节 眼科疾病护理常规

一、眼科疾病一般护理

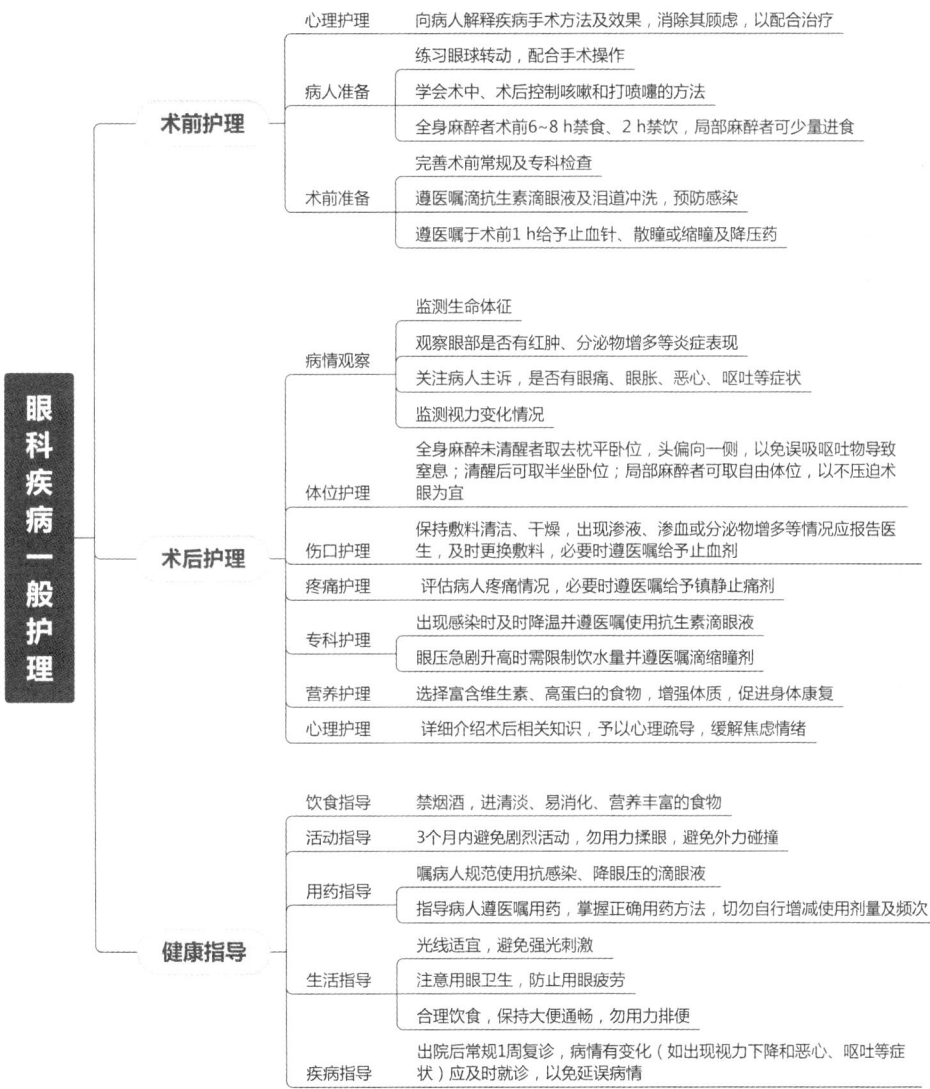

眼科疾病一般护理

术前护理
- 心理护理：向病人解释疾病手术方法及效果，消除其顾虑，以配合治疗
- 病人准备
  - 练习眼球转动，配合手术操作
  - 学会术中、术后控制咳嗽和打喷嚏的方法
  - 全身麻醉者术前6~8 h禁食、2 h禁饮，局部麻醉者可少量进食
- 术前准备
  - 完善术前常规及专科检查
  - 遵医嘱滴抗生素滴眼液及泪道冲洗，预防感染
  - 遵医嘱于术前1 h给予止血针、散瞳或缩瞳及降压药

术后护理
- 病情观察
  - 监测生命体征
  - 观察眼部是否有红肿、分泌物增多等炎症表现
  - 关注病人主诉，是否有眼痛、眼胀、恶心、呕吐等症状
  - 监测视力变化情况
- 体位护理：全身麻醉未清醒者取去枕平卧位，头偏向一侧，以免误吸呕吐物导致窒息；清醒后可取半坐卧位；局部麻醉者可取自由体位，以不压迫术眼为宜
- 伤口护理：保持敷料清洁、干燥，出现渗液、渗血或分泌物增多等情况应报告医生，及时更换敷料，必要时遵医嘱给予止血剂
- 疼痛护理：评估病人疼痛情况，必要时遵医嘱给予镇静止痛剂
- 专科护理
  - 出现感染时及时降温并遵医嘱使用抗生素滴眼液
  - 眼压急剧升高时需限制饮水量并遵医嘱滴缩瞳剂
- 营养护理：选择富含维生素、高蛋白的食物，增强体质，促进身体康复
- 心理护理：详细介绍术后相关知识，予以心理疏导，缓解焦虑情绪

健康指导
- 饮食指导：禁烟酒，进清淡、易消化、营养丰富的食物
- 活动指导：3个月内避免剧烈活动，勿用力揉眼，避免外力碰撞
- 用药指导
  - 嘱病人规范使用抗感染、降眼压的滴眼液
  - 指导病人遵医嘱用药，掌握正确用药方法，切勿自行增减使用剂量及频次
- 生活指导
  - 光线适宜，避免强光刺激
  - 注意用眼卫生，防止用眼疲劳
  - 合理饮食，保持大便通畅，勿用力排便
- 疾病指导：出院后常规1周复诊，病情有变化（如出现视力下降和恶心、呕吐等症状）应及时就诊，以免延误病情

二、眼球穿通伤及眼球内异物取出术围手术期护理

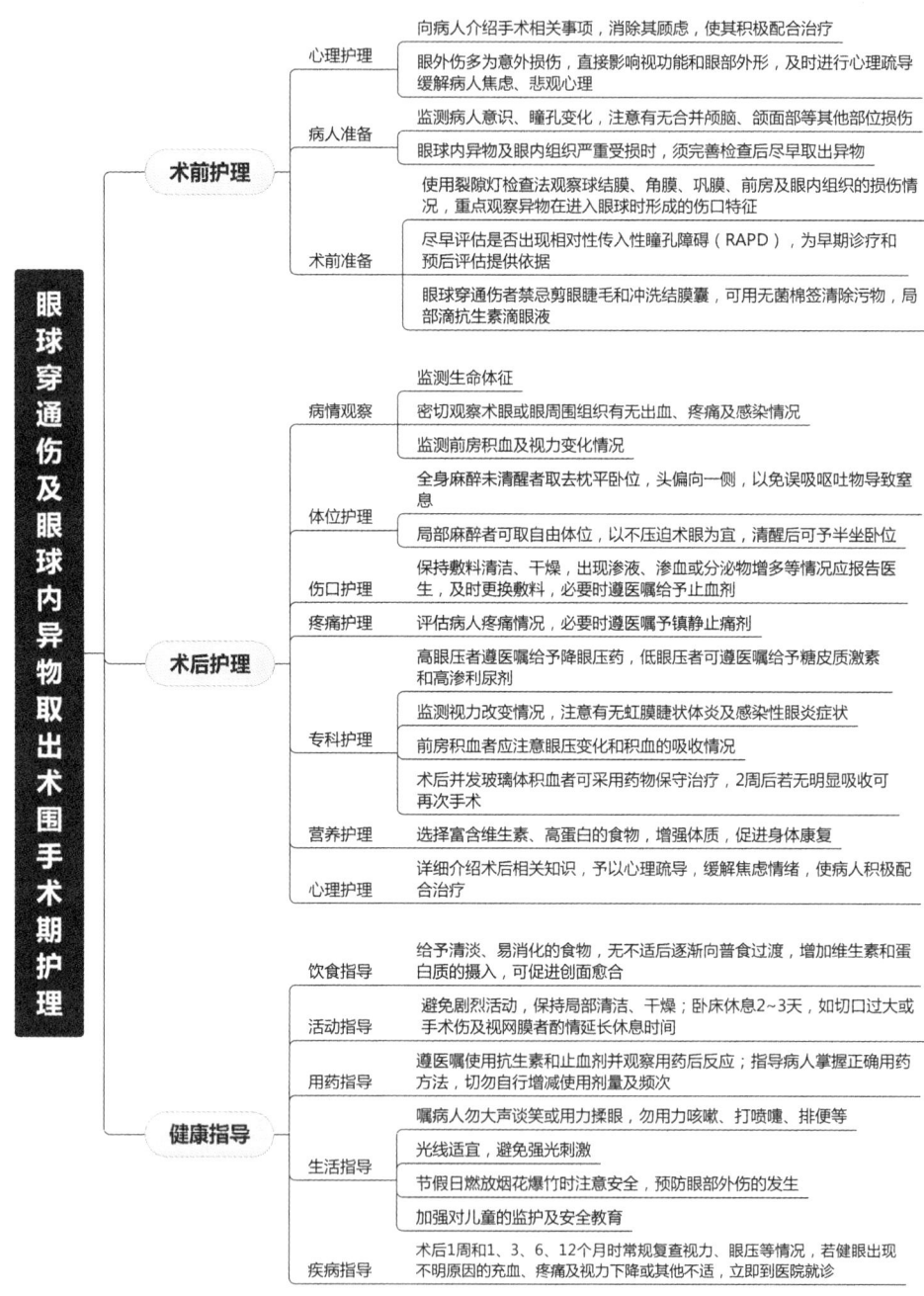

三、白内障手术围手术期护理

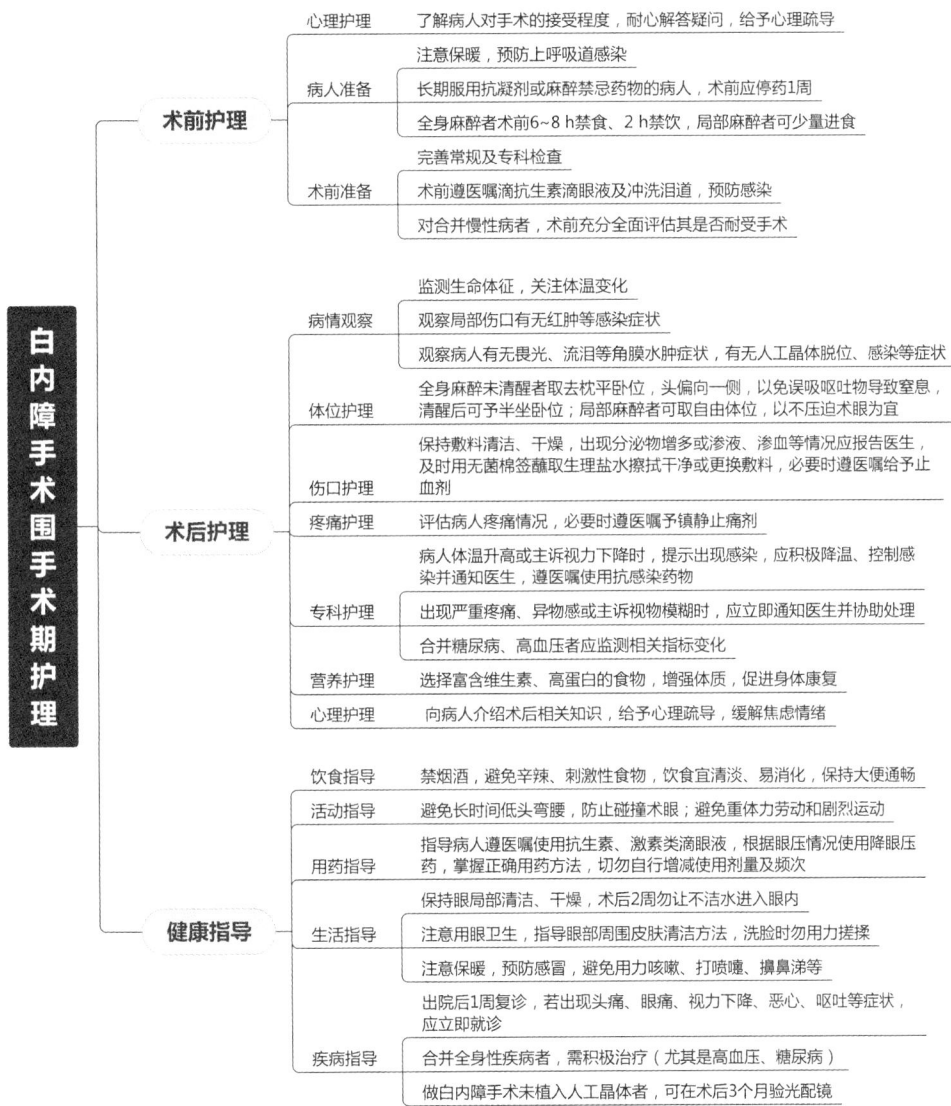

四、青光眼手术围手术期护理

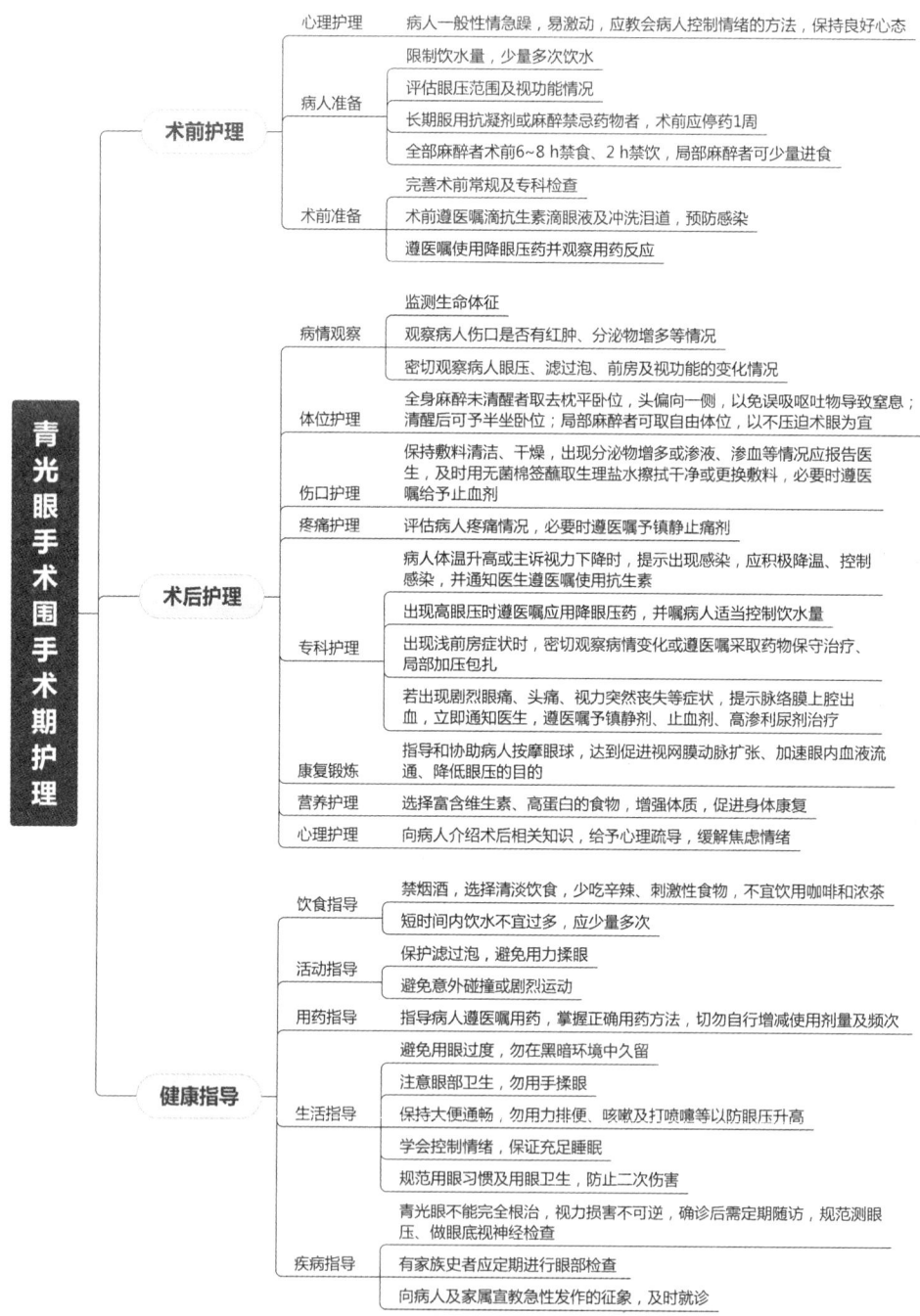

青光眼手术围手术期护理

术前护理
- 心理护理：病人一般性情急躁，易激动，应教会病人控制情绪的方法，保持良好心态
- 病人准备
  - 限制饮水量，少量多次饮水
  - 评估眼压范围及视功能情况
  - 长期服用抗凝剂或麻醉禁忌药物者，术前应停药1周
  - 全部麻醉者术前6~8 h禁食、2 h禁饮，局部麻醉者可少量进食
- 术前准备
  - 完善术前常规及专科检查
  - 术前遵医嘱滴抗生素滴眼液及冲洗泪道，预防感染
  - 遵医嘱使用降眼压药并观察用药反应

术后护理
- 病情观察
  - 监测生命体征
  - 观察病人伤口是否有红肿、分泌物增多等情况
  - 密切观察病人眼压、滤过泡、前房及视功能的变化情况
- 体位护理：全身麻醉未清醒者取去枕平卧位，头偏向一侧，以免误吸呕吐物导致窒息；清醒后可予半坐卧位；局部麻醉者可取自由体位，以不压迫术眼为宜
- 伤口护理：保持敷料清洁、干燥，出现分泌物增多或渗液、渗血等情况应报告医生，及时用无菌棉签蘸取生理盐水擦拭干净或更换敷料，必要时遵医嘱给予止血剂
- 疼痛护理：评估病人疼痛情况，必要时遵医嘱予镇静止痛剂
- 专科护理
  - 病人体温升高或主诉视力下降时，提示出现感染，应积极降温、控制感染，并通知医生遵医嘱使用抗生素
  - 出现高眼压时遵医嘱应用降眼压药，并嘱病人适当控制饮水量
  - 出现浅前房症状时，密切观察病情变化或遵医嘱采取药物保守治疗、局部加压包扎
  - 若出现剧烈眼痛、头痛、视力突然丧失等症状，提示脉络膜上腔出血，立即通知医生，遵医嘱予镇静剂、止血剂、高渗利尿剂治疗
- 康复锻炼：指导和协助病人按摩眼球，达到促进视网膜动脉扩张、加速眼内血液流通、降低眼压的目的
- 营养护理：选择富含维生素、高蛋白的食物，增强体质，促进身体康复
- 心理护理：向病人介绍术后相关知识，给予心理疏导，缓解焦虑情绪

健康指导
- 饮食指导
  - 禁烟酒，选择清淡饮食，少吃辛辣、刺激性食物，不宜饮用咖啡和浓茶
  - 短时间内饮水不宜过多，应少量多次
- 活动指导
  - 保护滤过泡，避免用力揉眼
  - 避免意外碰撞或剧烈运动
- 用药指导：指导病人遵医嘱用药，掌握正确用药方法，切勿自行增减使用剂量及频次
- 生活指导
  - 避免用眼过度，勿在黑暗环境中久留
  - 注意眼部卫生，勿用手揉眼
  - 保持大便通畅，勿用力排便、咳嗽及打喷嚏等以防眼压升高
  - 学会控制情绪，保证充足睡眠
  - 规范用眼习惯及用眼卫生，防止二次伤害
- 疾病指导
  - 青光眼不能完全根治，视力损害不可逆，确诊后需定期随访，规范测眼压、做眼底视神经检查
  - 有家族史者应定期进行眼部检查
  - 向病人及家属宣教急性发作的征象，及时就诊

五、非穿透性小梁切除术围手术期护理

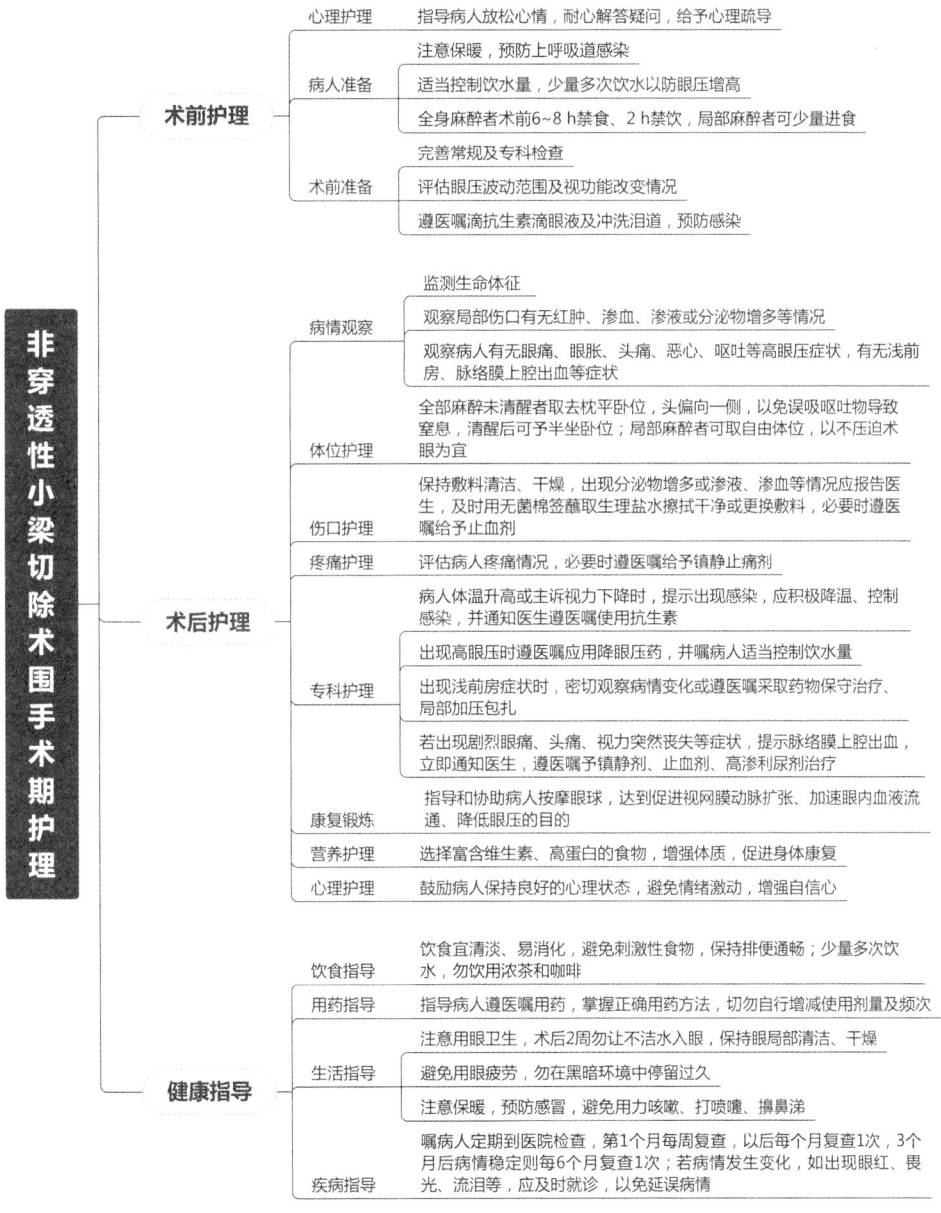

六、玻璃体切除术围手术期护理

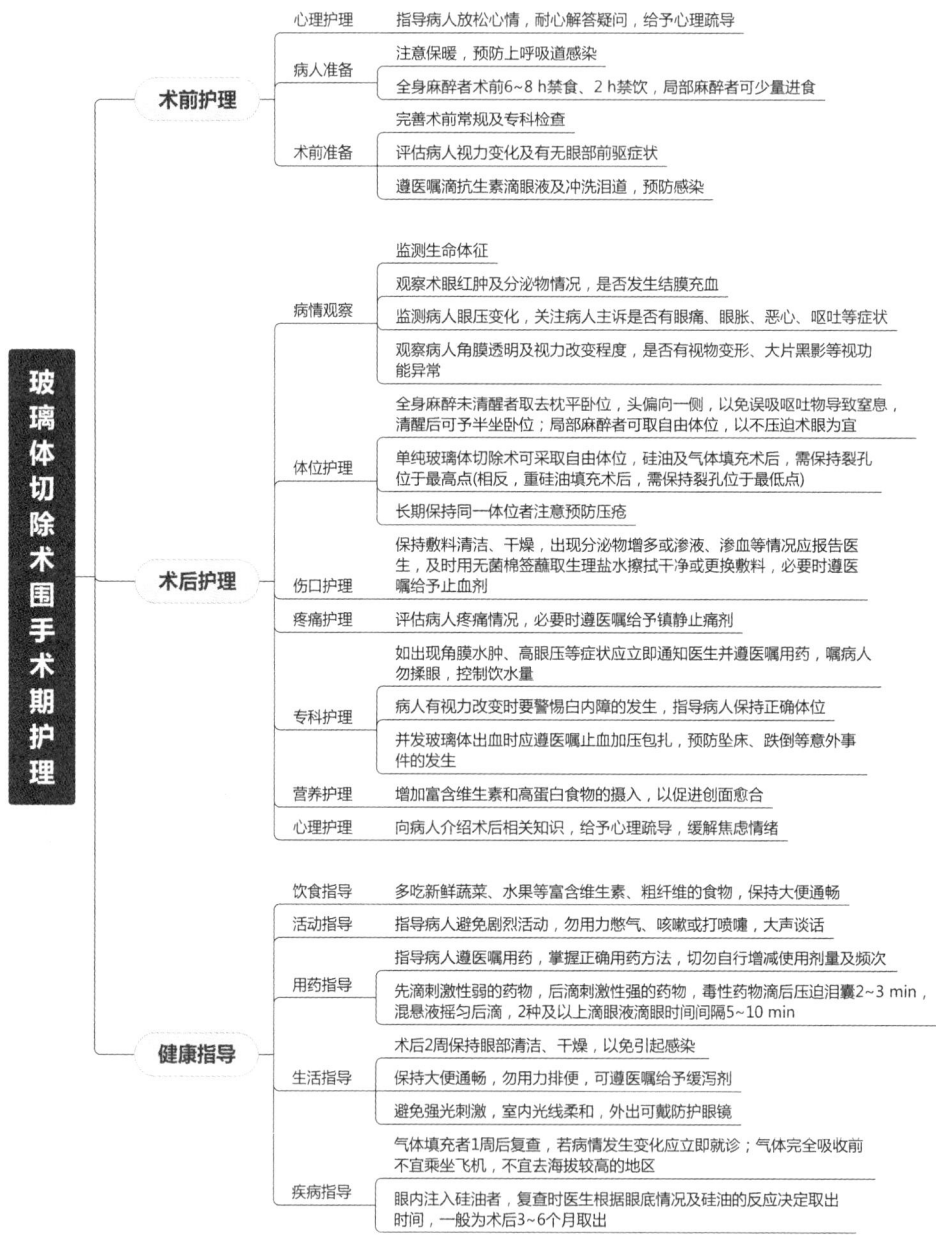

玻璃体切除术围手术期护理

术前护理

心理护理 指导病人放松心情，耐心解答疑问，给予心理疏导

病人准备
注意保暖，预防上呼吸道感染
全身麻醉者术前6~8 h禁食、2 h禁饮，局部麻醉者可少量进食

术前准备
完善术前常规及专科检查
评估病人视力变化及有无眼部前驱症状
遵医嘱滴抗生素滴眼液及冲洗泪道，预防感染

术后护理

病情观察
监测生命体征
观察术眼红肿及分泌物情况，是否发生结膜充血
监测病人眼压变化，关注病人主诉是否有眼痛、眼胀、恶心、呕吐等症状
观察病人角膜透明及视力改变程度，是否有视物变形、大片黑影等视功能异常

体位护理
全身麻醉未清醒者取去枕平卧位，头偏向一侧，以免误吸呕吐物导致窒息，清醒后可予半坐卧位；局部麻醉者可取自由体位，以不压迫术眼为宜
单纯玻璃体切除术可采取自由体位，硅油及气体填充术后，需保持裂孔位于最高点(相反，重硅油填充术后，需保持裂孔位于最低点)
长期保持同一体位者注意预防压疮

伤口护理 保持敷料清洁、干燥，出现分泌物增多或渗液、渗血等情况应报告医生，及时用无菌棉签蘸取生理盐水擦拭干净或更换敷料，必要时遵医嘱给予止血剂

疼痛护理 评估病人疼痛情况，必要时遵医嘱给予镇静止痛剂

专科护理
如出现角膜水肿、高眼压等症状应立即通知医生并遵医嘱用药，嘱病人勿揉眼，控制饮水量
病人有视力改变时要警惕白内障的发生，指导病人保持正确体位
并发玻璃体出血时应遵医嘱止血加压包扎，预防坠床、跌倒等意外事件的发生

营养护理 增加富含维生素和高蛋白食物的摄入，以促进创面愈合

心理护理 向病人介绍术后相关知识，给予心理疏导，缓解焦虑情绪

健康指导

饮食指导 多吃新鲜蔬菜、水果等富含维生素、粗纤维的食物，保持大便通畅

活动指导 指导病人避免剧烈活动，勿用力憋气、咳嗽或打喷嚏，大声谈话

用药指导
指导病人遵医嘱用药，掌握正确用药方法，切勿自行增减使用剂量及频次
先滴刺激性弱的药物，后滴刺激性强的药物，毒性药物滴后压迫泪囊2~3 min，混悬液摇匀后滴，2种及以上滴眼液滴眼时间间隔5~10 min

生活指导
术后2周保持眼部清洁、干燥，以免引起感染
保持大便通畅，勿用力排便，可遵医嘱给予缓泻剂
避免强光刺激，室内光线柔和，外出可戴防护眼镜

疾病指导
气体填充者1周后复查，若病情发生变化应立即就诊；气体完全吸收前不宜乘坐飞机，不宜去海拔较高的地区
眼内注入硅油者，复查时医生根据眼底情况及硅油的反应决定取出时间，一般为术后3~6个月取出

七、眼睑整形手术围手术期护理

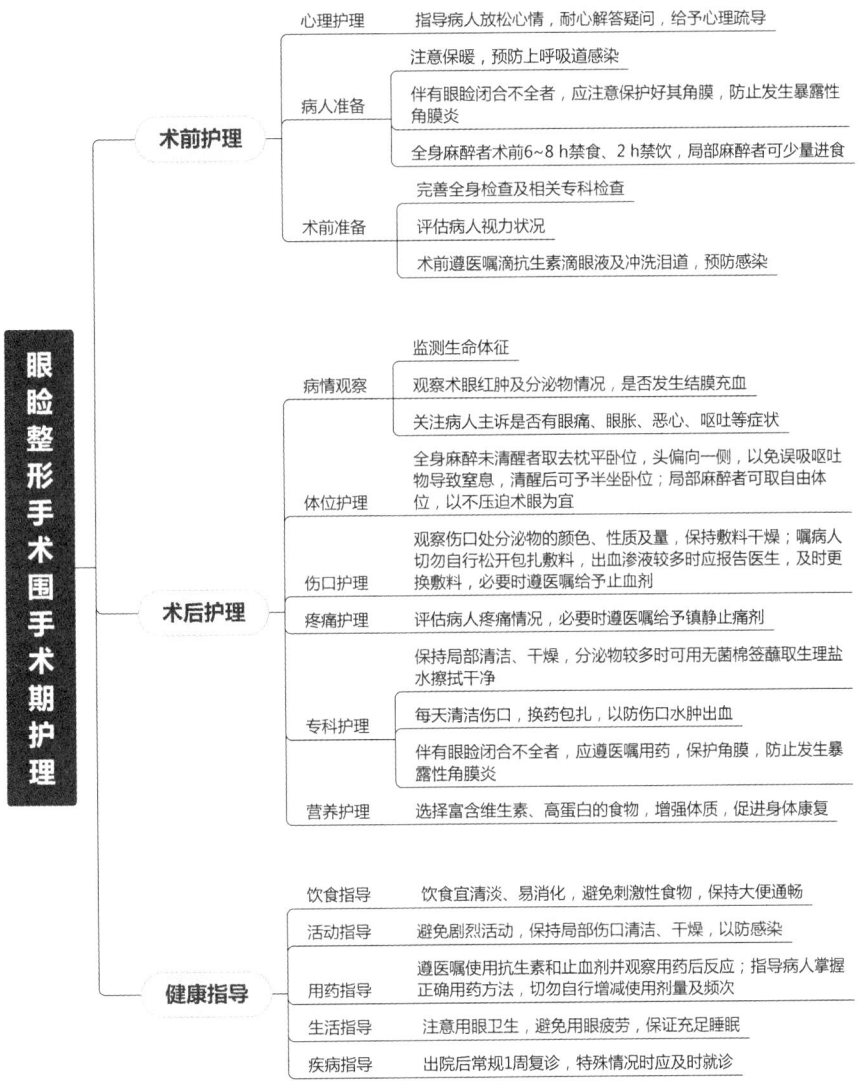

眼睑整形手术围手术期护理

术前护理

心理护理　指导病人放松心情，耐心解答疑问，给予心理疏导

病人准备
- 注意保暖，预防上呼吸道感染
- 伴有眼睑闭合不全者，应注意保护好其角膜，防止发生暴露性角膜炎
- 全身麻醉者术前6~8 h禁食、2 h禁饮，局部麻醉者可少量进食

术前准备
- 完善全身检查及相关专科检查
- 评估病人视力状况
- 术前遵医嘱滴抗生素滴眼液及冲洗泪道，预防感染

术后护理

病情观察
- 监测生命体征
- 观察术眼红肿及分泌物情况，是否发生结膜充血
- 关注病人主诉是否有眼痛、眼胀、恶心、呕吐等症状

体位护理　全身麻醉未清醒者取去枕平卧位，头偏向一侧，以免误吸呕吐物导致窒息，清醒后可予半坐卧位；局部麻醉者可取自由体位，以不压迫术眼为宜

伤口护理　观察伤口处分泌物的颜色、性质及量，保持敷料干燥；嘱病人切勿自行松开包扎敷料，出血渗液较多时应报告医生，及时更换敷料，必要时遵医嘱给予止血剂

疼痛护理　评估病人疼痛情况，必要时遵医嘱给予镇静止痛剂

专科护理
- 保持局部清洁、干燥，分泌物较多时可用无菌棉签蘸取生理盐水擦拭干净
- 每天清洁伤口，换药包扎，以防伤口水肿出血
- 伴有眼睑闭合不全者，应遵医嘱用药，保护角膜，防止发生暴露性角膜炎

营养护理　选择富含维生素、高蛋白的食物，增强体质，促进身体康复

健康指导

饮食指导　饮食宜清淡、易消化，避免刺激性食物，保持大便通畅

活动指导　避免剧烈活动，保持局部伤口清洁、干燥，以防感染

用药指导　遵医嘱使用抗生素和止血剂并观察用药后反应；指导病人掌握正确用药方法，切勿自行增减使用剂量及频次

生活指导　注意用眼卫生，避免用眼疲劳，保证充足睡眠

疾病指导　出院后常规1周复诊，特殊情况时应及时就诊

八、斜视矫正术围手术期护理

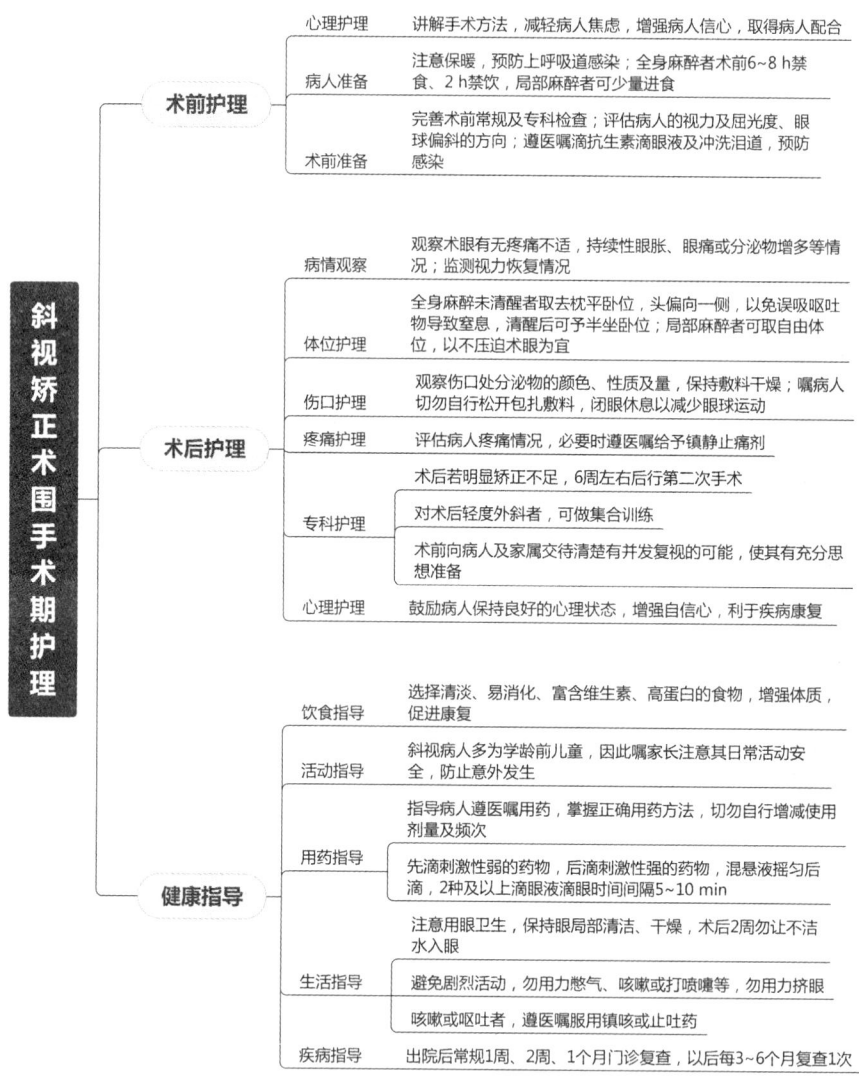

斜视矫正术围手术期护理

术前护理
- 心理护理：讲解手术方法，减轻病人焦虑，增强病人信心，取得病人配合
- 病人准备：注意保暖，预防上呼吸道感染；全身麻醉者术前6~8 h禁食、2 h禁饮，局部麻醉者可少量进食
- 术前准备：完善术前常规及专科检查；评估病人的视力及屈光度、眼球偏斜的方向；遵医嘱滴抗生素滴眼液及冲洗泪道，预防感染

术后护理
- 病情观察：观察术眼有无疼痛不适，持续性眼胀、眼痛或分泌物增多等情况；监测视力恢复情况
- 体位护理：全身麻醉未清醒者取去枕平卧位，头偏向一侧，以免误吸呕吐物导致窒息，清醒后可予半坐卧位；局部麻醉者可取自由体位，以不压迫术眼为宜
- 伤口护理：观察伤口处分泌物的颜色、性质及量，保持敷料干燥；嘱病人切勿自行松开包扎敷料，闭眼休息以减少眼球运动
- 疼痛护理：评估病人疼痛情况，必要时遵医嘱给予镇静止痛剂
- 专科护理：
  - 术后若明显矫正不足，6周左右行第二次手术
  - 对术后轻度外斜者，可做集合训练
  - 术前向病人及家属交待清楚有并发复视的可能，使其有充分思想准备
- 心理护理：鼓励病人保持良好的心理状态，增强自信心，利于疾病康复

健康指导
- 饮食指导：选择清淡、易消化、富含维生素、高蛋白的食物，增强体质，促进康复
- 活动指导：斜视病人多为学龄前儿童，因此嘱家长注意其日常活动安全，防止意外发生
- 用药指导：
  - 指导病人遵医嘱用药，掌握正确用药方法，切勿自行增减使用剂量及频次
  - 先滴刺激性弱的药物，后滴刺激性强的药物，混悬液摇匀后滴，2种及以上滴眼液滴眼时间间隔5~10 min
- 生活指导：
  - 注意用眼卫生，保持眼局部清洁、干燥，术后2周勿让不洁水入眼
  - 避免剧烈活动，勿用力憋气、咳嗽或打喷嚏等，勿用力挤眼
  - 咳嗽或呕吐者，遵医嘱服用镇咳或止吐药
- 疾病指导：出院后常规1周、2周、1个月门诊复查，以后每3~6个月复查1次

九、眼球摘除联合眶内羟基磷灰石植入术围手术期护理

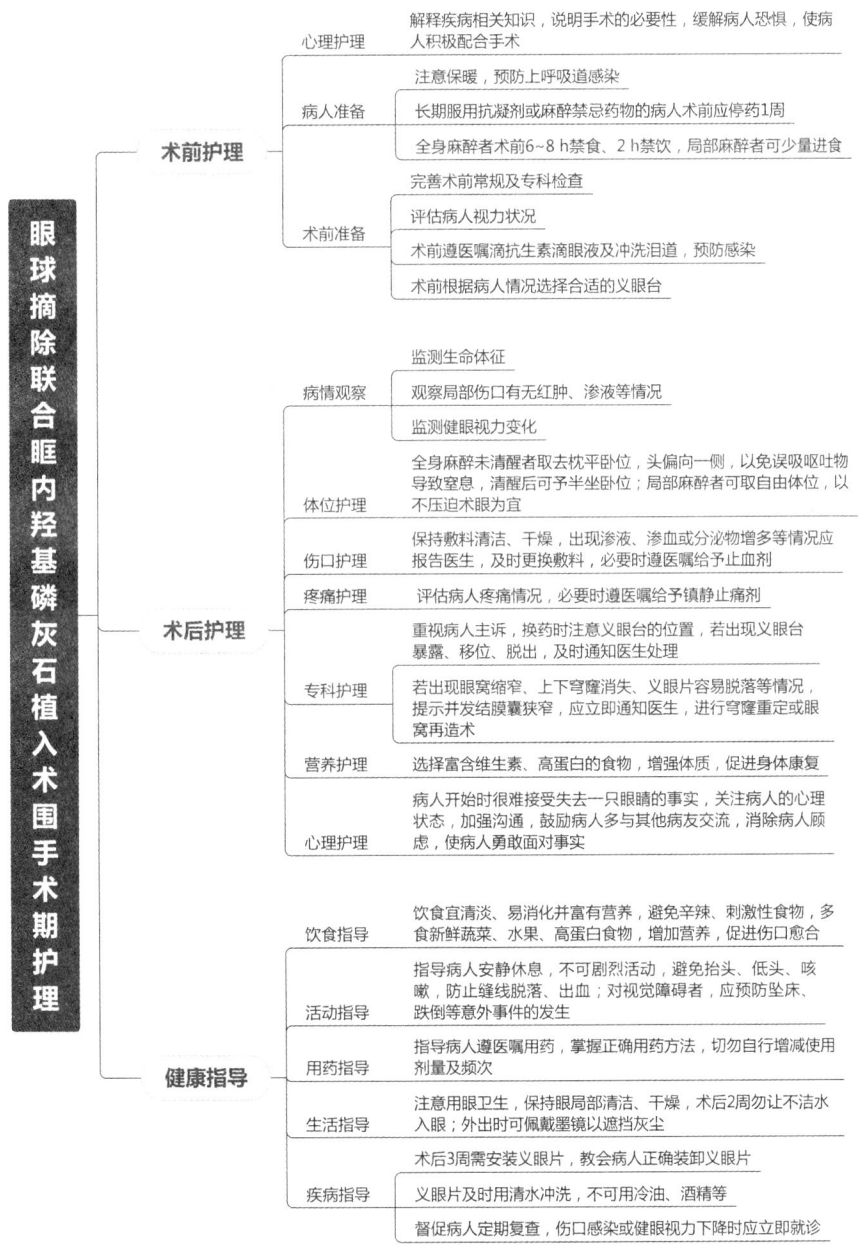

眼球摘除联合眶内羟基磷灰石植入术围手术期护理

术前护理

心理护理：解释疾病相关知识，说明手术的必要性，缓解病人恐惧，使病人积极配合手术

病人准备：
- 注意保暖，预防上呼吸道感染
- 长期服用抗凝剂或麻醉禁忌药物的病人术前应停药1周
- 全身麻醉者术前6~8 h禁食、2 h禁饮，局部麻醉者可少量进食

术前准备：
- 完善术前常规及专科检查
- 评估病人视力状况
- 术前遵医嘱滴抗生素滴眼液及冲洗泪道，预防感染
- 术前根据病人情况选择合适的义眼台

术后护理

病情观察：
- 监测生命体征
- 观察局部伤口有无红肿、渗液等情况
- 监测健眼视力变化

体位护理：全身麻醉未清醒者取去枕平卧位，头偏向一侧，以免误吸吸吐物导致窒息，清醒后可予半坐卧位；局部麻醉者可取自由体位，以不压迫术眼为宜

伤口护理：保持敷料清洁、干燥，出现渗液、渗血或分泌物增多等情况应报告医生，及时更换敷料，必要时遵医嘱给予止血剂

疼痛护理：评估病人疼痛情况，必要时遵医嘱给予镇静止痛剂

专科护理：
- 重视病人主诉，换药时注意义眼台的位置，若出现义眼台暴露、移位、脱出，及时通知医生处理
- 若出现眼窝缩窄、上下穹窿消失、义眼片容易脱落等情况，提示并发结膜囊狭窄，应立即通知医生，进行穹窿重定或眼窝再造术

营养护理：选择富含维生素、高蛋白的食物，增强体质，促进身体康复

心理护理：病人开始时很难接受失去一只眼睛的事实，关注病人的心理状态，加强沟通，鼓励病人多与其他病友交流，消除病人顾虑，使病人勇敢面对事实

健康指导

饮食指导：饮食宜清淡、易消化并富有营养，避免辛辣、刺激性食物，多食新鲜蔬菜、水果、高蛋白食物，增加营养，促进伤口愈合

活动指导：指导病人安静休息，不可剧烈活动，避免抬头、低头、咳嗽，防止缝线脱落、出血；对视觉障碍者，应预防坠床、跌倒等意外事件的发生

用药指导：指导病人遵医嘱用药，掌握正确用药方法，切勿自行增减使用剂量及频次

生活指导：注意用眼卫生，保持眼局部清洁、干燥，术后2周勿让不洁水入眼；外出时可佩戴墨镜以遮挡灰尘

疾病指导：
- 术后3周需安装义眼片，教会病人正确装卸义眼片
- 义眼片及时用清水冲洗，不可用冷油、酒精等
- 督促病人定期复查，伤口感染或健眼视力下降时应立即就诊

第十节　口腔科疾病护理常规
一、口腔科疾病一般护理

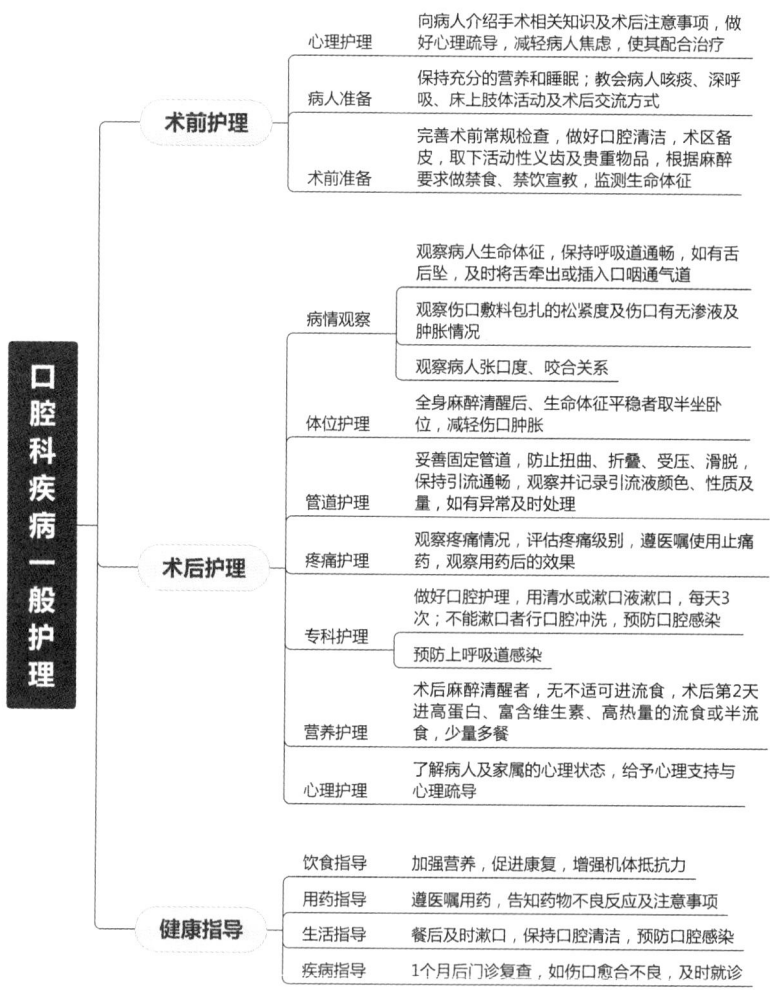

心理护理　向病人介绍手术相关知识及术后注意事项，做好心理疏导，减轻病人焦虑，使其配合治疗

病人准备　保持充分的营养和睡眠；教会病人咳痰、深呼吸、床上肢体活动及术后交流方式

术前准备　完善术前常规检查，做好口腔清洁，术区备皮，取下活动性义齿及贵重物品，根据麻醉要求做禁食、禁饮宣教，监测生命体征

术前护理

病情观察　观察病人生命体征，保持呼吸道通畅，如有舌后坠，及时将舌牵出或插入口咽通气道

观察伤口敷料包扎的松紧度及伤口有无渗液及肿胀情况

观察病人张口度、咬合关系

体位护理　全身麻醉清醒后、生命体征平稳者取半坐卧位，减轻伤口肿胀

管道护理　妥善固定管道，防止扭曲、折叠、受压、滑脱，保持引流通畅，观察并记录引流液颜色、性质及量，如有异常及时处理

疼痛护理　观察疼痛情况，评估疼痛级别，遵医嘱使用止痛药，观察用药后的效果

专科护理　做好口腔护理，用清水或漱口液漱口，每天3次；不能漱口者行口腔冲洗，预防口腔感染

预防上呼吸道感染

营养护理　术后麻醉清醒者，无不适可进流食，术后第2天进高蛋白、富含维生素、高热量的流食或半流食，少量多餐

心理护理　了解病人及家属的心理状态，给予心理支持与心理疏导

术后护理

口腔科疾病一般护理

饮食指导　加强营养，促进康复，增强机体抵抗力

用药指导　遵医嘱用药，告知药物不良反应及注意事项

生活指导　餐后及时漱口，保持口腔清洁，预防口腔感染

疾病指导　1个月后门诊复查，如伤口愈合不良，及时就诊

健康指导

二、间隙感染切开引流术围手术期护理

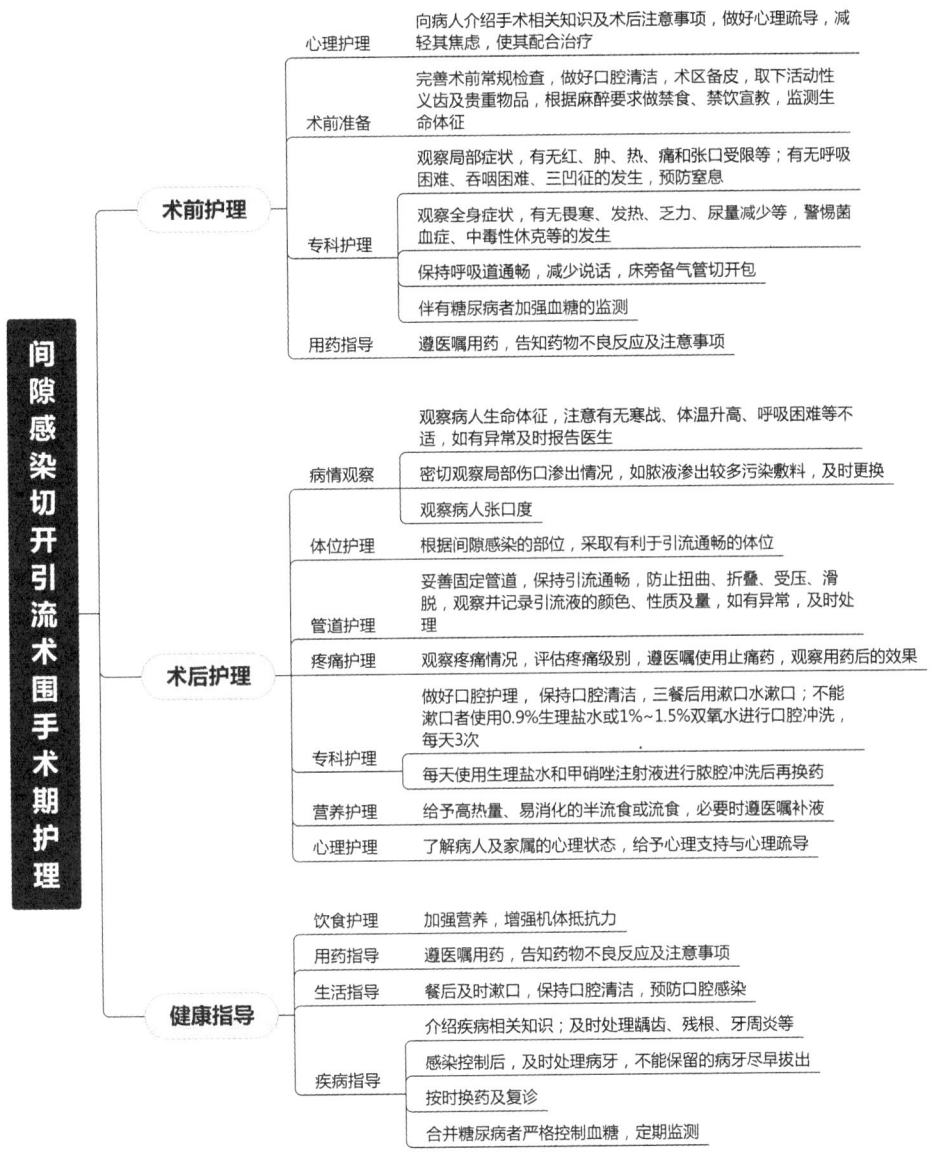

三、颌骨骨折固定术围手术期护理

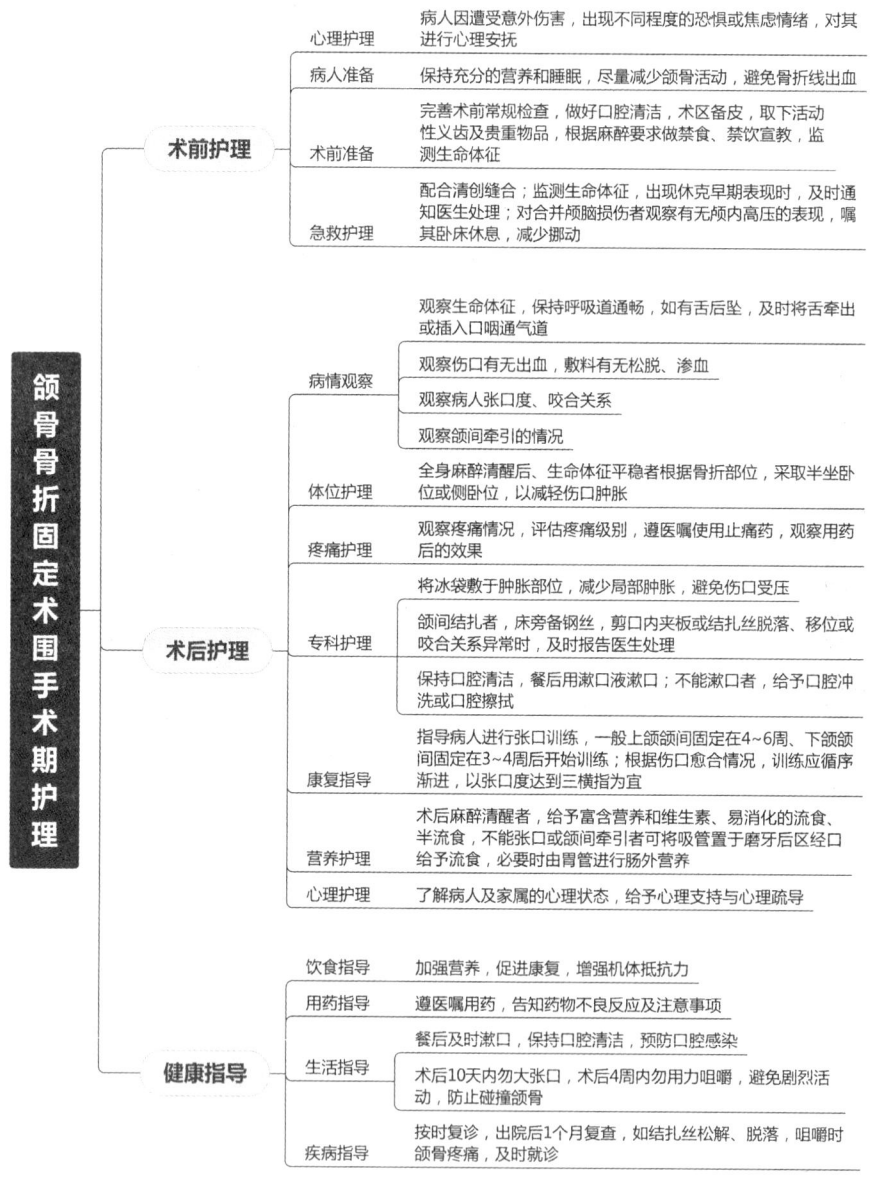

颌骨骨折固定术围手术期护理

术前护理
- 心理护理：病人因遭受意外伤害，出现不同程度的恐惧或焦虑情绪，对其进行心理安抚
- 病人准备：保持充分的营养和睡眠，尽量减少颌骨活动，避免骨折线出血
- 术前准备：完善术前常规检查，做好口腔清洁，术区备皮，取下活动性义齿及贵重物品，根据麻醉要求做禁食、禁饮宣教，监测生命体征
- 急救护理：配合清创缝合；监测生命体征，出现休克早期表现时，及时通知医生处理；对合并颅脑损伤者观察有无颅内高压的表现，嘱其卧床休息，减少挪动

术后护理
- 病情观察：
  - 观察生命体征，保持呼吸道通畅，如有舌后坠，及时将舌牵出或插入口咽通气道
  - 观察伤口有无出血，敷料有无松脱、渗血
  - 观察病人张口度、咬合关系
  - 观察颌间牵引的情况
- 体位护理：全身麻醉清醒后、生命体征平稳者根据骨折部位，采取半坐卧位或侧卧位，以减轻伤口肿胀
- 疼痛护理：观察疼痛情况，评估疼痛级别，遵医嘱使用止痛药，观察用药后的效果
- 专科护理：
  - 将冰袋敷于肿胀部位，减少局部肿胀，避免伤口受压
  - 颌间结扎者，床旁备钢丝，剪口内夹板或结扎丝脱落、移位或咬合关系异常时，及时报告医生处理
  - 保持口腔清洁，餐后用漱口液漱口；不能漱口者，给予口腔冲洗或口腔擦拭
- 康复指导：指导病人进行张口训练，一般上颌颌间固定在4~6周、下颌颌间固定在3~4周后开始训练；根据伤口愈合情况，训练应循序渐进，以张口度达到三横指为宜
- 营养护理：术后麻醉清醒者，给予富有营养和维生素、易消化的流食、半流食，不能张口或颌间牵引者可将吸管置于磨牙后区经口给予流食，必要时由胃管进行肠外营养
- 心理护理：了解病人及家属的心理状态，给予心理支持与心理疏导

健康指导
- 饮食指导：加强营养，促进康复，增强机体抵抗力
- 用药指导：遵医嘱用药，告知药物不良反应及注意事项
- 生活指导：
  - 餐后及时漱口，保持口腔清洁，预防口腔感染
  - 术后10天内勿大张口，术后4周内勿用力咀嚼，避免剧烈活动，防止碰撞颌骨
- 疾病指导：按时复诊，出院后1个月复查，如结扎丝松解、脱落，咀嚼时颌骨疼痛，及时就诊

四、肿瘤切除术围手术期护理

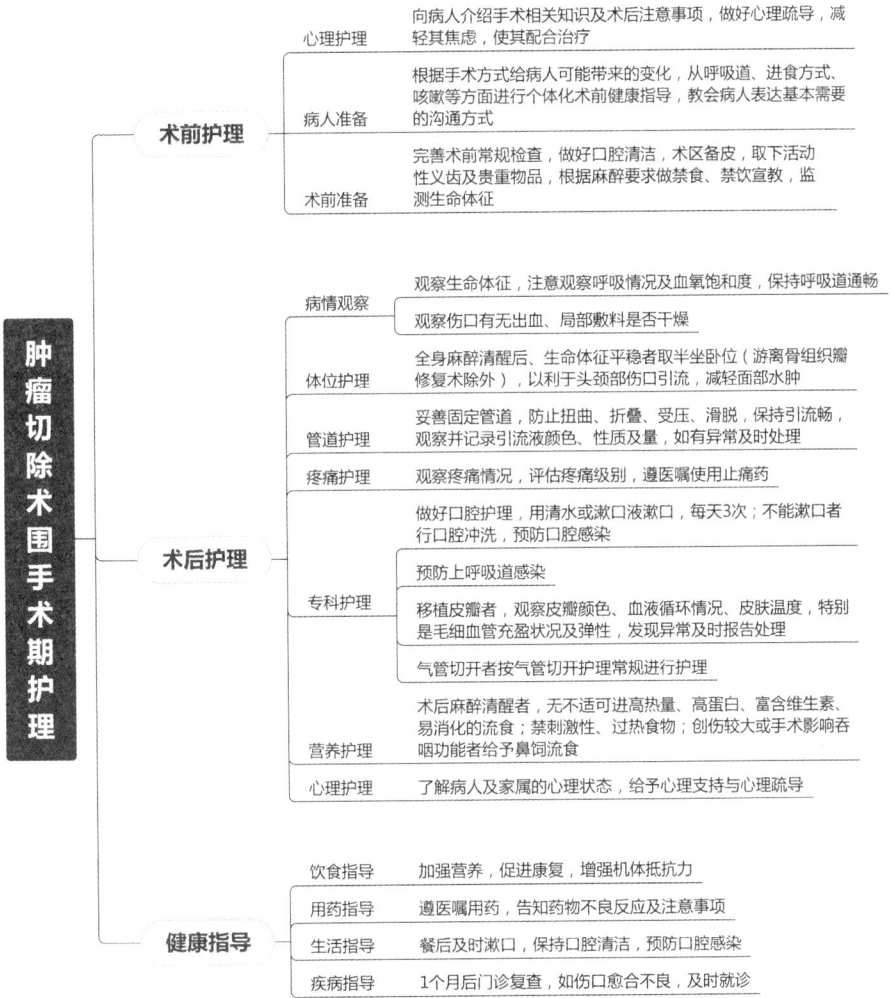

术前护理

心理护理 — 向病人介绍手术相关知识及术后注意事项，做好心理疏导，减轻其焦虑，使其配合治疗

病人准备 — 根据手术方式给病人可能带来的变化，从呼吸道、进食方式、咳嗽等方面进行个体化术前健康指导，教会病人表达基本需要的沟通方式

术前准备 — 完善术前常规检查，做好口腔清洁，术区备皮，取下活动性义齿及贵重物品，根据麻醉要求做禁食、禁饮宣教，监测生命体征

术后护理

病情观察 — 观察生命体征，注意观察呼吸情况及血氧饱和度，保持呼吸道通畅

观察伤口有无出血、局部敷料是否干燥

体位护理 — 全身麻醉清醒后、生命体征平稳者取半坐卧位（游离骨组织瓣修复术除外），以利于头颈部伤口引流，减轻面部水肿

管道护理 — 妥善固定管道，防止扭曲、折叠、受压、滑脱，保持引流通畅，观察并记录引流液颜色、性质及量，如有异常及时处理

疼痛护理 — 观察疼痛情况，评估疼痛级别，遵医嘱使用止痛药

专科护理 — 做好口腔护理，用清水或漱口液漱口，每天3次；不能漱口者行口腔冲洗，预防口腔感染

预防上呼吸道感染

移植皮瓣者，观察皮瓣颜色、血液循环情况、皮肤温度，特别是毛细血管充盈状况及弹性，发现异常及时报告处理

气管切开者按气管切开护理常规进行护理

营养护理 — 术后麻醉清醒者，无不适可进高热量、高蛋白、富含维生素、易消化的流食；禁刺激性、过热食物；创伤较大或手术影响吞咽功能者给予鼻饲流食

心理护理 — 了解病人及家属的心理状态，给予心理支持与心理疏导

健康指导

饮食指导 — 加强营养，促进康复，增强机体抵抗力

用药指导 — 遵医嘱用药，告知药物不良反应及注意事项

生活指导 — 餐后及时漱口，保持口腔清洁，预防口腔感染

疾病指导 — 1个月后门诊复查，如伤口愈合不良，及时就诊

五、颈部淋巴结清扫术围手术期护理

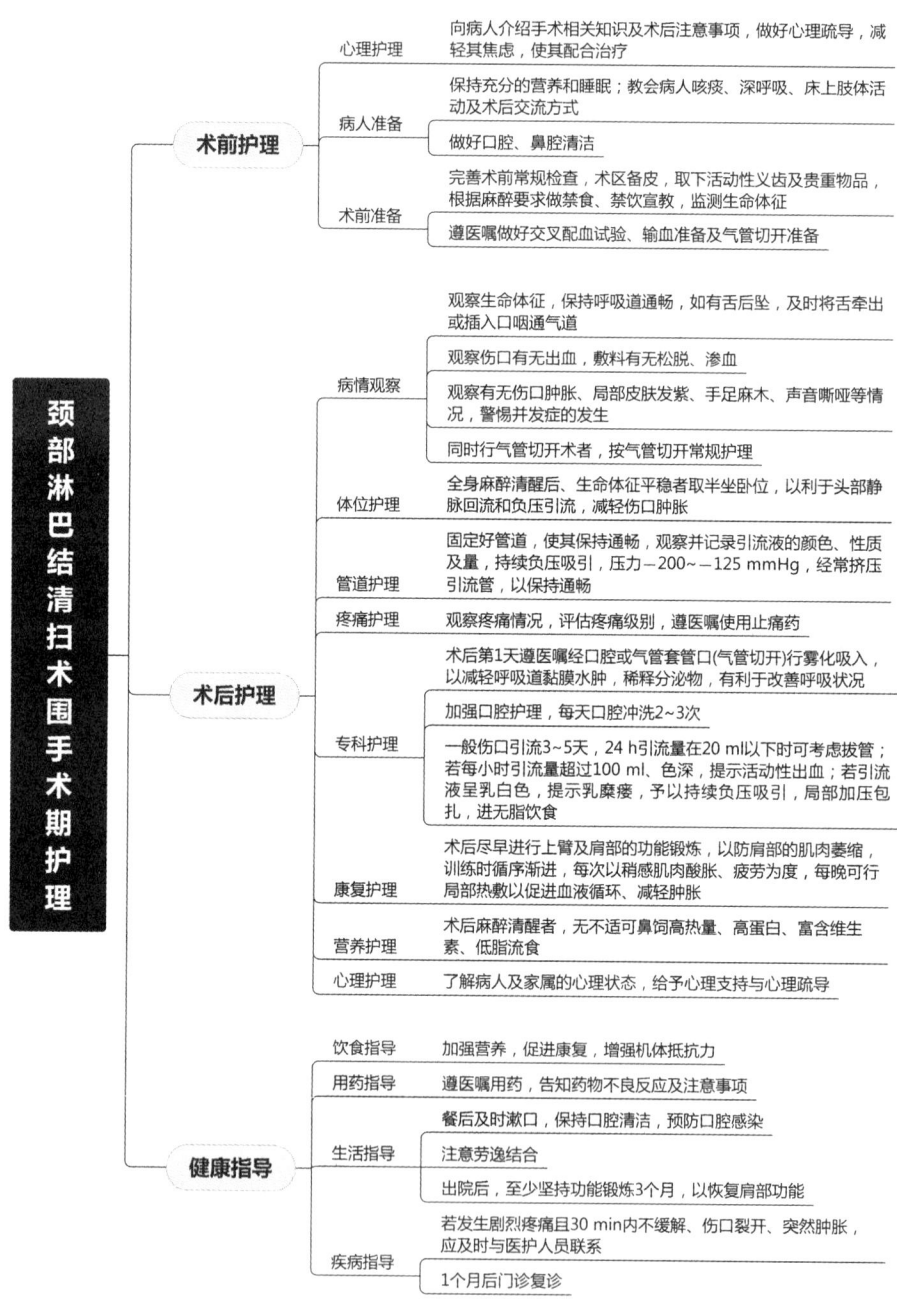

颈部淋巴结清扫术围手术期护理

术前护理

心理护理：向病人介绍手术相关知识及术后注意事项，做好心理疏导，减轻其焦虑，使其配合治疗

病人准备：保持充分的营养和睡眠；教会病人咳痰、深呼吸、床上肢体活动及术后交流方式

做好口腔、鼻腔清洁

术前准备：完善术前常规检查，术区备皮，取下活动性义齿及贵重物品，根据麻醉要求做禁食、禁饮宣教，监测生命体征

遵医嘱做好交叉配血试验、输血准备及气管切开准备

术后护理

病情观察：观察生命体征，保持呼吸道通畅，如有舌后坠，及时将舌牵出或插入口咽通气道

观察伤口有无出血，敷料有无松脱、渗血

观察有无伤口肿胀、局部皮肤发紫、手足麻木、声音嘶哑等情况，警惕并发症的发生

同时行气管切开术者，按气管切开常规护理

体位护理：全身麻醉清醒后、生命体征平稳者取半坐卧位，以利于头部静脉回流和负压引流，减轻伤口肿胀

管道护理：固定好管道，使其保持通畅，观察并记录引流液的颜色、性质及量，持续负压吸引，压力−200～−125 mmHg，经常挤压引流管，以保持通畅

疼痛护理：观察疼痛情况，评估疼痛级别，遵医嘱使用止痛药

专科护理：术后第1天遵医嘱经口腔或气管套管口(气管切开)行雾化吸入，以减轻呼吸道黏膜水肿，稀释分泌物，有利于改善呼吸状况

加强口腔护理，每天口腔冲洗2～3次

一般伤口引流3~5天，24 h引流量在20 ml以下时可考虑拔管；若每小时引流量超过100 ml、色深，提示活动性出血；若引流液呈乳白色，提示乳糜瘘，予以持续负压吸引，局部加压包扎，进无脂饮食

康复护理：术后尽早进行上臂及肩部的功能锻炼，以防肩部的肌肉萎缩，训练时循序渐进，每次以稍感肌肉酸胀、疲劳为度，每晚可行局部热敷以促进血液循环、减轻肿胀

营养护理：术后麻醉清醒者，无不适可鼻饲高热量、高蛋白、富含维生素、低脂流食

心理护理：了解病人及家属的心理状态，给予心理支持与心理疏导

健康指导

饮食指导：加强营养，促进康复，增强机体抵抗力

用药指导：遵医嘱用药，告知药物不良反应及注意事项

生活指导：餐后及时漱口，保持口腔清洁，预防口腔感染

注意劳逸结合

出院后，至少坚持功能锻炼3个月，以恢复肩部功能

疾病指导：若发生剧烈疼痛且30 min内不缓解、伤口裂开、突然肿胀，应及时与医护人员联系

1个月后门诊复诊

六、腮腺肿物切除术围手术期护理

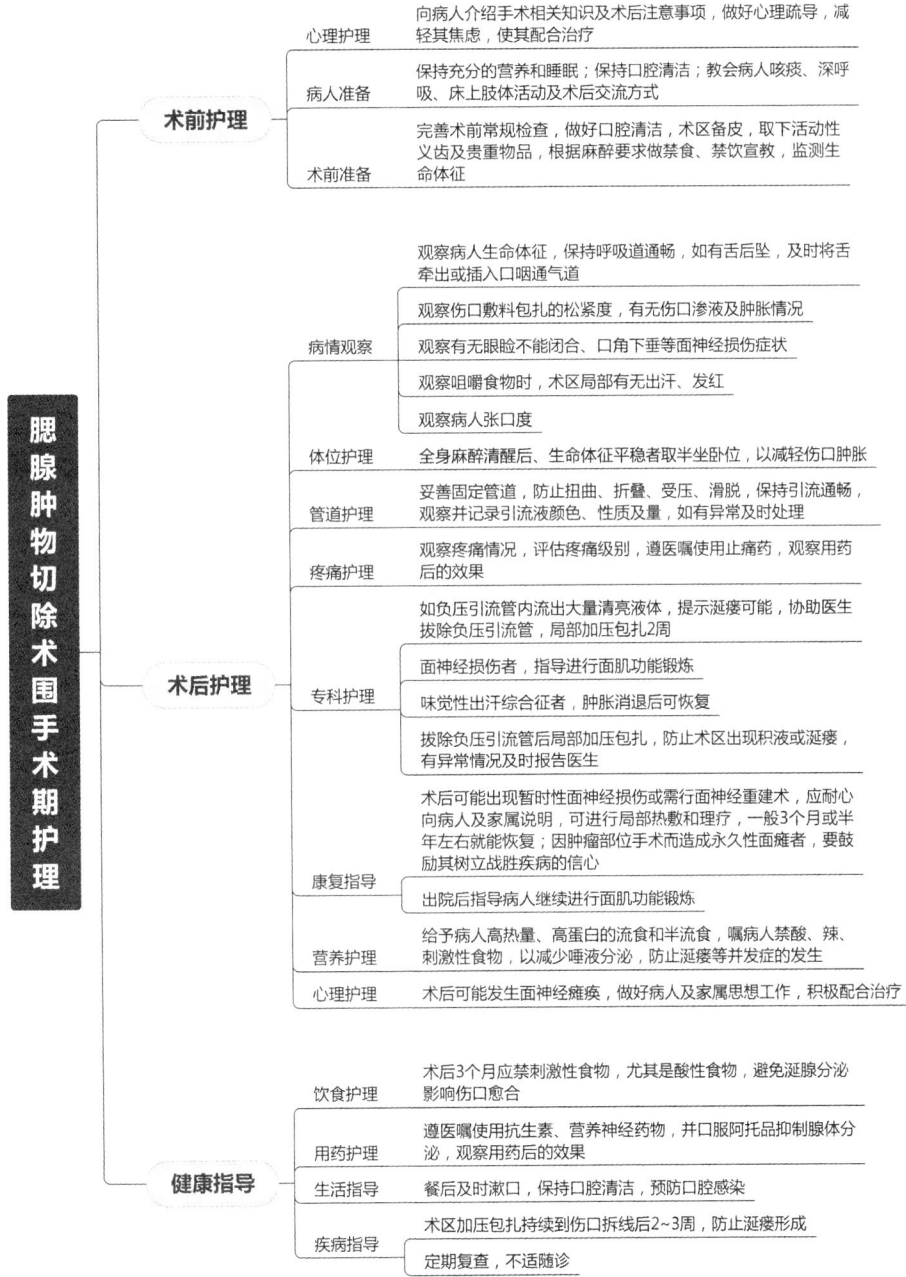

七、正颌外科手术围手术期护理

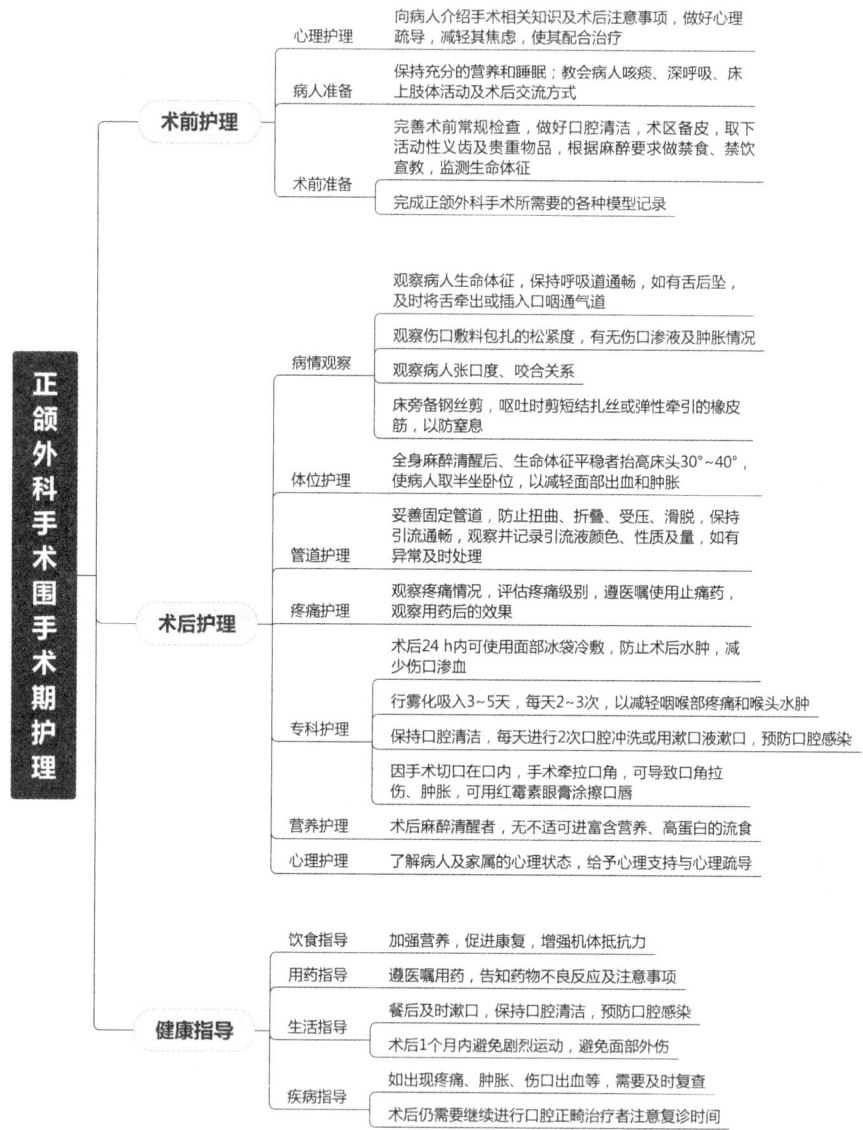

八、上颌骨部分切除术围手术期护理

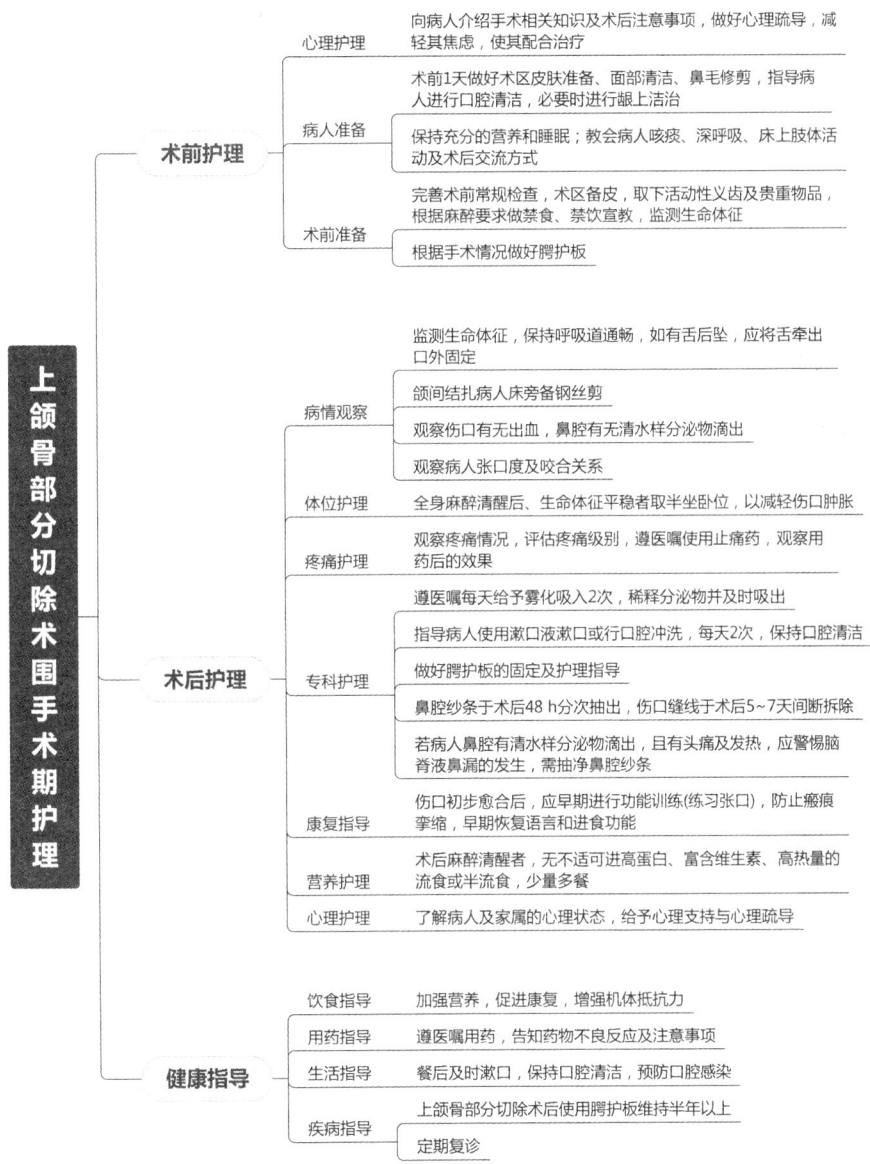

上颌骨部分切除术围手术期护理

术前护理

- 心理护理 —— 向病人介绍手术相关知识及术后注意事项，做好心理疏导，减轻其焦虑，使其配合治疗
- 病人准备
  - 术前1天做好术区皮肤准备、面部清洁、鼻毛修剪，指导病人进行口腔清洁，必要时进行龈上洁治
  - 保持充分的营养和睡眠；教会病人咳痰、深呼吸、床上肢体活动及术后交流方式
- 术前准备
  - 完善术前常规检查，术区备皮，取下活动性义齿及贵重物品，根据麻醉要求做禁食、禁饮宣教，监测生命体征
  - 根据手术情况做好腭护板

术后护理

- 病情观察
  - 监测生命体征，保持呼吸道通畅，如有舌后坠，应将舌牵出口外固定
  - 颌间结扎病人床旁备钢丝剪
  - 观察伤口有无出血，鼻腔有无清水样分泌物滴出
  - 观察病人张口度及咬合关系
- 体位护理 —— 全身麻醉清醒后、生命体征平稳者取半坐卧位，以减轻伤口肿胀
- 疼痛护理 —— 观察疼痛情况，评估疼痛级别，遵医嘱使用止痛药，观察用药后的效果
- 专科护理
  - 遵医嘱每天给予雾化吸入2次，稀释分泌物并及时吸出
  - 指导病人使用漱口液漱口或行口腔冲洗，每天2次，保持口腔清洁
  - 做好腭护板的固定及护理指导
  - 鼻腔纱条于术后48 h分次抽出，伤口缝线于术后5~7天间断拆除
  - 若病人鼻腔有清水样分泌物滴出，且有头痛及发热，应警惕脑脊液鼻漏的发生，需抽净鼻腔纱条
- 康复指导 —— 伤口初步愈合后，应早期进行功能训练(练习张口)，防止瘢痕挛缩，早期恢复语言和进食功能
- 营养护理 —— 术后麻醉清醒者，无不适可进高蛋白、富含维生素、高热量的流食或半流食，少量多餐
- 心理护理 —— 了解病人及家属的心理状态，给予心理支持与心理疏导

健康指导

- 饮食指导 —— 加强营养，促进康复，增强机体抵抗力
- 用药指导 —— 遵医嘱用药，告知药物不良反应及注意事项
- 生活指导 —— 餐后及时漱口，保持口腔清洁，预防口腔感染
- 疾病指导
  - 上颌骨部分切除术后使用腭护板维持半年以上
  - 定期复诊

九、下颌骨节段性切除术围手术期护理

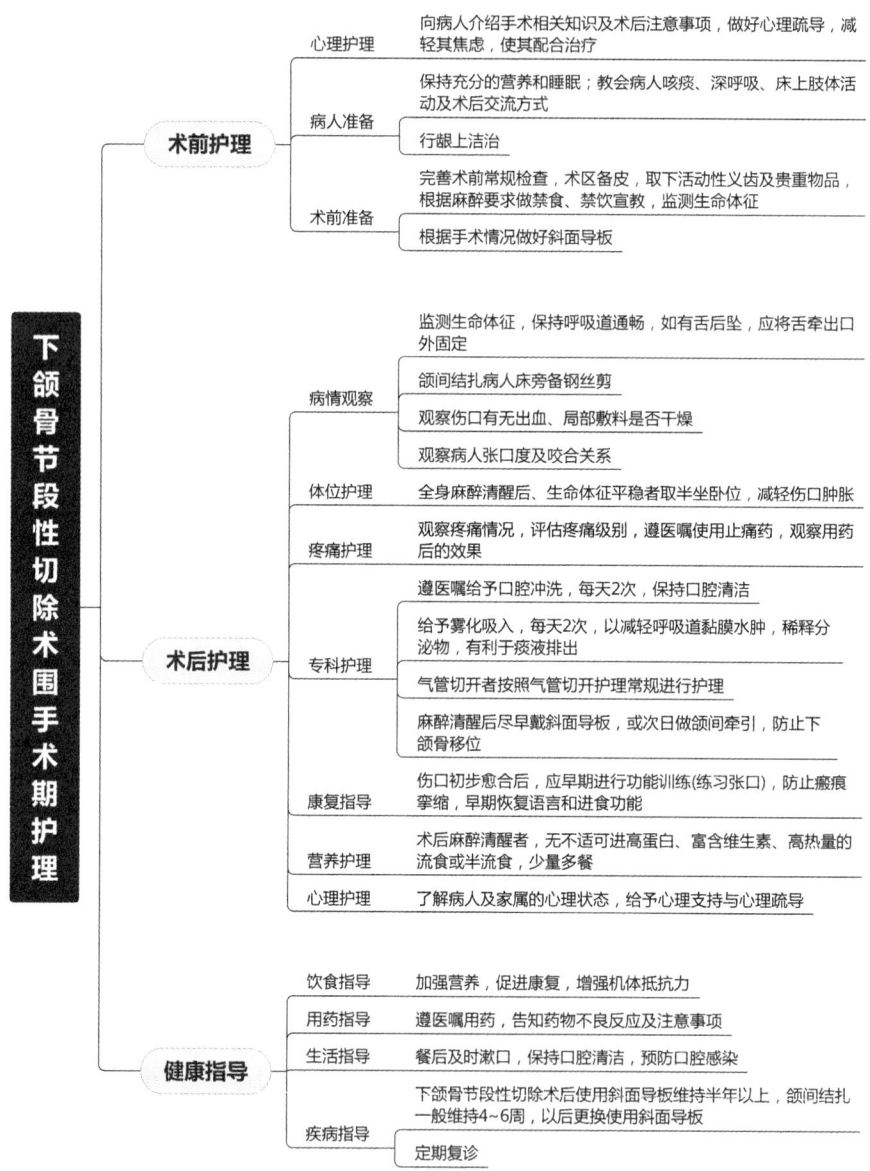

下颌骨节段性切除术围手术期护理

术前护理

心理护理：向病人介绍手术相关知识及术后注意事项，做好心理疏导，减轻其焦虑，使其配合治疗

病人准备：保持充分的营养和睡眠；教会病人咳痰、深呼吸、床上肢体活动及术后交流方式

行龈上洁治

术前准备：完善术前常规检查，术区备皮，取下活动性义齿及贵重物品，根据麻醉要求做禁食、禁饮宣教，监测生命体征

根据手术情况做好斜面导板

术后护理

病情观察：监测生命体征，保持呼吸道通畅，如有舌后坠，应将舌牵出口外固定

颌间结扎病人床旁备钢丝剪

观察伤口有无出血、局部敷料是否干燥

观察病人张口度及咬合关系

体位护理：全身麻醉清醒后、生命体征平稳者取半坐卧位，减轻伤口肿胀

疼痛护理：观察疼痛情况，评估疼痛级别，遵医嘱使用止痛药，观察用药后的效果

专科护理：遵医嘱给予口腔冲洗，每天2次，保持口腔清洁

给予雾化吸入，每天2次，以减轻呼吸道黏膜水肿，稀释分泌物，有利于痰液排出

气管切开者按照气管切开护理常规进行护理

麻醉清醒后尽早戴斜面导板，或次日做颌间牵引，防止下颌骨移位

康复指导：伤口初步愈合后，应早期进行功能训练（练习张口），防止瘢痕挛缩，早期恢复语言和进食功能

营养护理：术后麻醉清醒者，无不适可进高蛋白、富含维生素、高热量的流食或半流食，少量多餐

心理护理：了解病人及家属的心理状态，给予心理支持与心理疏导

健康指导

饮食指导：加强营养，促进康复，增强机体抵抗力

用药指导：遵医嘱用药，告知药物不良反应及注意事项

生活指导：餐后及时漱口，保持口腔清洁，预防口腔感染

疾病指导：下颌骨节段性切除术后使用斜面导板维持半年以上，颌间结扎一般维持4~6周，以后更换使用斜面导板

定期复诊

十、先天性腭裂手术围手术期护理

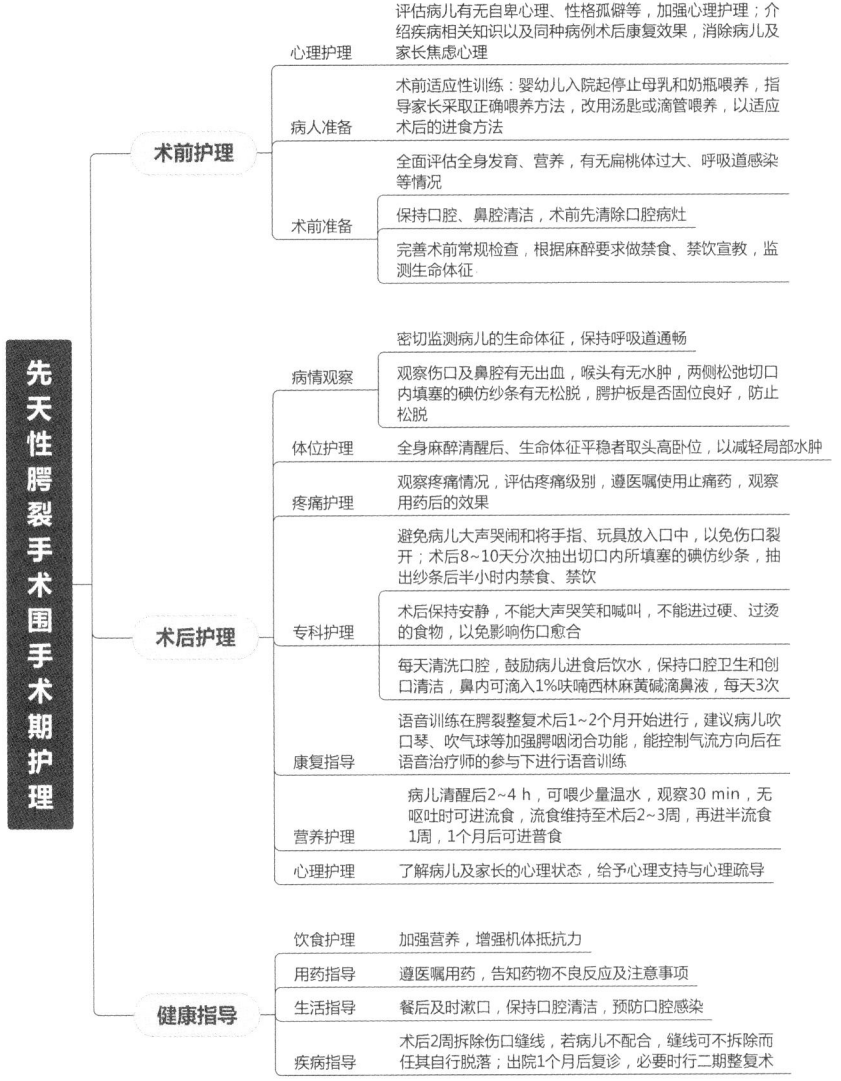

先天性腭裂手术围手术期护理

术前护理

心理护理：评估病儿有无自卑心理、性格孤僻等，加强心理护理；介绍疾病相关知识以及同种病例术后康复效果，消除病儿及家长焦虑心理

病人准备：术前适应性训练：婴幼儿入院起停止母乳和奶瓶喂养，指导家长采取正确喂养方法，改用汤匙或滴管喂养，以适应术后的进食方法

术前准备：全面评估全身发育、营养，有无扁桃体过大、呼吸道感染等情况

保持口腔、鼻腔清洁，术前先清除口腔病灶

完善术前常规检查，根据麻醉要求做禁食、禁饮宣教，监测生命体征

术后护理

病情观察：密切监测病儿的生命体征，保持呼吸道通畅

观察伤口及鼻腔有无出血，喉头有无水肿，两侧松弛切口内填塞的碘仿纱条有无松脱，腭护板是否固位良好，防止松脱

体位护理：全身麻醉清醒后、生命体征平稳者取头高卧位，以减轻局部水肿

疼痛护理：观察疼痛情况，评估疼痛级别，遵医嘱使用止痛药，观察用药后的效果

专科护理：避免病儿大声哭闹和将手指、玩具放入口中，以免伤口裂开；术后8~10天分次抽出切口内所填塞的碘仿纱条，抽出纱条后半小时内禁食、禁饮

术后保持安静，不能大声哭笑和喊叫，不能进过硬、过烫的食物，以免影响伤口愈合

每天清洗口腔，鼓励病儿进食后饮水，保持口腔卫生和创口清洁，鼻内可滴入1%呋喃西林麻黄碱滴鼻液，每天3次

康复指导：语音训练在腭裂整复术后1~2个月开始进行，建议病儿吹口琴、吹气球等加强腭咽闭合功能，能控制气流方向后在语音治疗师的参与下进行语音训练

营养护理：病儿清醒后2~4 h，可喂少量温水，观察30 min，无呕吐时可进食，流食维持至术后2~3周，再进半流食1周，1个月后可进普食

心理护理：了解病儿及家长的心理状态，给予心理支持与心理疏导

健康指导

饮食护理：加强营养，增强机体抵抗力

用药指导：遵医嘱用药，告知药物不良反应及注意事项

生活指导：餐后及时漱口，保持口腔清洁，预防口腔感染

疾病指导：术后2周拆除伤口缝线，若病儿不配合，缝线可不拆除而任其自行脱落；出院1个月后复诊，必要时行二期整复术

第三章　妇产科疾病护理常规

第一节　妇科疾病护理常规
一、腹部手术

腹部手术

术前护理

术前评估	评估病人现病史、既往史、手术史、药物过敏史及心理状况
心理护理	针对病人不同心理反应，介绍有关医学知识，给予安慰、解释，以稳定其情绪，取得配合
术前准备	完善术前相关检查，协助病人做好个人卫生，如沐浴、剪指甲、更换病服等
药物试验	术前1天遵医嘱做药物过敏试验，将试验结果告知病人并做好相关记录
皮肤准备	术前1天准备腹部皮肤，备皮范围上自剑突下，下至两大腿上1/3处及外阴部，两侧至腋中线，包括会阴部及肛门，注意清洁脐部，脐部污垢用液状石蜡擦净后再用75%酒精消毒，并用温水冲洗干净
肠道准备	术前12 h禁食、4 h禁饮
	术前1天下午口服肠道导泻药物，经肛门清洁灌肠
阴道准备	术前用碘伏棉球擦洗阴道，每天1~2次，共3天，并于术晨进行阴道擦洗
睡眠与休息	保证病人术前充足睡眠与休息，必要时可遵医嘱口服相关药物
留置导尿管	术前留置导尿管，并连接引流袋，更换清洁病服
病情观察	观察生命体征变化，了解病人有无异常，如发现发热、月经来潮等，应报告医生
术前指导	术前需对病人进行全面评估，认真进行预防术后并发症的宣教指导工作，包括床上使用便器，术后的深呼吸、咳嗽、翻身、收缩和放松四肢肌肉的运动等，要求病人在指导、练习后独立重复，直至病人完全掌握为止
核对信息	与手术室工作人员做好交接，护送病人进入手术室，并做详细交班，贵重物品由家属保管

术后护理

病人交接	与手术室护士一起核对病人信息，了解术中情况，观察病人意识恢复和麻醉苏醒情况，监测病人生命体征，查看静脉输液是否通畅，各引流装置是否完好，并妥善固定，查看皮肤是否完好，注意保暖
病情观察	严密观察意识、面色、生命体征等变化，遵医嘱予以心电监护及吸氧，如有异常及时报告医生
体位护理	根据手术及麻醉方式采取不同的卧位，全身麻醉病人在尚未清醒前应去枕平卧，头偏向一侧，以免误吸呕吐物、分泌物引起窒息；卧床期间，鼓励病人活动肢体，防止深静脉血栓形成；全身麻醉清醒后可取半坐卧位，有利于腹腔引流，减少渗出液对膈肌和脏器的刺激
伤口护理	观察切口有无渗血、渗液，保持伤口敷料清洁、干燥，如敷料浸湿，应及时报告医生更换；采用腹带包扎腹部，必要时可用1~2 kg沙袋压迫腹部伤口6~8 h，以减轻切口疼痛，防止出血
饮食护理	术后6 h无恶心、呕吐者可进流食，之后根据肠功能恢复情况改为半流食或软食，肠功能未恢复前忌甜食、豆浆和牛奶，以防腹胀
疼痛护理	根据病人主诉，做好疼痛的评估及记录，必要时报告医生遵医嘱使用止痛药
心理护理	关爱病人，详细了解病人的疑虑和需求，提供心理支持
管道护理	按要求放置和固定各种管道，保持引流通畅，避免打折、扭曲、受压；观察引流液的量、颜色及性质，防止逆行感染，达到拔管指征时及时拔管
专科护理	注意观察阴道分泌物的性质、量、颜色，以便判断阴道残端伤口情况
	观察尿量，如尿量<30 ml/h伴血压下降、脉搏细速、病人烦躁不安或腰背部疼痛、肛门处下坠感，应考虑腹腔内出血
活动指导	术后早期下床活动有助于促进机体的恢复，促进血液循环，防止血栓形成，促进胃肠蠕动，防止腹胀、便秘，促进排尿功能的恢复，防止尿潴留等

健康指导

全子宫切除术后禁性生活及盆浴3~6个月，子宫肌瘤剔除术后禁性生活及盆浴1个月，拆线后1周可淋浴，避免感冒
全子宫切除术后7~14天阴道内有少量粉红色分泌物，为阴道残端缝线溶化所致，是正常现象，不需要处理，应适当休息；若分泌物呈血性，似月经，应及时就诊
伤口拆线后如发现伤口红肿、有硬结、疼痛或发热等症状，可能为伤口感染，需及时就诊
做好出院指导，包括出院后注意事项、出院带药、复查时间等

二、阴式手术

	术前评估	评估病人现病史、既往史、手术史、药物过敏史及心理状况
术前护理	心理护理	为病人提供心理和生活方面的支持，注意保护病人隐私，尽量减少暴露部位
	病人准备	观察病人的生命体征，注意有无月经来潮，如有异常，及时通知医生
		完善术前检查，术前做药物过敏试验，配血备用
	阴道准备	每天清洗外阴，术前3天用碘伏棉球擦洗；子宫脱垂者消毒后，将脱垂的子宫还纳至阴道内，并以丁字带兜住；嘱病人减少下床活动，以减少摩擦，防止破损
	皮肤准备	上至耻骨联合上10 cm，两侧至腋中线，下至外阴部、肛门周围、臀部及大腿内侧上1/3，备皮后清洗皮肤
	肠道准备	术前12 h禁食、禁饮，如便秘者可在术前1天给予缓泻剂
	膀胱准备	嘱病人术前排空膀胱，根据手术需要留置导尿管

阴式手术

术后护理	病人交接	与手术室护士一起核对病人信息，了解术中情况，监测病人生命体征，查看静脉输液是否通畅，各引流装置是否完好，并妥善固定，查看皮肤是否完好，注意保暖
	体位护理	根据不同的手术采取相应的体位，处女膜闭锁术后应采取半坐卧位，利于经血流出；外阴肿瘤术后采取平卧位，双腿外展、屈膝，膝下垫软枕，以减小腹股沟及外阴部张力，利于伤口愈合；阴道前后壁修补或盆底肌修复术后病人禁止半坐卧位，利于外阴部和阴道张力，促进伤口愈合
	专科护理	阴道手术病人术后应重点观察会阴切口情况，查看有无放置阴道纱条及放置时间，并提醒医生按时取出
		保持外阴部清洁、干燥，每天用0.5%碘伏溶液擦洗外阴部2次，每次大便后及时清洁，防止污染阴道伤口
	管道护理	外阴、阴道手术，根据手术范围及病情分别放置导尿管2~10天，保留导尿管期间，应鼓励并帮助病人多饮水，保持稀释尿液起到冲洗膀胱的作用，注意保持导尿管通畅，观察尿量、尿色
	饮食护理	术后4~6 h待麻醉清醒后即可进流食，如手术涉及肠道、肛门及糖尿病者，应遵医嘱给予饮食指导
	活动指导	避免增加腹压，向病人说明腹压增加会影响伤口愈合，应避免增加腹压的动作，如长期下蹲、用力排便、咳嗽等
	减轻疼痛	做好疼痛评估，针对个体差异，采取不同的方法缓解疼痛，遵医嘱及时给予止痛药，注意观察用药效果

健康指导	保持外阴部清洁，及时更换护理垫，防止伤口感染，术后3个月禁止性生活及盆浴
	子宫脱垂病人术后半年内应避免提举超过5 kg重物等增加腹压的活动，保持排便通畅，进行缩肛运动，锻炼盆底肌功能
	出院1个月门诊随访术后恢复情况，术后3个月再次到门诊复查，经医生检查确定伤口完全愈合后方可恢复性生活

三、腹腔镜手术

腹腔镜手术	**术前护理**	
	术前评估	评估病人年龄、婚孕史、文化程度、现病史、既往史、手术史、药物过敏史及心理状况
	心理护理	缓解病人紧张、恐惧心理,使其积极配合手术
	病人准备	遵医嘱完善术前检查,术前1天交叉完成配血、药物过敏试验
	皮肤准备	术前1天准备腹部皮肤,备皮范围上自剑突下,下至两大腿上1/3处及外阴部,两侧至腋中线,包括会阴部及肛门,注意清洁脐部,脐部污垢用液状石蜡擦净后再用75%酒精消毒脐部,并用温水冲洗干净
	肠道准备	术前晚可摄入流食,当晚8点至术晨禁食、禁饮,以免手术中因恶心、呕吐发生窒息及吸入性肺炎,还可防止术后腹胀;术前及术晨各清洁灌肠1次,以免胃肠道胀气影响手术视野
	阴道准备	术前3天用碘伏棉球行阴道擦洗,一天2次
	管道准备	入手术室前排空膀胱,必要时留置导尿管
	用药护理	遵医嘱执行术前用药
	术前核对	病人进手术室前,护士应核对病人腕带信息
	术后护理	
	床旁交接	病人返回病房时,病房护士与手术室护士一起进入病房,将病人轻移至床上,注意保暖,核对病人信息,并了解术中情况,交接及观察病人意识恢复和麻醉苏醒情况、病人的生命体征及静脉输液是否通畅,检查引流装置是否完好,皮肤是否完好,并做好记录
	体位护理	去枕平卧,头偏向一侧,卧床休息4~6 h,遵医嘱予以心电监护及吸氧;术后6 h改半坐卧位,指导病人适当翻身活动
	管道护理	保持引流管通畅,观察引流液颜色、性质和量,如引流出新鲜血液超过100 ml/h,持续3 h,提示病人腹腔内出血,应及时报告医生,协助医生做好急救处理
		术后观察尿量及尿液的性质,遵医嘱拔除导尿管,观察病人排尿情况
	伤口护理	观察切口有无渗血、渗液,保持敷料清洁、干燥
	专科护理	因手术和麻醉药的原因,病人出现恶心、呕吐,一般无须处理,让病人头偏向一侧,防止误吸,如严重者可遵医嘱给予适当的止吐药,保持口腔及床单位清洁
		严格执行无菌操作技术,指导病人有效咳嗽,早期下床活动,预防肺部感染
		注意个人卫生,合理使用抗生素,预防伤口感染
		预防静脉血栓形成,早期活动,必要时预防性使用低分子肝素
		预防肠瘘,观察大便性状、次数、腹胀情况及有无腹膜刺激征,体温变化等
	饮食护理	术后1天可进流食,术后2天肠道蠕动恢复后可由流食、半流食逐渐过渡到普食,加强营养,增加蛋白质、维生素的摄入
	疼痛护理	遵医嘱给予止痛处理,止痛药的使用应在术后48 h后逐渐减少
	健康指导	
		注意休息,避免劳累,保持外阴部清洁
		加强营养,多食新鲜蔬菜、水果,防止便秘
		行单纯卵巢或附件切除者,术后1个月内禁止性生活,术后4周复查;次全子宫切除术2个月内禁止性生活,全子宫切除术3个月内禁止性生活,术后6周复查
		术后1个月门诊随访,出现阴道流血及异常分泌物及时就诊

四、宫腔镜手术

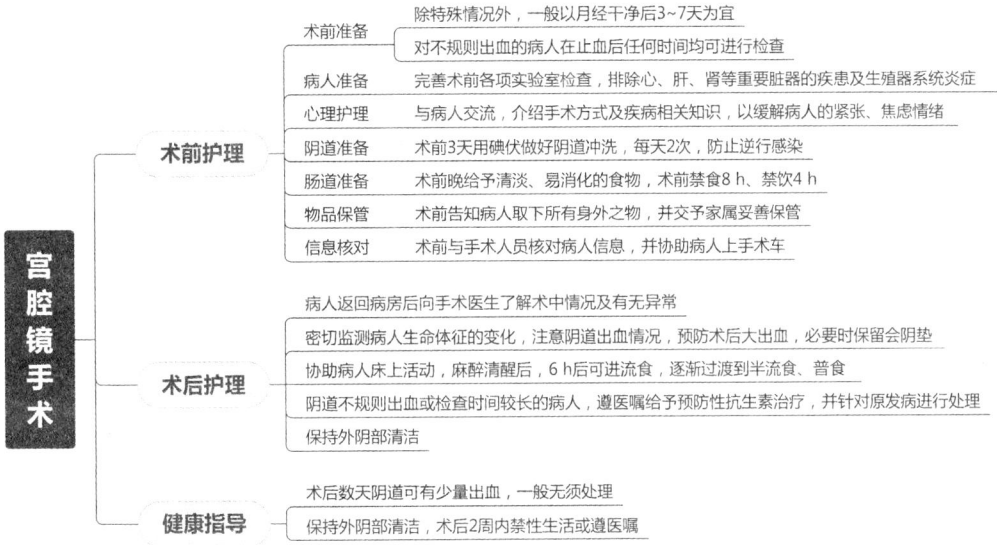

宫腔镜手术

术前护理
- 术前准备
  - 除特殊情况外，一般以月经干净后3~7天为宜
  - 对不规则出血的病人在止血后任何时间均可进行检查
- 病人准备　完善术前各项实验室检查，排除心、肝、肾等重要脏器的疾患及生殖器系统炎症
- 心理护理　与病人交流，介绍手术方式及疾病相关知识，以缓解病人的紧张、焦虑情绪
- 阴道准备　术前3天用碘伏做好阴道冲洗，每天2次，防止逆行感染
- 肠道准备　术前晚给予清淡、易消化的食物，术前禁食8 h、禁饮4 h
- 物品保管　术前告知病人取下所有身外之物，并交予家属妥善保管
- 信息核对　术前与手术人员核对病人信息，并协助病人上手术车

术后护理
- 病人返回病房后向手术医生了解术中情况及有无异常
- 密切监测病人生命体征的变化，注意阴道出血情况，预防术后大出血，必要时保留会阴垫
- 协助病人床上活动，麻醉清醒后，6 h后可进流食，逐渐过渡到半流食、普食
- 阴道不规则出血或检查时间较长的病人，遵医嘱给予预防性抗生素治疗，并针对原发病进行处理
- 保持外阴部清洁

健康指导
- 术后数天阴道可有少量出血，一般无须处理
- 保持外阴部清洁，术后2周内禁性生活或遵医嘱

五、盆腔炎

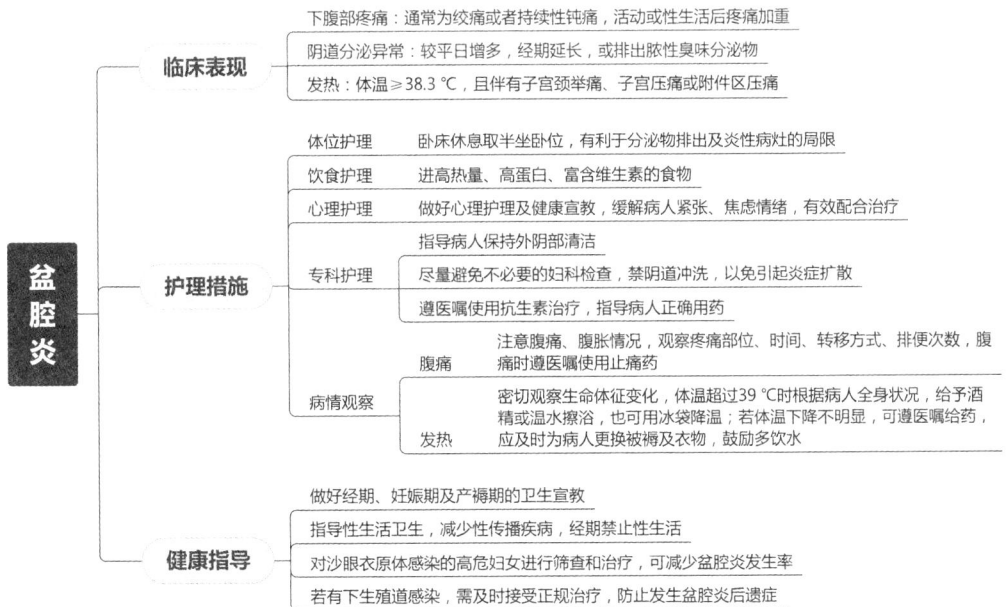

盆腔炎

临床表现
- 下腹部疼痛：通常为绞痛或者持续性钝痛，活动或性生活后疼痛加重
- 阴道分泌异常：较平日增多，经期延长，或排出脓性臭味分泌物
- 发热：体温≥38.3 ℃，且伴有子宫颈举痛、子宫压痛或附件区压痛

护理措施
- 体位护理　卧床休息取半坐卧位，有利于分泌物排出及炎性病灶的局限
- 饮食护理　进高热量、高蛋白、富含维生素的食物
- 心理护理　做好心理护理及健康宣教，缓解病人紧张、焦虑情绪，有效配合治疗
- 专科护理
  - 指导病人保持外阴部清洁
  - 尽量避免不必要的妇科检查，禁阴道冲洗，以免引起炎症扩散
  - 遵医嘱使用抗生素治疗，指导病人正确用药
- 病情观察
  - 腹痛　注意腹痛、腹胀情况，观察疼痛部位、时间、转移方式、排便次数，腹痛时遵医嘱使用止痛药
  - 发热　密切观察生命体征变化，体温超过39 ℃时根据病人全身状况，给予酒精或温水擦浴，也可用冰袋降温；若体温下降不明显，可遵医嘱给药，应及时为病人更换被褥及衣物，鼓励多饮水

健康指导
- 做好经期、妊娠期及产褥期的卫生宣教
- 指导性生活卫生，减少性传播疾病，经期禁止性生活
- 对沙眼衣原体感染的高危妇女进行筛查和治疗，可减少盆腔炎发生率
- 若有下生殖道感染，需及时接受正规治疗，防止发生盆腔炎后遗症

六、子宫肌瘤

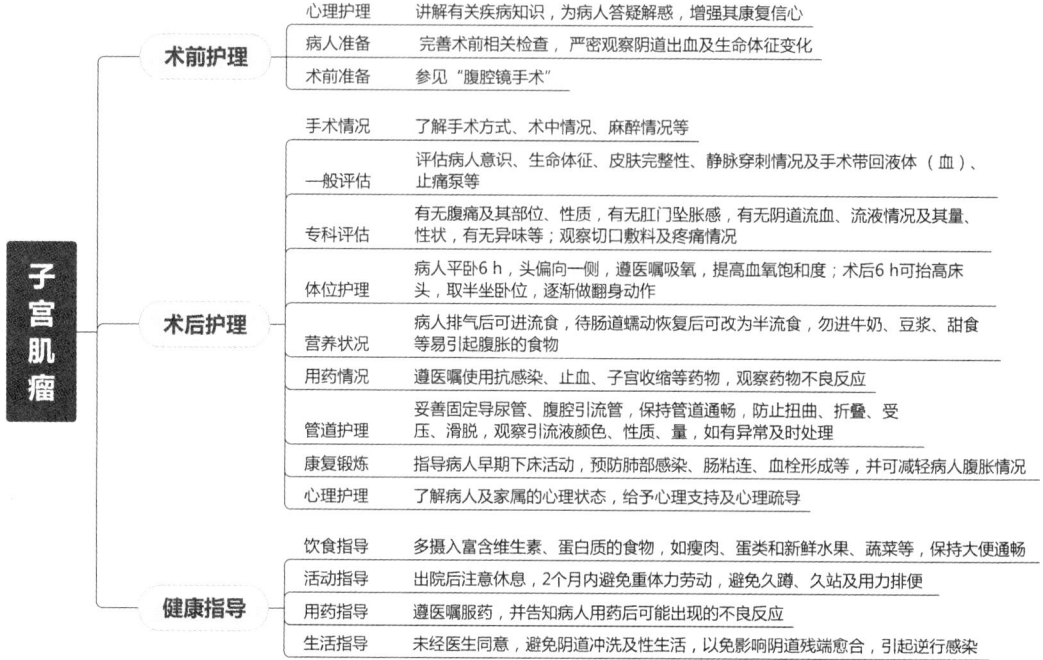

子宫肌瘤

术前护理
- 心理护理　讲解有关疾病知识，为病人答疑解惑，增强其康复信心
- 病人准备　完善术前相关检查，严密观察阴道出血及生命体征变化
- 术前准备　参见"腹腔镜手术"

术后护理
- 手术情况　了解手术方式、术中情况、麻醉情况等
- 一般评估　评估病人意识、生命体征、皮肤完整性、静脉穿刺情况及手术带回液体（血）、止痛泵等
- 专科评估　有无腹痛及其部位、性质，有无肛门坠胀感，有无阴道流血、流液情况及其量、性状，有无异味等；观察切口敷料及疼痛情况
- 体位护理　病人平卧6 h，头偏向一侧，遵医嘱吸氧，提高血氧饱和度；术后6 h可抬高床头，取半坐卧位，逐渐做翻身动作
- 营养状况　病人排气后可进流食，待肠道蠕动恢复后可改为半流食，勿进牛奶、豆浆、甜食等易引起腹胀的食物
- 用药情况　遵医嘱使用抗感染、止血、子宫收缩等药物，观察药物不良反应
- 管道护理　妥善固定导尿管、腹腔引流管，保持管道通畅，防止扭曲、折叠、受压、滑脱，观察引流液颜色、性质、量，如有异常及时处理
- 康复锻炼　指导病人早期下床活动，预防肺部感染、肠粘连、血栓形成等，并可减轻病人腹胀情况
- 心理护理　了解病人及家属的心理状态，给予心理支持及心理疏导

健康指导
- 饮食指导　多摄入富含维生素、蛋白质的食物，如瘦肉、蛋类和新鲜水果、蔬菜等，保持大便通畅
- 活动指导　出院后注意休息，2个月内避免重体力劳动，避免久蹲、久站及用力排便
- 用药指导　遵医嘱服药，并告知病人用药后可能出现的不良反应
- 生活指导　未经医生同意，避免阴道冲洗及性生活，以免影响阴道残端愈合，引起逆行感染

七、异常子宫出血

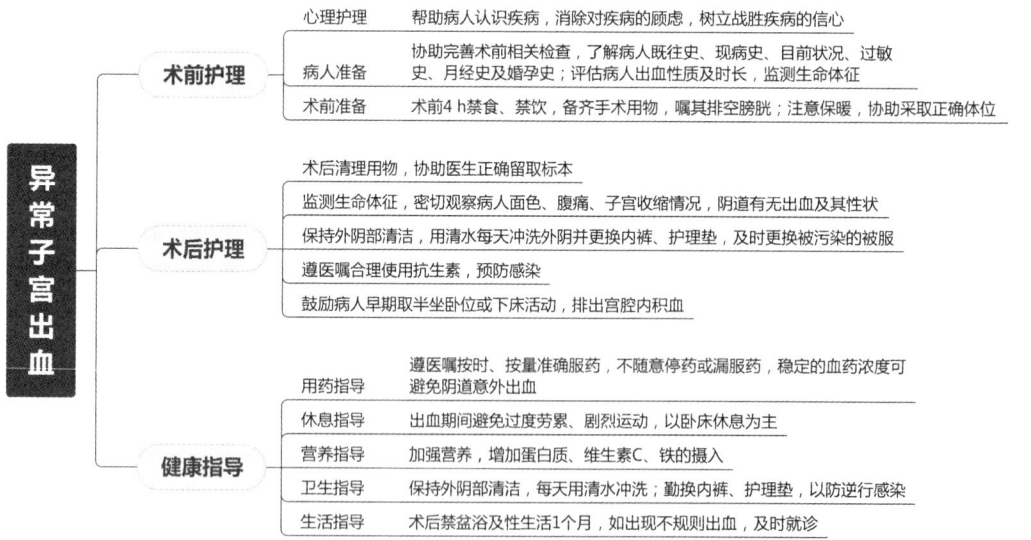

异常子宫出血

术前护理
- 心理护理　帮助病人认识疾病，消除对疾病的顾虑，树立战胜疾病的信心
- 病人准备　协助完善术前相关检查，了解病人既往史、现病史、目前状况、过敏史、月经史及婚孕史；评估病人出血性质及时长，监测生命体征
- 术前准备　术前4 h禁食、禁饮，备齐手术用物，嘱其排空膀胱；注意保暖，协助采取正确体位

术后护理
- 术后清理用物，协助医生正确留取标本
- 监测生命体征，密切观察病人面色、腹痛、子宫收缩情况，阴道有无出血及其性状
- 保持外阴部清洁，用清水每天冲洗外阴并更换内裤、护理垫，及时更换被污染的被服
- 遵医嘱合理使用抗生素，预防感染
- 鼓励病人早期取半坐卧位或下床活动，排出宫腔内积血

健康指导
- 用药指导　遵医嘱按时、按量准确服药，不随意停药或漏服药，稳定的血药浓度可避免阴道意外出血
- 休息指导　出血期间避免过度劳累、剧烈运动，以卧床休息为主
- 营养指导　加强营养，增加蛋白质、维生素C、铁的摄入
- 卫生指导　保持外阴部清洁，每天用清水冲洗；勤换内裤、护理垫，以防逆行感染
- 生活指导　术后禁盆浴及性生活1个月，如出现不规则出血，及时就诊

八、子宫内膜异位症

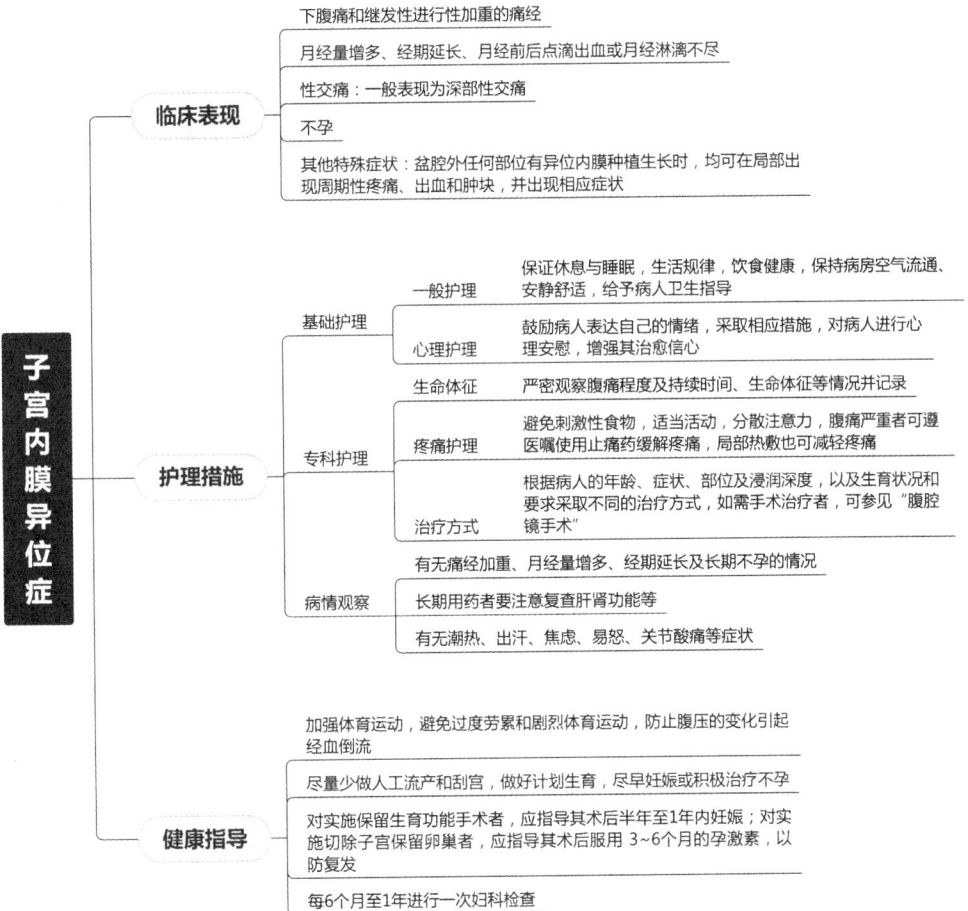

临床表现
- 下腹痛和继发性进行性加重的痛经
- 月经量增多、经期延长、月经前后点滴出血或月经淋漓不尽
- 性交痛：一般表现为深部性交痛
- 不孕
- 其他特殊症状：盆腔外任何部位有异位内膜种植生长时，均可在局部出现周期性疼痛、出血和肿块，并出现相应症状

护理措施
- 基础护理
  - 一般护理：保证休息与睡眠，生活规律，饮食健康，保持病房空气流通、安静舒适，给予病人卫生指导
  - 心理护理：鼓励病人表达自己的情绪，采取相应措施，对病人进行心理安慰，增强其治愈信心
- 专科护理
  - 生命体征：严密观察腹痛程度及持续时间、生命体征等情况并记录
  - 疼痛护理：避免刺激性食物，适当活动，分散注意力，腹痛严重者可遵医嘱使用止痛药缓解疼痛，局部热敷也可减轻疼痛
  - 治疗方式：根据病人的年龄、症状、部位及浸润深度，以及生育状况和要求采取不同的治疗方式，如需手术治疗者，可参见"腹腔镜手术"
- 病情观察
  - 有无痛经加重、月经量增多、经期延长及长期不孕的情况
  - 长期用药者要注意复查肝肾功能等
  - 有无潮热、出汗、焦虑、易怒、关节酸痛等症状

健康指导
- 加强体育运动，避免过度劳累和剧烈体育运动，防止腹压的变化引起经血倒流
- 尽量少做人工流产和刮宫，做好计划生育，尽早妊娠或积极治疗不孕
- 对实施保留生育功能手术者，应指导其术后半年至1年内妊娠；对实施切除子宫保留卵巢者，应指导其术后服用 3~6个月的孕激素，以防复发
- 每6个月至1年进行一次妇科检查

子宫内膜异位症

九、卵巢肿瘤

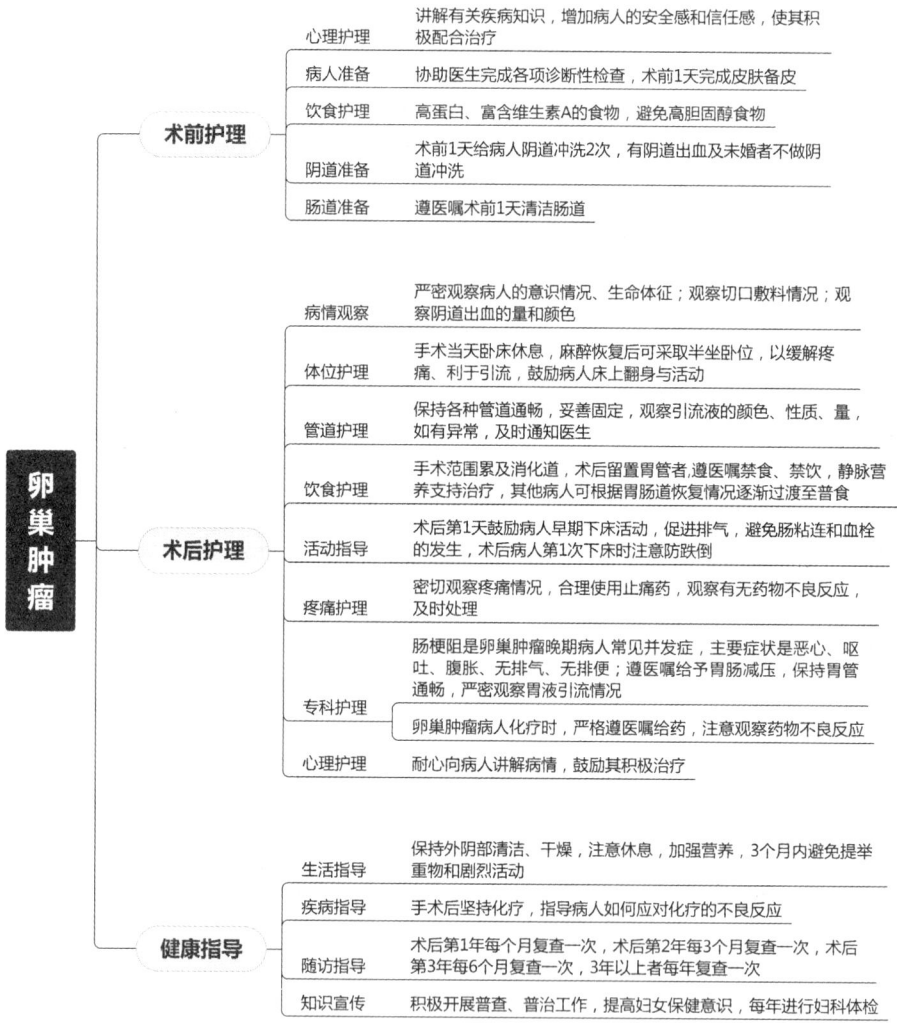

卵巢肿瘤

术前护理
- 心理护理：讲解有关疾病知识，增加病人的安全感和信任感，使其积极配合治疗
- 病人准备：协助医生完成各项诊断性检查，术前1天完成皮肤备皮
- 饮食护理：高蛋白、富含维生素A的食物，避免高胆固醇食物
- 阴道准备：术前1天给病人阴道冲洗2次，有阴道出血及未婚者不做阴道冲洗
- 肠道准备：遵医嘱术前1天清洁肠道

术后护理
- 病情观察：严密观察病人的意识情况、生命体征；观察切口敷料情况；观察阴道出血的量和颜色
- 体位护理：手术当天卧床休息，麻醉恢复后可采取半坐卧位，以缓解疼痛、利于引流，鼓励病人床上翻身与活动
- 管道护理：保持各种管道通畅，妥善固定，观察引流液的颜色、性质、量，如有异常，及时通知医生
- 饮食护理：手术范围累及消化道，术后留置胃管者，遵医嘱禁食、禁饮，静脉营养支持治疗，其他病人可根据胃肠道恢复情况逐渐过渡至普食
- 活动指导：术后第1天鼓励病人早期下床活动，促进排气，避免肠粘连和血栓的发生，术后病人第1次下床时注意防跌倒
- 疼痛护理：密切观察疼痛情况，合理使用止痛药，观察有无药物不良反应，及时处理
- 专科护理：肠梗阻是卵巢肿瘤晚期病人常见并发症，主要症状是恶心、呕吐、腹胀、无排气、无排便；遵医嘱给予胃肠减压，保持胃管通畅，严密观察胃液引流情况
  - 卵巢肿瘤病人化疗时，严格遵医嘱给药，注意观察药物不良反应
- 心理护理：耐心向病人讲解病情，鼓励其积极治疗

健康指导
- 生活指导：保持外阴部清洁、干燥，注意休息，加强营养，3个月内避免提举重物和剧烈活动
- 疾病指导：手术后坚持化疗，指导病人如何应对化疗的不良反应
- 随访指导：术后第1年每个月复查一次，术后第2年每3个月复查一次，术后第3年每6个月复查一次，3年以上者每年复查一次
- 知识宣传：积极开展普查、普治工作，提高妇女保健意识，每年进行妇科体检

十、宫颈癌

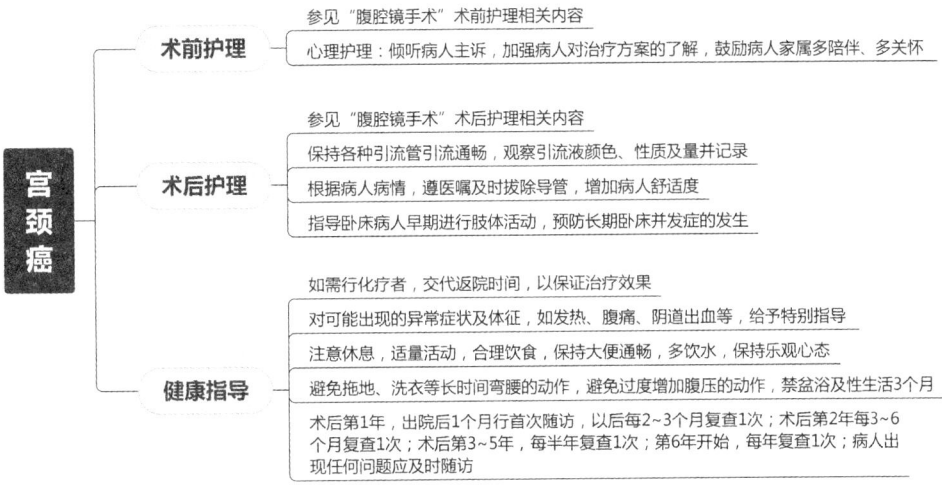

宫颈癌

术前护理
- 参见"腹腔镜手术"术前护理相关内容
- 心理护理：倾听病人主诉，加强病人对治疗方案的了解，鼓励病人家属多陪伴、多关怀

术后护理
- 参见"腹腔镜手术"术后护理相关内容
- 保持各种引流管引流通畅，观察引流液颜色、性质及量并记录
- 根据病人病情，遵医嘱及时拔除导管，增加病人舒适度
- 指导卧床病人早期进行肢体活动，预防长期卧床并发症的发生

健康指导
- 如需行化疗者，交代返院时间，以保证治疗效果
- 对可能出现的异常症状及体征，如发热、腹痛、阴道出血等，给予特别指导
- 注意休息，适量活动，合理饮食，保持大便通畅，多饮水，保持乐观心态
- 避免拖地、洗衣等长时间弯腰的动作，避免过度增加腹压的动作，禁盆浴及性生活3个月
- 术后第1年，出院后1个月行首次随访，以后每2~3个月复查1次；术后第2年每3~6个月复查1次；术后第3~5年，每半年复查1次；第6年开始，每年复查1次；病人出现任何问题应及时随访

十一、子宫内膜癌

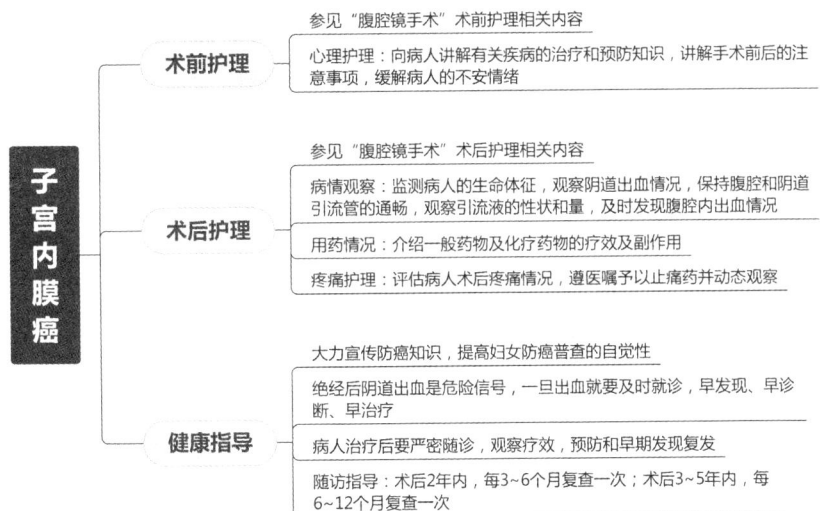

子宫内膜癌

术前护理
- 参见"腹腔镜手术"术前护理相关内容
- 心理护理：向病人讲解有关疾病的治疗和预防知识，讲解手术前后的注意事项，缓解病人的不安情绪

术后护理
- 参见"腹腔镜手术"术后护理相关内容
- 病情观察：监测病人的生命体征，观察阴道出血情况，保持腹腔和阴道引流管的通畅，观察引流液的性状和量，及时发现腹腔内出血情况
- 用药情况：介绍一般药物及化疗药物的疗效及副作用
- 疼痛护理：评估病人术后疼痛情况，遵医嘱予以止痛药并动态观察

健康指导
- 大力宣传防癌知识，提高妇女防癌普查的自觉性
- 绝经后阴道出血是危险信号，一旦出血就要及时就诊，早发现、早诊断、早治疗
- 病人治疗后要严密随诊，观察疗效，预防和早期发现复发
- 随访指导：术后2年内，每3~6个月复查一次；术后3~5年内，每6~12个月复查一次

十二、滋养细胞肿瘤

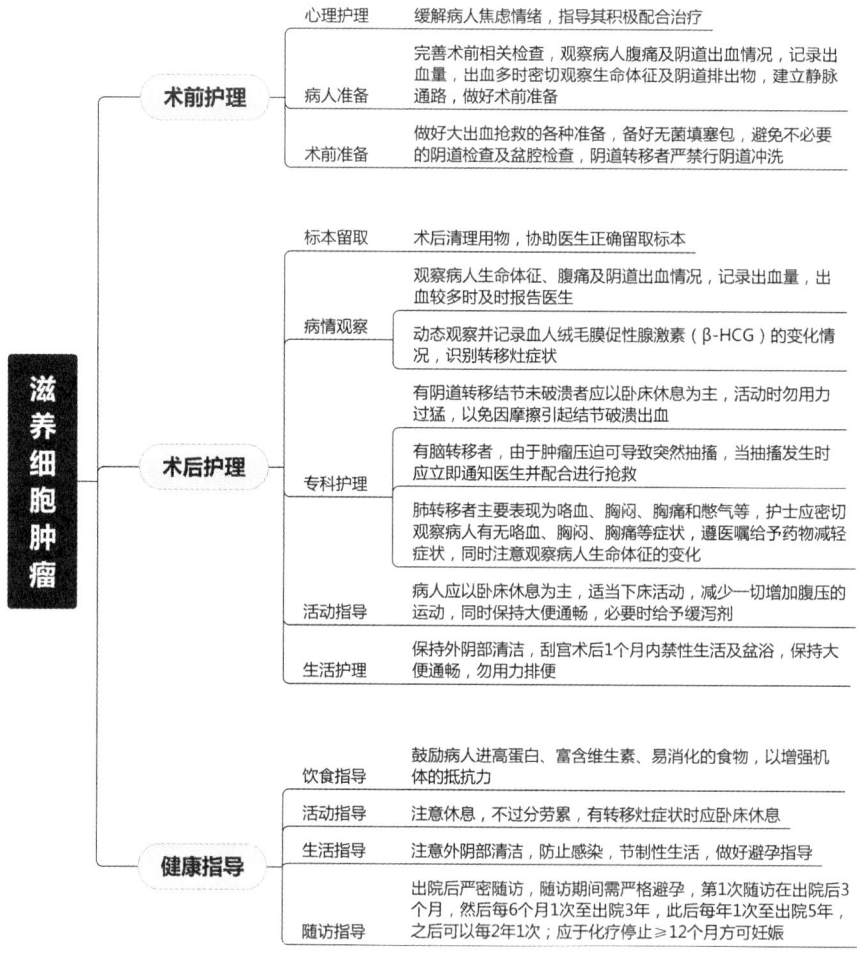

滋养细胞肿瘤

术前护理
- 心理护理 —— 缓解病人焦虑情绪，指导其积极配合治疗
- 病人准备 —— 完善术前相关检查，观察病人腹痛及阴道出血情况，记录出血量，出血多时密切观察生命体征及阴道排出物，建立静脉通路，做好术前准备
- 术前准备 —— 做好大出血抢救的各种准备，备好无菌填塞包，避免不必要的阴道检查及盆腔检查，阴道转移者严禁行阴道冲洗

术后护理
- 标本留取 —— 术后清理用物，协助医生正确留取标本
- 病情观察
  - 观察病人生命体征、腹痛及阴道出血情况，记录出血量，出血较多时及时报告医生
  - 动态观察并记录血人绒毛膜促性腺激素（β-HCG）的变化情况，识别转移灶症状
- 专科护理
  - 有阴道转移结节未破溃者应以卧床休息为主，活动时勿用力过猛，以免因摩擦引起结节破溃出血
  - 有脑转移者，由于肿瘤压迫可导致突然抽搐，当抽搐发生时应立即通知医生并配合进行抢救
  - 肺转移者主要表现为咯血、胸闷、胸痛和憋气等，护士应密切观察病人有无咯血、胸闷、胸痛等症状，遵医嘱给予药物减轻症状，同时注意观察病人生命体征的变化
- 活动指导 —— 病人应以卧床休息为主，适当下床活动，减少一切增加腹压的运动，同时保持大便通畅，必要时给予缓泻剂
- 生活护理 —— 保持外阴部清洁，刮宫术后1个月内禁性生活及盆浴，保持大便通畅，勿用力排便

健康指导
- 饮食指导 —— 鼓励病人进高蛋白、富含维生素、易消化的食物，以增强机体的抵抗力
- 活动指导 —— 注意休息，不过分劳累，有转移灶症状时应卧床休息
- 生活指导 —— 注意外阴部清洁，防止感染，节制性生活，做好避孕指导
- 随访指导 —— 出院后严密随访，随访期间需严格避孕，第1次随访在出院后3个月，然后每6个月1次至出院3年，此后每年1次至出院5年，之后可以每2年1次；应于化疗停止≥12个月方可妊娠

第二节　产科疾病护理常规

一、妊娠期高血压

临床表现

症状
- 妊娠期高血压　病人可伴有上腹部不适或血小板减少，产后方可确诊
- 子痫前期　可有下腹部不适、头痛、视物模糊等症状，持续性头痛或其他脑神经或视觉障碍
- 子痫　先表现为眼球固定、瞳孔散大，头扭向一侧，牙关紧闭，继而口角及面部肌肉颤动，数秒后全身及四肢肌肉强直、双手紧握、双臂伸直，发生强烈的抽动、抽搐时呼吸暂停、面色青紫
- 慢性高血压并发子痫前期　出现肝肾功能损害、肺水肿、神经系统异常或视觉障碍等严重表现
- 妊娠合并慢性高血压　血压控制理想时通常没有明显症状，血压异常时可引起头痛、头晕等不适，慢性高血压病史较长时可出现眼底病变、肾损害等症状

体征
- 妊娠期高血压　妊娠期首次出现BP≥140/90 mmHg，并于产后12周恢复正常；尿蛋白阴性
- 子痫前期　妊娠20周后出现收缩压≥140 mmHg和（或）舒张压≥90 mmHg；伴有尿蛋白≥0.3 g/24 h或随机尿蛋白阳性
- 子痫　在子痫前期的基础上发生不能用其他原因解释的抽搐
- 慢性高血压并发病前期　高血压者于妊娠20周以前无蛋白尿，若妊娠20周后出现尿蛋白≥0.3 g/24 h，或妊娠20周后突然出现尿蛋白增加、血压进一步升高或血小板减少（100×10⁹/L）
- 妊娠合并慢性高血压　妊娠前或妊娠20周前BP≥140/90 mmHg，但妊娠期无明显加重；或妊娠20周后首次诊断高血压并持续到产后12周以后

护理措施

基础护理
- 保持病房安静，减少各种刺激
- 适当增加蛋白质摄入，水肿严重者限制食盐摄入量
- 评估孕妇跌倒风险，有视物不清或头晕、头痛等症状时采取安全防范措施
- 适当活动，指导进行踝泵练习，预防下肢深静脉血栓形成
- 协助生活护理，将日用品及呼叫器置于伸手可及处
- 遵医嘱使用降压药、硫酸镁和镇静剂等，观察用药效果和不良反应

专科护理
- 控制抽搐，首选硫酸镁。硫酸镁的使用条件：膝跳反射存在，呼吸≥16次/分，尿量≥400 ml/24 h或尿量≥17 ml/h。出现毒性反应立即停用，并静推10%葡萄糖酸钙10 ml，必要时可加镇静剂
- 保持呼吸道通畅，吸氧
- 防止舌唇咬伤，必要时保护性约束
- 单人暗室，保持绝对安静，减少刺激
- 经药物控制后2 h，需考虑终止妊娠
- 分娩时尽量缩短第二产程，避免孕妇长时间用力，可行会阴侧切或产钳助产术
- 第三产程，胎儿娩出前肩后，立即静推缩宫素，预防产后出血，禁用麦角新碱
- 产后继续硫酸镁治疗者，加强用药护理的同时严防产后出血

病情观察
- 监测孕妇生命体征变化，尤其血压、脉搏情况，定期复查尿蛋白
- 了解孕妇主诉，观察有无头晕、头痛、视物模糊、上腹部不适及胎动减少或消失等
- 准确记录24 h液体出入量和体重变化，入量明显大于出量及体重增加明显的孕妇需警惕脑水肿和心力衰竭
- 严密观察有无靶器官的损害，如脑水肿、心力衰竭、肾损伤、HELLP综合征、胎盘早剥等

健康指导
- 指导孕妇及家属了解妊娠期高血压的知识及其对母儿的危害，提高孕妇定期接受产前检查的意识
- 进行饮食指导并注意休息，以左侧卧位为主
- 加强胎儿监护，自数胎动，掌握自觉症状，加强产前检查
- 应使妊娠期高血压孕妇掌握识别不适症状及用药后的不良反应
- 指导孕妇保持良好心理状态
- 掌握产后自我护理方法，加强母乳喂养指导
- 注意家属健康教育，使孕妇得到心理和生理上的支持

妊娠期高血压

二、妊娠糖尿病

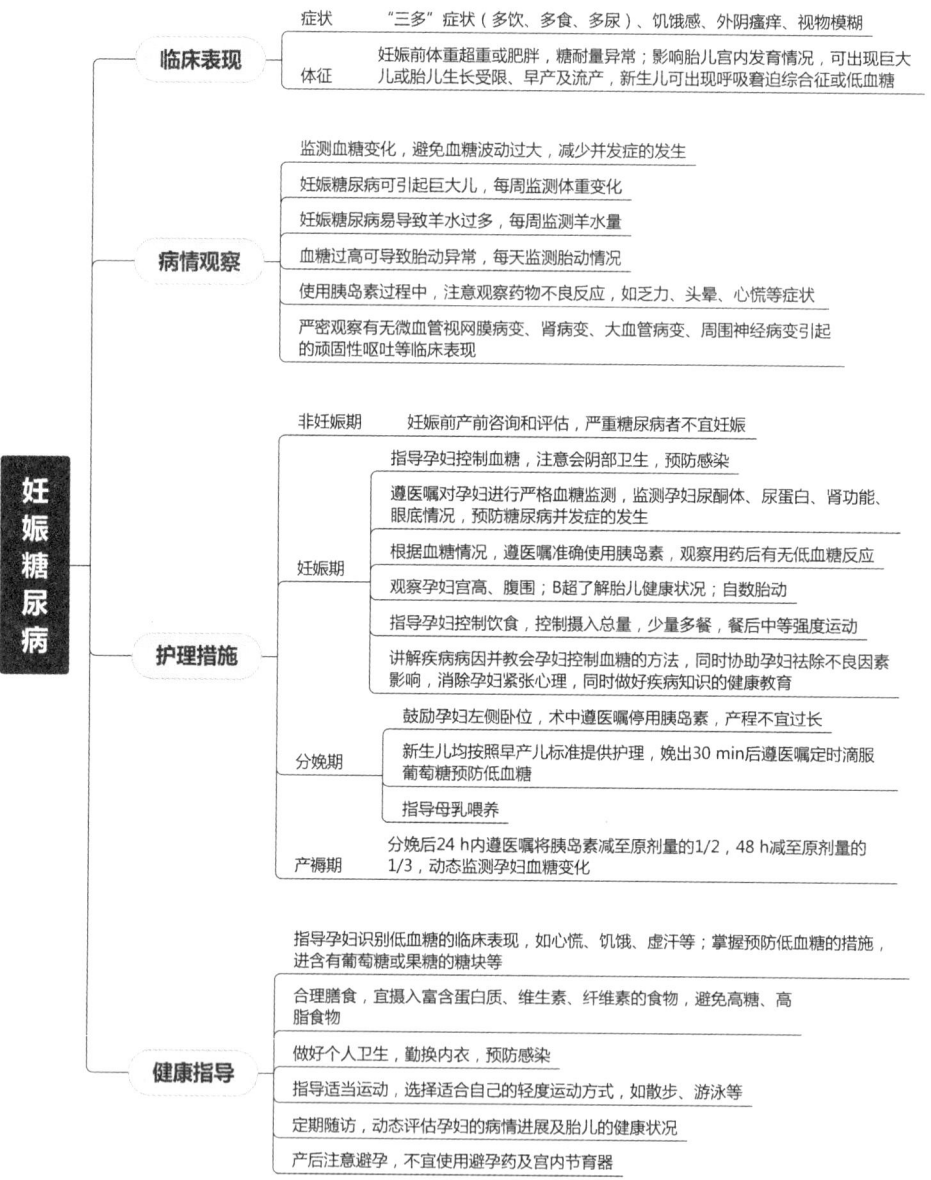

临床表现
- 症状：“三多”症状（多饮、多食、多尿）、饥饿感、外阴瘙痒、视物模糊
- 体征：妊娠前体重超重或肥胖，糖耐量异常；影响胎儿宫内发育情况，可出现巨大儿或胎儿生长受限、早产及流产，新生儿可出现呼吸窘迫综合征或低血糖

病情观察
- 监测血糖变化，避免血糖波动过大，减少并发症的发生
- 妊娠糖尿病可引起巨大儿，每周监测体重变化
- 妊娠糖尿病易导致羊水过多，每周监测羊水量
- 血糖过高可导致胎动异常，每天监测胎动情况
- 使用胰岛素过程中，注意观察药物不良反应，如乏力、头晕、心慌等症状
- 严密观察有无微血管视网膜病变、肾病变、大血管病变、周围神经病变引起的顽固性呕吐等临床表现

护理措施
- 非妊娠期：妊娠前产前咨询和评估，严重糖尿病者不宜妊娠
- 妊娠期：
  - 指导孕妇控制血糖，注意会阴部卫生，预防感染
  - 遵医嘱对孕妇进行严格血糖监测，监测孕妇尿酮体、尿蛋白、肾功能、眼底情况，预防糖尿病并发症的发生
  - 根据血糖情况，遵医嘱准确使用胰岛素，观察用药后有无低血糖反应
  - 观察孕妇宫高、腹围；B超了解胎儿健康状况；自数胎动
  - 指导孕妇控制饮食，控制摄入总量，少量多餐，餐后中等强度运动
  - 讲解疾病病因并教会孕妇控制血糖的方法，同时协助孕妇祛除不良因素影响，消除孕妇紧张心理，同时做好疾病知识的健康教育
- 分娩期：
  - 鼓励孕妇左侧卧位，术中遵医嘱停用胰岛素，产程不宜过长
  - 新生儿均按照早产儿标准提供护理，娩出30 min后遵医嘱定时滴服葡萄糖预防低血糖
  - 指导母乳喂养
- 产褥期：分娩后24 h内遵医嘱将胰岛素减至原剂量的1/2，48 h减至原剂量的1/3，动态监测孕妇血糖变化

健康指导
- 指导孕妇识别低血糖的临床表现，如心慌、饥饿、虚汗等；掌握预防低血糖的措施，进含有葡萄糖或果糖的糖块等
- 合理膳食，宜摄入富含蛋白质、维生素、纤维素的食物，避免高糖、高脂食物
- 做好个人卫生，勤换内衣，预防感染
- 指导适当运动，选择适合自己的轻度运动方式，如散步、游泳等
- 定期随访，动态评估孕妇的病情进展及胎儿的健康状况
- 产后注意避孕，不宜使用避孕药及宫内节育器

三、妊娠剧吐

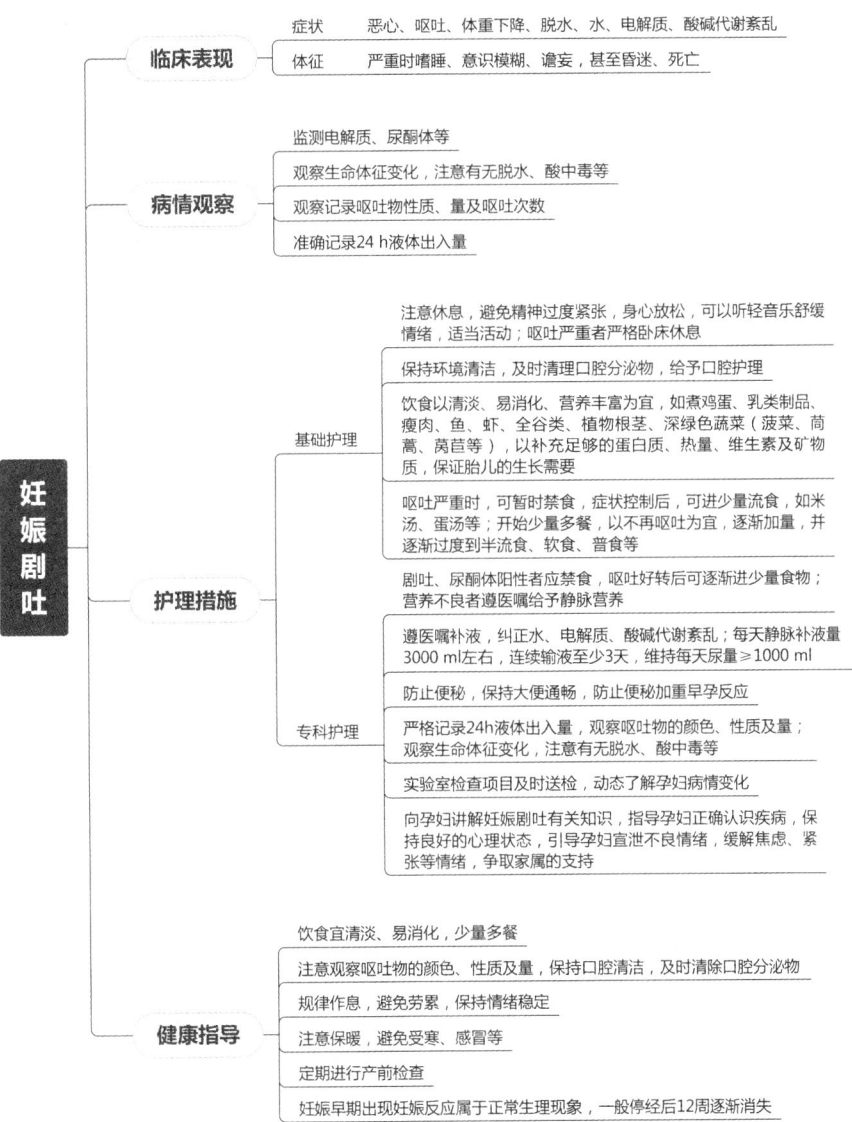

临床表现
- 症状　恶心、呕吐、体重下降、脱水、水、电解质、酸碱代谢紊乱
- 体征　严重时嗜睡、意识模糊、谵妄，甚至昏迷、死亡

病情观察
- 监测电解质、尿酮体等
- 观察生命体征变化，注意有无脱水、酸中毒等
- 观察记录呕吐物性质、量及呕吐次数
- 准确记录24 h液体出入量

妊娠剧吐

护理措施

基础护理
- 注意休息，避免精神过度紧张，身心放松，可以听轻音乐舒缓情绪，适当活动；呕吐严重者严格卧床休息
- 保持环境清洁，及时清理口腔分泌物，给予口腔护理
- 饮食以清淡、易消化、营养丰富为宜，如煮鸡蛋、乳类制品、瘦肉、鱼、虾、全谷类、植物根茎、深绿色蔬菜（菠菜、茼蒿、莴苣等），以补充足够的蛋白质、热量、维生素及矿物质，保证胎儿的生长需要
- 呕吐严重时，可暂时禁食，症状控制后，可进少量流食，如米汤、蛋汤等；开始少量多餐，以不再呕吐为宜，逐渐加量，并逐渐过渡到半流食、软食、普食等

专科护理
- 剧吐、尿酮体阳性者应禁食，呕吐好转后可逐渐进少量食物；营养不良者遵医嘱给予静脉营养
- 遵医嘱补液，纠正水、电解质、酸碱代谢紊乱；每天静脉补液量3000 ml左右，连续输液至少3天，维持每天尿量≥1000 ml
- 防止便秘，保持大便通畅，防止便秘加重早孕反应
- 严格记录24h液体出入量，观察呕吐物的颜色、性质及量；观察生命体征变化，注意有无脱水、酸中毒等
- 实验室检查项目及时送检，动态了解孕妇病情变化
- 向孕妇讲解妊娠剧吐有关知识，指导孕妇正确认识疾病，保持良好的心理状态，引导孕妇宣泄不良情绪，缓解焦虑、紧张等情绪，争取家属的支持

健康指导
- 饮食宜清淡、易消化，少量多餐
- 注意观察呕吐物的颜色、性质及量，保持口腔清洁，及时清除口腔分泌物
- 规律作息，避免劳累，保持情绪稳定
- 注意保暖，避免受寒、感冒等
- 定期进行产前检查
- 妊娠早期出现妊娠反应属于正常生理现象，一般停经后12周逐渐消失

四、前置胎盘

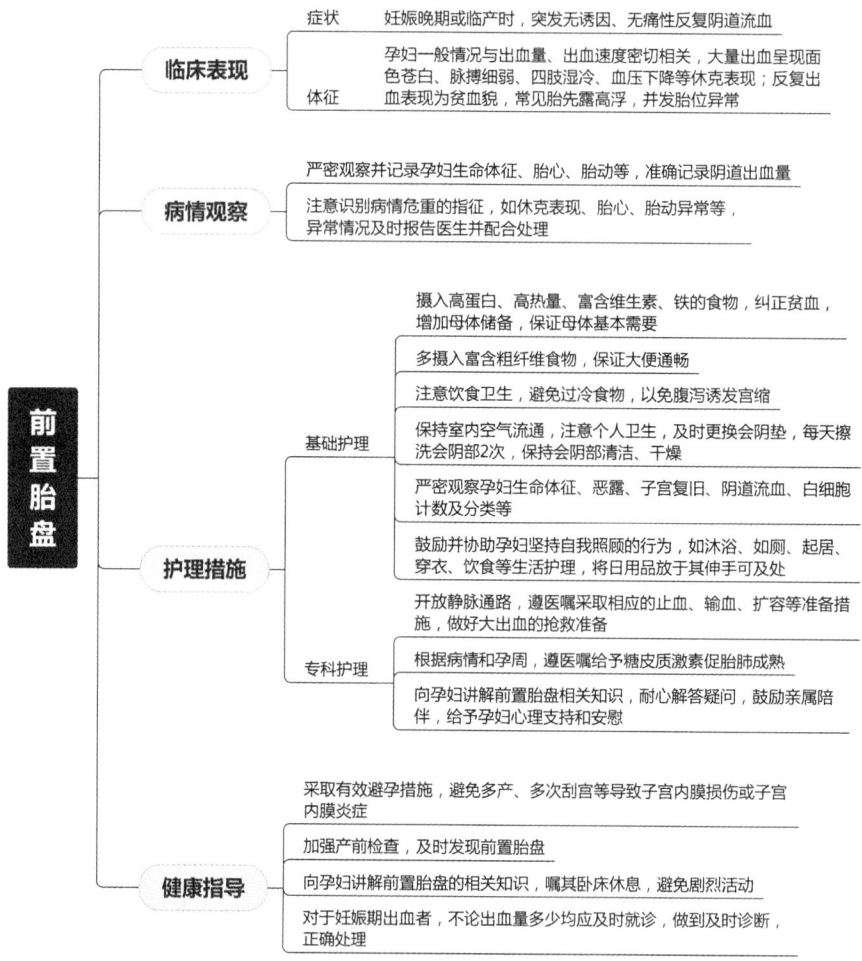

前置胎盘

临床表现
- 症状 —— 妊娠晚期或临产时，突发无诱因、无痛性反复阴道流血
- 体征 —— 孕妇一般情况与出血量、出血速度密切相关，大量出血呈现面色苍白、脉搏细弱、四肢湿冷、血压下降等休克表现；反复出血表现为贫血貌，常见胎先露高浮，并发胎位异常

病情观察
- 严密观察并记录孕妇生命体征、胎心、胎动等，准确记录阴道出血量
- 注意识别病情危重的指征，如休克表现、胎心、胎动异常等，异常情况及时报告医生并配合处理

护理措施
- 基础护理
  - 摄入高蛋白、高热量、富含维生素、铁的食物，纠正贫血，增加母体储备，保证母体基本需要
  - 多摄入富含粗纤维食物，保证大便通畅
  - 注意饮食卫生，避免过食冷食物，以免腹泻诱发宫缩
  - 保持室内空气流通，注意个人卫生，及时更换会阴垫，每天擦洗会阴部2次，保持会阴部清洁、干燥
  - 严密观察孕妇生命体征、恶露、子宫复旧、阴道流血、白细胞计数及分类等
  - 鼓励并协助孕妇坚持自我照顾的行为，如沐浴、如厕、起居、穿衣、饮食等生活护理，将日用品放于其伸手可及处
- 专科护理
  - 开放静脉通路，遵医嘱采取相应的止血、输血、扩容等准备措施，做好大出血的抢救准备
  - 根据病情和孕周，遵医嘱给予糖皮质激素促胎肺成熟
  - 向孕妇讲解前置胎盘相关知识，耐心解答疑问，鼓励亲属陪伴，给予孕妇心理支持和安慰

健康指导
- 采取有效避孕措施，避免多产、多次刮宫等导致子宫内膜损伤或子宫内膜炎症
- 加强产前检查，及时发现前置胎盘
- 向孕妇讲解前置胎盘的相关知识，嘱其卧床休息，避免剧烈活动
- 对于妊娠期出血者，不论出血量多少均应及时就诊，做到及时诊断，正确处理

五、胎盘早剥

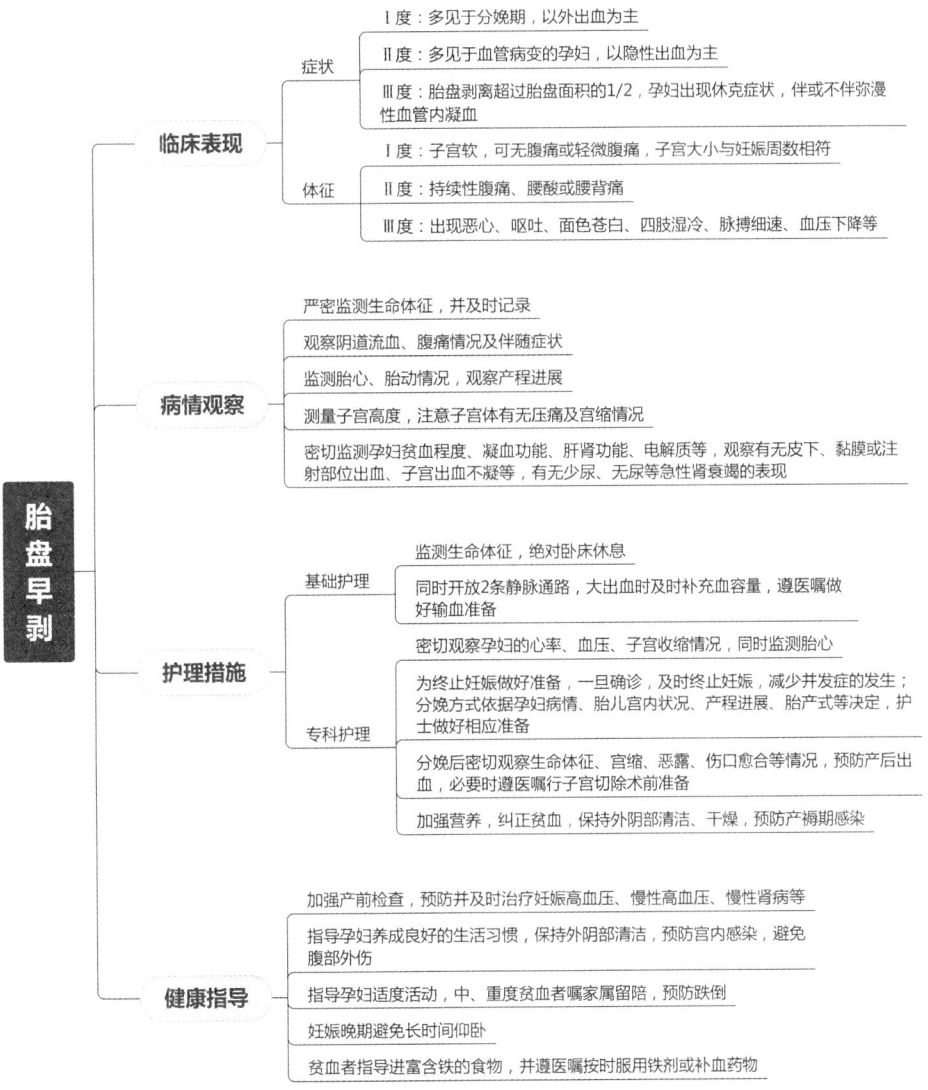

胎盘早剥

临床表现

症状
- Ⅰ度：多见于分娩期，以外出血为主
- Ⅱ度：多见于血管病变的孕妇，以隐性出血为主
- Ⅲ度：胎盘剥离超过胎盘面积的1/2，孕妇出现休克症状，伴或不伴弥漫性血管内凝血

体征
- Ⅰ度：子宫软，可无腹痛或轻微腹痛，子宫大小与妊娠周数相符
- Ⅱ度：持续性腹痛、腰酸或腰背痛
- Ⅲ度：出现恶心、呕吐、面色苍白、四肢湿冷、脉搏细速、血压下降等

病情观察
- 严密监测生命体征，并及时记录
- 观察阴道流血、腹痛情况及伴随症状
- 监测胎心、胎动情况，观察产程进展
- 测量子宫高度，注意子宫体有无压痛及宫缩情况
- 密切监测孕妇贫血程度、凝血功能、肝肾功能、电解质等，观察有无皮下、黏膜或注射部位出血、子宫出血不凝等，有无少尿、无尿等急性肾衰竭的表现

护理措施

基础护理
- 监测生命体征，绝对卧床休息
- 同时开放2条静脉通路，大出血时及时补充血容量，遵医嘱做好输血准备
- 密切观察孕妇的心率、血压、子宫收缩情况，同时监测胎心

专科护理
- 为终止妊娠做好准备，一旦确诊，及时终止妊娠，减少并发症的发生；分娩方式依据孕妇病情、胎儿宫内状况、产程进展、胎产式等决定，护士做好相应准备
- 分娩后密切观察生命体征、宫缩、恶露、伤口愈合等情况，预防产后出血，必要时遵医嘱行子宫切除术前准备
- 加强营养，纠正贫血，保持外阴部清洁、干燥，预防产褥期感染

健康指导
- 加强产前检查，预防并及时治疗妊娠高血压、慢性高血压、慢性肾病等
- 指导孕妇养成良好的生活习惯，保持外阴部清洁，预防宫内感染，避免腹部外伤
- 指导孕妇适度活动，中、重度贫血者嘱家属留陪，预防跌倒
- 妊娠晚期避免长时间仰卧
- 贫血者指导进富含铁的食物，并遵医嘱按时服用铁剂或补血药物

六、胎膜早破

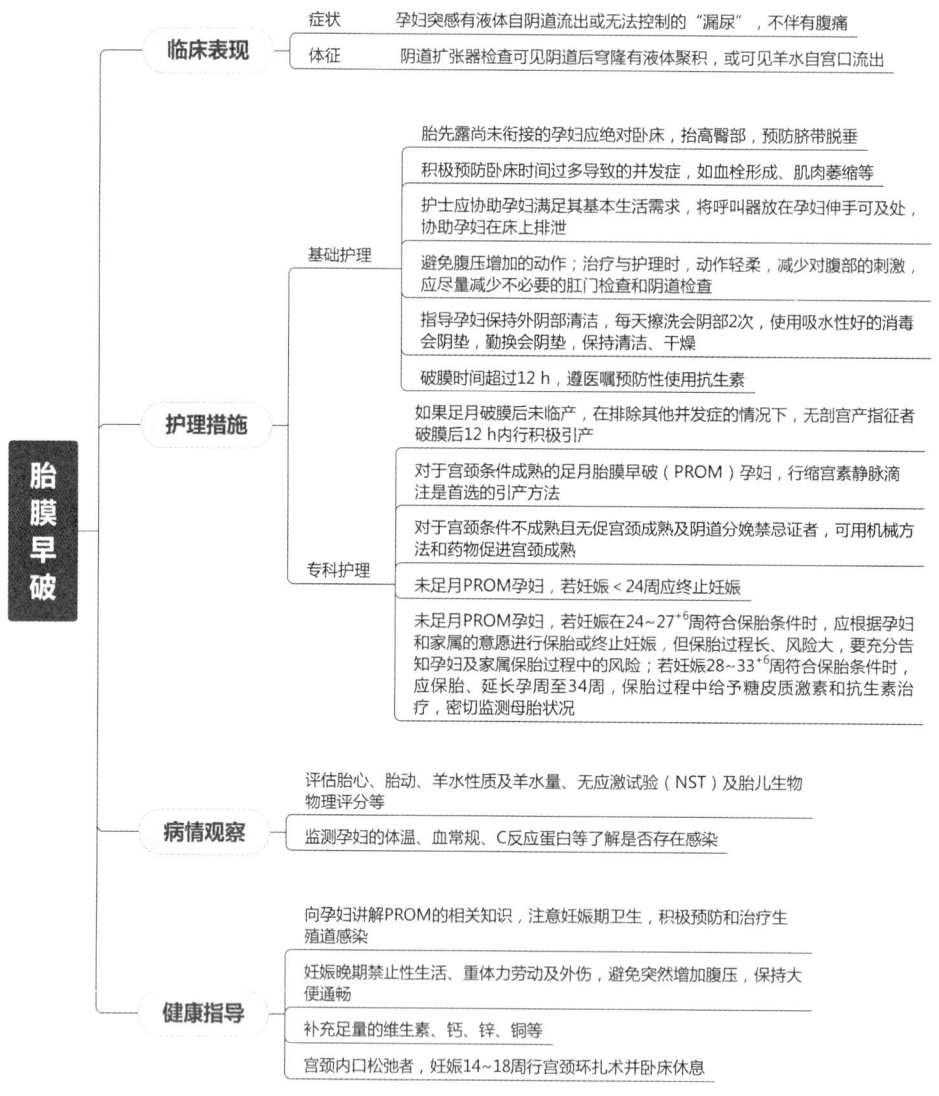

七、产后出血

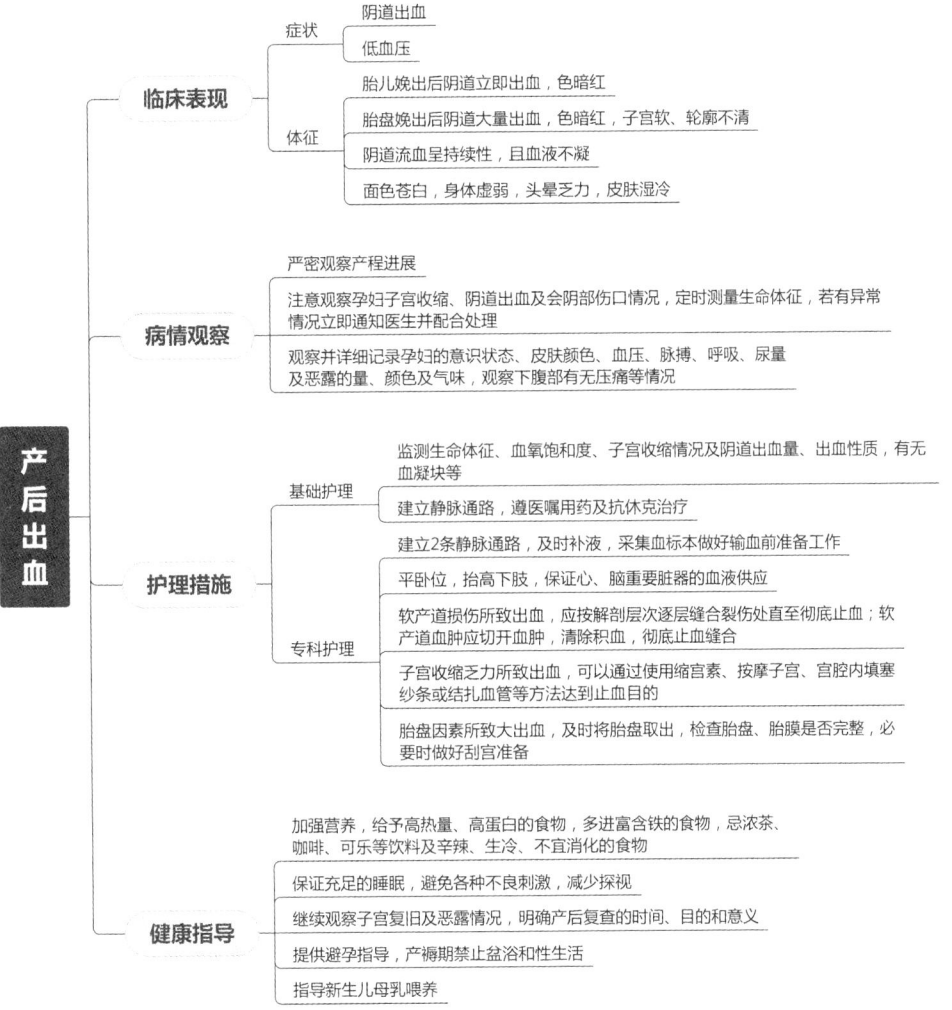

第四章　儿科疾病护理常规

第一节　新生儿疾病护理常规

一、新生儿缺氧缺血性脑病

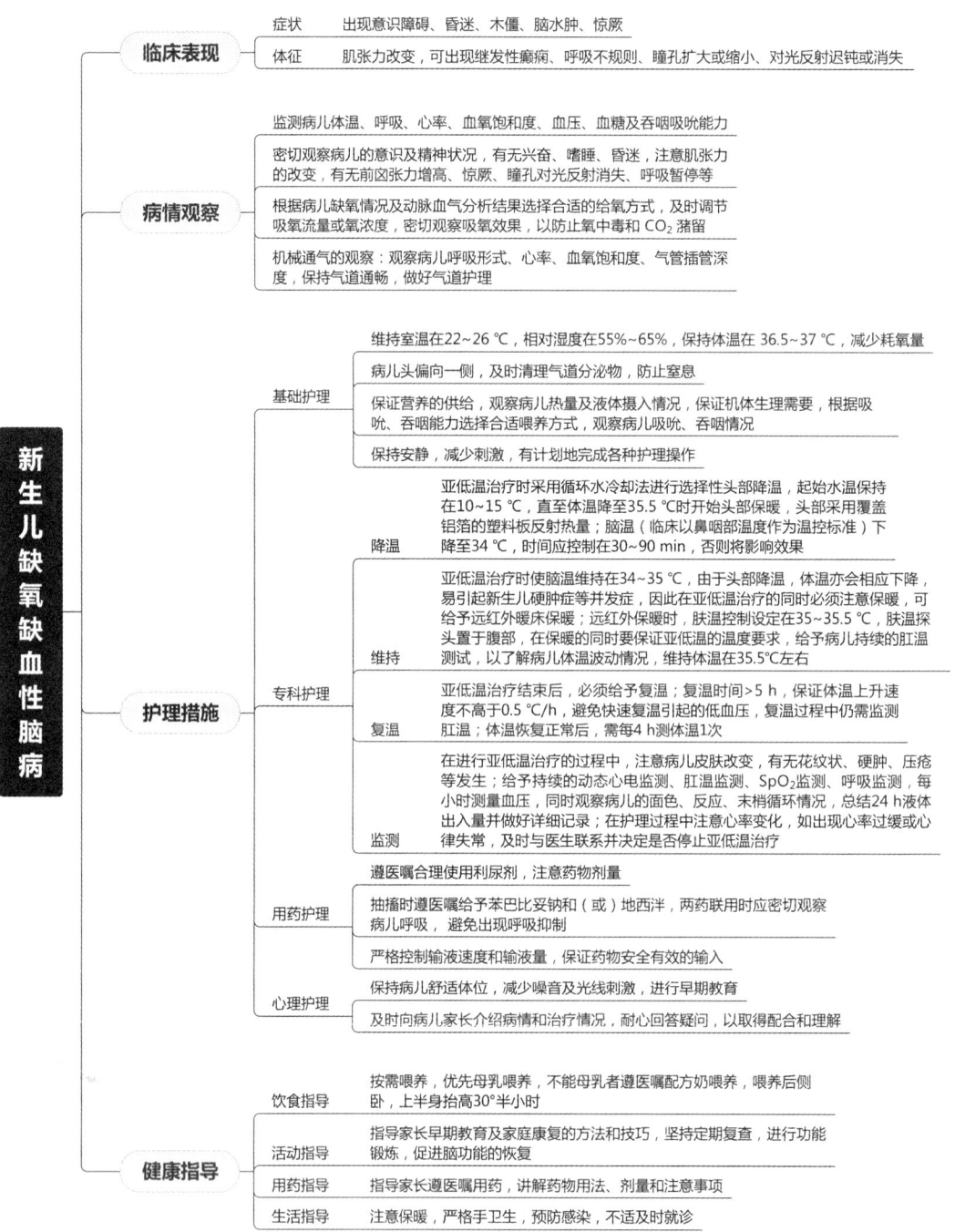

新生儿缺氧缺血性脑病

临床表现
　　症状　出现意识障碍、昏迷、木僵、脑水肿、惊厥
　　体征　肌张力改变，可出现继发性癫痫、呼吸不规则、瞳孔扩大或缩小、对光反射迟钝或消失

病情观察
　　监测病儿体温、呼吸、心率、血氧饱和度、血压、血糖及吞咽吸吮能力
　　密切观察病儿的意识及精神状况，有无兴奋、嗜睡、昏迷，注意肌张力的改变，有无前囟张力增高、惊厥、瞳孔对光反射消失、呼吸暂停等
　　根据病儿缺氧情况及动脉血气分析结果选择合适的给氧方式，及时调节吸氧流量或氧浓度，密切观察吸氧效果，以防止氧中毒和 CO_2 潴留
　　机械通气的观察：观察病儿呼吸形式、心率、血氧饱和度、气管插管深度，保持气道通畅，做好气道护理

护理措施
　基础护理
　　维持室温在22~26 ℃，相对湿度在55%~65%，保持体温在 36.5~37 ℃，减少耗氧量
　　病儿头偏向一侧，及时清理气道分泌物，防止窒息
　　保证营养的供给，观察病儿热量及液体摄入情况，保证机体生理需要，根据吸吮、吞咽能力选择合适喂养方式，观察病儿吸吮、吞咽情况
　　保持安静，减少刺激，有计划地完成各种护理操作

　专科护理
　　降温　亚低温治疗时采用循环水冷却法进行选择性头部降温，起始水温保持在10~15 ℃，直至头温降至35.5 ℃时开始头部保暖，头部采用覆盖铝箔的塑料板反射热量；脑温（临床以鼻咽部温度作为温控标准）下降至34 ℃，时间应控制在30~90 min，否则将影响效果
　　维持　亚低温治疗时使脑温维持在34~35 ℃，由于头部保温，体温亦会相应下降，易引起新生儿硬肿症等并发症，因此在亚低温治疗的同时必须注意保暖，可给予远红外暖床保暖；远红外保暖时，肤温控制设定在35~35.5 ℃，肤温探头置于腹部，在保暖的同时要保证亚低温的温度要求，给予病儿持续的肛温测试，以了解病儿体温波动情况，维持体温在35.5℃左右
　　复温　亚低温治疗结束后，必须给予复温；复温时间>5 h，保证体温上升速度不高于0.5 ℃/h，避免快速复温引起的低血压，复温过程中仍需监测肛温；体温恢复正常后，需每4 h测体温1次
　　监测　在进行亚低温治疗的过程中，注意病儿皮肤改变，有无花纹状、硬肿、压疮等发生；给予持续的动态心电监测、肛温监测、SpO_2监测、呼吸监测，每小时测量血压，同时观察病儿的面色、反应、末梢循环情况，总结24 h液体出入量并做好详细记录；在护理过程中注意心率变化，如出现心率过缓或心律失常，及时与医生联系并决定是否停止亚低温治疗

　用药护理
　　遵医嘱合理使用利尿剂，注意药物剂量
　　抽搐时遵医嘱给予苯巴比妥钠和（或）地西泮，两药联用时应密切观察病儿呼吸，避免出现呼吸抑制
　　严格控制输液速度和输液量，保证药物安全有效的输入

　心理护理
　　保持病儿舒适体位，减少噪音及光线刺激，进行早期教育
　　及时向病儿家长介绍病情和治疗情况，耐心回答疑问，以取得配合和理解

健康指导
　　饮食指导　按需喂养，优先母乳喂养，不能母乳者遵医嘱配方奶喂养，喂养后侧卧，上半身抬高30°半小时
　　活动指导　指导家长早期教育及家庭康复的方法和技巧，坚持定期复查，进行功能锻炼，促进脑功能的恢复
　　用药指导　指导家长遵医嘱用药，讲解药物用法、剂量和注意事项
　　生活指导　注意保暖，严格手卫生，预防感染，不适及时就诊

二、新生儿颅内出血

新生儿颅内出血

临床表现
- 症状：易激惹或反应差、惊厥、喷射状呕吐、脑性尖叫，不同程度的意识障碍（嗜睡、昏睡、昏迷）等
- 体征：颅内压增高、头围增大、前囟饱满，伴喷射状呕吐、烦躁不安、短暂抽搐、角弓反张、眼球震颤、呼吸困难

病情观察
- 监测病儿体温、呼吸、心率、血氧饱和度、血压及血糖等
- 监测病儿神志、呼吸、瞳孔、心率、前囟张力和肌张力的变化，注意有无呕吐、双目凝视、尖叫、呼吸节律改变及发绀等
- 吸氧的观察：根据病儿动脉血气分析结果及时调节吸氧流量或氧浓度，以防止氧中毒和 CO_2 潴留
- 机械通气的观察：观察病儿呼吸形式、心率、血氧饱和度、气管插管深度、呼吸机参数，保持气道通畅，做好气道护理
- 亚低温治疗期间需密切监护脏器功能，出现严重不良事件应及时处理，病儿住院期间和出院后应进行神经发育评估

护理措施
- 基础护理
  - 保持室温在 22~26 ℃，相对湿度在 55%~65%，保持体温在 36.5~37 ℃
  - 合理吸氧，注意吸氧的方式和浓度，维持 SpO_2 在85%~95%，防止氧浓度过高或用氧时间过长导致氧中毒
  - 呼吸衰竭或严重呼吸暂停时需气管插管、机械通气，并做好相关护理
  - 保证营养和能量的供给，不能进食者给予管饲喂养，遵医嘱静脉补充水分和静脉营养治疗
- 专科护理
  - 保持绝对静卧，取头高体位，头肩部抬高15°~30°，减少噪音，各种治疗和护理操作集中进行，一切必要的操作要轻、稳、准、减少反复穿刺，以防加重颅内出血
- 用药护理
  - 遵医嘱用药，观察药物疗效和不良反应
  - 使用甘露醇时避免结晶，保证输注速度
  - 严格控制输液速度和输液量，加强巡视，避免药物外渗
- 心理护理
  - 向病儿家长讲解病儿病情、治疗效果及可能的预后，给予相应的心理指导和安慰，让家长接受新生儿患病的事实，缓解紧张情绪
  - 避免声、光刺激，病儿哭闹时及时安抚
  - 严重躁动的病儿可遵医嘱使用镇静剂

健康指导
- 饮食指导：按需喂养，优先母乳喂养，不能母乳者遵医嘱配方奶喂养，喂养后侧卧，上半身抬高30°半小时
- 活动指导：建议尽早进行新生儿行为测定，早期发现脑损伤引起的异常，尽早进行功能锻炼和智力开发，按时复诊
- 用药指导：向家长介绍维生素D等口服药的作用、服用时间、方法、剂量等
- 生活指导：注意保暖，严格手卫生，预防感染，不适随诊

三、新生儿肺透明膜病

新生儿肺透明膜病

临床表现
- 症状：出生后4~6 h内出现逐渐加重的呼吸困难、呻吟、吐沫、鼻翼扇动、面色青紫、肌张力低下
- 体征：呼吸（＞60次/分）、三凹征（胸骨上窝、锁骨上窝、肋间隙凹陷）、呼吸音降低、闻及细湿啰音

病情观察
- 严密观察病情，注意病儿面色、呼吸、肌张力、大小便、胸腹起伏等情况，关注实验室检查结果，病情变化及时通知医生
- 及时清除口、鼻、咽部分泌物，必要时予雾化吸入后吸痰，保持呼吸道通畅
- 根据病情及动脉血气分析采用不同吸氧方法，准确调节吸氧流量，维持血氧饱和度在87%~93%，注意避免氧中毒
- 辅助呼吸，尽早应用经鼻持续气道正压通气（NCPAP），增加功能残气量，防止肺泡塌陷和肺不张；当NCPAP无效或频发呼吸暂停时行气管插管
- 遵医嘱使用LISA技术给药或气管导管内注入肺表面活性物质（PS），注入前彻底清理气道，将溶解好的PS经气管导管侧面缓慢注入，并与吸气同步，滴注时变动病儿体位，从仰卧转至右侧卧再到左侧卧，最后平卧。完毕后用复苏器加压给氧，以助药液均匀扩散至肺泡，滴入后2 h内避免深部吸引
- 用药后观察病儿病情，持续24 h心电监护及监测血氧饱和度，并随时评估，认真记录

护理措施
- 基础护理：
  - 保持气道通畅，体位正确，头稍后仰，使气管伸直，及时清除口、鼻、咽部分泌物，分泌物黏稠时可给予雾化吸入后吸痰
  - 保暖，将病儿置于暖箱或辐射式抢救台上，环境温度维持在22~24℃，相对湿度在55%~65%
- 专科护理：
  - 根据病情及动脉血气分析结果，选择合适吸氧方式，动态调节呼吸机参数，使用呼吸机的病儿加强气道管理，观察吸氧效果
  - 根据病情确定开奶时间，重度窒息者最少禁食24 h，根据吸吮、吞咽、消化、吸收功能选择喂养方式，喂奶后观察有无呼吸改变、发绀、腹胀、呕吐等现象发生，出现异常及时处理
- 用药护理：
  - 准确配制药物，使用微量泵严格控制输液速度
  - 遵医嘱使用抗生素及镇静剂，注意药物配伍禁忌
- 心理护理：
  - 做好病儿家长的健康宣教，使家长了解疾病相关知识及康复知识
  - 运用发育支持护理模式，使用"鸟巢式"护理，使病儿舒适

健康指导
- 饮食指导：按需喂养，优先母乳喂养，不能母乳者遵医嘱配方奶喂养，喂养后侧卧，上半身抬高30°半小时
- 活动指导：教会家长掌握帮助病儿进行肺功能训练的技术，增强其战胜疾病的信心
- 用药指导：详细讲解维生素D、维生素AD、DHA等药物的使用剂量、方法、注意事项等
- 生活指导：注意保暖，严格手卫生，预防感染，不适随诊

四、新生儿败血症

```
                          症状    体温改变、精神食欲欠佳、嗜睡、哭声减弱、体重不增等
            临床表现
                          体征    气促、发绀、呼吸暂停、精神萎靡、黄疸、腹胀、腹泻、易激惹、双目
                                  凝视、惊厥、前囟张力及四肢肌张力增高等


                          观察生命体征，注意有无气促、口周发绀、口吐白沫等表现

                          密切观察病儿神志和精神状态、瞳孔及各种反射、囟门、生命体征等
            病情观察
                          如出现面色青灰、皮肤发花、四肢厥冷、脉搏细弱、皮肤有出血点
                          等，应考虑感染性休克或DIC，立即联系医生，积极处理，按相应并
                          发症护理


                                  维持室温在 24~26 ℃，相对湿度在 55%~65%，维持体温稳定，避免
                                  体温过高或过低，减少耗氧量

                                  保持病房安静，减少探视，减少挪动，各种治疗和护理操作集中进行，
                                  动作轻柔
                          基础护理
                                  保证营养的供给，观察病儿热量及液体摄入情况，保证机体生理需要，
                                  根据吸吮、吞咽能力选择合适喂养方式

                                  及时处理局部病灶，如脐炎、鹅口疮、脓疱疮、皮肤破损等，遵医嘱用
                                  药，加强护理，防止感染继续蔓延扩散

                                  维持体温稳定，体温过高时要排除护理不当的干扰，高热时予以散热、
                                  温水浴或冷毛巾湿敷；头部体温不升、精神反应差，提示感染加重，应
  新生儿                            注意保暖复温
  败血症
            护理措施     专科护理    正确留取标本，药物应用前及时采取血培养、C反应蛋白等化验标本，
                                  在采取血培养的过程中，每个环节必须严格无菌；脐炎时可留取脐部分
                                  泌物培养，皮肤脓疱疮可留取脓液培养，在留取标本时，棉签只能接触
                                  创面的分泌物和脓液，不能触及四周皮肤和器官

                                  监测病儿体重变化，体重不增和进行性下降是疾病未愈指标之一

                          用药护理    保证抗生素有效地进入体内，注意药物的疗效及不良反应，避免使用氨
                                  基苷类等肾毒性大的药物

                          心理护理    做好病儿家长的健康宣教，使家长了解疾病相关知识及康复知识，缓解
                                  家长紧张、焦虑等心理


                          饮食指导    按需喂养，优先母乳喂养，不能母乳者遵医嘱配方奶喂养，喂养后侧
                                  卧，上半身抬高30°半小时

                          活动指导    指导家长观察病儿病情变化，以便早期发现问题，早就诊，及时给予康
            健康指导            复治疗及出院后的康复指导

                          用药指导    介绍抗生素口服方式、时间、剂量及注意事项，避免抗生素滥用

                          生活指导    保持皮肤清洁，严格手卫生，预防感染
```

五、新生儿高胆红素血症

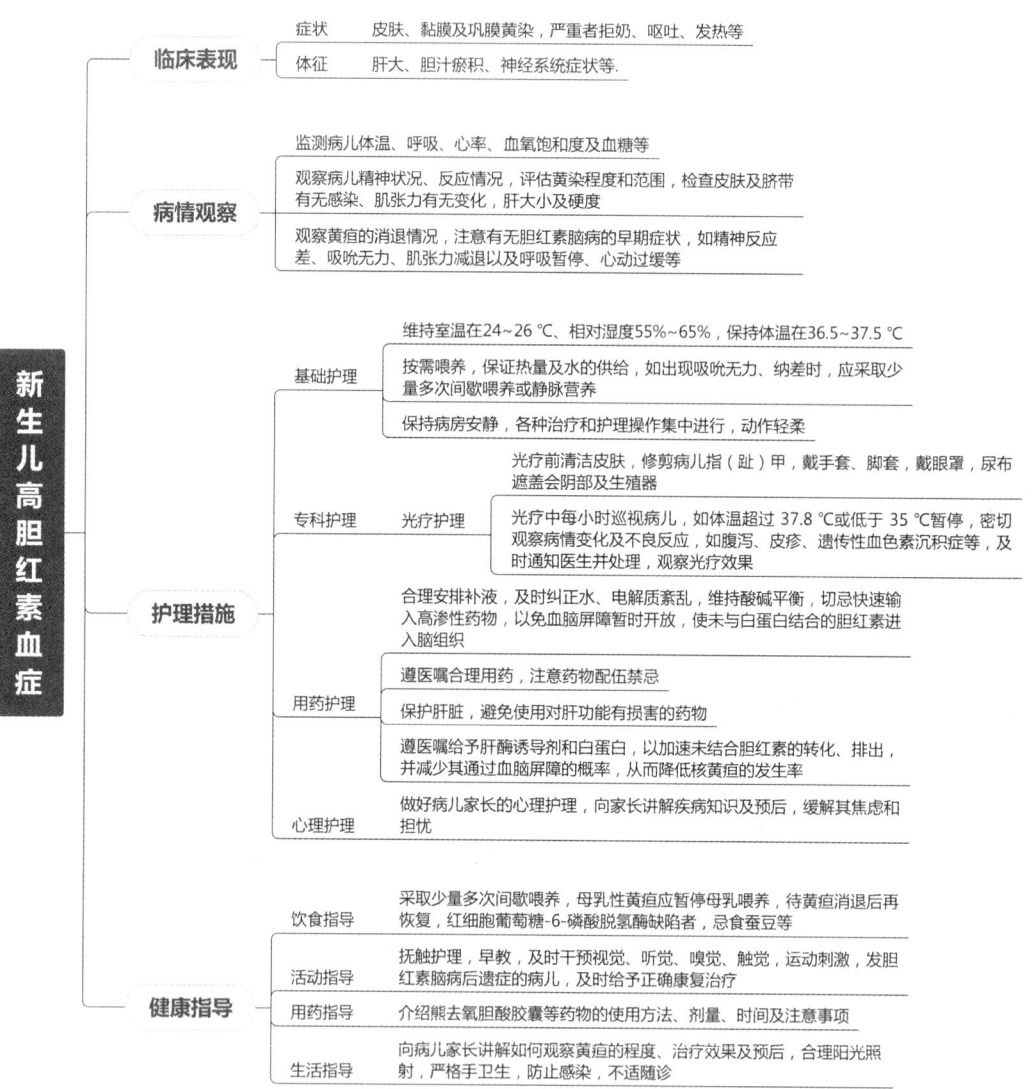

临床表现
- 症状　皮肤、黏膜及巩膜黄染，严重者拒奶、呕吐、发热等
- 体征　肝大、胆汁瘀积、神经系统症状等.

病情观察
- 监测病儿体温、呼吸、心率、血氧饱和度及血糖等
- 观察病儿精神状况、反应情况，评估黄染程度和范围，检查皮肤及脐带有无感染、肌张力有无变化，肝大小及硬度
- 观察黄疸的消退情况，注意有无胆红素脑病的早期症状，如精神反应差、吸吮无力、肌张力减退以及呼吸暂停、心动过缓等

护理措施
- 基础护理
  - 维持室温在24~26 ℃、相对湿度55%~65%，保持体温在36.5~37.5 ℃
  - 按需喂养，保证热量及水的供给，如出现吸吮无力、纳差时，应采取少量多次间歇喂养或静脉营养
  - 保持病房安静，各种治疗和护理操作集中进行，动作轻柔
- 专科护理
  - 光疗护理
    - 光疗前清洁皮肤，修剪病儿指（趾）甲，戴手套、脚套、戴眼罩，尿布遮盖会阴部及生殖器
    - 光疗中每小时巡视病儿，如体温超过 37.8 ℃或低于 35 ℃暂停，密切观察病情变化及不良反应，如腹泻、皮疹、遗传性血色素沉积症等，及时通知医生并处理，观察光疗效果
  - 合理安排补液，及时纠正水、电解质紊乱，维持酸碱平衡，切忌快速输入高渗性药物，以免血脑屏障暂时开放，使未与白蛋白结合的胆红素进入脑组织
- 用药护理
  - 遵医嘱合理用药，注意药物配伍禁忌
  - 保护肝脏，避免使用对肝功能有损害的药物
  - 遵医嘱给予肝酶诱导剂和白蛋白，以加速未结合胆红素的转化、排出，并减少其通过血脑屏障的概率，从而降低核黄疸的发生率
- 心理护理
  - 做好病儿家长的心理护理，向家长讲解疾病知识及预后，缓解其焦虑和担忧

健康指导
- 饮食指导　采取少量多次间歇喂养，母乳性黄疸应暂停母乳喂养，待黄疸消退后再恢复，红细胞葡萄糖-6-磷酸脱氢酶缺陷者，忌食蚕豆等
- 活动指导　抚触护理，早教，及时干预视觉、听觉、嗅觉、触觉，运动刺激，发胆红素脑病后遗症的病儿，及时给予正确康复治疗
- 用药指导　介绍熊去氧胆酸胶囊等药物的使用方法、剂量、时间及注意事项
- 生活指导　向病儿家长讲解如何观察黄疸的程度、治疗效果及预后，合理阳光照射，严格手卫生，防止感染，不适随诊

第二节 儿科疾病护理常规

一、手足口病

手足口病

临床表现

症状　发热，热型不一，可伴有咳嗽、流涕、缺乏食欲等

体征　手、足和臀部出现斑丘疹、疱疹，皮疹通常不痛不痒，部分有痒感，口腔内出现散在疱疹或浅溃疡，因疼痛明显可致拒食、流涎

病情观察

观察皮疹的部位、面积及出疹的时间；监测体温变化，有惊厥史的病儿观察有无惊厥发作

观察有无神经系统损害，并发脑炎、脑膜炎等，表现为头痛、呕吐、颈强直、烦躁不安、抽搐等

观察有无病毒性心肌炎的表现：持续高热、乏力、心悸、心电图和心肌酶异常

观察有无神经源性肺水肿表现：早期为呼吸急促、心率增快，继而皮肤苍白湿冷、发绀、呼吸困难、咳粉红色泡沫样痰、低氧血症

护理措施

基础护理

病房每天通风换气，保持空气新鲜和适宜温湿度；每天空气消毒2次，每次1 h

适当休息，高热者卧床休息

给予清淡、易消化的食物，避免刺激性食物；进食前后温水或淡盐水漱口，保持口腔清洁

专科护理

发热护理　测量病儿体温变化，体温在38.5 ℃以下时，嘱多饮水，予以温水擦浴；体温超过38.5 ℃，遵医嘱予以退热药，及时更换汗湿的衣物，防止受凉

皮肤护理　保持皮肤清洁，防止挠抓致破溃，瘙痒明显者局部应用止痒剂；口腔疱疹者，食物温凉、清淡，以减少刺激；有溃疡者可应用溃疡剂及促进黏膜修复的药物；保持臀部的清洁、干燥，及时清理大小便

预防感染传播　实施消化道和呼吸道隔离措施，病儿的用物、玩具应消毒处理，接触病儿前后洗手消毒，禁止易感儿探视和接触

心理护理　安抚病儿，减轻其恐惧感，向家长介绍病情及转归，缓解家长紧张、焦虑情绪

健康指导

饮食指导　给予清淡、易消化的食物，避免刺激性食物，食物宜温凉

活动指导　生病期间，适当休息，高热者卧床休息，日常加强锻炼，增强体质

隔离指导　隔离病儿，实施消化道和呼吸道隔离措施，病儿的用物、玩具应消毒处理

生活指导　养成健康良好的卫生习惯，该病流行期间不去人群聚集、空气流通差的公共场所

二、高热惊厥

临床表现
- 症状：全身性或局部肌群强直或阵挛性抽动，面部肌肉抽动似咀嚼、吸吮动作，单侧肢体震颤、四肢划船样运动
- 体征：伴意识不清、凝视、斜视、呼吸暂停等

病情观察
- 观察病儿惊厥发作的次数、持续时间、发作形式、伴随症状，前囟是否饱满，四肢肌张力、神志、瞳孔的变化，出现异常及时记录并通知医生
- 严密监测体温、心率、呼吸、血压、血氧饱和度，正确设定报警值，出现异常及时处理
- 惊厥较重或持续时间长者给予吸氧，备好急救用品
- 监测体温，高热时及时采取物理或药物降温，做好口腔护理和皮肤护理

高热惊厥

护理措施
- 基础护理
  - 定时翻身、按摩受压部位，保持床单位及病儿皮肤清洁、干燥，保持合适体位
  - 单独病房，保持病儿安静，避免声、光刺激，治疗、护理集中进行
  - 注意病儿安全，专人看护，预防外伤，挪开床边一切硬物，禁止搬、压、按、拖拽病儿，必要时约束肢体，手心放置纱布卷防骨折和抓伤，防止坠床
  - 惊厥缓解后给予高热量、高蛋白、营养丰富、易消化的流食或半流食，嘱多饮水，有意识障碍者给予鼻饲或静脉营养
- 专科护理
  - 保持气道通畅，及时清除口、鼻腔分泌物，惊厥发作时将纱布包裹的压舌板置于上下臼齿之间，防止舌、口咬伤
  - 加强巡视，监测体温变化，拉起两侧床栏
  - 必要时，遵医嘱用药，迅速控制惊厥
  - 观察药物副作用，备好急救用品，防止呼吸抑制等
- 心理护理
  - 用亲切的语言和病儿交流，减轻其恐惧感；向家长详细交待病情，解释惊厥的病因和诱因、治疗及预后，耐心解答家长的疑问，减轻或消除其紧张、恐惧

健康指导
- 指导家长掌握预防惊厥的措施，因高热惊厥病儿在今后发热时还可能发生惊厥，故应告诉家长及时控制体温是预防惊厥发作的关键，教会家长在病儿发热时进行物理降温和药物降温的方法
- 演示惊厥发作时的急救方法，如头偏向一侧平卧，保证安全，记录惊厥发作持续时间、发作形式、伴随症状等视频资料，保持镇静，惊厥发作时迅速将病儿送往医院，并将资料交给医生查阅

三、上呼吸道感染

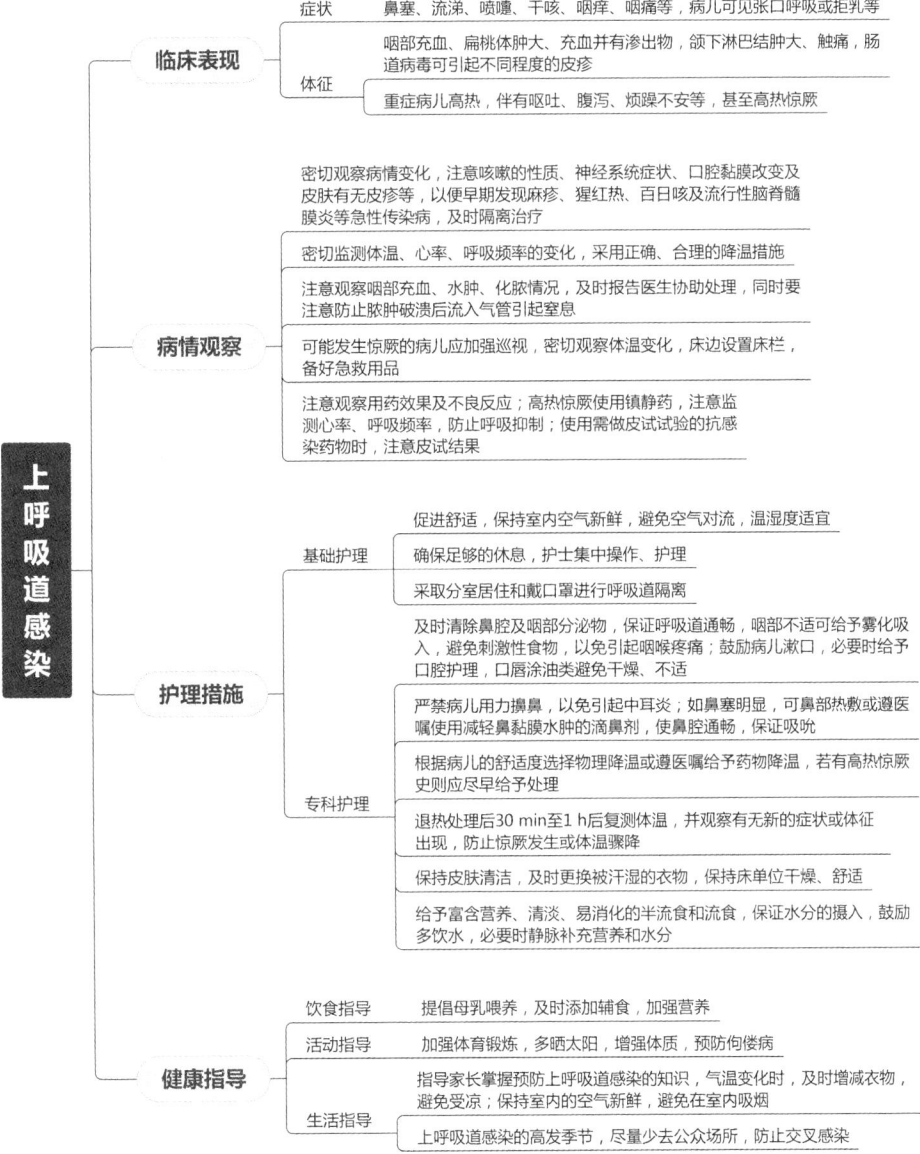

上呼吸道感染

临床表现
- 症状：鼻塞、流涕、喷嚏、干咳、咽痒、咽痛等，病儿可见张口呼吸或拒乳等
- 体征：
  - 咽部充血、扁桃体肿大、充血并有渗出物，颌下淋巴结肿大、触痛，肠道病毒可引起不同程度的皮疹
  - 重症病儿高热，伴有呕吐、腹泻、烦躁不安等，甚至高热惊厥

病情观察
- 密切观察病情变化，注意咳嗽的性质、神经系统症状、口腔黏膜改变及皮肤有无皮疹等，以便早期发现麻疹、猩红热、百日咳及流行性脑脊髓膜炎等急性传染病，及时隔离治疗
- 密切监测体温、心率、呼吸频率的变化，采用正确、合理的降温措施
- 注意观察咽部充血、水肿、化脓情况，及时报告医生协助处理，同时要注意防止脓肿破溃后流入气管引起窒息
- 可能发生惊厥的病儿应加强巡视，密切观察体温变化，床边设置床栏，备好急救用品
- 注意观察用药效果及不良反应；高热惊厥使用镇静药，注意监测心率、呼吸频率，防止呼吸抑制；使用需做皮试试验的抗感染药物时，注意皮试结果

护理措施
- 基础护理：
  - 促进舒适，保持室内空气新鲜，避免空气对流，温湿度适宜
  - 确保足够的休息，护士集中操作、护理
  - 采取分室居住和戴口罩进行呼吸道隔离
- 专科护理：
  - 及时清除鼻腔及咽部分泌物，保证呼吸道通畅，咽部不适可给予雾化吸入，避免刺激性食物，以免引起咽喉疼痛；鼓励病儿漱口，必要时给予口腔护理，口唇涂油类避免干燥、不适
  - 严禁病儿用力擤鼻，以免引起中耳炎；如鼻塞明显，可鼻部热敷或遵医嘱使用减轻鼻黏膜水肿的滴鼻剂，使鼻腔通畅，保证吸吮
  - 根据病儿的舒适度选择物理降温或遵医嘱给予药物降温，若有高热惊厥史则应尽早给予处理
  - 退热处理后30 min至1 h后复测体温，并观察有无新的症状或体征出现，防止惊厥发生或体温骤降
  - 保持皮肤清洁，及时更换被汗湿的衣物，保持床单位干燥、舒适
  - 给予富含营养、清淡、易消化的半流食和流食，保证水分的摄入，鼓励多饮水，必要时静脉补充营养和水分

健康指导
- 饮食指导：提倡母乳喂养，及时添加辅食，加强营养
- 活动指导：加强体育锻炼，多晒太阳，增强体质，预防佝偻病
- 生活指导：
  - 指导家长掌握预防上呼吸道感染的知识，气温变化时，及时增减衣物，避免受凉；保持室内的空气新鲜，避免在室内吸烟
  - 上呼吸道感染的高发季节，尽量少去公众场所，防止交叉感染

四、支气管肺炎

临床表现
- 症状 发热、咳嗽、精神不振、食欲减退、烦躁不安、轻度腹泻或呕吐等
- 体征 呼吸增快、肺部湿啰音，重症病儿合并心肌炎、心力衰竭表现

病情观察
- 观察有无烦躁不安、发绀、面色苍白、呼吸节律改变、呼吸急促、心音低钝、奔马律、肝脏急剧增大等心力衰竭表现；若出现，及时报告医生，减慢输液速度，准备强心剂、利尿剂，做好抢救准备
- 密切观察意识、瞳孔、囟门及肌张力等变化，若有嗜睡、烦躁、惊厥、昏迷、呼吸不规则等，提示颅内压增高，及时通知医生，并协助抢救
- 观察有无腹胀、腹痛、肠鸣音减弱或消失、呕吐，是否有便血等，以便发现中毒性肠麻痹及胃肠道出血
- 如病儿病情突然加重，出现剧烈咳嗽、呼吸困难、烦躁不安、面色青紫、胸痛及一侧呼吸运动受限等，提示出现脓胸、脓气胸，应及时报告医生并配合胸腔穿刺或胸腔闭式引流
- 高热者要严密监测体温变化，采取相应的降温措施，及时更换汗湿衣物，同时防止虚脱
- 严格控制输液速度，保持液体均匀滴入，防止肺水肿和心力衰竭，严重病儿应准确记录24h液体出入量

护理措施
- 基础护理
  - 卧床休息，减少活动，治疗、护理集中进行，保证病儿足够的休息时间
  - 吸氧：气促、发绀的病儿应给予吸氧，监测血氧饱和度；缺氧明显者给予面罩或头罩给氧，呼吸衰竭时应用机械通气
  - 给予高热量、富含维生素、易消化的流食或半流食，少量多餐，避免过饱影响呼吸；病儿哺乳时头部抬高，防止呛咳引起窒息；重症不能进食者给予静脉营养
  - 对铜绿假单胞菌、金黄色葡萄球菌感染者应安排单间，执行呼吸道隔离
- 专科护理
  - 保持呼吸道通畅，指导病儿有效咳嗽，及时清除口、鼻腔分泌物，病情许可的情况下，进行体位引流、雾化吸入，必要时可吸痰
  - 呼吸困难者取半坐卧位，经常变换体位以减少肺部瘀血，促进炎症吸收，病情允许时给予拍背（拍背手法为空心掌，由下而上、由外向内叩击背部），鼓励病儿咳嗽咳痰，痰液黏稠者给予雾化吸入
  - 观察药物不良反应，抗生素早期、足量、足疗程应用
- 心理护理
  - 安抚病儿，减轻其恐惧；告知家长病儿的病情及治疗方案，取得家长配合，缓解家长焦虑情绪

健康指导
- 饮食指导 给予清淡、易消化的食物，避免刺激性食物，食物宜温凉
- 活动指导 婴幼儿应少去人多的公共场所，戴好口罩，尽可能避免接触呼吸道感染者
- 疾病指导
  - 向家长介绍疾病诱因、症状及治疗方法，指导正确拍背手法
  - 定期健康检查，按时预防接种
  - 积极治疗基础病，减少上呼吸道感染并教会家长处理呼吸道感染的方法，在疾病早期及时控制

支气管肺炎

五、支气管哮喘

支气管哮喘

临床表现

- 症状　反复喘息、气促、胸闷或咳嗽，发作前有刺激性干咳、打喷嚏、流泪、胸闷等先兆症状
- 体征　呼吸增快、肺部湿啰音，重症病儿合并心肌炎、心力衰竭等表现

病情观察

- 严密监测生命体征变化，注意呼吸困难的表现及病情变化；若出现意识障碍、呼吸衰竭等，及时给予机械通气
- 若出现发绀、大汗、心率增快、血压下降、呼吸音减弱等表现，应及时报告医生并协助抢救
- 观察病儿喘息发作时间、持续时间、诱因及雾化吸入后效果
- 观察病儿有无并存疾病，接触物是否属于过敏原

护理措施

- 基础护理
  - 保持室内空气新鲜，开窗通风，温湿度适宜，禁止吹对流风，避免有害气味及强光刺激；护理操作应集中进行，提供安静舒适环境以利于病儿休息
  - 哮喘发作时注意卧床休息，取半坐卧位或坐位
  - 发作时给予吸氧，氧浓度以不超过40%为宜，并监测动脉血气分析及血氧饱和度的变化，及时调整氧流量
  - 保证充足的水分和营养，鼓励病儿多饮水，以降低分泌物黏稠度，防止痰栓形成，给予营养丰富、易消化的食物，少量多餐
- 专科护理
  - 保持呼吸道通畅，及时准确给予β₂受体激动剂雾化吸入，解除支气管痉挛，呼吸道分泌物过多时及时吸痰
  - 遵医嘱给予支气管扩张剂和糖皮质激素，观察其疗效和不良反应，有感染者遵医嘱给予抗生素
  - 教会并鼓励病儿做深而慢的呼吸运动
  - 哮喘发作时，守护并安抚病儿，鼓励表达不良情绪及不适，及时告知家长哮喘的诱因、治疗过程及预后；用正确的态度对待病儿，发挥病儿的主观能动性，采取措施缓解病儿恐惧心理

健康指导

- 饮食指导　给予清淡、易消化、富有营养的食物，避免刺激及致敏性食物，食物宜温凉
- 活动指导　增强体质，多进行适当体育锻炼活动
- 知识宣教　教会病儿及家长遵医嘱用药，掌握正确、安全用药方法及不良反应的预防和处理方法
- 疾病指导
  - 指导病儿及家长确认哮喘发作的诱因，避免接触可能的过敏原，去除各种诱因
  - 教会家长对病情进行监测，辨认哮喘发作的早期征象、发作表现及掌握适当的处理方法

六、婴幼儿腹泻

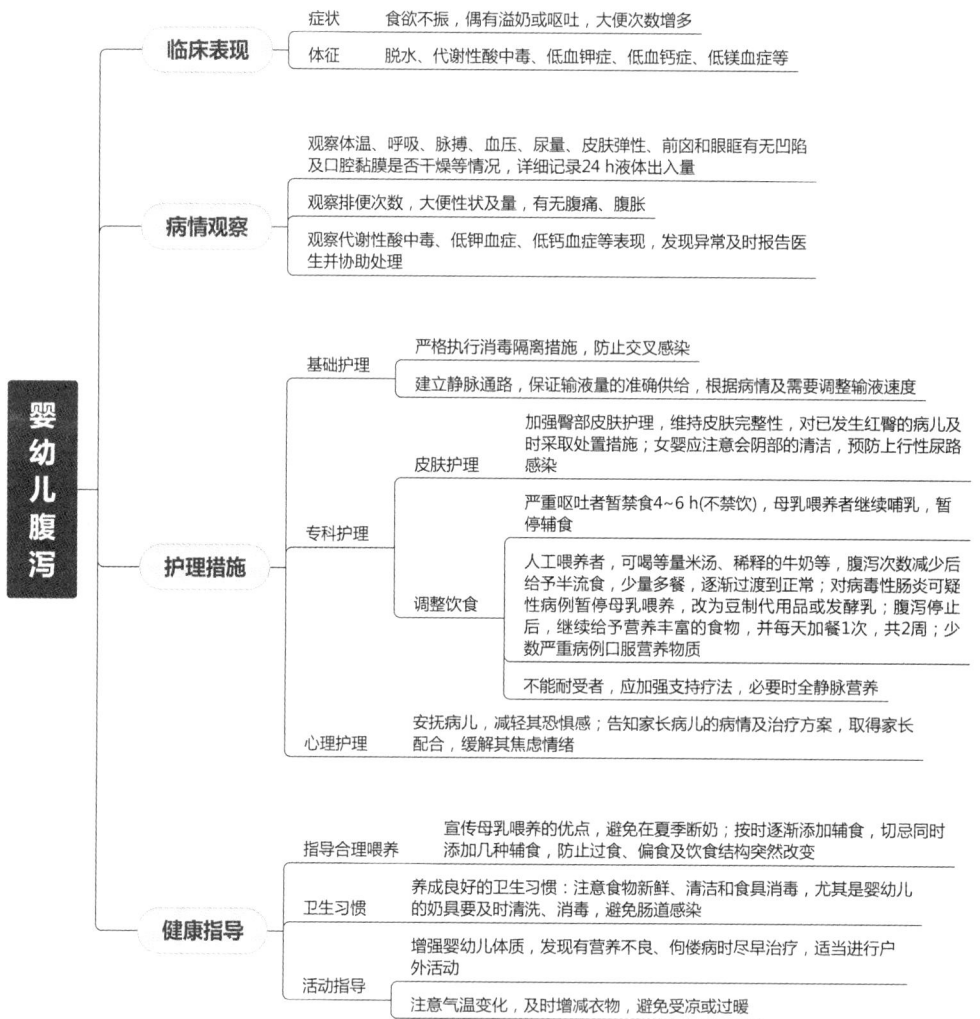

七、肾小球肾炎

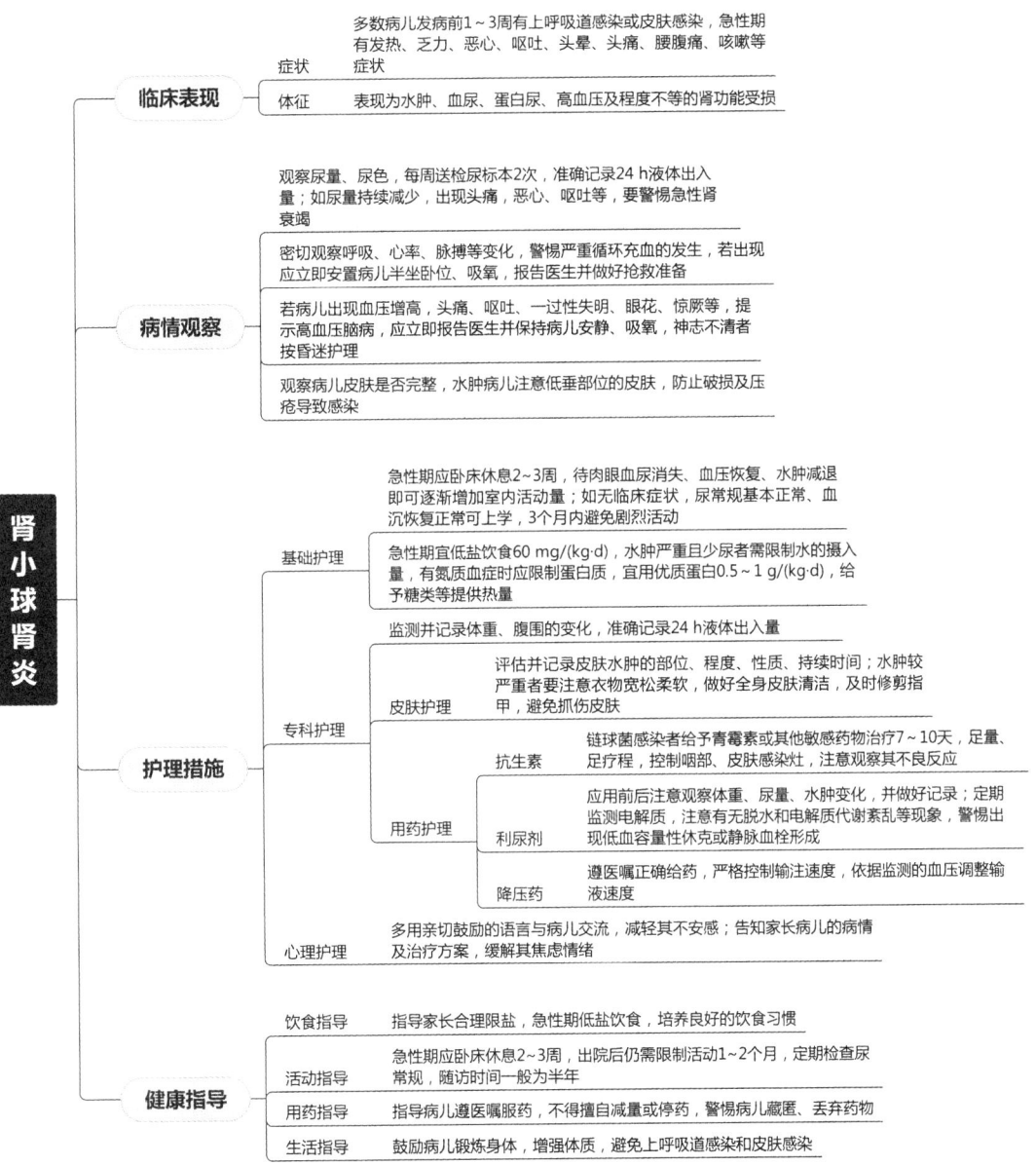

临床表现
- 症状：多数病儿发病前1~3周有上呼吸道感染或皮肤感染，急性期有发热、乏力、恶心、呕吐、头晕、头痛、腰腹痛、咳嗽等症状
- 体征：表现为水肿、血尿、蛋白尿、高血压及程度不等的肾功能受损

病情观察
- 观察尿量、尿色，每周送检尿标本2次，准确记录24 h液体出入量；如尿量持续减少，出现头痛、恶心、呕吐等，要警惕急性肾衰竭
- 密切观察呼吸、心率、脉搏等变化，警惕严重循环充血的发生，若出现应立即安置病儿半坐卧位、吸氧，报告医生并做好抢救准备
- 若病儿出现血压增高，头痛、呕吐、一过性失明、眼花、惊厥等，提示高血压脑病，应立即报告医生并保持病儿安静、吸氧，神志不清者按昏迷护理
- 观察病儿皮肤是否完整，水肿病儿注意低垂部位的皮肤，防止破损及压疮导致感染

护理措施
- 基础护理
  - 急性期应卧床休息2~3周，待肉眼血尿消失、血压恢复、水肿减退即可逐渐增加室内活动量；如无临床症状，尿常规基本正常、血沉恢复正常可上学，3个月内避免剧烈活动
  - 急性期宜低盐饮食60 mg/(kg·d)，水肿严重且少尿者需限制水的摄入量，有氮质血症时应限制蛋白质，宜用优质蛋白0.5~1 g/(kg·d)，给予糖类等提供热量
  - 监测并记录体重、腹围的变化，准确记录24 h液体出入量
- 专科护理
  - 皮肤护理：评估并记录皮肤水肿的部位、程度、性质、持续时间；水肿较严重者要注意衣物宽松柔软，做好全身皮肤清洁，及时修剪指甲，避免抓伤皮肤
  - 用药护理
    - 抗生素：链球菌感染者给予青霉素或其他敏感药物治疗7~10天，足量、足疗程，控制咽部、皮肤感染灶，注意观察其不良反应
    - 利尿剂：应用前后注意观察体重、尿量、水肿变化，并做好记录；定期监测电解质，注意有无脱水和电解质代谢紊乱等现象，警惕出现低血容量性休克或静脉血栓形成
    - 降压药：遵医嘱正确给药，严格控制输注速度，依据监测的血压调整输液速度
- 心理护理：多用亲切鼓励的语言与病儿交流，减轻其不安感；告知家长病儿的病情及治疗方案，缓解其焦虑情绪

健康指导
- 饮食指导：指导家长合理限盐，急性期低盐饮食，培养良好的饮食习惯
- 活动指导：急性期应卧床休息2~3周，出院后仍需限制活动1~2个月，定期检查尿常规，随访时间一般为半年
- 用药指导：指导病儿遵医嘱服药，不得擅自减量或停药，警惕病儿藏匿、丢弃药物
- 生活指导：鼓励病儿锻炼身体，增强体质，避免上呼吸道感染和皮肤感染

八、过敏性紫癜

过敏性紫癜	**临床表现**	症状 — 30%~50%病儿在发病前1~3周有上呼吸道感染史，发病多急骤，首发症状以皮肤紫癜为主，少数以腹痛、关节炎或肾脏症状首先出现，可伴有低热、食欲差、乏力等全身症状
		体征 — 反复出现皮肤紫癜为本病特征，常有过敏性皮疹、关节肿痛、腹痛、便血和血尿等综合表现
	病情观察	观察紫癜形态、分布及消退范围，有无新的出血点，皮肤受压情况
		观察消化道症状，如腹痛、呕吐、腹泻、便血等，警惕肠穿孔及肠套叠的发生
		观察关节肿胀及疼痛情况，予以抬高患肢，并保持关节的功能位
		观察病儿尿色、尿量、尿液性状及尿比重等肾损害症状
	护理措施	基础护理 — 急性期卧床休息，至症状消失(皮疹消退、无关节肿痛、无腹痛)后下床活动
		基础护理 — 给予优质蛋白、富含维生素、易消化的无渣食物；如有胃肠道大出血、腹痛明显应禁食；合并肾损害的给予低盐饮食；禁生冷、辛辣、坚硬食物，禁鱼、虾、蛋、奶、蘑菇等可能为过敏原的食物，筛查食物性过敏原，半年内避免易致敏食物
		专科护理 — 皮肤护理 — 观察皮疹的形态、颜色、数量及分布特点，保持皮肤清洁，避免擦伤或搔抓，如有破溃需及时处理，防止出血和感染；衣着宽松、柔软，保持清洁、干燥；避免接触可能诱发或加重皮疹的各种过敏原
		专科护理 — 疼痛护理 — 对关节型病儿应观察关节疼痛和肿胀部位及程度，协助病儿选用舒适体位以减轻疼痛，可以通过讲故事等方法转移、分散病儿注意力；对腹痛的病儿，观察病儿腹痛部位、性质、程度、持续时间以及有无呕吐、血便；禁止腹部热敷，以防加重肠出血
		专科护理 — 紫癜性肾炎护理 — 评估病儿水肿的部位和程度，详细记录24 h液体出入量，观察尿量、尿色，定期送检尿常规、监测血压变化，若突然出现血压升高、剧烈头痛、呕吐等，应立即配合医生救治；出现重度水肿和高血压时，应卧床休息，待水肿消退、血压降至正常范围、肉眼血尿消失，可下床活动，逐渐恢复正常活动
		心理护理 — 向家长详细介绍本病的特点、治疗方法及预后，鼓励家长树立信心，同时注意分散病儿对疼痛、饥饿的注意力
	健康指导	饮食指导 — 讲解饮食治疗的重要性，尽量避免食入和接触过敏原，平时少吃辛辣、冷硬等刺激性食物
		活动指导 — 指导病儿适当参加体育锻炼，增强体质，预防上呼吸道感染；在花粉季节减少过敏体质的病儿外出，外出时戴口罩
		用药指导 — 需应用激素的病儿要严格遵医嘱服药，不可擅自减药、停药；不可滥用药物，用药前仔细阅读说明书，对引起过敏反应的药物应避免使用
		生活指导 — 该病为自限性疾病，无内脏受累者病程1~6周，其预后取决于肾损害的程度，家长应注意观察病儿症状及小便的颜色，保持皮肤清洁，预防感染

九、血小板减少性紫癜

| | 临床表现 | 症状 | 病儿发病前1~4周常有急性病毒感染史或疫苗接种史，大多数病儿出现皮疹前无任何症状，部分可有发热 |
| | | 体征 | 多以皮肤或黏膜出血点、瘀斑或者瘀点为主要表现，可见内脏出血（消化道、鼻腔等），极少出现颅内出血；若失血过多，则有贫血表现 |

病情观察
- 监测生命体征，观察神志、面色，记录24 h液体出入量
- 观察皮肤出血点、瘀斑变化，监测血小板数量变化
- 观察有无口、鼻黏膜出血
- 观察有无关节肿痛及出血，一旦出血立即停止活动，抬高患肢并处于功能位
- 观察有无脏器出血症状，注意消化道出血及颅内出血；观察大便颜色

护理措施

基础护理
- 急性期应减少活动，避免碰伤、撞伤、摔伤，明显出血者卧床休息；指导病儿不挖鼻孔，禁玩锋利玩具，剪短指甲，避免抓挠皮肤；各种穿刺后延长压迫时间，避免肌内注射及较大的有创操作
- 给予高蛋白、富含维生素、易消化、少渣软食；有消化道出血时需禁坚硬、多刺的食物
- 加强口腔护理，指导病儿用软毛牙刷刷牙，婴幼儿每次喂奶前后喂白开水

专科护理

鼻出血护理：少量鼻出血按压止血；大量鼻出血实施填塞术，观察止血效果及有无再次出血

消化道出血护理：病儿呕吐时头偏向一侧，防止误吸呕吐物呛入气管引起吸入性肺炎或窒息；消化道出血量小、无严重呕吐者可给予冷流食，出血量大者禁食；观察记录腹胀、恶心、呕吐、排便的次数及呕吐物、大便的颜色和性质

颅内出血护理：严密观察颅内压增高的征象，保持病儿安静，减少刺激，定时测量血压、脉搏、呼吸、瞳孔及神志等；病儿出现颅内压增高的征象时，及时采取降低颅内压措施；保持大便通畅，防止用力大便时腹压增高而诱发颅内出血

用药护理

糖皮质激素：用药过程中不可随意停药，应遵医嘱按时、按量服用，观察不良反应，如身体外形的变化、胃肠道反应或出血、诱发感染等，定时监测血压、血糖，密切注意不良反应的发生

丙种球蛋白：丙种球蛋白为血液制品，不可与其他药物混合，输注前后用生理盐水冲管，输注速度宜慢，输注时严密观察有无皮肤瘙痒、皮疹、寒战、胸闷、气促等症状

利妥昔单抗：应在2~8℃的冰箱中保存，药液现配现用，禁止剧烈摇动及加热，用药前备好吸氧装置，准备肾上腺素、地塞米松等抗过敏药物；在使用前静推地塞米松，严格控制输液速度，在输注过程中持续心电监护，最初1 h每15 min监测心率、呼吸、血压、血氧饱和度至输液结束

心理护理：护士要给予鼓励和安慰，耐心倾听病儿及家长的倾诉，向家长详细讲解病情、治疗方法、护理及预后，介绍临床上已经治愈的病例，帮助病儿及家长树立战胜疾病的信心，积极配合治疗

健康指导

饮食指导：给予富含维生素、易消化的食物，避免坚硬、辛辣、刺激性食物

活动指导：病儿避免剧烈运动，忌玩锋利玩具；指导家长提供安全的环境，以免病儿碰伤、撞伤、摔伤，如血小板低于20×10^9/L时，要绝对卧床休息

用药指导：避免使用引起血小板减少或者抑制血小板功能的药物，如阿司匹林、吲哚美辛、磺胺类等，长期服用糖皮质激素者应告知遵医嘱服药，不可自行减量或突然停药

生活指导：剪短指甲，以免抓伤皮肤；使用软毛牙刷刷牙，禁用牙签或硬毛牙刷；保持皮肤清洁，穿纯棉宽松衣服；预防便秘；剧烈咳嗽者应用镇咳药；不挖鼻孔和掏耳朵；去公共场所时戴口罩，尽量避免感冒

十、病毒性脑炎

病毒性脑炎

临床表现
- 症状：临床上主要表现为脑实质损害的症状和颅内高压征，如发热、头痛、呕吐、抽搐等
- 体征：重症病儿表现为持续性高热、反复惊厥发作、抽搐、不同程度意识障碍、精神情绪异常、病理征阳性、颅内高压甚至脑疝，导致呼吸衰竭

病情观察
- 观察病儿生命体征，发热病儿按时测量体温，观察热型并及时记录
- 观察病儿意识状态，如出现烦躁不安、嗜睡、双目复视、脑膜刺激征等，应及时通知医生
- 观察病儿瞳孔是否等大等圆，对光反射是否存在，如果瞳孔出现忽大忽小，且对光反射迟钝或消失，并伴有意识障碍加深等，则提示脑疝，应通知医生抢救
- 观察病儿颅内压增高表现，如病儿出现头痛、恶心、喷射状呕吐，则为颅内压增高的典型表现，对较小、语言表达不清的病儿更应仔细观察
- 严密监测水、电解质、动脉血气分析及其他生化指标；在使用降颅内压药物时，注意防止过度脱水致低钾、低钠、低氯血症，准确记录24 h液体出入量

护理措施

基础护理
- 严格卧床休息，头背部抬高30°卧位，头偏向一侧，防止误吸呕吐物或分泌物引起吸入性肺炎及窒息；对分泌物多的病儿及时予以吸痰
- 给予高热量、富含维生素、高蛋白质的流食；清醒病儿鼓励经口进食；对昏迷不能进食的病儿，除静脉补充能量外，应尽早鼻饲
- 保持病房清洁、安静，加强空气消毒，2次/天，做好病儿皮肤黏膜、口腔、眼部护理，保持大小便通畅；重症病儿注意翻身，避免压疮

专科护理
- 体温的观察与护理：密切监测体温，体温超过38.5 ℃者，可用物理或药物降温方法，降低大脑耗氧量；用亚低温治疗重症病儿疗效明显，应将病儿的体温控制在32～34℃
- 惊厥的护理：病儿发生惊厥时，去枕平卧，头偏向一侧，清理呼吸道分泌物，保持呼吸道通畅，防止窒息；适当约束病儿肢体，防止坠床及其他意外伤害；遵医嘱应用镇静剂，观察病儿抽搐时的神志、瞳孔、抽搐发生的时间、频率、持续时间、抽搐时有无大小便失禁等
- 呕吐的护理：频繁呕吐提示颅内压增高，给予抬高床头，遵医嘱给予利尿剂、吸氧等降颅内压的措施；如果是食物引起的呕吐，应查明原因，更换易消化的食物，记录呕吐物的量、颜色、频率及呕吐方式；评估病儿体液丢失情况，及时给予补充；呕吐过于频繁者，遵医嘱给予止吐药
- 高颅压的护理：病儿出现头痛、恶心或喷射状呕吐、尖叫、抽搐、前囟紧张饱满、瞳孔散大或消失、血压持续升高、呼吸变慢，要立即报告医生，及时处理；每次输注利尿剂时均应评供病儿穿刺部位的皮肤及血管状况，合理使用静脉；出现脑疝时，病儿表现为昏迷、瞳孔缩小、中枢性呼吸衰竭，可开辟2条静脉通路，以备紧急抢救和抗感染同时进行
- 昏迷的护理：去枕平卧，勤翻身及按摩皮肤，以防压疮的发生；病儿如果眼睑不能闭合或角膜外露，用生理盐水纱布遮盖双眼，防止角膜干燥及受损
- 呼吸道护理：密切注意呼吸频率、节律、深浅度的改变，及时发现低氧血症；保持呼吸道通畅，痰液黏稠者可配合雾化吸入，叩击背部促进痰液排出，必要时吸痰
- 用药护理：更昔洛韦对血管的刺激性较大，应用更昔洛韦静脉治疗时，首选四肢粗直的血管，注射前用5%葡萄糖冲管，每次静脉滴注时间在1 h以上，并注意观察注射部位是否发红、肿胀、有液体外渗等；定期监测肝功能；观察更昔洛韦引起的不良反应，当病儿出现呕吐、食欲缺乏等胃肠道反应时，应少量多餐；出现皮肤瘙痒、皮疹等过敏反应时，可外涂炉甘石洗剂；转氨酶增高时，指导家长多给病儿服温开水增加排尿

心理护理
- 护士应以亲切、温和、诚恳的语言与家长交流，使病儿和家长树立战胜疾病的信心；清醒的病儿应使其尽快熟悉病房的环境，消除陌生紧张心理；昏迷病儿应采用呼唤式护理方式，像对待清醒的病儿一样与其不断交流，播放病儿喜爱的音乐，刺激神经系统，促进病儿早日清醒

健康指导
- 饮食指导：根据病儿吞咽与咀嚼能力，急性期可选用流食或半流食，病情好转后逐渐改为软食或普食，鼓励病儿多食蔬菜、水果，多饮水
- 康复指导：急性期主要做好病儿的基础护理，待病儿生命体征稳定，神经症状不再发展后，48 h即可开始早期康复训练，指导家长康复手法，为日后家庭康复奠定基础
- 用药指导：出院需继续服药的病儿严格遵医嘱服药，定时门诊复查
- 生活指导：按时预防接种，注意环境卫生，防蚊灭蚊，疾病流行期间尽量避免去公众场所

参考文献

[1] 吴欣娟，李庆印．临床护理常规 [M].2 版．北京：中国医药科技出版社 ,2020.

[2] 陈春丽，任俊翠．临床护理常规 [M]. 南昌：江西科学技术出版社，2019.

[3] 尤黎明，吴瑛．内科护理学 [M].6 版．北京：人民卫生出版社，2017.

[4] 李庆印，童素梅．心血管专科护理 [M]. 北京：人民卫生出版社，2022.

[5] 葛均波，徐永健，王辰．内科学 [M].9 版．北京：人民卫生出版社，2018.

[6] 刘芳．神经内科重症护理手册 [M].2 版．北京：人民卫生出版社 ,2022.

[7] 傅传刚，汪建平，王锡山．结直肠肛门外科学从理论到临床 [M]. 北京：中国科学技术出版社，
     2021.

[8] 王淑萍，朱丽，侯蕊，等．综合护理在接受泌尿外科手术治疗患者围手术期康复中的应用效果 [J].
     中西医结合护理 (中英文),2022,8(12):106–108.

[9] 李国梅．上尿路结石患者行体外冲击波碎石术治疗的围手术期健康指导及针对性护理分析 [J]. 中
     国医药指南 ,2023,21(33):173–175.

[10] 蔡明，蔡波尔．护理干预在预防失能老人全髋关节置换术后深静脉血栓中的应用[J].血栓与止血学，
     2023，29(4):170–173.

[11] 陈真，张蓉，孙培锋．快速康复理念护理对全髋关节置换患者关节功能的影响 [J]. 海军医学杂志，
     2023，44(2):207–209.

[12] 周阳，张玉梅，贺爱兰，等．骨科专科护理 [M]. 北京：化学工业出版社，2020.

[13] 冯岚，张雪梅，杨晓燕．脊柱外科护理学 [M]. 北京：科学出版社，2021.

[14] 黄健．中国泌尿外科和男科疾病诊断治疗指南 [M]. 北京：科学出版社 ,2022.

[15] 中国医师协会泌尿外科医师分会，中国医师协会麻醉学医师分会 .ERAS 中国专家共识暨路径管理
     指南 (2018): 前列腺癌根治手术部分 [J]. 现代泌尿外科杂志 ,2018,23(12):902–909.

[16] 国家癌症中心，国家肿瘤质控中心膀胱癌质控专家委员会．中国膀胱癌规范诊疗质量控制指标
     (2022 版)[J]. 中华肿瘤杂志 ,2022,44(10):1003–1010.

[17] 王远鑫，李艳丽，苏义文．优质护理在颅内动脉瘤夹闭术患者中的应用效果及对预防并发症、改
     善生活质量的影响［J］. 中国医学创新 ,2021,18(3):105–108.

[18] 朱晓萌．基于循证理论的预见性护理对脑动脉瘤患者术后认知功能及并发症发生的影响 [J]. 国际
     护理学杂志，2021,40(6):1071–1074.

[19] 程晶晶，刘红娟．全面早期康复护理在颅内动脉瘤夹闭术患者中的效果观察 [J]. 中国肿瘤临床与
     康复 ,2022,29(3):376–380.

[20] 杨春霞，程莲，赵静．综合性护理干预在脊柱肿瘤手术患者中的应用[J]. 齐鲁护理杂
     志 ,2020,26(14):17–19.

[21] 朱蔚．特殊护理对颅脑手术后脑室引流患者的效果 [J]. 中外医学研究 ,2022,20(13):105–108.

[22] 葛少文,廖圣恺,展昭均,等.选择性颈淋巴清扫术对早期口腔鳞状细胞癌患者 5 年生存率的影响 [J]. 口腔疾病防治,2022,30(4):266-271.

[23] 陈金华,邱琳,邱美芳,等.甲泼尼龙治疗小儿特发性血小板减少性紫癜护理措施分析 [J]. 基层医学论坛,2023,27(8):127-129.

[24] 刘晓丹,王静,范翔宇.舒适性护理在儿童上呼吸道感染雾化治疗中的应用 [J]. 健康之友,2022(1):268-269.

[25] 薛艳霞,张惠慧,孟俊霞,等.个性化干预模式对儿童上呼吸道感染发热的效果分析 [J]. 河北医药,2022,44(21):3358-3360.

[26] 姚婕,韩影静,王美玉.优质护理在儿童支气管哮喘护理中的效果观察 [J]. 妇幼护理,2023,3(17):4127-4129.

[27] 孙图成,董念国.主动脉外科学 [M]. 北京:人民卫生出版社,2021.

[28] 董念国,廖崇先.心肺移植学 [M]. 北京:科学出版社,2019.

[29] 高小凤,鹿秀娟,蒋丹,等.精细化手术室护理在非体外循环冠状动脉搭桥术患者中的应用效果 [J]. 护理实践与研究,2022,19(1):129-132.

[30] 杨帆,常娜,胡成文.晚期食管癌放疗患者放疗损伤预防护理的最佳证据总结 [J]. 中华现代护理杂志,2023,29(17):2268-2273.

[31] 贺红,冯华丽,徐彩娟,等.食管癌术后患者早期经口进食管理的最佳证据总结 [J]. 中华急危重症护理杂志,2023,4(3):269-276.

[32] 王丹华,陈金,刘海迎,等.心脏瓣膜置换术后患者 ICU 卧床期间早期康复的最佳证据总结 [J]. 中华急危重症护理杂志,2023,4(8):704-710.

[33] 张家豪,张亚杰,李鹤成.早期肺癌肺段切除:从技术到临床研究 [J]. 中国胸心血管外科临床杂志,2020,27(10):1127-1133.

[34] 张婷婷,黄燕.成人阻塞性睡眠呼吸暂停筛查问卷的应用价值 [J]. 中华健康管理学杂志,2020,14(5):483-486.

[35] 詹秀明.加速康复护理在慢性鼻窦炎伴鼻息肉患者围手术期护理中的应用效果 [J]. 中国医药指南,2021,19(19):162-163.

[36] 范明思.个性化护理干预对鼻内镜术治疗慢性鼻窦炎鼻息肉康复效果的影响 [J]. 医学信息,2021,34(11):191-192.

[37] 中国临床肿瘤学会指南工作委员会.中国临床肿瘤学会 (CSCO) 鼻咽癌诊疗指南 2023[M]. 北京:人民卫生出版社,2023.

[38] 中华耳鼻咽喉头颈外科杂志编辑委员会咽喉组,中华医学会耳鼻咽喉头颈外科学分会咽喉学组,中华医学会耳鼻咽喉头颈外科学分会嗓音学组.声带麻痹诊断及治疗专家共识 [J]. 中华耳鼻咽喉头颈外科杂志,2021,56(3):198-209.

[39] 中华医学会眼科学分会白内障及屈光手术学组.中国儿童白内障围手术期管理专家共识（2022年）[J].中华眼科杂志，2022，58(5):326-333.

[40] 中华医学会眼科学分会白内障及人工晶状体学组.中国白内障围手术期干眼防治专家共识（2021年）[J].中华眼科杂志，2021，57(1):17-22.

[41] 中华医学会眼科学分会白内障及屈光手术学组.中国成人白内障摘除手术指南（2023年）[J].中华眼科杂志，2023，59(12):977-987.

[42] 中国医药教育协会眼科委员会，解放军医学科学技术委员会眼科学分会，中国老年医学学会眼科分会.中国眼科日间手术管理专家共识（2021年）[J].中华眼科杂志，2021，57(6):406-414.

[43] 《有晶状体眼后房型人工晶状体植入术术前检查操作规范专家共识(2023)》专家组.有晶状体眼后房型人工晶状体植入术术前检查操作规范专家共识(2023)[J].中华实验眼科杂志，2023，41(11):1049-1058.

[44] 陈闪闪，郭红，孙育红，等.2020版《NICE成人围手术期护理》指南解读[J].中华现代护理杂志，2022，28(27):3673-3678.